Ingrid Tilmann

KÜNSTLERPUPPEN

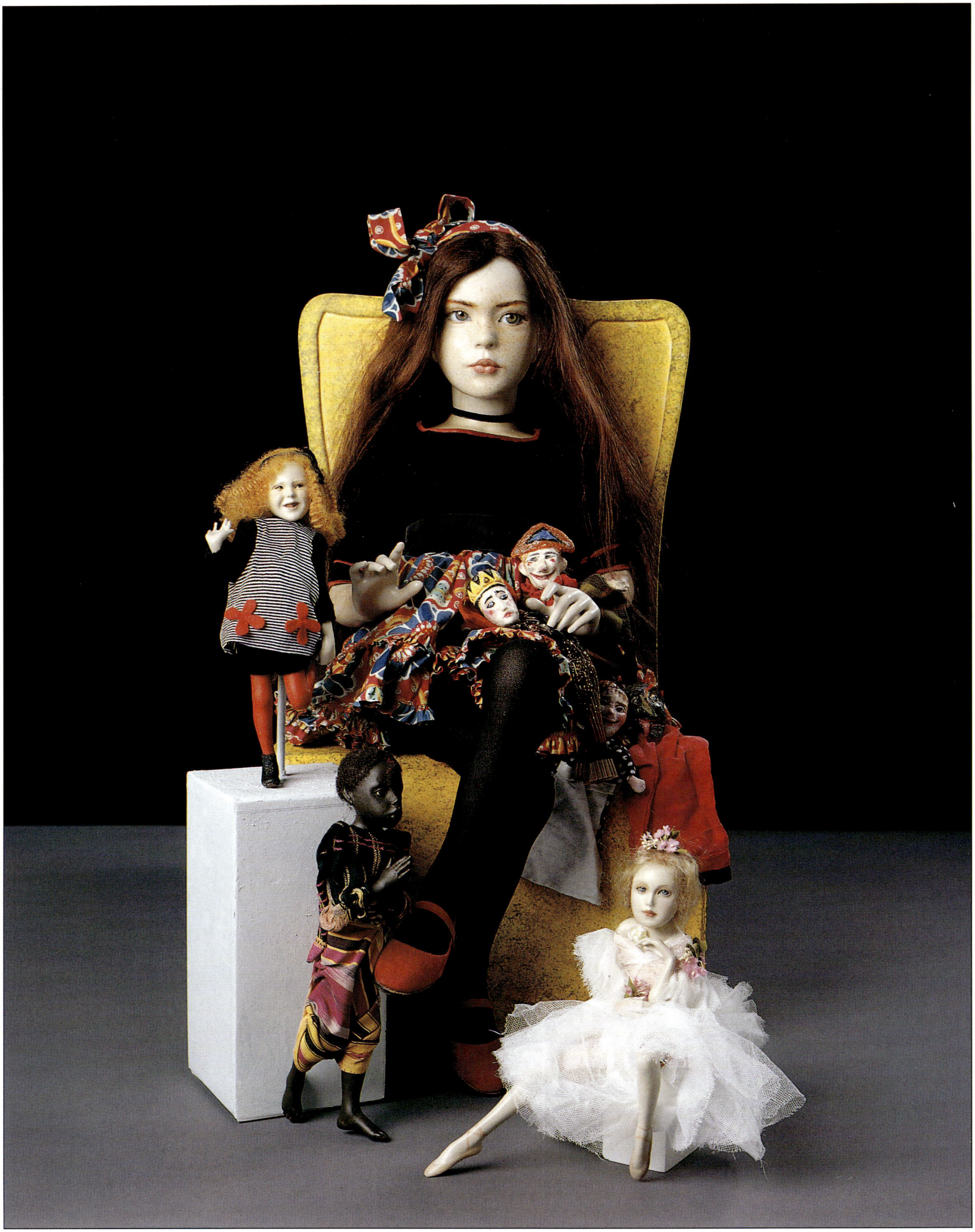

Ingrid Tilmann

KÜNSTLER-PUPPEN

Die zeitgenössische Puppenkunst

Redaktion
Eva-Maria Kuß

BATTENBERG

Gewidmet dem Gedächtnis an
Robert McKinley

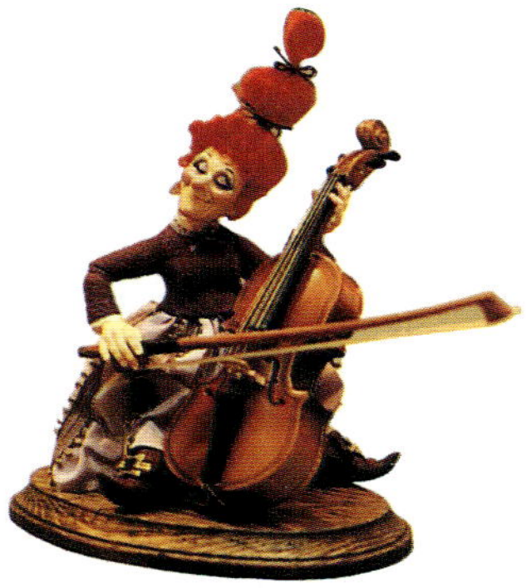

Die Deutsche Bibliothek – Cip-Einheitsaufnahme

Künstlerpuppen : Dokumentation zeigenössischer Puppenkunst/Ingrid Tilmann. Redaktion Eva-Maria Kuss. – Augsburg : Battenberg, 1995
ISBN 3-89441-213-5
NE. Tilmann, Ingrid; Kuss, Eva-Maria [Red.&]

Dieses Buch wurde auf chlorfrei gebleichtem Papier gedruckt.

Frontispiz:
Brigitte Deval: »Die Tochter des Puppensammlers«, Keramik mit Wachsüberzug, 65 cm; mit Interpretationen der Puppen von Anne Mitrani, Abigail Brahms, Brigitte Deval sowie Kasperlepuppen, teils mit Wachs überzogene Keramik und Holz, jeweils etwa 20 cm

Umschlaggestaltung: Zembsch' Werkstatt München
Puppen von Willemijn van der Spiegel und Héloïse
(d. i. Joëlle Lemasson)
Layout: Bernd Walser, München

Satz: DTP Bernd Walser, München
Reproduktion: Color Line, Verona
Druck und Bindung: Interdruck, Leipzig
ISBN 3-89441-213-5

Inhalt

Vorwort

Liebe Leserin, verehrter Leser,

es ist schön, sich der Anfänge der Puppenmacherei vor etwa zwanzig Jahren zu erinnern, und es ist fantastisch zu sehen, was daraus geworden ist. Daher ist es mir ein wichtiges Anliegen, die zeitgenössische Puppenkunst in einem völlig neuartig konzipierten Band zu dokumentieren.
Viel Erfahrung im Umgang mit den verschiedenen Materialien, Engagement und Feingefühl waren nötig, um aus einer Vielzahl niveauvoller Bewerbungen diese Zusammenschau zu erarbeiten, die dem Betrachter Genuß, dem Sammler Hintergrundwissen und dem Käufer Orientierungshilfe geben will.

Neben Stilreinheit und künstlerischer Qualität war wichtiges Auswahlkriterium das, was man als „Treue zu sich selbst" bezeichnen könnte. Wir haben diese Eigenschaft durchaus nicht nur bei jenen gefunden, die wir schon lange kennen und schätzen. Auch Newcomer begegnen uns, die der Puppenkunst neue Anstöße geben. Diese Künstler und Künstlerinnen treten teilweise erstmals ans Licht der Öffentlichkeit.

Da der Umfang des Buches begrenzt ist, gibt es auch Puppenmacher, die in diesem Band nicht vertreten sind. Dies soll keine Abwertung bedeuten, sondern ist eine Folge unseres Ziels, das ganze Spektrum verschiedener Stile und Materialien zu zeigen: vom naturalistischen Kinderporträt bis zur skurrilen Marionette, von der Idealisierung bis zur Abstraktion, vom Porzellan bis zum Papier, vom Holz bis zu neuen Mischmaterialien.

Es freut mich, daß im ausgiebigenDialog mit jedem der Teilnehmer individuellen Wünschen im Rahmen des Gesamtkonzepts entsprochen werden konnte. Denn für den Künstler ist nicht nur wichtig, welche Werke von ihm veröffentlicht werden, sondern auch, wie dies geschieht. Trotz teilweise schlechter Erfahrungen mit Publikationen haben uns die Künstler ihr Vertrauen geschenkt, für das ich allen, die an diesem Projekt mitgearbeitet haben, danken möchte.
Ohne Zweifel haben alle hier gezeigten Puppenmacher ihre Auszeichnungen zurecht erhalten. Trotzdem meine ich, daß die Zahl

Herzlichst Ihre Ingrid Tilmann 20.10.95 08063-252

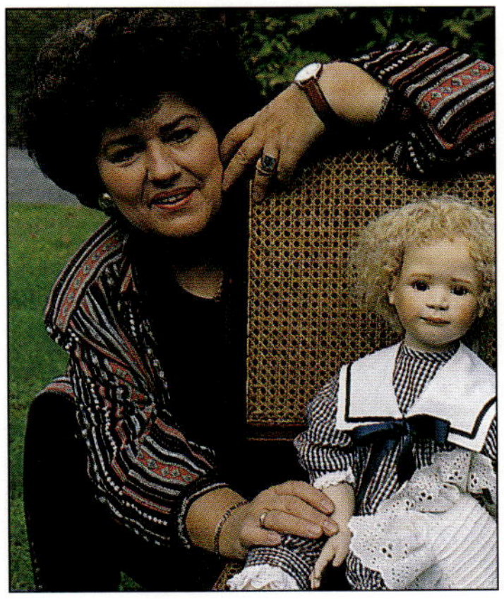

der Medaillen, Bänder und Rosetten nicht überbewertet werden sollte. Viele Puppenmacher haben überhaupt nicht an Wettbewerben teilgenommen – sei es, weil sie als Newcomer noch nicht die Gelegenheit hatten, sei es, weil sie nicht oder nicht mehr dem klassischen Puppenmetier zuzuordnen sind.
Denn einige Puppenmacher befinden sich im Umbruch: weg von der Puppe, hin zum Kunstobjekt. Diese Künstler haben es besonders schwer, sich in der Kunstszene zu etablieren, ohne vollständig auf ihre Puppen zu verzichten. Ich danke ihnen ganz besonders, daß sie dennoch mitgewirkt haben. Möglicherweise ist es notwendig für die innere Kraft, wenn man sich über das Lächeln einer gerade fertiggestellten Puppe, über den Balanceakt eines kleinen Akrobaten neue Reserven für die nächste Skulptur holen kann. Es lohnt, darüber nachzudenken.
Last but not least möchte ich mich ganz besonders bei Eva-Maria Kuß für ihre redaktionelle Arbeit auf das herzlichste bedanken.
Nun wünsche ich Ihnen viel Freude mit diesem Buch!

Ingrid Tilmann

Malou Ancelin

Malou Ancelin, die als Layouterin für Modezeitschriften arbeitete, ist Autodidaktin. Zusammen mit Anne Mitrani und Joëlle Lemasson gründete sie 1987 die Vereinigung »Poupées au Présent« unter der Leitung von Barbara Spadaccini-Day. Ein Jahr später entwarf sie für die Firma Corolle drei Vinylpuppen unter dem Markenzeichen »Les petites filles de Malou« (»Die kleinen Mädchen von Malou«).

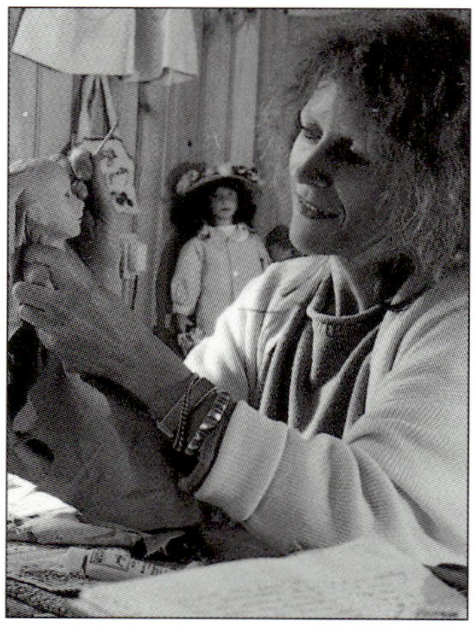

»Ein Gesicht modellieren heißt eine Landschaft entdecken,
Ein Stück des Wegs in Richtung Selbst zu gehen.
Es ist eine Suche, intim und vertraulich,
Die Gefühle der Kindheit wieder
An die Oberfläche kommen lassen und sie
Bewahren als kostbaren Schatz,
Das Staunenkönnen und die Fantasie
Aufleben lassen und damit
Ursprüngliche Kräfte wiederfinden.
Ich versuche, so wahrzunehmen,
Wie meine Kinderaugen wahrnahmen.
Wenn ich eine Puppe fertig habe
Und sie mir dann gegenüber sitzt,
Sie auf ihrem Stuhl, ich auf meinem,
Dann weiß ich nicht, wer
Die Erstauntere von uns beiden ist.
Ich mache Puppen um dieser Gefühlssekunde willen.«

Die Puppen
Heranwachsende Mädchen – eher kleine, eigensinnige Lolitas als brave »petites filles« – sind das bevorzugte Thema der Künstlerin. Sie macht Unikate und Varioserien, die sie auf 8 oder 10 individuell nachmodellierte Puppen limitiert.

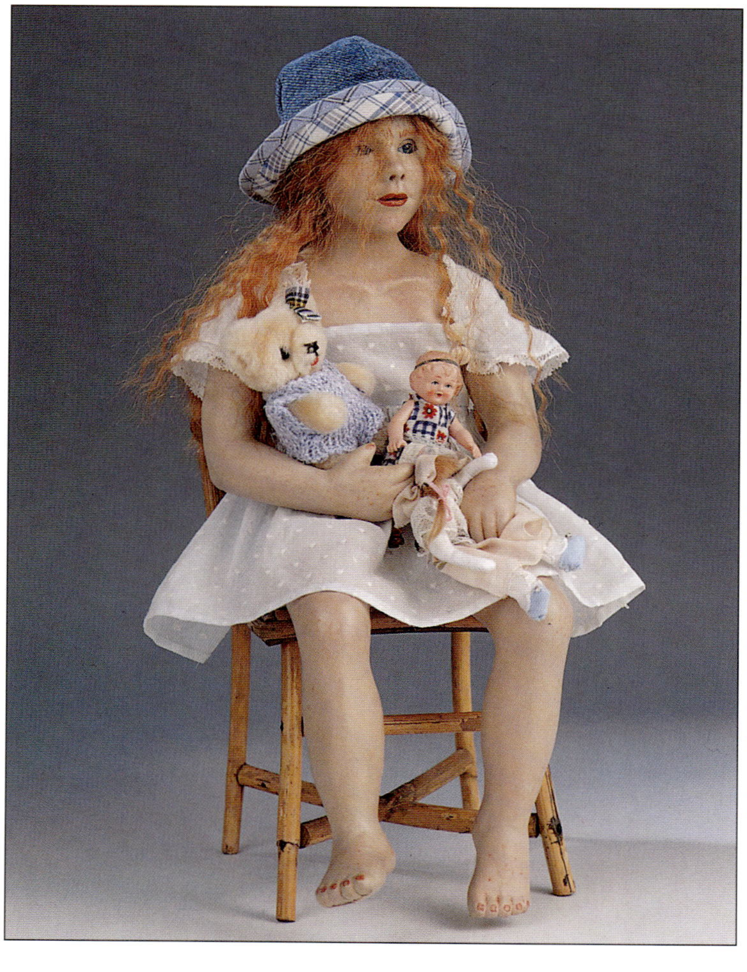

»L'Heure Bleue« (»Die Blaue Stunde«), Kopf, Glieder und Körper mit Leder überzogen, 48 cm

Material und Technik
In feinem Lammleder sieht Malou Ancelin ihren idealen Werkstoff für die »Haut«, mit der sie Kopf und Glieder aus Kunstharz überzieht. Die Körper sind meist aus Baumwollstoff genäht. Bei »L'Heure Bleue«, der »Blauen Stunde«, zeigt die Puppenmacherin erstmals eine Figur, die von Kopf bis Fuß komplett mit Leder überzogen ist. Alle Puppen erhalten mundgeblasene Glasaugen und Naturhaar- oder Mohairperücken.

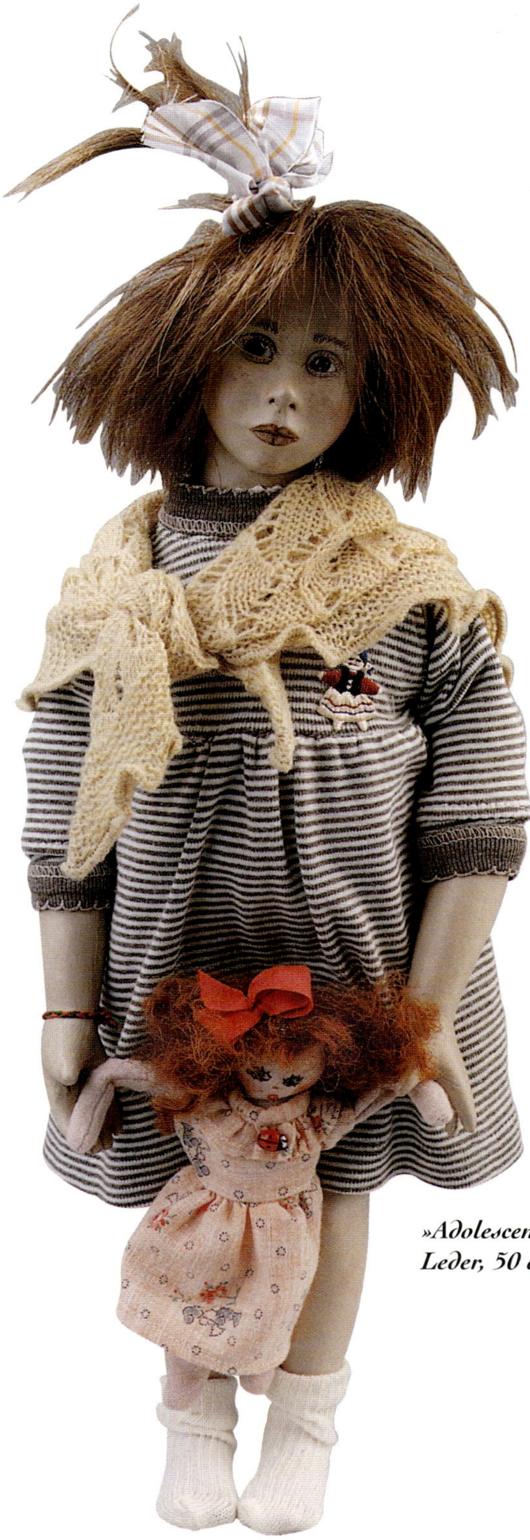

»Adolescente«, Leder, 50 cm

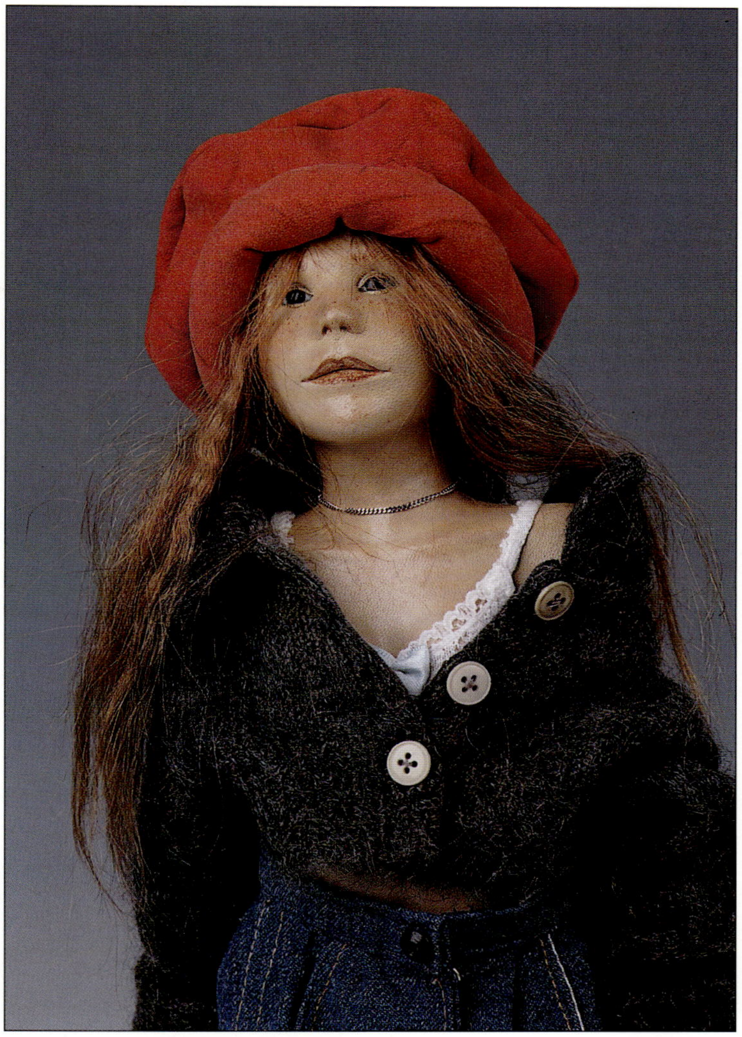

»Petite fille à la poupée«, Leder, 45 cm

Ausstattung
Alte Kinderkleider, deren verblaßte und abgewetzte Stoffe die Spuren des Lebens spiegeln, liefern das Material für die schlicht gehaltenen Outfits der Mädchen. Oft wirken die Kleider jugendlich-nachlässig und unterstreichen die erwachende Koketterie und Persönlichkeit ihrer Trägerinnen.

Präsentationen
1975 hatte Malou Ancelin ihre ersten Ausstellungen im »Grand Théâtre« von Tours und beim »Salon des Ateliers d'Art à Paris«. Seitdem nimmt sie regelmäßig an Veranstaltungen in Europa, den USA und Japan teil. Unter anderem beteiligte sich die Künstlerin an »Poupées d'Hier, Créations d'Aujourd'hui« im Musée des Arts Décoratifs in Paris, dem amerikanischen Wettbewerb »Disneyworld Floride« und der »Toy Fair« in New York. Ihre Puppen sind im »Musée des Arts Décoratifs« in Paris, dem Schweizer Puppenmuseum Stein am Rhein und weiteren Spezialsammlungen ausgestellt. Malou Ancelin erhielt den »Gläsernen Feenstab« der Zeitschrift »Puppen und Spielzeug«.

Anna Luise Benteler-Jung

Neben ihrer Tätigkeit als freie Porzellan- und Stuckrestauratorin leitete Anna Luise Benteler-Jung Mal- und Modellierkurse. Eine Ausbildung als Modelleurin an der Porzellanfachschule Selb und ein Gaststudium an der TH Darmstadt ermutigten sie, sich mit ihrem Atelier »Anna Arts« selbständig zu machen: Seit rund fünf Jahren schafft sie als freie Künstlerin naturalistische Plastiken und Bilder. Die erste Puppe entstand vor drei Jahren.

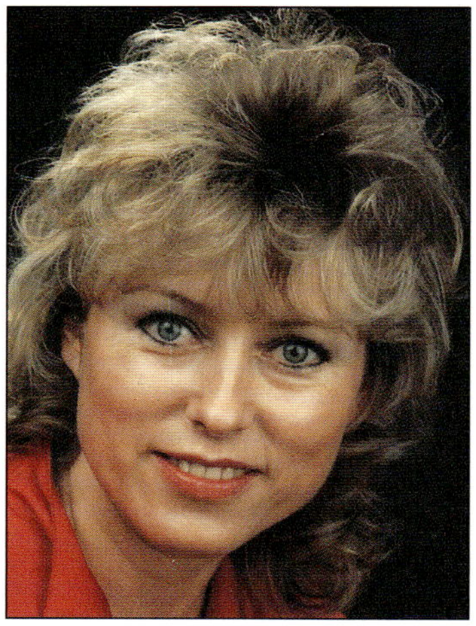

»Seit meiner Kindheit sammle ich Fotos von Menschen aller Rassen, immer wieder fasziniert mich der Zauber des 'Augen-Blicks'. Durch meine Puppen gelingt es mir, diese Stimmung einzufangen und an den Betrachter weiterzugeben.«

»Sascha«, Porzellan, 65 cm

»Jubilarin«, Porzellan, 65 cm

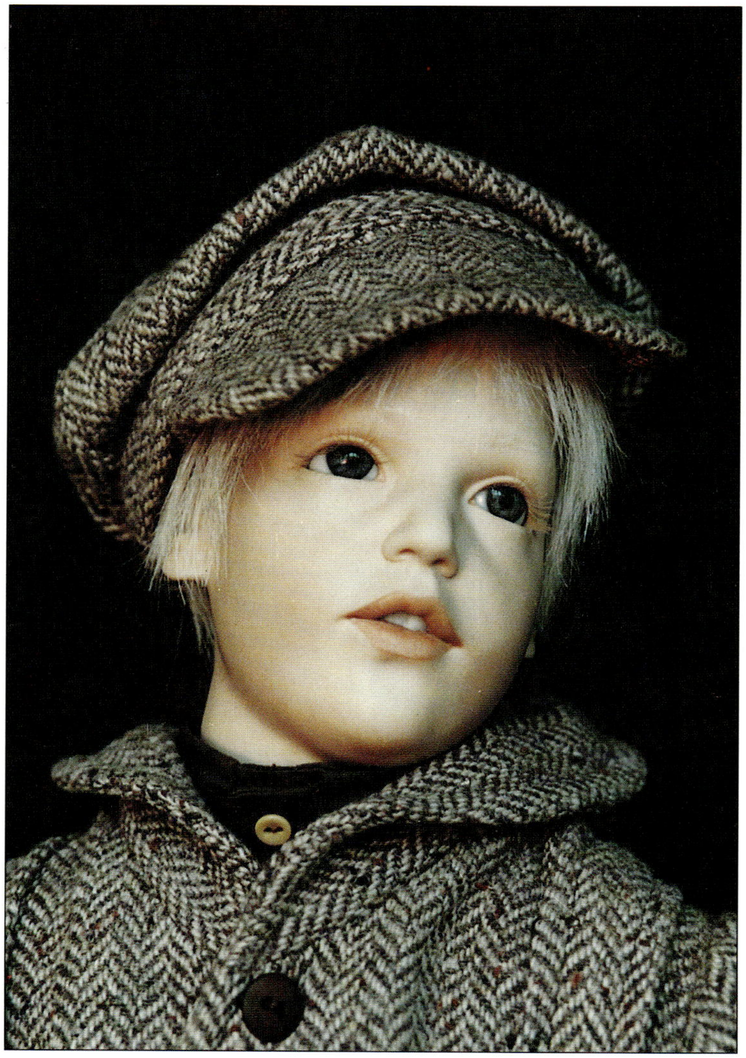

Die Puppen
Mit ihren Porträts von Kindern, Jugendlichen und alten Menschen will die Künstlerin keine Puppe im klassischen Sinn gestalten, sondern ein realistisches Abbild, eine Skulptur des Modells. Verkürzte Proportionen oder Überbetonungen drücken individuelle Eigenschaften aus. Auch Gestik und Körperhaltung der 50 bis 70 cm großen Figuren sind charakterisierend, beispielsweise die gedrungene Figur und leicht seitwärts geneigte Körperhaltung der »Jubilarin«. Seit kurzem arbeitet Anna Luise Benteler-Jung an beweglichen Ganzkörper-Porzellanpuppen. Die Auflagen ihrer Puppen sind auf maximal 50 Exemplare limitiert.

Material und Technik
Anna Luise Benteler-Jung arbeitet mit verschiedenen Porzellanmassen und Keramik. Ihre Puppen haben Glas- oder gemalte Augen. Die Körper sind aus Leinen oder ganz aus Porzellan gegossen.

Ausstattung
Die Kleidung typisiert die jeweils dargestellte Persönlichkeit und wird von der Künstlerin selbst entworfen und geschneidert.

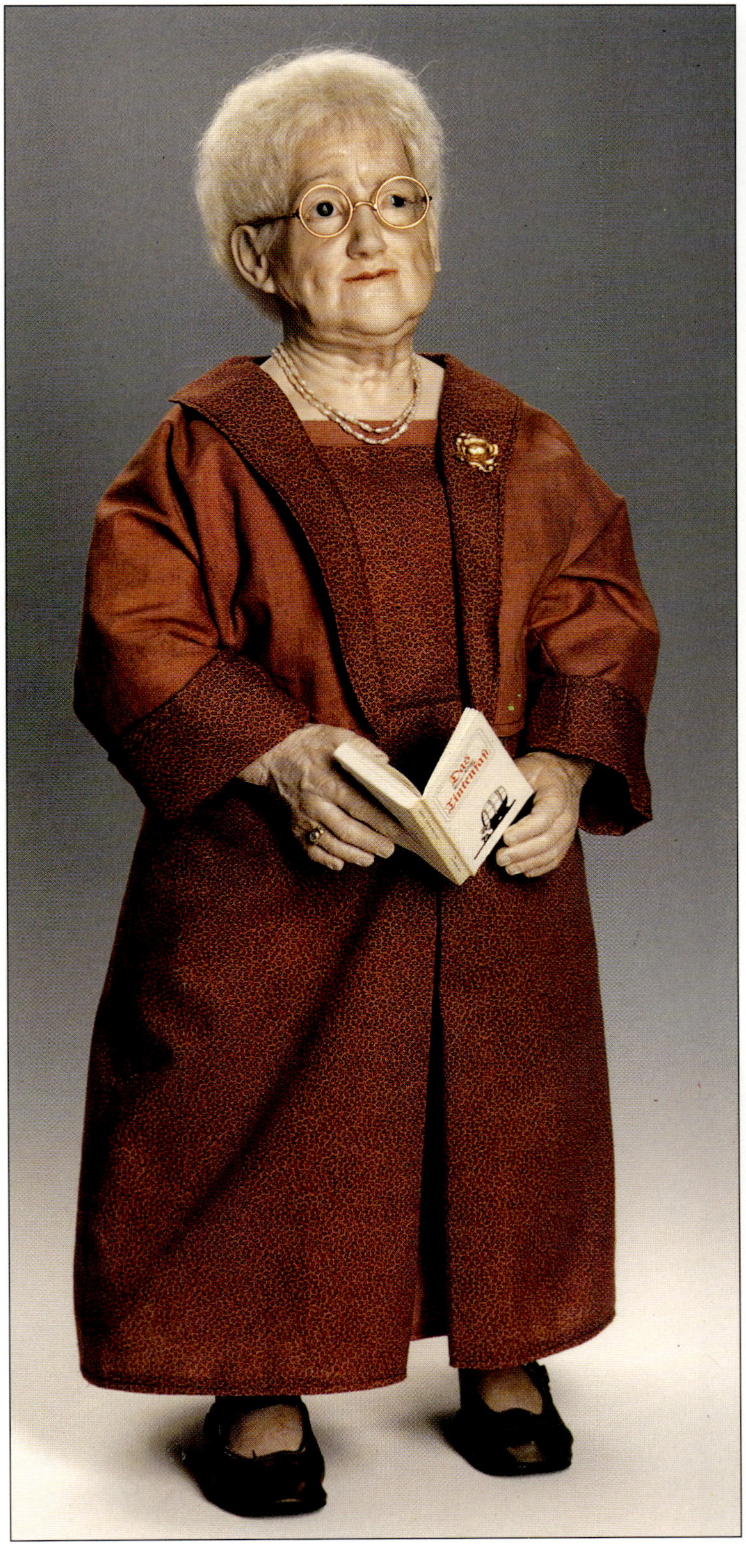

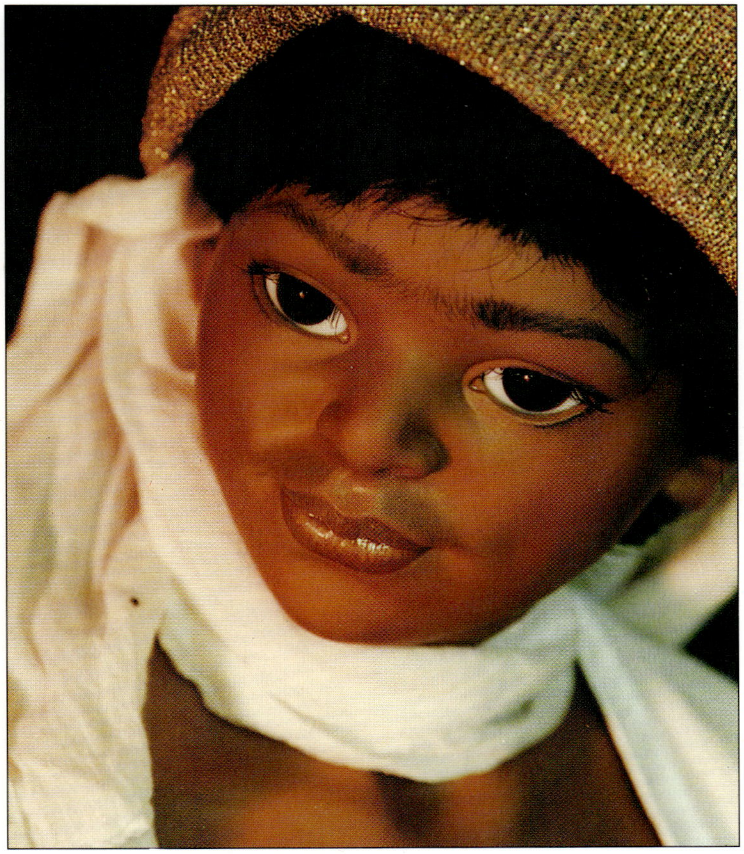

»Aladin«, Porzellan, 70 cm

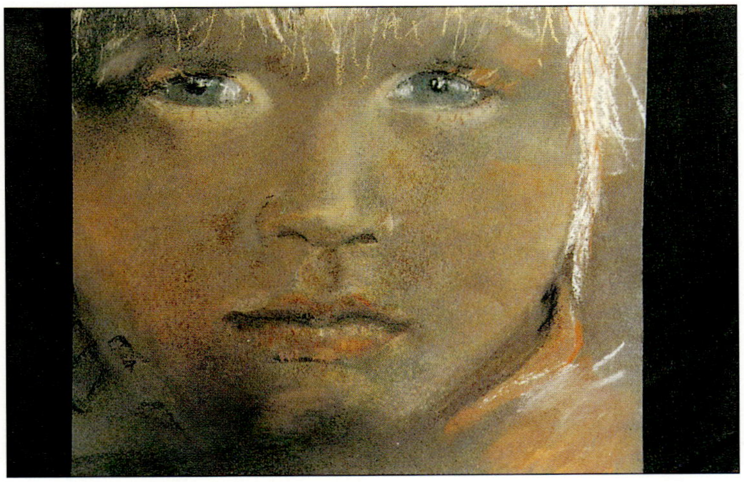

Skandinavischer Junge, Ölkreide-Zeichnung

Präsentationen
Neben Ausstellungen in der Reutlinger Galerie »Young Classics« sind Benteler-Jung-Puppen im Puppenmuseum Neustadt bei Coburg sowie alljährlich auf der Doll Art in Frankfurt zu sehen. Die Charakterpuppe »Jubilarin« gewann 1993 den »Eurodoll«-Preis und das Blaue Band des Aachener Puppenfestivals. Der jugendliche »Aladin« wurde 1994 mit dem Blauen Band ausgezeichnet.

Christiane Besch

Seit ihrem Kunststudium ist Christiane Besch fasziniert von der Schönheit historischer Kleider. Daher befaßte sich die freischaffende Malerin mit der Mode- und Sozialgeschichte und lernte den Umgang mit Porzellan.

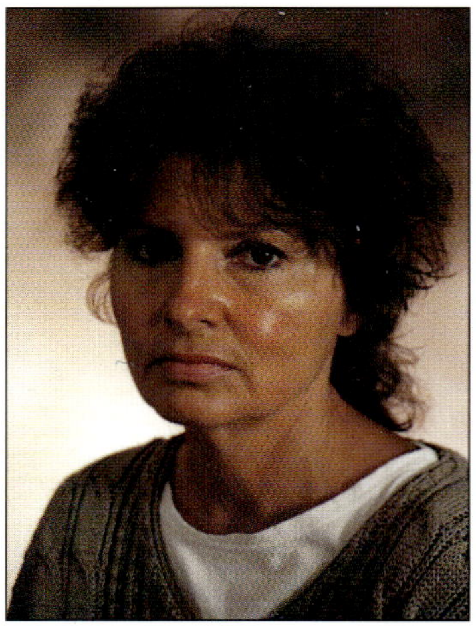

»Mit dem Puppenmachen habe ich angefangen, weil ich 'Models' für meine Kostüme früherer Zeiten brauchte. Inzwischen ist für mich nicht mehr das Kleid der Ausgangspunkt, sondern die Puppe gewinnt an Wichtigkeit. Mein Ziel ist es, das Handwerkliche zu perfektionieren und immer neue Ausdrucksmöglichkeiten zu finden.«

Aus der Serie »Landkinder«, Kleidung aus der zweiten Hälfte des 19. Jahrhunderts, Porzellan, 33 cm

Die Puppen
Christiane Besch hat sich auf Menschen in historischen Kostümen Europas von 1190 bis 1905 spezialisiert. Dabei dienen ihr Gemälde alter Meister, Kostümkunden, Kunstbücher, Kataloge und die Modehefte vergangener Epochen als Vorlage. Sie legt Wert auf die Harmonie von Persönlichkeit und Kleidung: Soll eine typische Frauengestalt der Gotik entstehen, modelliert die Künstlerin

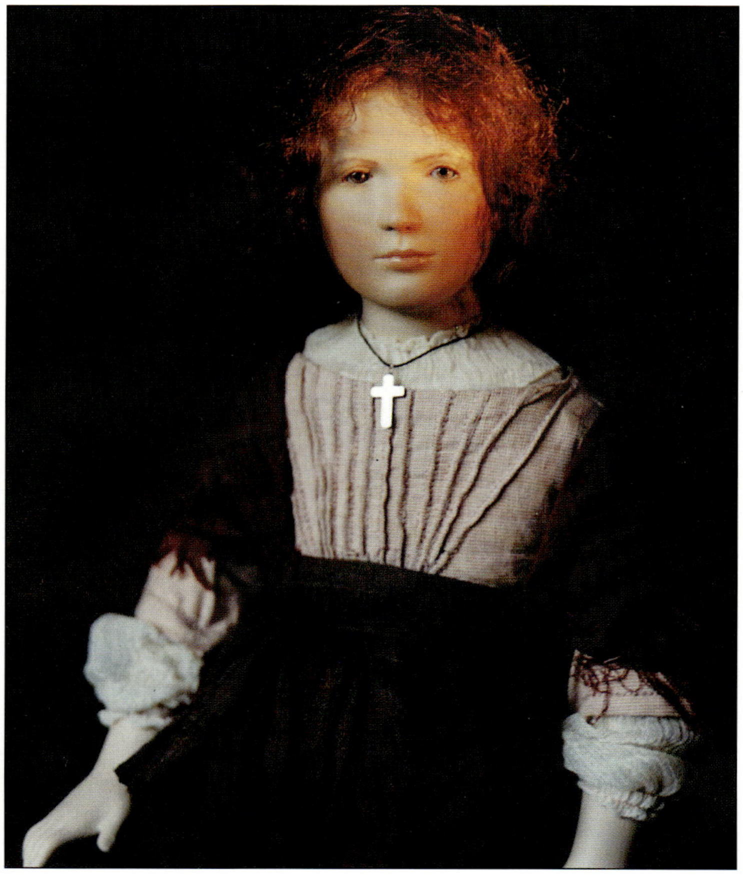

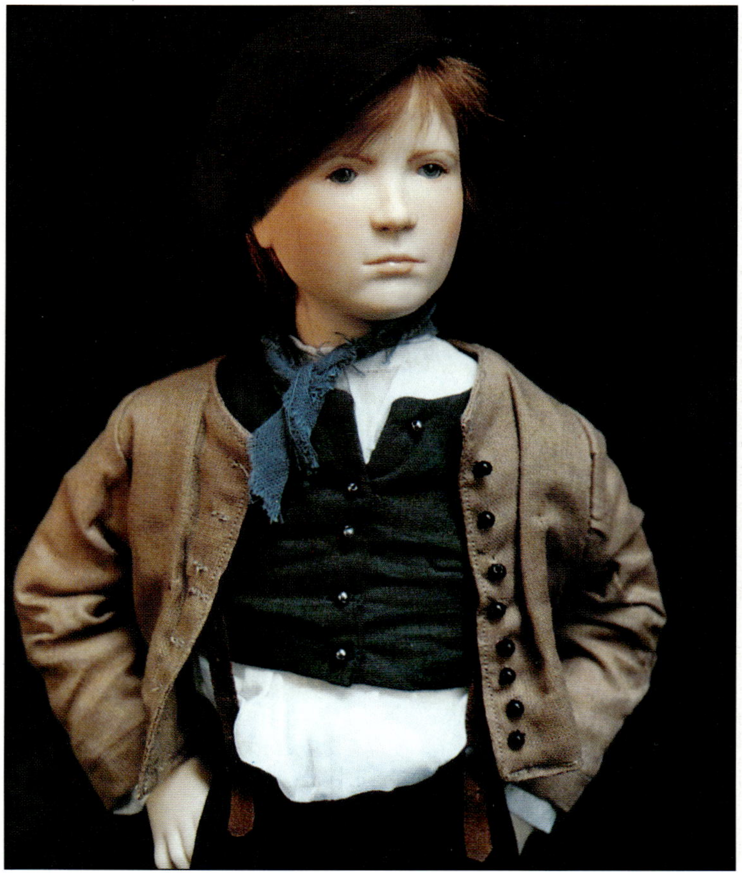

ein in sich gekehrtes Frauengesicht, näht einen langen, schlanken Körper und ein Kostüm mit statuenhaftem Faltenwurf. Ursprünglich gestaltete Christiane Besch 50 cm große Puppen von Frauen und Männern verschiedenen Alters, seit einiger Zeit auch Kinder, die 33 cm messen. Die Künstlerin hat eine Vorliebe für kleine Gruppen, in denen alt und jung, Mutter und Kind, Mann und Frau oder eine ganze Familie versammelt sind. Christiane Besch gestaltet Unikate und Kleinserien von 5 bis 15 individuell nachmodellierten und unterschiedlich ausgestatteten Exemplaren; ein Kinderpaar stellt sie immer wieder in bislang nichtlimiterter Auflage her.

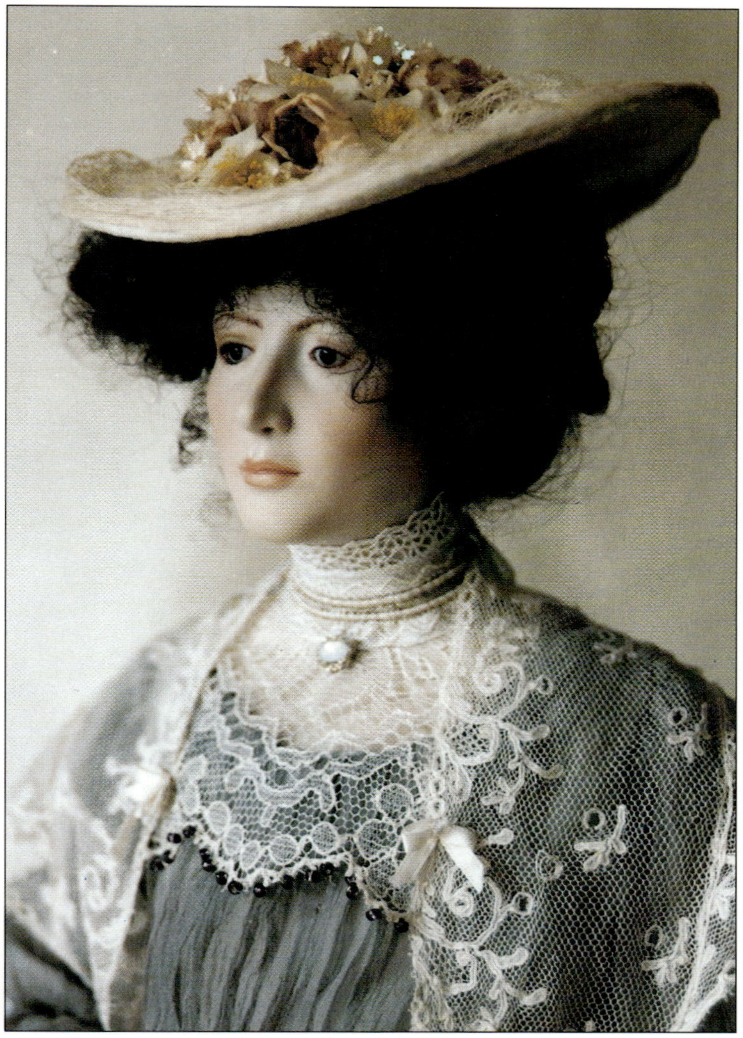

Junge Frau, Kleid aus dem Jahr 1905, Porzellan, 50 cm

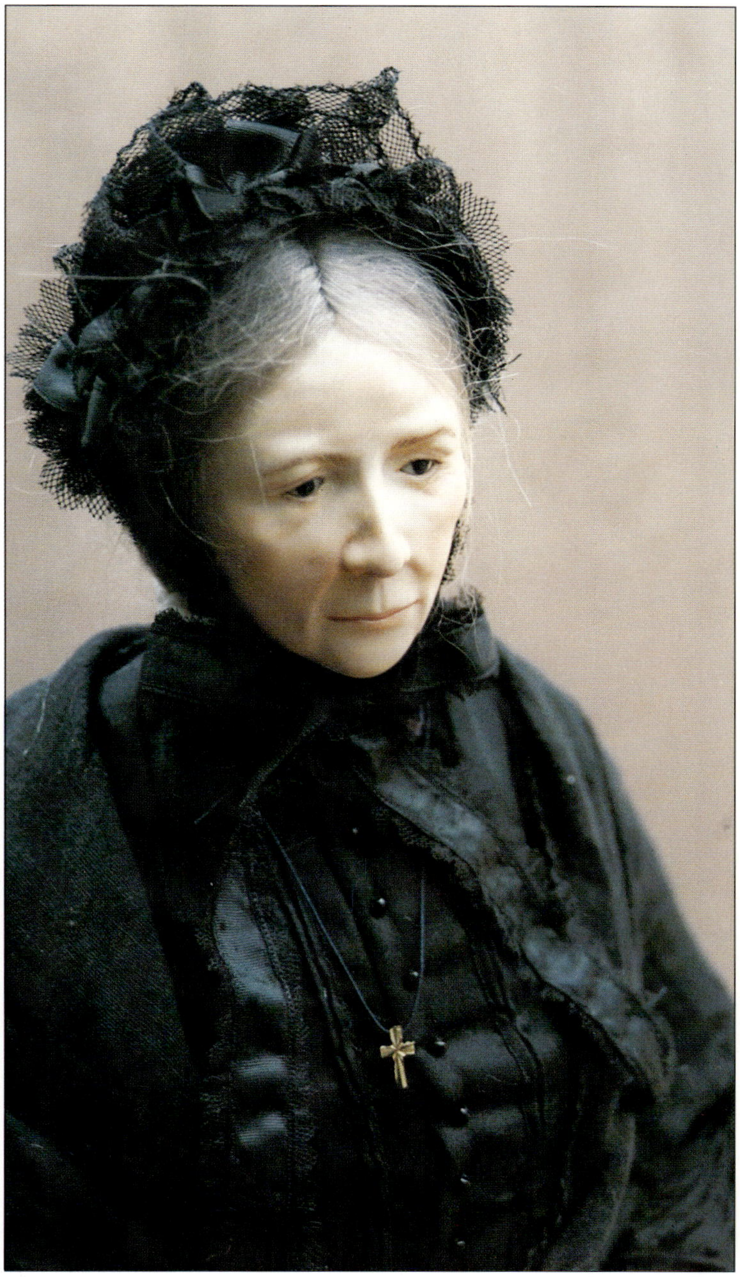

Alte Frau, Tracht aus dem 19. Jahrhundert, Porzellan, 50 cm

Material und Technik
Köpfe, Arme und Beine – jeweils bis zu Ellbogen und Knie modelliert – sind aus Porzellan. Die Perücken aus feinem Mohair, das ihr für ihre Puppen besser geeignet erscheint als Naturhaar, fertigt Christiane Besch selber. Mitunter legt sie mit Stricknadel-Lockenwicklern Dauerwellen. Die Puppen bekommen mundgeblasene Glasaugen; alle Figuren haben drahtverstärkte, wattegestopfte Nesselkörper und können frei stehen.

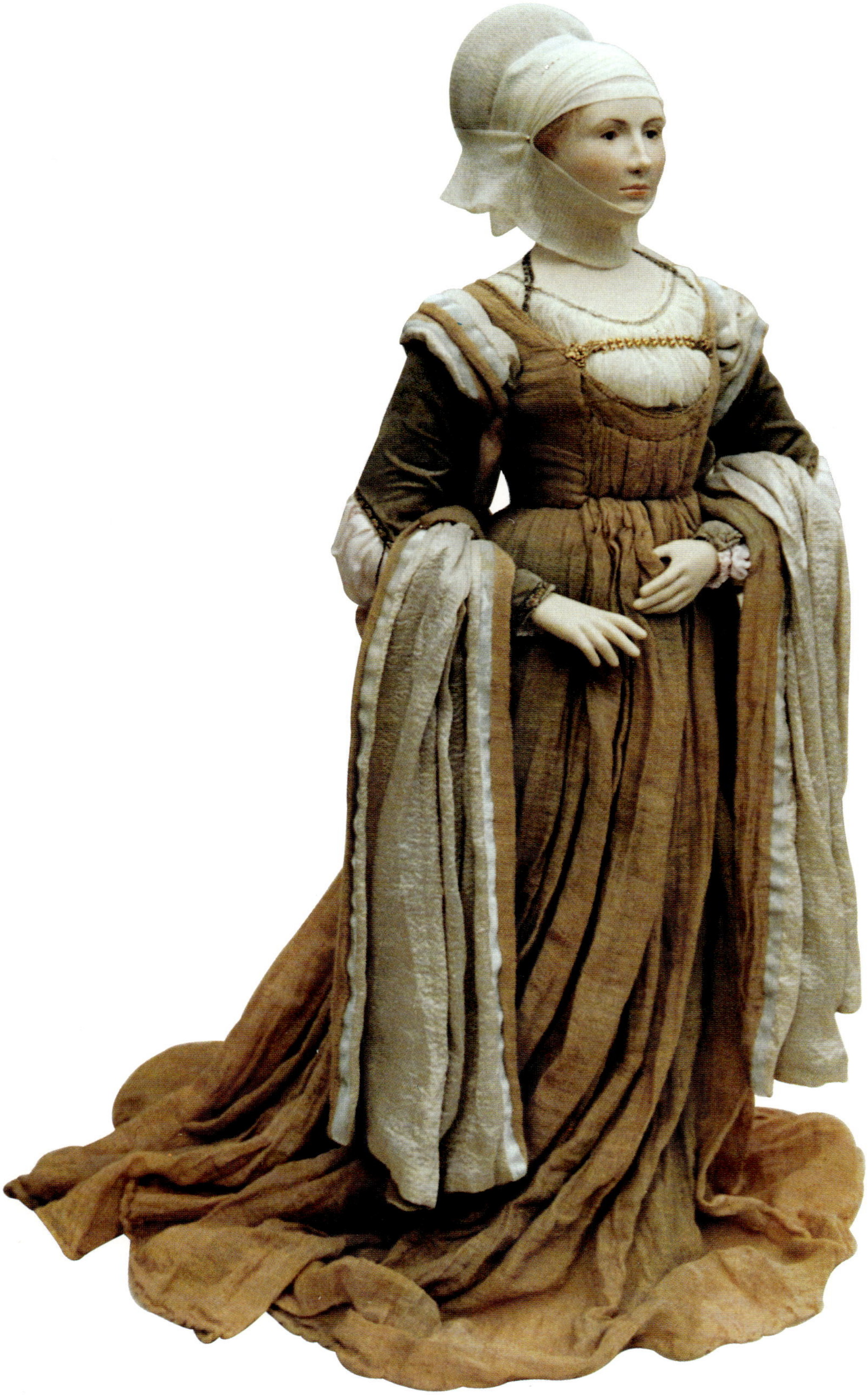

»Nürnbergerin im Tanzkleid«, nach einem Gemälde von Albrecht Dürer aus dem Jahr 1495, Porzellan, 50 cm

Ausstattung
Alle Kleider und Accessoires sind detailgetreu nach historischen Vorbildern gearbeitet, die meist Auskunft über den sozialen Status ihrer Träger geben. Sind auf einem Gemälde Samt und Seide abgebildet, trägt auch die Puppe diese Stoffe. Wichtig der naturgetreue Faltenwurf, weiche Fall und »getragene« Charakter. Dabei erweist sich als Problem, daß die meisten Textilien, Borten und Perlen zu groß und massiv sind. Christiane Besch bevorzugt daher antike Tuche, die es in dieser Feinheit heute nicht mehr gibt. Bordüren, Litzen und Kanten sind von Hand oder mit der Nähmaschine gestickt. Gelegentlich werden Stoffe und Felle gefärbt oder bemalt.
Die Lederschuhe fertigt Christiane Besch ebenfalls nach akribischen kulturhistorischen Studien. Figuren des späten Mittelalters bekommen Schnabelschuhe; Renaissancepuppen tragen Kuhmaulschuhe, während für das Biedermeier Kreuzbandschuhe gemacht werden. Auch Hüte, Handtaschen, Schirme, Goldschnitt-Bibeln, Schmuck und weitere Miniatur-Accessoires stammen aus eigener Hand.

Präsentationen
An Wettbewerben hat Christiane Besch noch nicht teilgenommen. Ihre Puppen waren bisher in mehreren Einzelausstellungen zu sehen, unter anderem in Ingeborg Schiborrs Galerie »Calico« in Essen unter dem Titel »Pandoras«: So hießen die Modepuppen, mit denen die großen Couturiers des 18. Jahrhunderts zu den Fürstenhöfen reisten und ihre neuen Kreationen vorführten. Weitere Ausstellungen folgten in »Christinas Stube«, geleitet von Frau Ackermann in Polch/Eifel, und Ursula Brosennes Galerie »Young Classics« in Reutlingen. Auch Leokadia Wolfers zeigt in ihrer Galerie »Hanserhaus«/Gießen regelmäßig Puppen von Christiane Besch. Dreißig Figuren waren 1994 im Museum für Kunsthandwerk/Matsumoto, Japan ausgestellt. Für das Spielzeugmuseum in Rothenburg ob der Tauber, das von Katharina Engels geleitet wird, schuf Christiane Besch eine Schäfertanz-Gruppe aus der Zeit des Biedermeier.

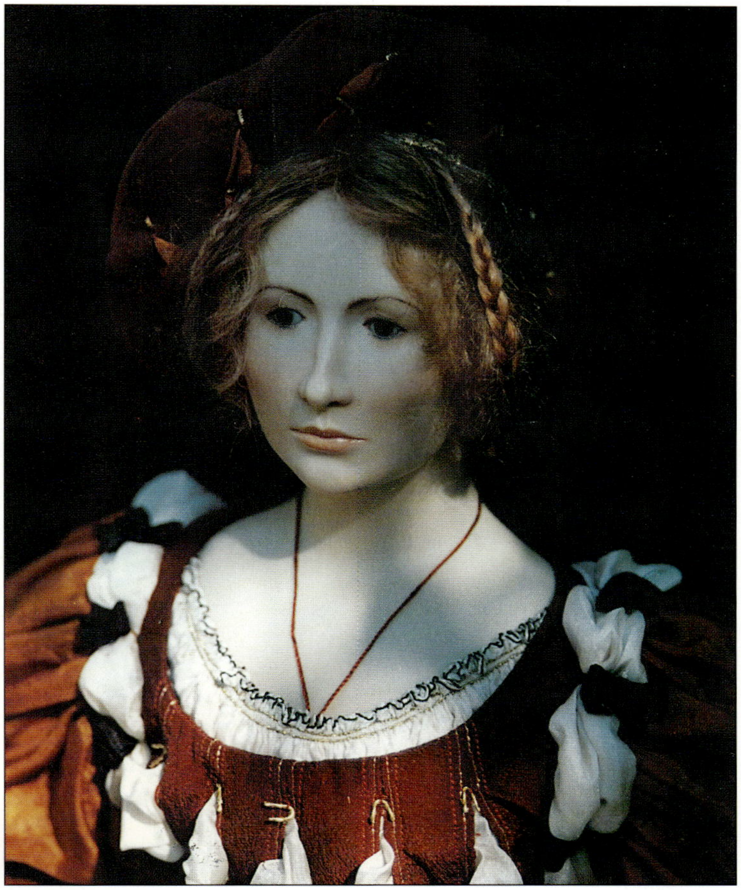

»Lais von Corinth«, Porzellan, Renaissancekleid nach einem Gemälde von Hans Holbein aus dem Jahr 1526, 50 cm

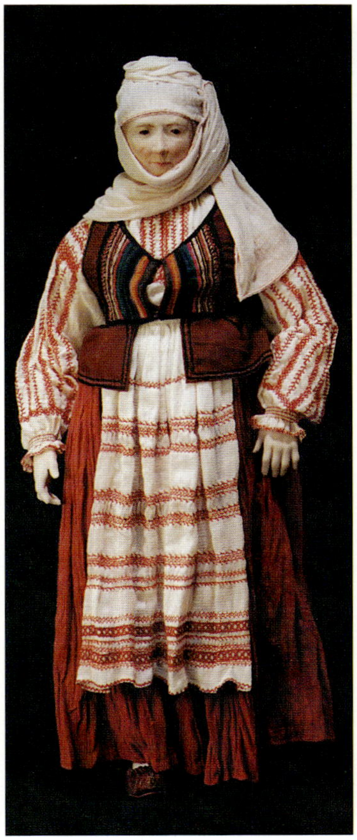

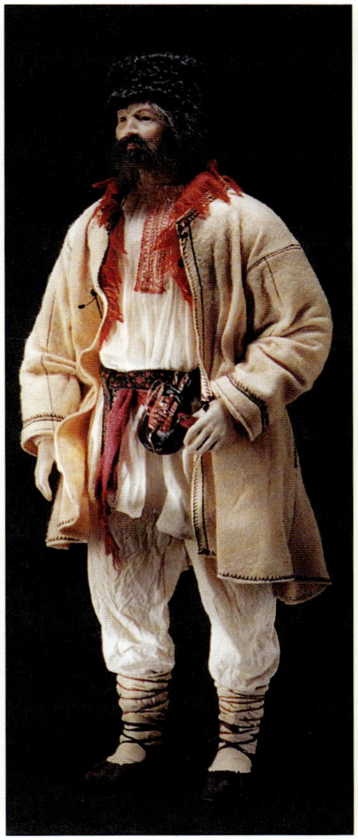

Bauernpaar aus Weißrußland, Porzellan, 50 cm

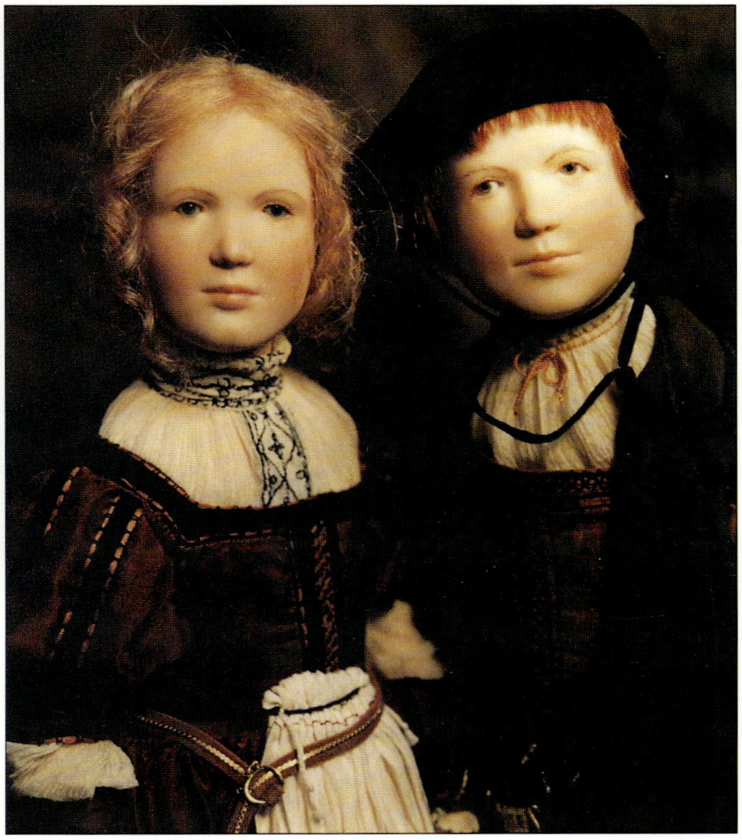

Renaissance-Kinder, Kleidung 1535, Porzellan, 33 cm

Irmgard Blaser

Nach ihrer Schneiderlehre und Ausbildung an der Modefachschule in Bern arbeitete Irmgard Blaser mehrere Jahre als Modedesignerin. Angeregt durch ihre Lehrtätigkeit in der Erwachsenenbildung und die Freundschaft mit mehreren Künstlern, entdeckte die Künstlerin vor etwa zehn Jahren das Modellieren als Freiraum für ihre Fantasie.

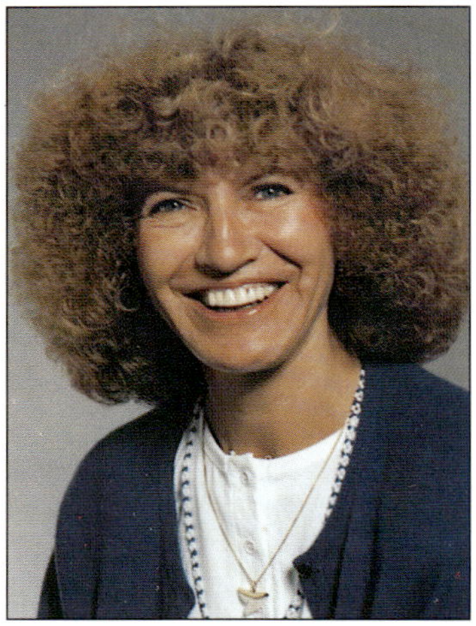

»Meine Figuren haben eine über das Sichtbare hinausgehende, geistige Dimension. Durch meine liebevolle Zuwendung bekommen sie eine Seele und leben dadurch gewissermaßen.«

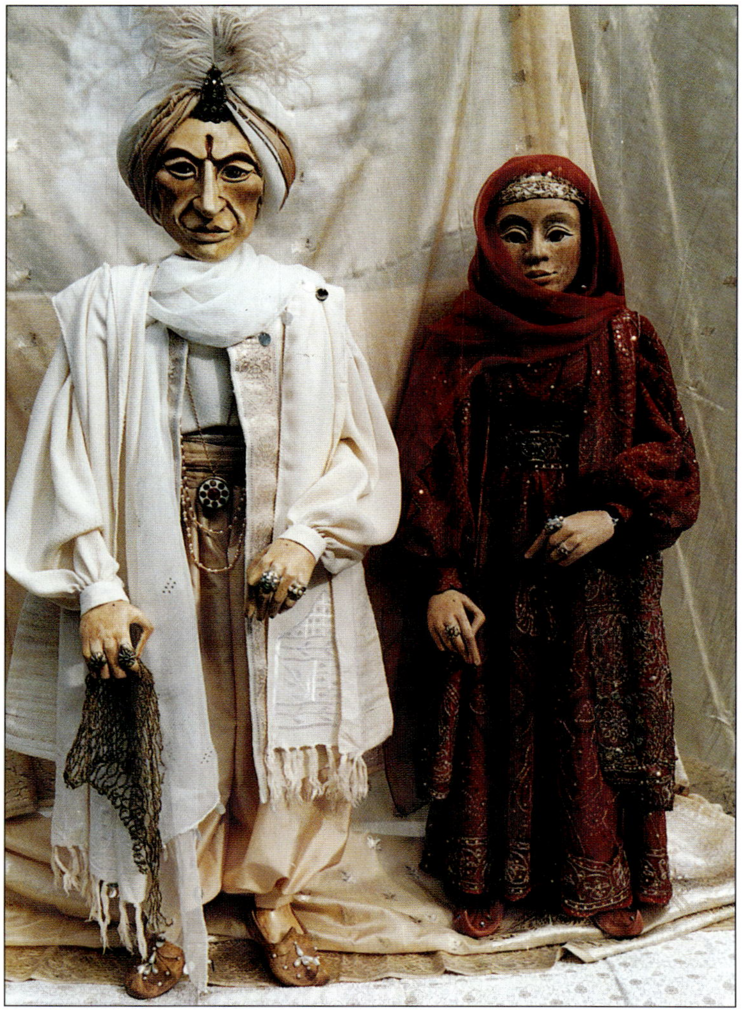

»Omar und Scheherezade«, Modelliermasse, je 80 cm

Die Puppen
Fabelwesen an Fäden zählen zu den Lieblingsthemen von Irmgard Blaser. Sie dürfen mal schön, mal häßlich sein, halb Mensch und halb Tier, grotesk oder vergeistigt. Inspirieren läßt sich die Künstlerin von Märchenbüchern, Filmen, ihrer Traumwelt, fremden Kulturen oder markanten Menschen. Ohne Spielkreuz gemessen, sind die Figuren 30 bis 80 cm groß. Neben ihren Marionetten modelliert Irmgard Blaser auch Kinderpuppen.

Material und Technik
Kopf, Hände und Füße der Figuren werden aus einer lufttrocknenden Masse modelliert; Arme, Beine und Spielkreuz sind aus Holz. Jede Marionette ist ein Unikat.
Porzellan verwendet Irmgard Blaser derzeit ausschließlich für ihre Kinderpuppen.

Ausstattung
Die Künstlerin experimentiert mit Leder, Papier, Metallen, Kunststoff, Glas, Pelz, Steinen und Stoffen, um ihre Marionetten individuell zu dekorieren. Alle Kostüme sind selbst entworfen und geschneidert. Oft wird die Kleidung direkt auf der Figur fixiert, da die

Marionetten wegen der Führungsfäden nicht ausgezogen werden können und der Stoff ihre Beweglichkeit nicht behindern darf. Nur Spielkreuz und Puppenstrümpfe stammen nicht aus Irmgard Blasers Atelier: Auf diese Arbeiten haben sich Vater und Mutter der Künstlerin spezialisiert.

Präsentationen
Irmgard Blasers Fantasiegeschöpfe waren bereits im Basler Marionettentheater zu sehen, wo sie selbst als Puppenspielerin agiert. Seit mehreren Jahren nimmt sie an Ausstellungen in ihrer Schweizer Heimat teil, unter anderem in Werner Küngs Galerie am Fischmarkt in Basel. 1994 stellte sie erstmals auf der »Doll Art« in Frankfurt aus. Beim »Eurodoll«-Wettbewerb 1992 wurden drei ihrer Figuren mit Gold ausgezeichnet.

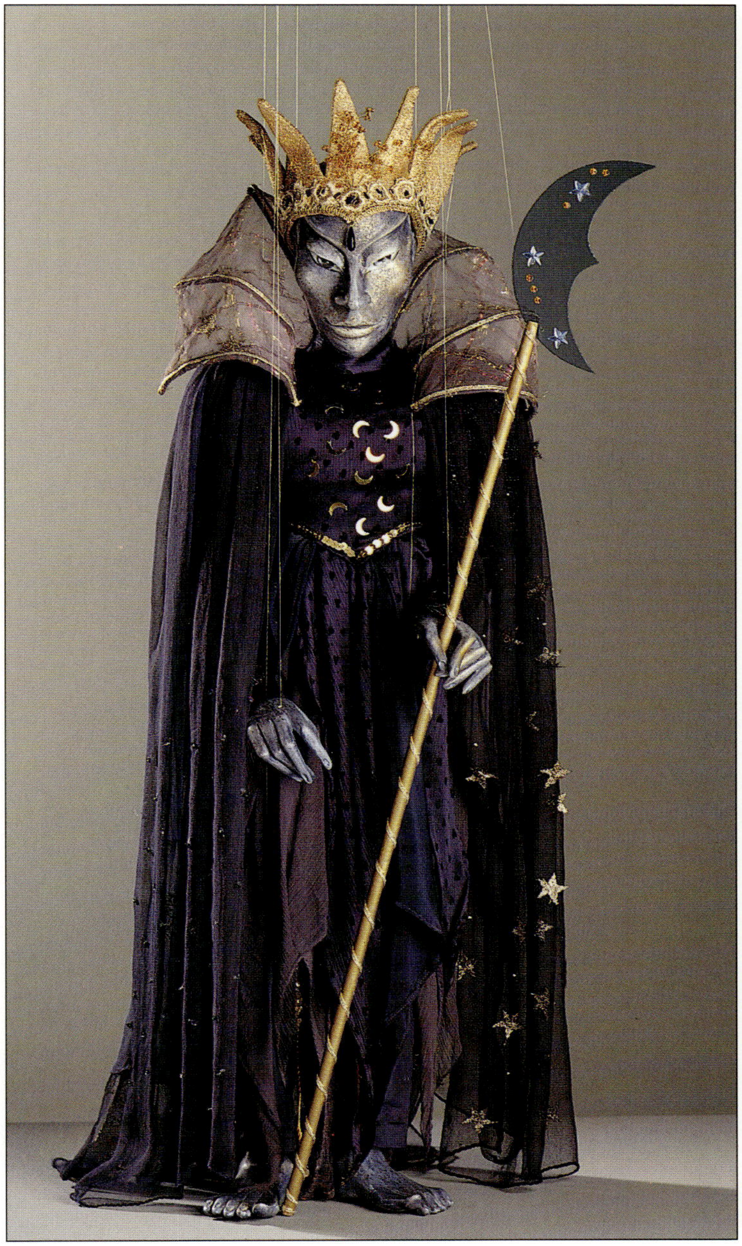

»Königin der Nacht«, Modelliermasse, 80 cm

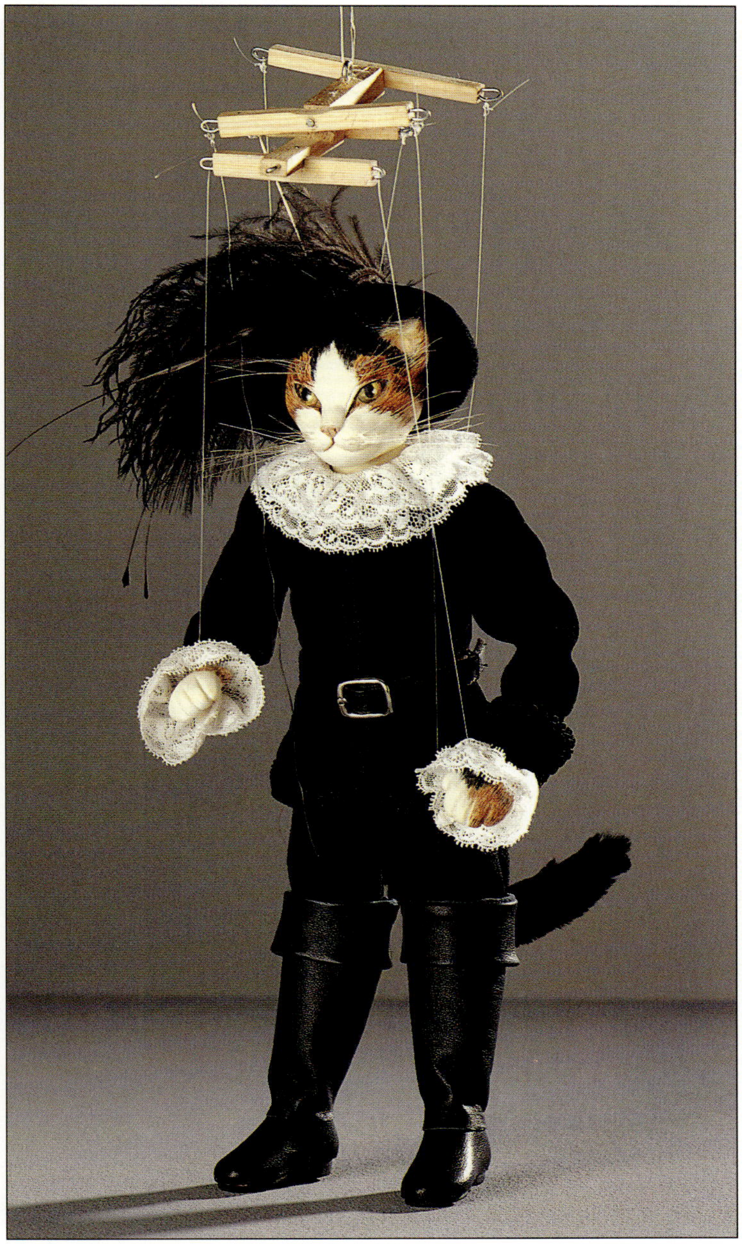

»Gestiefelter Kater, Modelliermasse, 30 cm

Stephanie Blythe und Susan Snodgrass

Stephanie Blythe absolvierte das »College of Art« in Philadelphia und war Textildesignerin, Illustratorin und Art Director; Susan Snodgrass studierte am »Art Institute of Chicago« und sammelte Erfahrungen in der Theater-, Schmuck- und Modebranche. Seit 1977 arbeiten die beiden Künstlerinnen zusammen.

»Unsere feenhaften Geschöpfe aus dem Königreich der Fantasie wollen den Betrachter verzaubern und in seinem Herzen die Freude und magische Stimmung der Kindheit wieder zum Leben erwecken.«

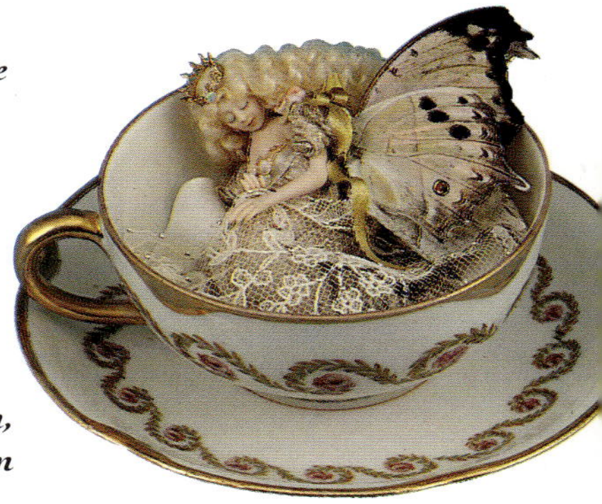

Ohne Titel, Porzellan, Puppe 6 cm

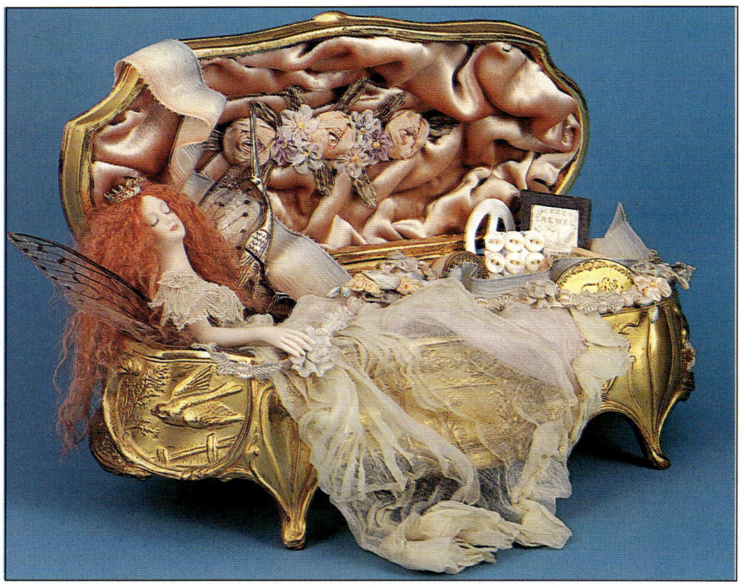

Ohne Titel, Porzellan, Schatulle 18 cm lang

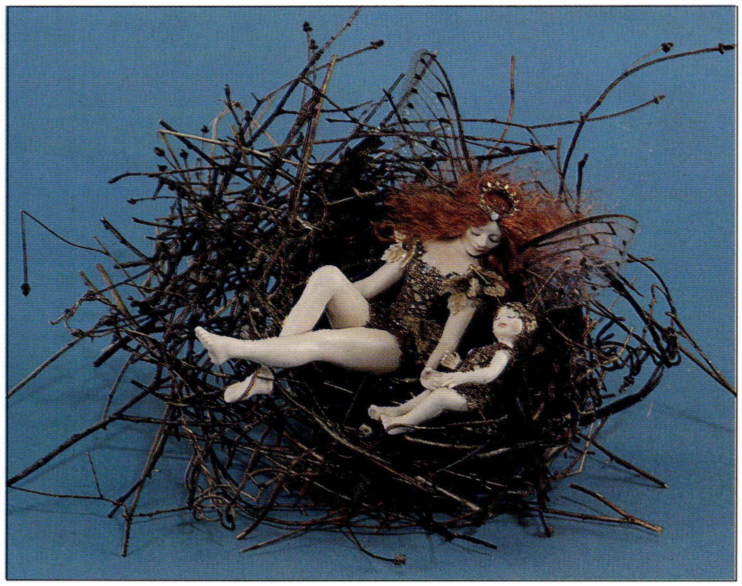

Ohne Titel, Porzellan, Puppen um 9 cm

Die Puppen
Zarte Feen und Elfen sind das Thema der beiden Künstlerinnen: Die ersten entstanden zu einer Zeit, als noch kaum ein anderer Puppenmacher an dieses Thema dachte. Sechs cm kleine Püppchen sitzen auf Edelsteinkristallen, Korallen, Steinbrocken, Vogelnestern, Wurzeln oder handgeschnitzten Holzvögeln; sie stehen in Glaskuppeln oder schlummern in Nähkästchen, handgeschliffenen Sektgläsern und antiken Sammeltassen aus fein bemaltem Porzellan. »Man hat das Gefühl, man müsse auf Zehenspitzen an ihnen vorbeischleichen, um sie nicht zu wecken«, schrieb ein Kritiker. Auch Meerjungfrauen, Göttinnen und Geister von Erde, Wasser und Luft entstehen seit einigen Jahren im gemeinsamen Atelier.

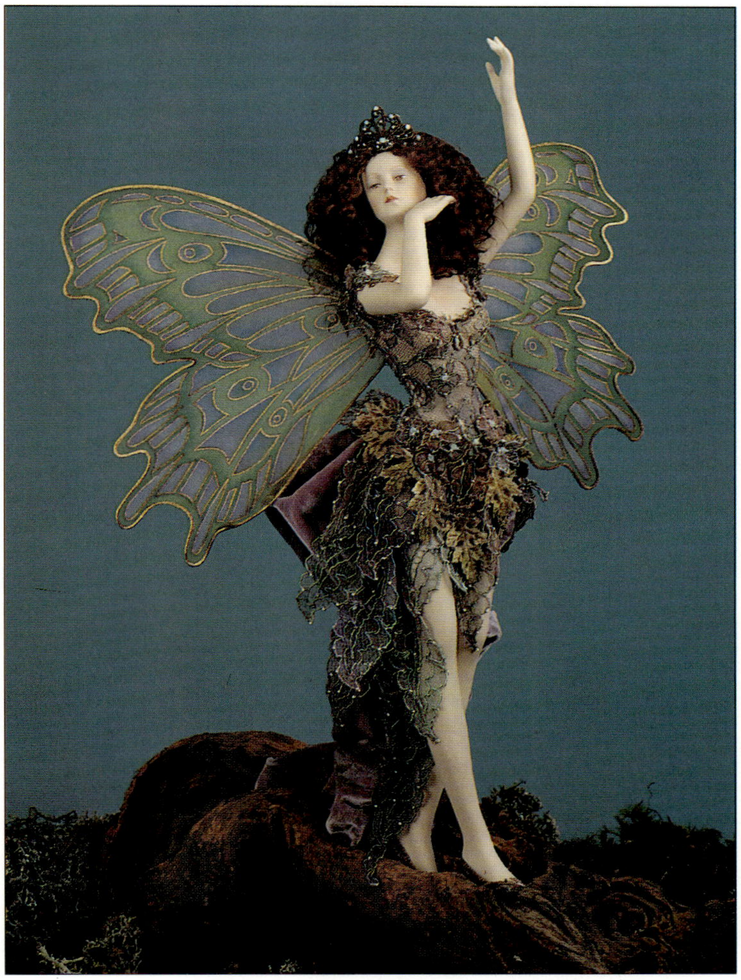

»Metamorphose«, Porzellan, mit Sockel 41 cm hoch

Material und Technik
Stephanie Blythe modelliert und gießt die Porzellanpuppen und verleiht ihnen mit chinesischen Farben die feinen Züge ätherischer Wesen. Die handgefärbten Haare werden aus ungesponnener Rohseide hergestellt; nur die Frisuren der Meerjungfrauen bestehen aus tibetanischer Lammwolle. Bedingt durch Technik und individuelle Ausstattung, gibt es keine zwei gleichen Objekte.

Ausstattung
Susan Snodgrass paßt die Figuren dem geplanten Gesamtarrangement an und näht die Bekleidung. Rohmaterialien werden der Natur entnommen und in Requisiten aus einer anderen Welt verwandelt. Antike Stoffe und Spitzen, Glitzerstoffe, Seidenblumen-Blätter oder Muscheln geben den Zauberwesen ihren individuellen Charakter. Die magische Wirkung wird durch Kompositionen mit Edelsteinen unterstrichen.

Opale sind für Stephanie Blythe die märchenhaftesten Mineralien, da sie selbst Licht ausstrahlen. Manchmal offenbaren die Elfen erst auf den zweiten Blick Details mit poetisch-symbolhaftem Charakter, etwa wenn sie ein winziges Herz oder einen Stern in Händen halten.

Präsentationen
Stephanie Blythe und Susan Snodgrass sind in mehr als 60 renommierten Galerien und Geschäften in den USA und Europa vertreten: unter anderem im »Musée des Arts Décoratifs« in Paris, dem »American Craft Museum« in New York und dem »Miniature Museum« in Kansas City. Museen in Paris, Kansas City und weitere Sammlungen haben Puppen angekauft. Die Künstlerinnen gewannen unter anderem 1990 den »Award of Excellence« der Zeitschrift »Dolls Magazine« sowie den »The Golden Bell Award Design«.

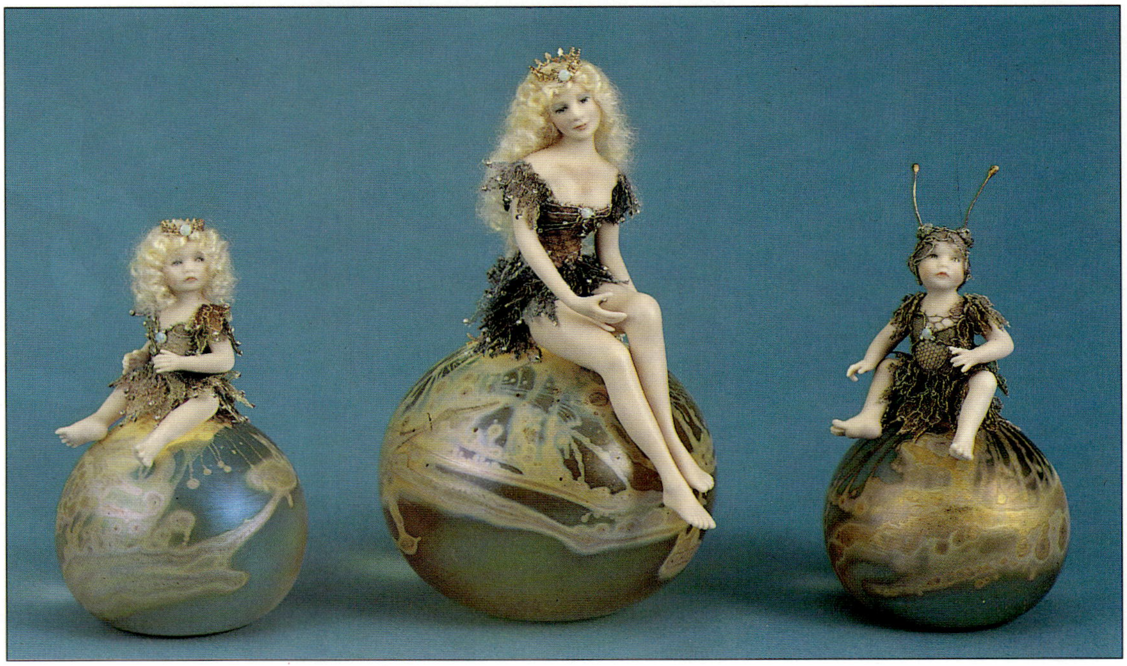

Ohne Titel, Porzellan, 9 bis 12,5 cm

Siegfried Böhmke und Eva Richter

Siegfried Böhmke war bis 1979 Puppenspieler, Puppenbauer und künstlerischer Mitarbeiter des Münchner Marionettentheaters. Er gründete 1979 »Die Münchner Puppenspiele«, die mit einem Marionettenspiel nach Otfried Preußlers »Die kleine Hexe« Premiere feierten. Bis heute folgten 20 Erstaufführungen, unter anderem Franz von Poccis Märchen »Die Zaubergeige« auf der »Ersten Münchner Kasperliade« und die Weihnachtsgeschichte nach Charles Dickens.

Im Auftrag des Umweltschutzreferats zeigt Siegfried Böhmke seit 1981 an Münchner Grundschulen Stücke, die sich mit dem Thema Umweltschutz auseinandersetzen. Im Münchner Gärtnerplatztheater wird seit zehn Jahren die Oper »Der Goggolori« mit einer Böhmke-Puppe aufgeführt.

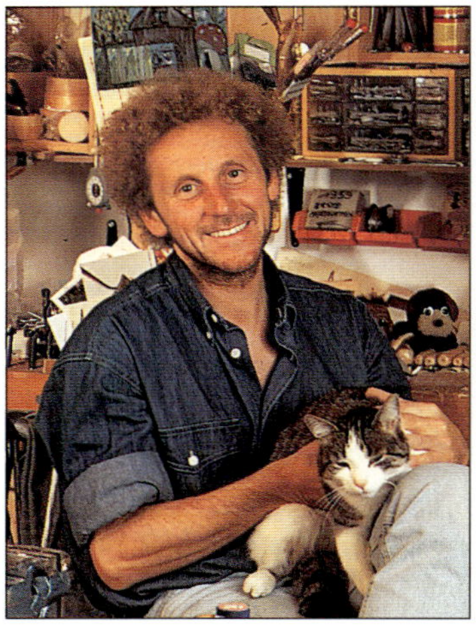

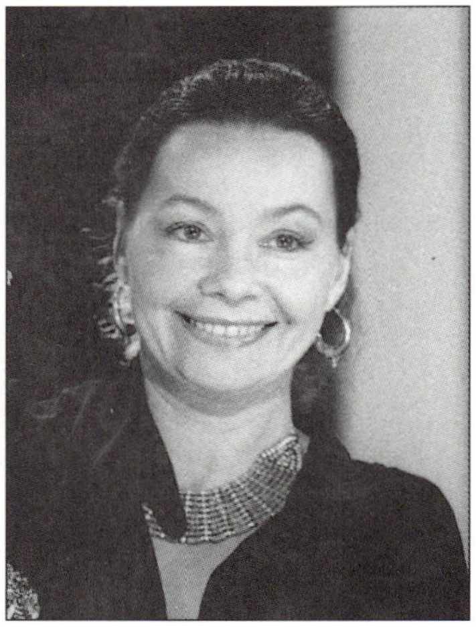

Eva Richter absolvierte eine Lehre als Damenschneiderin und ein Studium an der privaten Kostümbildnerschule v. Parish in München. Nachdem sie bereits in dieser Zeit an den Marionettentheatern in Bad Tölz und München gespielt hatte, entschied sie sich für den Beruf der Puppenspielerin. Die »Münchner Puppenspiele« bieten ein dankbares Betätigungsfeld für die vielseitige Künstlerin: Sie gestaltet und spielt Puppen, spricht und singt, schreibt Stücke und gestaltet die Kostüme für sämtliche Puppen.

»Es macht uns einfach Freude, mit immer neuen Materialien und Stilmitteln zu experimentieren und die Theaterfiguren mit unserem Spiel und unseren Stimmen zum Leben zu erwecken.«

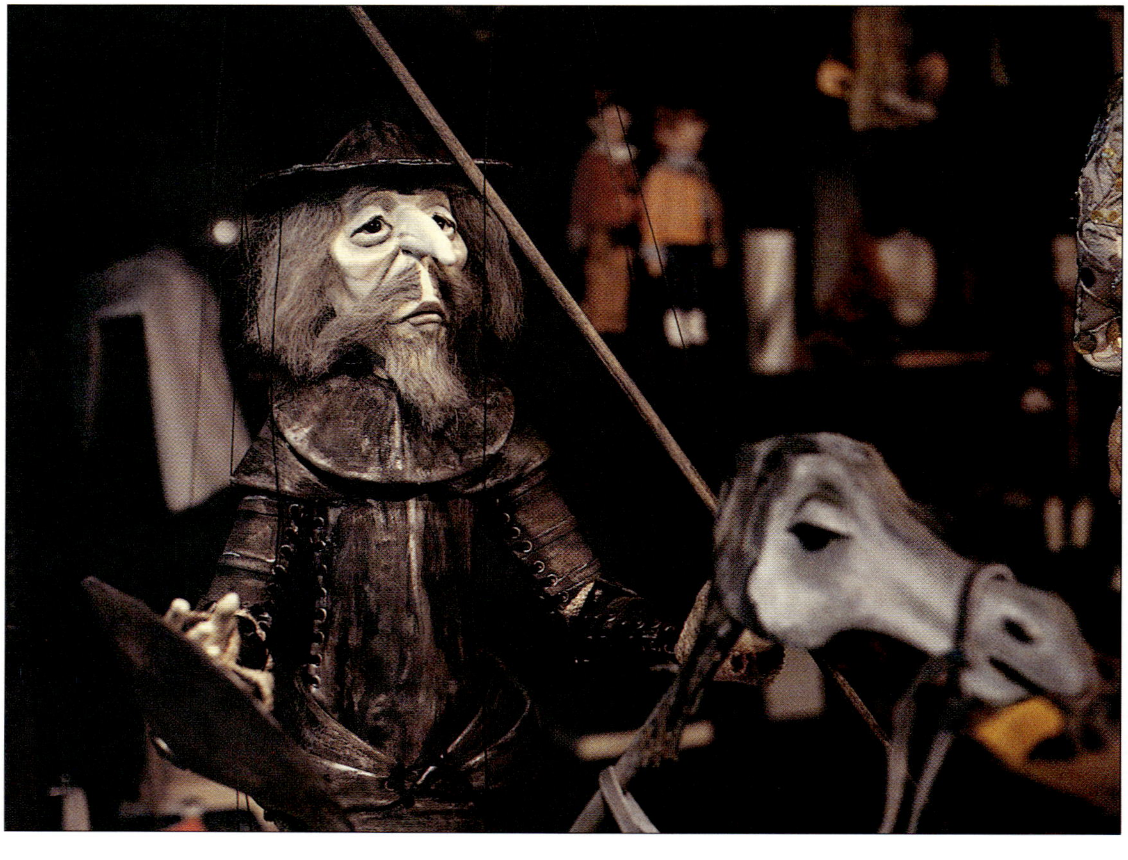

»Don Quichote«, Holz, 65 cm (Böhmke)

Die Puppen

Im Lauf seiner zwanzigjährigen Zusammenarbeit schuf das Künstlerpaar etwa 1700 Theaterpuppen. Stabfiguren, Marionetten, Figuren im Muppets-Stil, aber auch historische oder theaterhafte Figuren werden gemeinsam entworfen und gebaut. Von Jim Henson wurde Siegfried Böhmke 1993 für die internationale Fernsehserie »Die Fraggles« engagiert. Auch die Maus »Bino« aus der Kindersendung »Bim Bam Bino« ist eins seiner Geschöpfe, seit 1993 spielt und spricht er den »Vampy« aus der gleichnamigen RTL2-Kinderserie.
Eva Richters größte Rollen waren die Katze »Lucy« in der Kinderserie »Bim Bam Bino« sowie »Frau Mayr-Mosbach« in »Leo's« Fernsehmagazin. In den rund 90 Sendungen des Bayerischen Rundfunks und der ARD erschien Eva Richter 1988 bis 91 regelmäßig als Co-Moderatorin. »Frau Mayr-Mosbach« wurde von ihr entworfen, gebaut, gespielt und gesprochen.

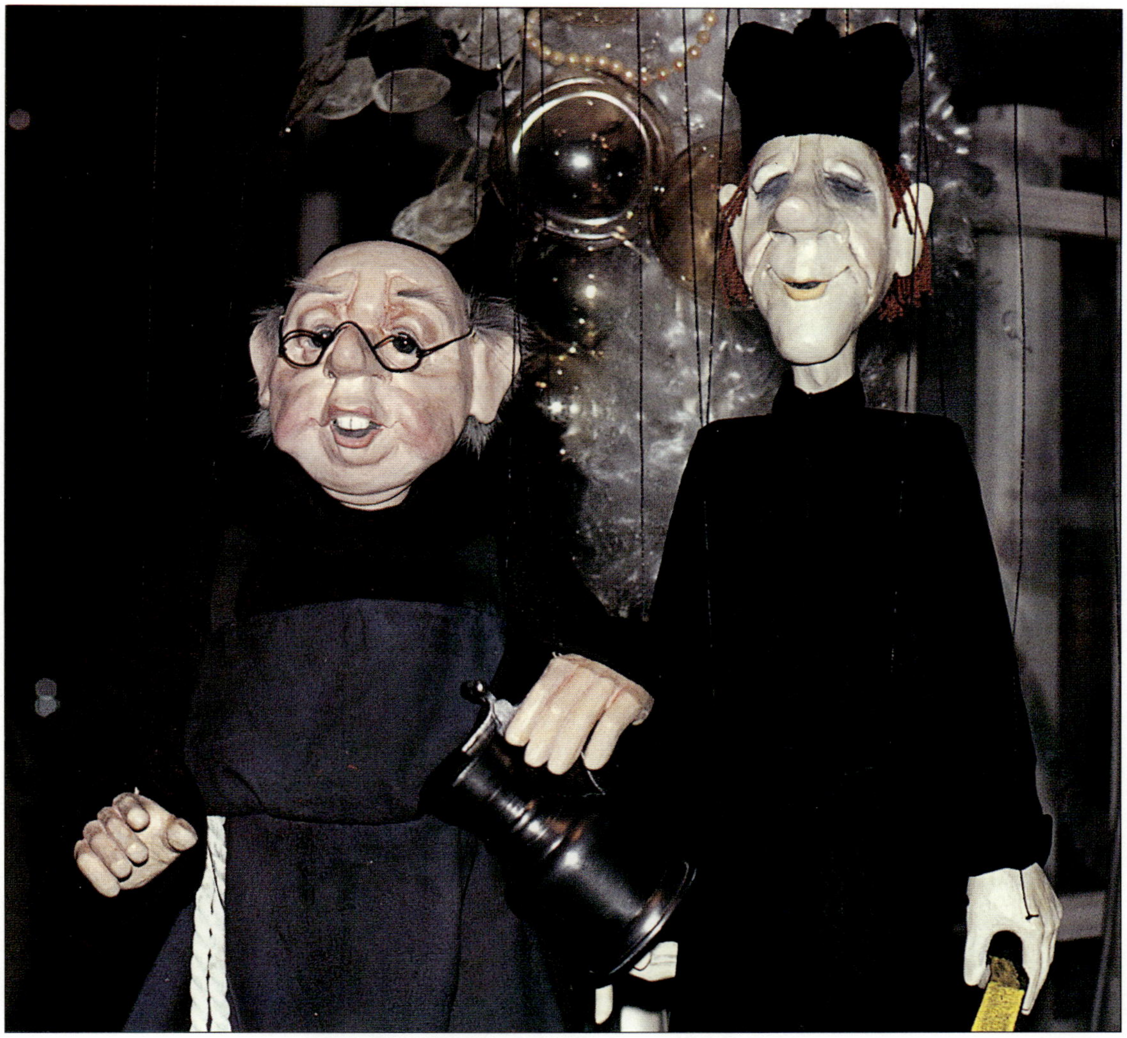

»Zwei Pfarrer«, Holz, 65 cm (Böhmke)

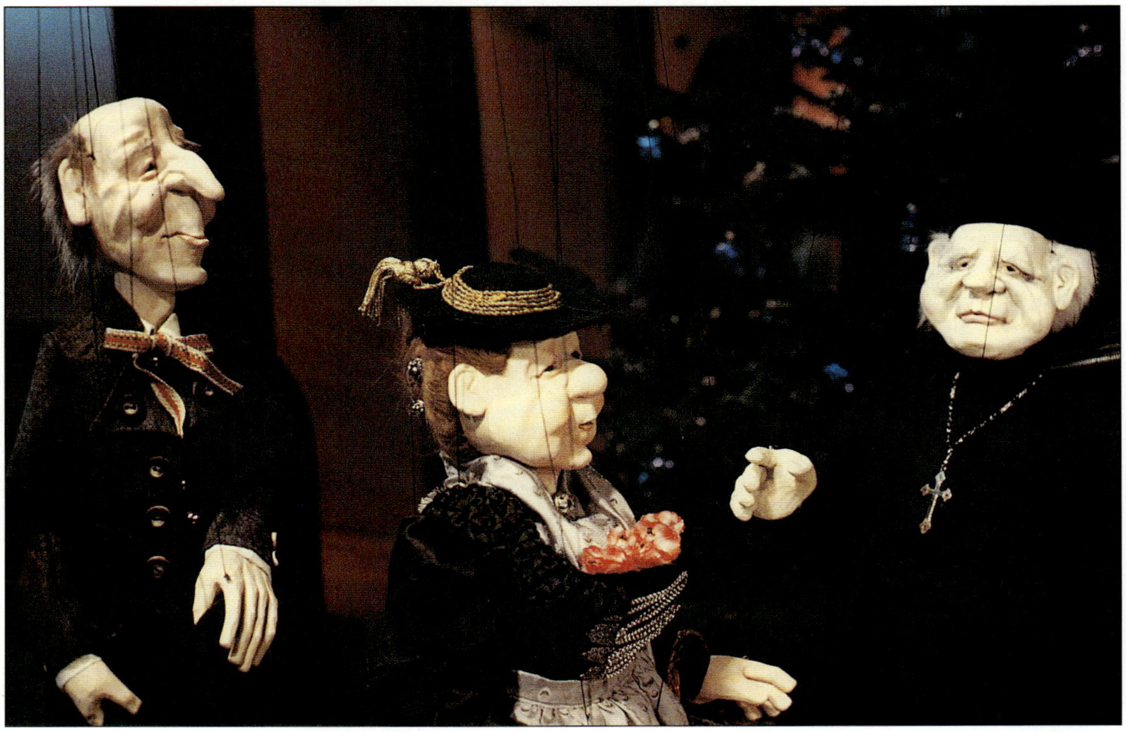

»Oberbayerisches Paar«, Holz, 65 cm (Böhmke)

Material und Technik
Siegfried Böhmkes Marionetten werden aus Holz geschnitzt, Eva Richter modelliert mit ofenhärtender Keramikmasse. Die Hand- und Stabpuppen sind meist aus Schaumgummi mit textilem Überzug gearbeitet.

Ausstattung
Bei ihren Puppenkostümen, bevorzugt Eva Richter einen malerisch-fantastischen Stil. Je nach Charakter der Puppe verwendet sie alle erdenklichen Materialien, etwa Plüsch, Fell oder Strickstoffe für Tierpuppen. Mittlerweile ist ein großer Fundus mit alten Stoffen, Spitzen, Borten und ausgefallenen Accessoires angewachsen, den Siegfried Böhmke als leidenschaftlicher Flohmarktgänger zusammengetragen hat.

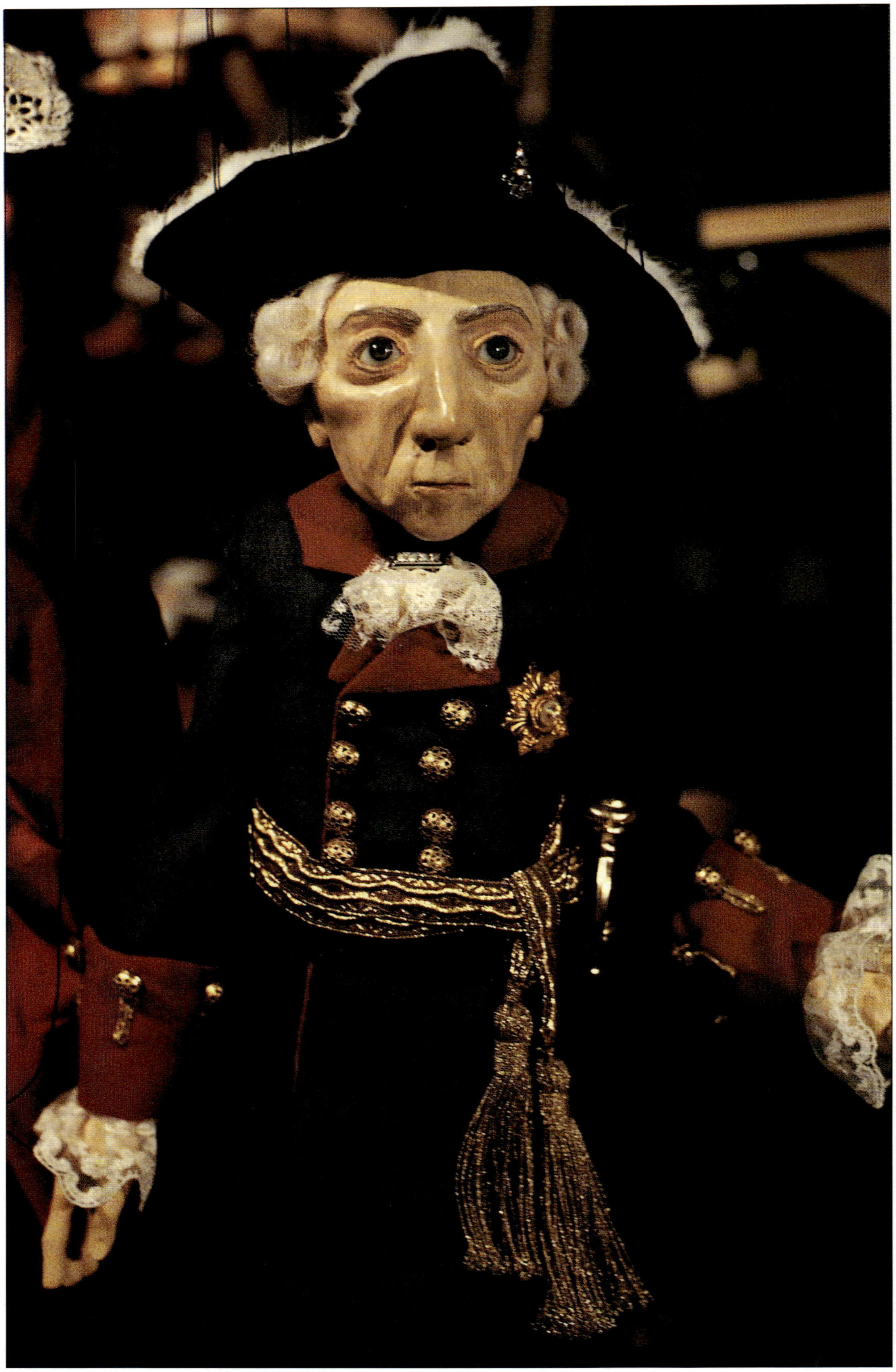

»Der Alte Fritz«, Holz, 65 cm (Böhmke)

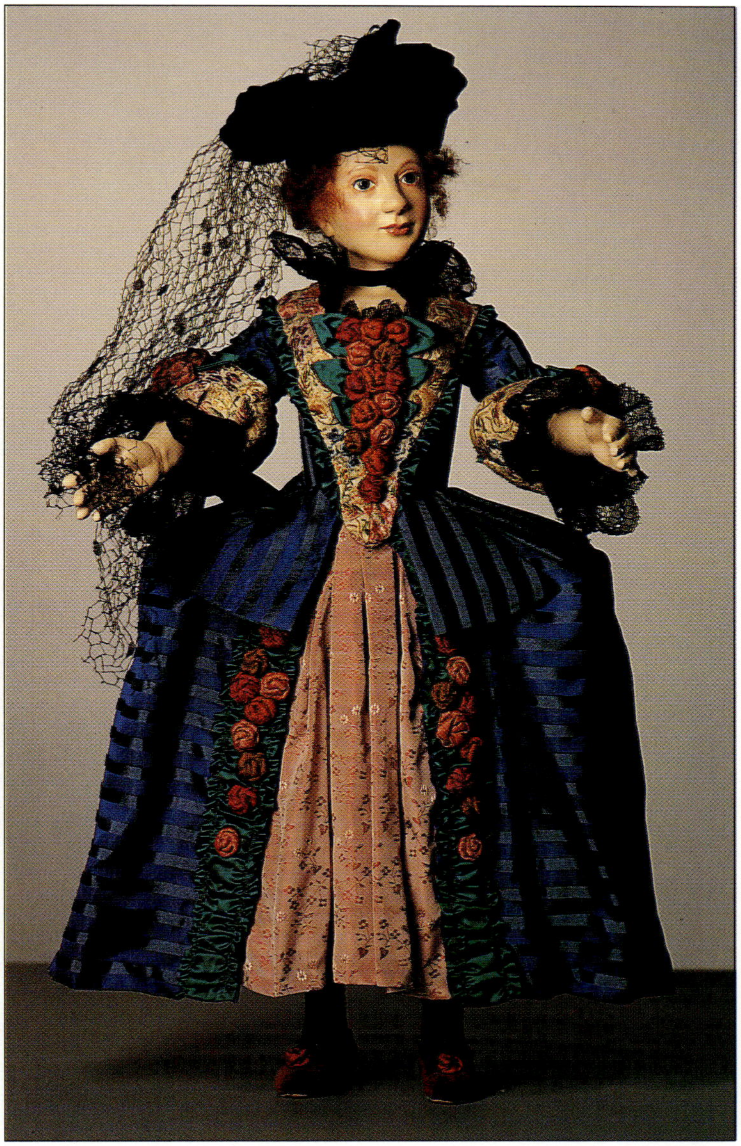

»Colombine«, Keramikmasse, 60 cm (Richter)

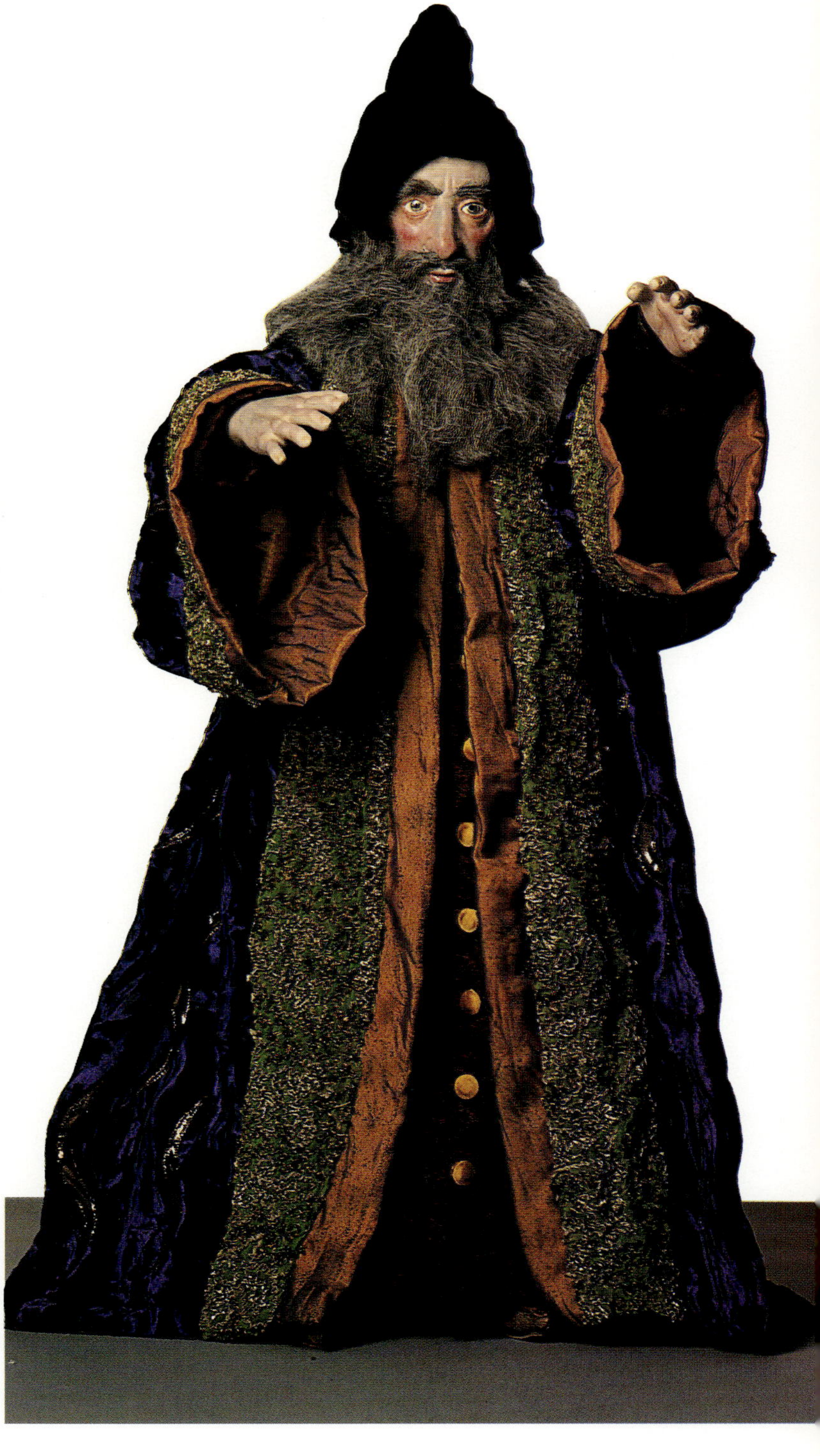

«Magier«, Keramikmasse, 60 cm(Richter)

Bets van Boxel

Bets van Boxel studierte an der Kunstakademie Breda und belegte danach Lehrgänge in Porträt- und Modellzeichnen. Da ihr die zweidimensionale Wiedergabe von Menschen nicht genügte, begann sie vor etwa 25 Jahren mit dem Puppenmachen. 1986 gründete sie ihre Galerie »De Poppenstee«.

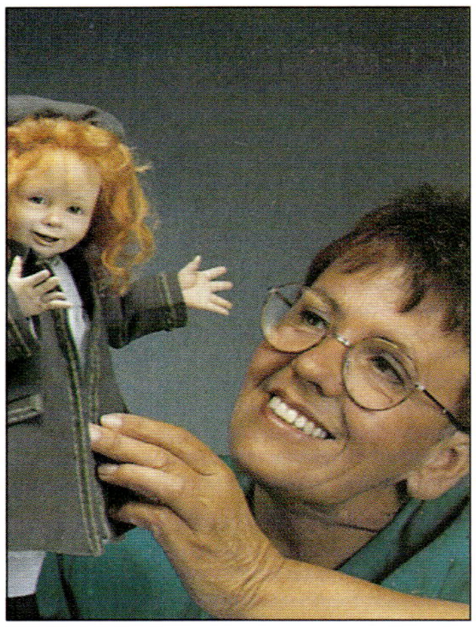

»Ich mache Puppen, weil ich Menschen liebe.«

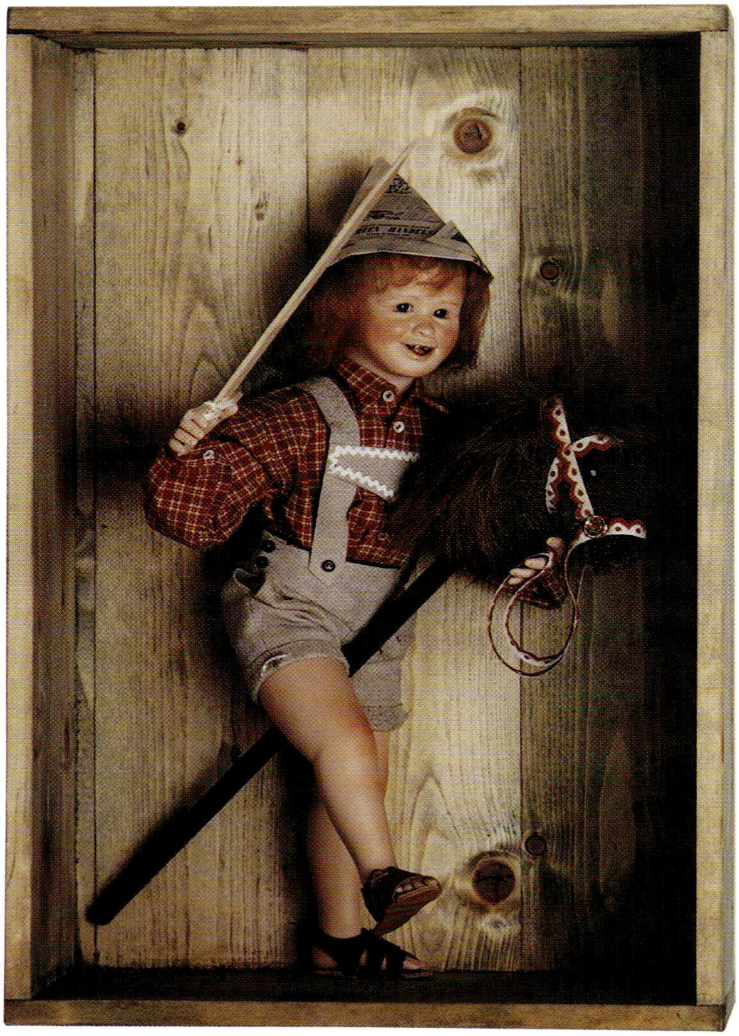

»Kurt«, Porzellan, 35 cm

Die Puppen
Bets van Boxel modelliert drei Arten von Puppen. Die Charakterpuppen sind etwa 30 cm groß, bis ins kleinste Detail lebensecht nachgebildet und durchweg Unikate. Die Figuren können frei stehen und werden oft in Miniaturräumen zu Gruppen und Szenerien arrangiert, die von den Gemälden alter Meister angeregt sind. Vor acht Jahren machte Bets van Boxel ihre ersten Porzellanpuppen. Von den anfangs lebensgroßen Kinderporträts entwickelte sich ihr Stil zu wesentlich kleineren Puppen mit ausdrucksvolleren Gesichtern, so daß sie sich ihren Charakterpuppen annähert. Da eine Gießform für die Künstlerin nur Mittel zum Zweck ist, um in Porzellan zu arbeiten, fertigt sie daraus höchstens drei bis fünf Varianten.
Die Clowns sind gut zehn Zentimeter größer als die Charakterpuppen. Ihre Gesichter sind ebenso sorgfältig modelliert: Unter der Schminke wird das Gesicht eines Menschen sichtbar, der ein hartes Leben hinter sich hat.

»Boy«, Porzellan, 70 cm

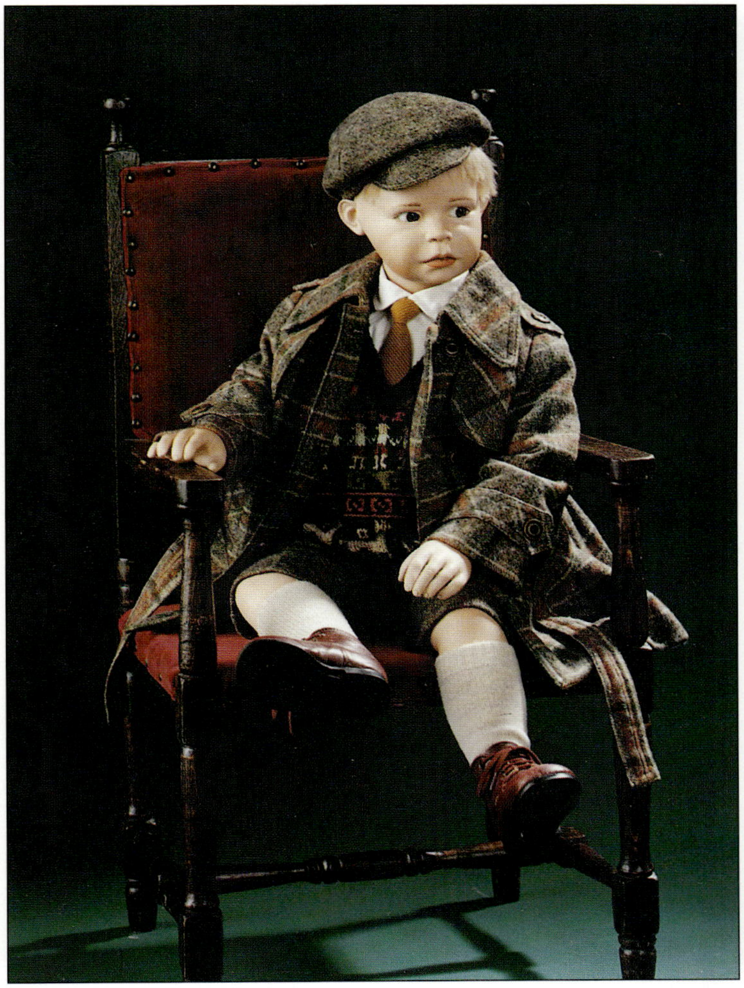

»Lisa«, Porzellan, 70 cm

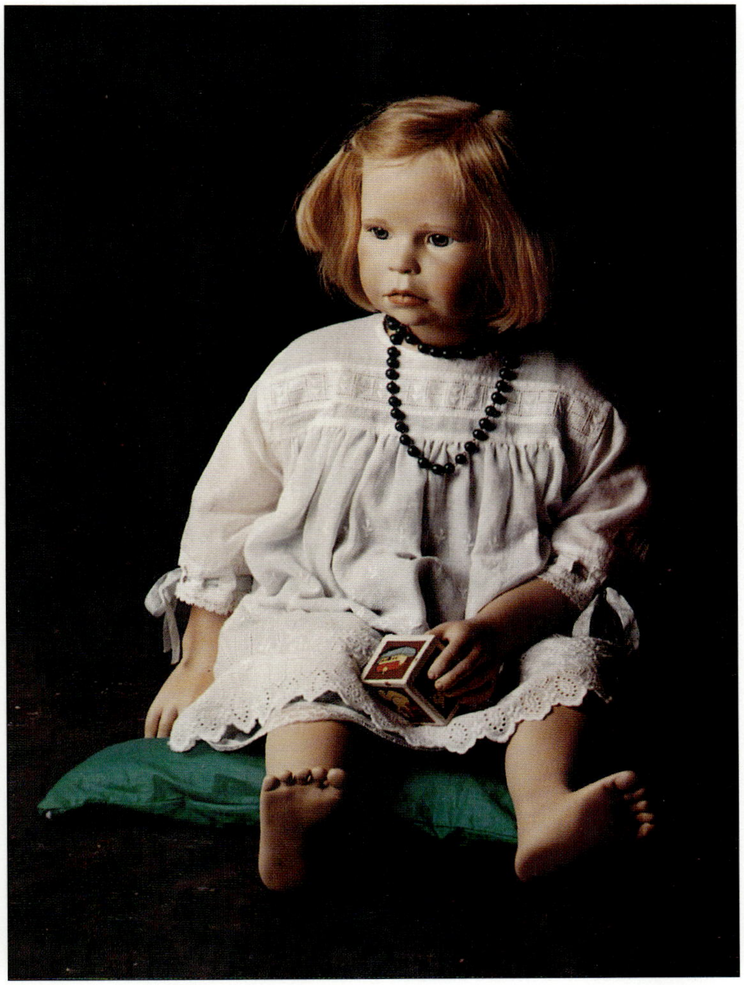

Technik und Ausstattung

Die Grundlage der Charakterpuppen ist ein Metallgerippe, auf dem der Körper aus Küchenkrepp und Klebeband aufgebaut wird. Kopf, Hände und Füße bestehen aus selbsthärtender Modelliermasse, die nach dem Schleifen mit Ölfarbe bemalt wird.
Die Bekleidung wird aus alten, oft verschlissenen Stoffen genäht und bis ins Detail den Kleidern nachgebildet, die von den Menschen der heimatlichen Region getragen wurden.
Für ihre Porzellanpuppen modelliert Bets van Boxel zunächst das Grundmodell um einen Styroporkern, den sie in drei Größen vorrätig hat. Auch Arme, Beine und Schulterplatten sind aus Porzellan und werden mit dem gestopften Stoffkörper verbunden. Die Puppen erhalten Kristallaugen, Echthaarperücken und Kleider aus Naturfasern.

Präsentationen

Gänzjährig sind Boxel-Puppen in der eigenen Galerie »De Poppenstee« im niederländischen Waspik ausgestellt. In ihrem Anleitungsband »Charakterpuppen«, der im Verlag »Atelier Niesje Wolters van Bemmel« erschien, zeigt die Künstlerin ihre Technik Schritt für Schritt und gibt zugleich einen Einblick in diesen Zweig ihres Repertoires.

Roelie Broeksma-Müller

Vor rund 20 Jahren machte die freie Malerin ihre ersten Puppen aus Kunststoff-Modelliermassen, zunächst als Hobby. 1991 wählte Roelie Broeksma-Müller das Puppenmachen als Hauptberuf.

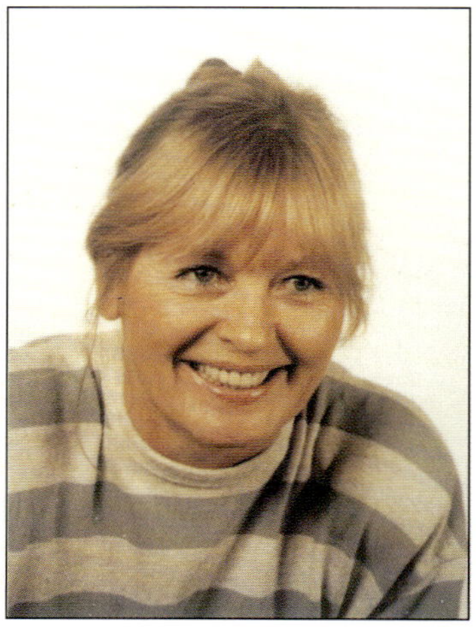

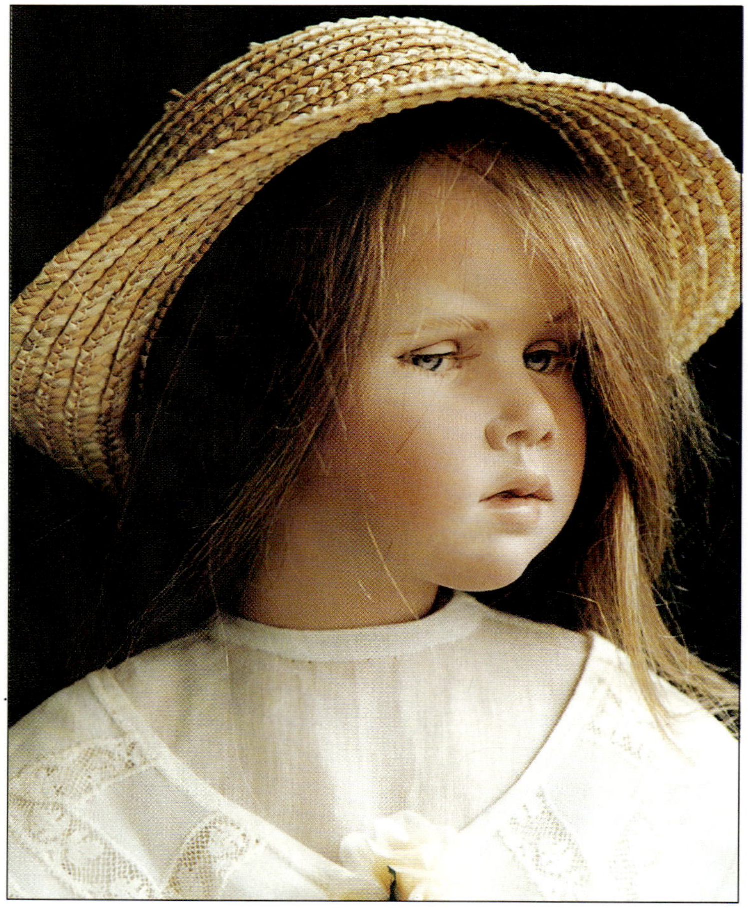

»Janke«, Porzellan, 70 cm

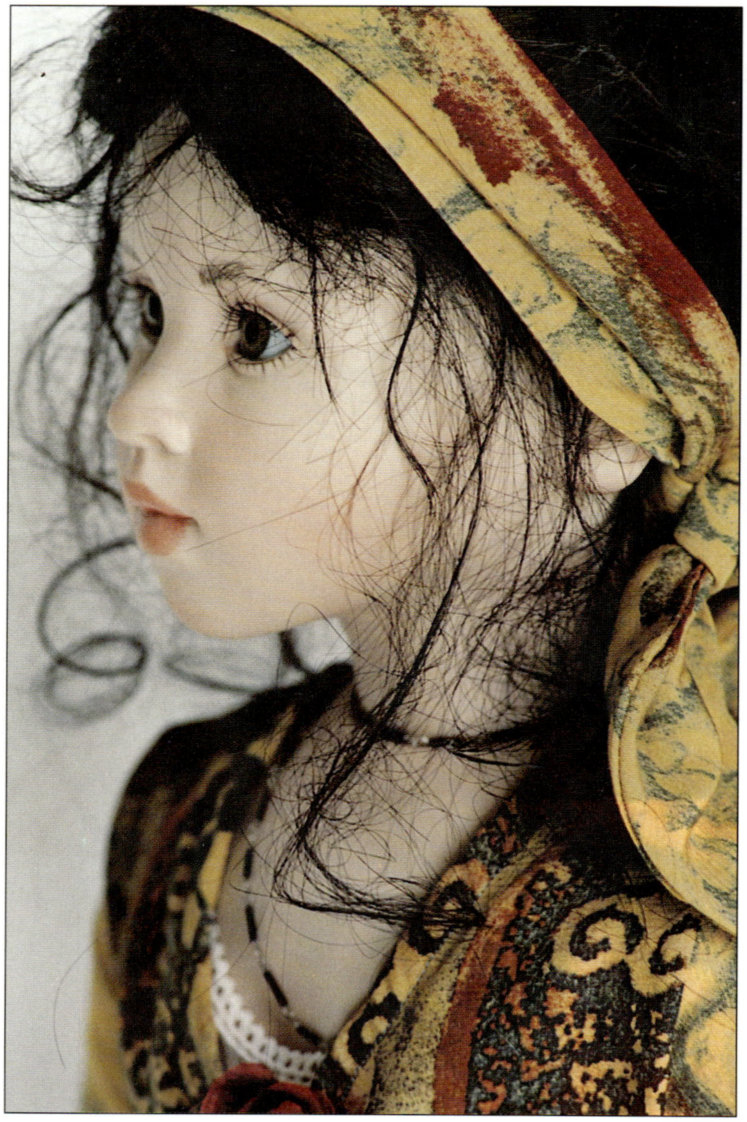

»Savu«, Porzellan, 65 cm

Die Puppen
Roelie Broeksma-Müllers Puppen sind in der Regel 65 bis 70 cm groß und entstehen als Kleinserien von zwei bis zehn Exemplaren oder Unikate. Wegen der traditionellen Bewährung des Materials arbeitet die Künstlerin ihre Puppen derzeit in Porzellan, experimentiert jedoch genauso mit anderen Werkstoffen. Alle Puppen haben Echthaarperücken, Glas- oder gemalte Augen und Nesselkörper. Die Bekleidung, die lediglich die Gesamtidee unterstützen soll, wird komplett selbst entworfen und genäht.

Präsentationen
1992 und 93 stellte Roelie Broeksma-Müller auf der jährlichen Frankfurter »Doll Art« aus. In den letzten beiden Jahren beteiligte sie sich an den Ausstellungen »Künstlerpuppen« und »Von der Puppe zum Kunstobjekt« im Museum der Deutschen Spielzeugindustrie in Neustadt bei Coburg und dem »One-of-a-Kind-Salon« von »Dollmakers Originals International« in New York. 1994 erschien ihr Buch »Freundinnen«.

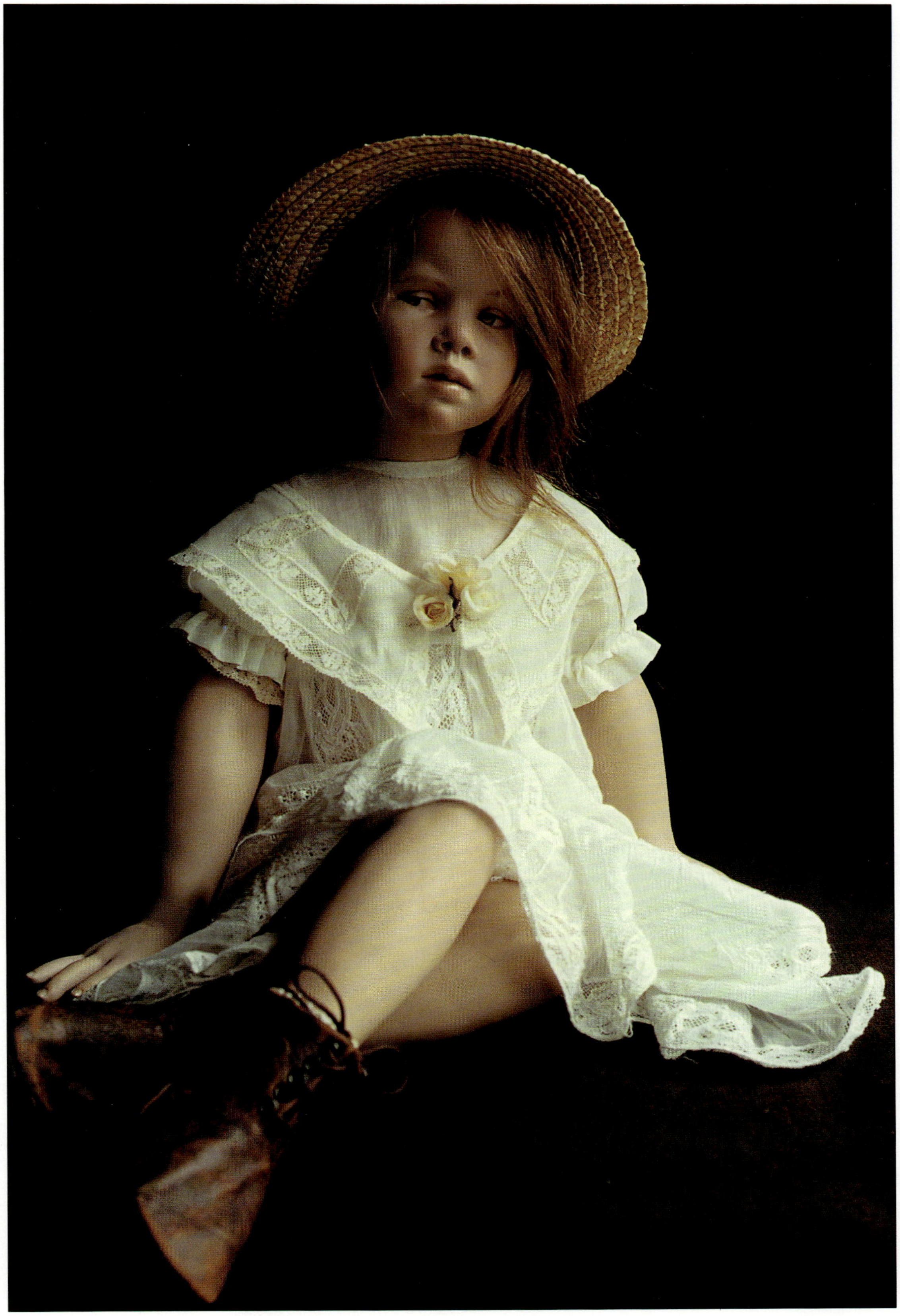

»Janke«, Porzellan, 70 cm

Christa Canzio

Christa Canzio, Fachlehrerin für Zeichnen/Werken und Objektdesignerin, sah im Puppenmachen zunächst ein Hobby. Als sie nach ihrem Umzug nach Italien arbeitslos war, beschloß sie, wie sie selbst sagt, aus ihren »Kartoffelköpfen mehr zu machen«. Seit sie und ihr Mann wieder in Deutschland leben, widmet sich auch Renzo der Puppenkunst.

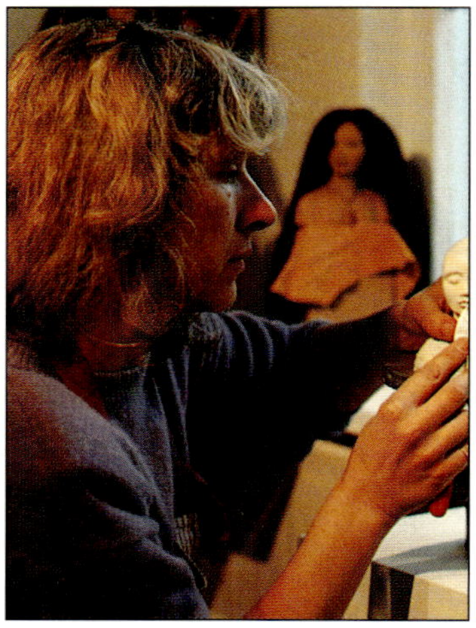

»Als typische Zwillingsgeborene interessiere ich mich für viele Dinge und muß immer wieder Neues ausprobieren. Durch meine Puppen kann ich Technik, Gestaltung und Aussage laufend variieren und weiterentwickeln.«

»Saryati«, Mongolenprinzessin mit Tochter, Keramik, 47 cm

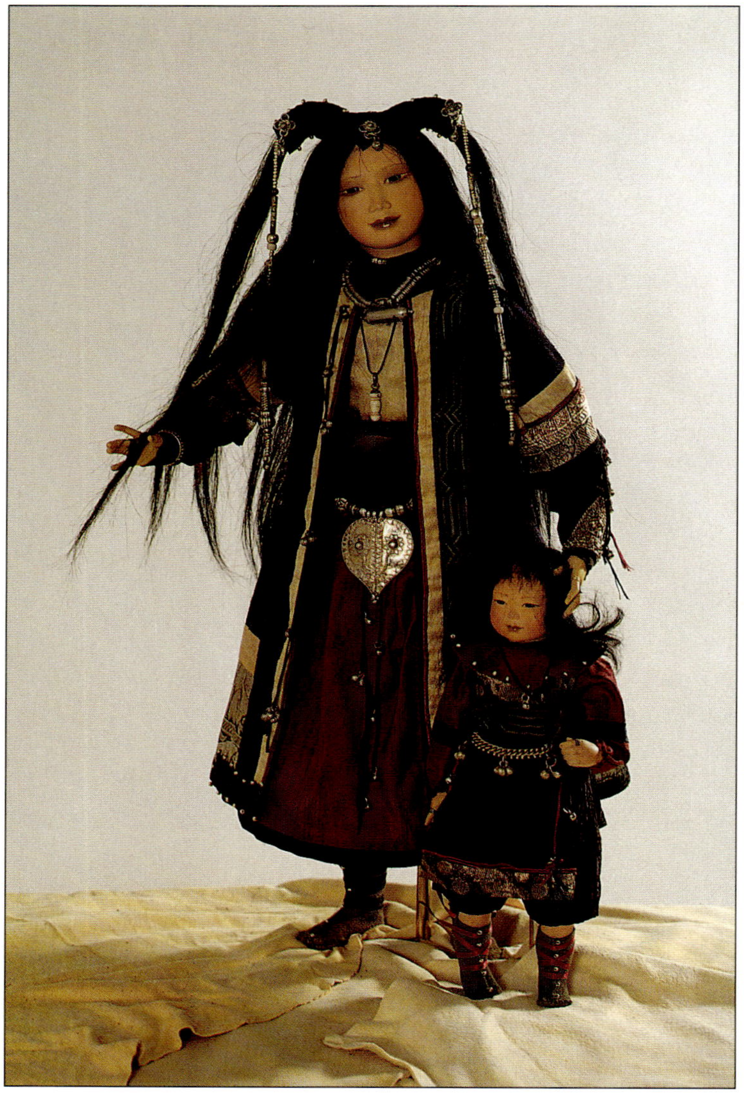

Die Puppen
Am meisten faszinieren die Künstlerin Menschen aus fremden Kulturkreisen und vergangenen Zeiten. Die 46 bis 65 cm großen Figurinen gibt es als Unikate und Varioserien bis 25 Exemplaren.

Material und Technik
Christa Canzio experimentiert gern mit Werkstoffen, da ihr jedes Material andere Ausdrucksmöglichkeiten bietet. Am liebsten gießt sie ihre Figuren in Keramik. Für die Bemalung hat sie sich die Technik der alten Meister angeeignet, die mit dünnen Lasuren und heute ungewöhnlichen Mitteln arbeiteten. Nach Christa Canzios Meinung ist größte Lebendigkeit am besten mit gemalten Augen zu erzielen. Für die Frisuren wird Echthaar oder Mohair verwendet, das teilweise aufwendig geflochten wird. Da die Stoffkörper über ein biegsames Drahtskelett aufgebaut sind, können sie in jede Pose gebracht werden.

»Chinesischer Reisbauer«, Keramik, 63 cm

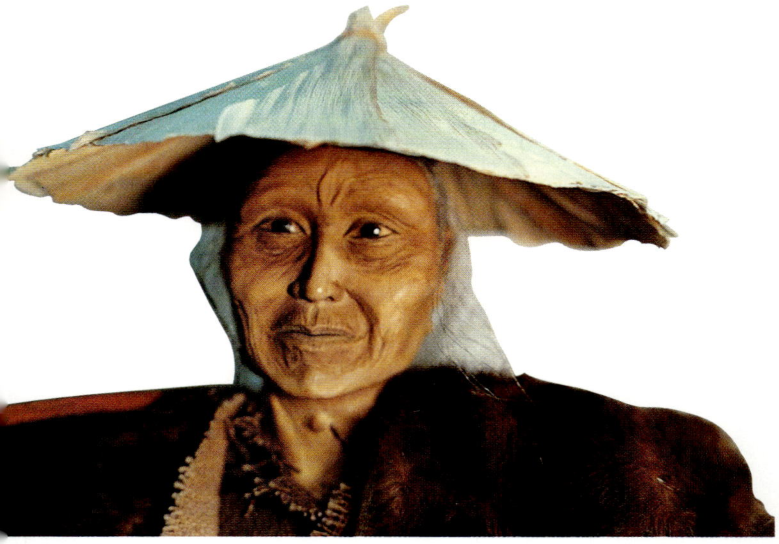

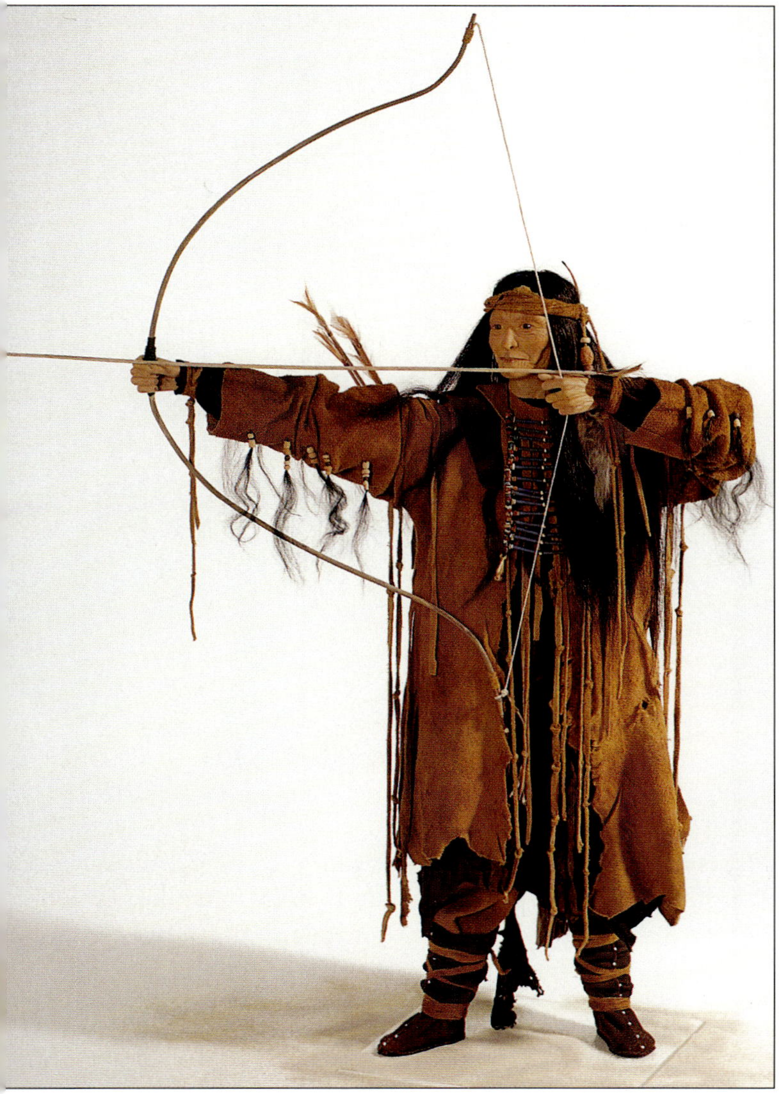

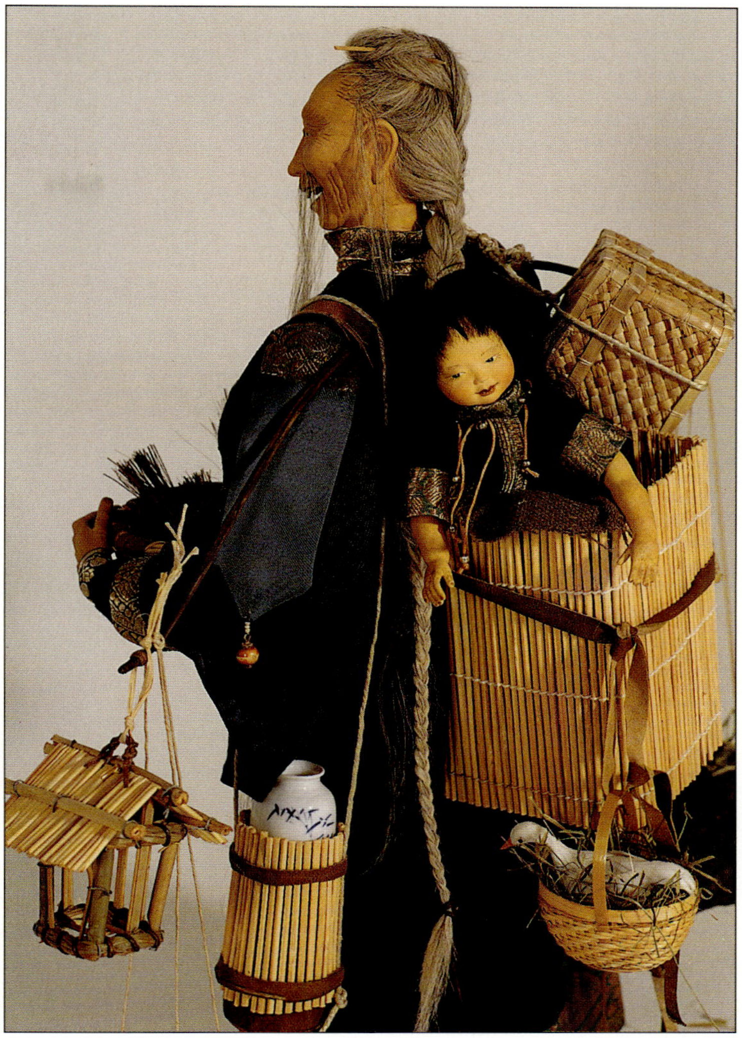

»Yantona – Der Schnelle Pfeil«, Krieger der Sioux, Keramik, 64 cm

»Ling-Tao«, reicher chinesischer Händler mit seinem Enkel, Keramik, 64 cm

Ausstattung
Christa Canzio sammelt Reisefotos und Fachliteratur, um Kinder und Erwachsene originalgetreu porträtieren und ausstatten zu können. So färbt, bemalt und bestickt sie Stoffe für die landestypischen Gewänder, entwirft und fertigt Schmuck, flicht Miniaturkörbchen und schnitzt Pfeile, Bogen und Köcher. Bei der Suche nach Accessoires und Textilien, die zu den zierlichen Figurinen passen, wird die Künstlerin häufig auf Antik- und Flohmärkten fündig.

Präsentationen
Seit zwei Jahren sind Christa Canzios Figurinen auf der »Toy Fair« in New York und der Nürnberger Spielwarenmesse zu sehen.

Paul Crees und Peter Coe

Paul Crees studierte Bühnen- und Kostümbildnerei an der Hochschule für Darstellende Künste in London und arbeitete am Harkers Studio, für die Royal Shakespeare Company, die Royal Ballett Group und zahlreiche englische Theater mit Tradition. Aufgrund seiner ersten Puppen – Porträts von Greta Garbo und Marlene Dietrich – wurde er 1980 als erstes männliches Mitglied in die »Britich Doll Artists Association« aufgenommen. 1979 machte Paul Crees das Puppenmachen zum Beruf. Peter Coe, ursprünglich Journalist und Theatermanager, entwarf Kostüme für zahlreiche, teils preisgekrönte englische Fernsehproduktionen mit namhaften Schauspielern. Seit fast 25 Jahren arbeiten Paul Crees und Peter Coe zusammen.

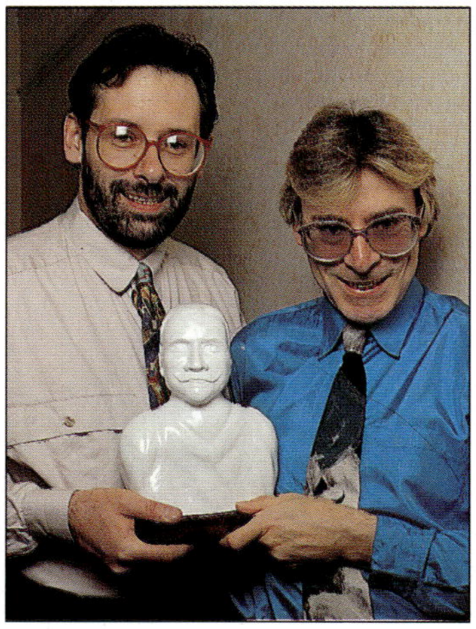

»Wir wollen mit jeder Puppe einen flüchtigen Augenblick der Anmut, Schönheit, Eleganz und Vollkommenheit einfangen.«

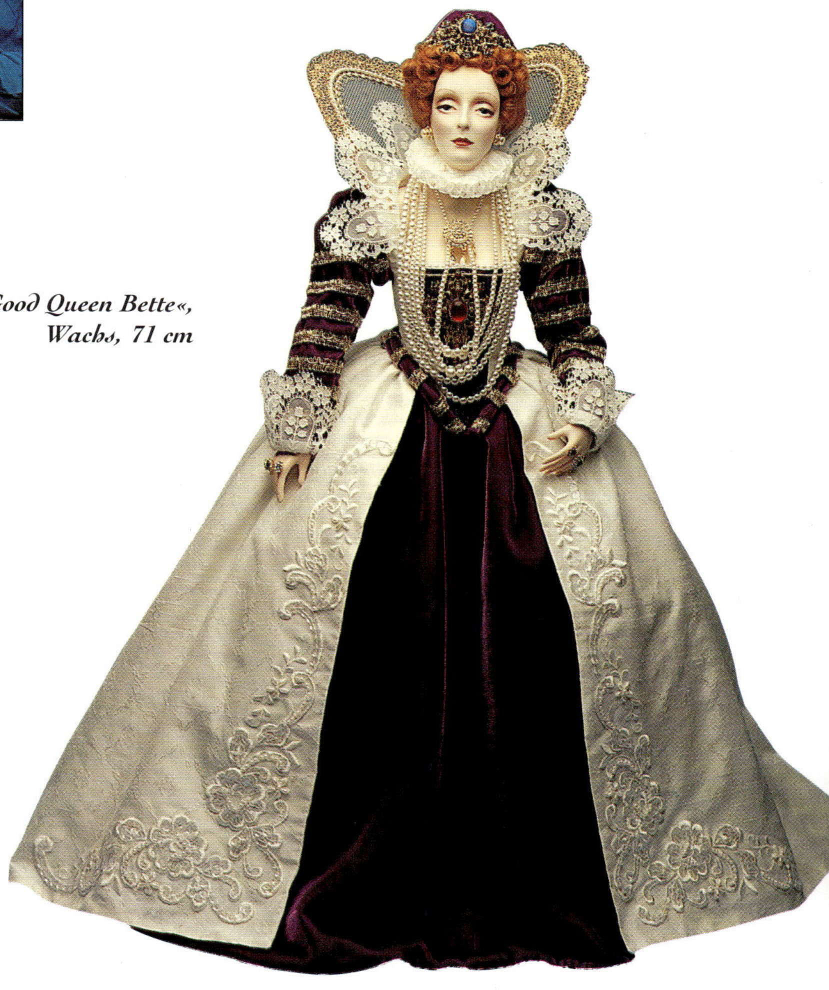

»Good Queen Bette«, Wachs, 71 cm

Die Puppen

Meist stellen die Figuren berühmte, durchaus auch berüchtigte Frauen der Weltgeschichte und -literatur dar. Auch Ballett, Oper, Film, Theater und legendäre Hollywood-Divas von Vivien Leigh bis Meryl Streep liefern Inspirationen. Neben ihren typischen Porträts, die Ruhe und Würde ausstrahlen, suchen Crees und Coe auch die Herausforderung, glamouröse Figuren voll bedrohlicher Dramatik zu schaffen. Die Puppen messen bis 71 cm, Sitzende sind um die 50 cm groß. Die Kleinstauflagen werden auf 5 bis 15 Stück limitiert; daneben gibt es Unikate, von denen die Künstler etwa sechs pro Jahr fertigen.

Material und Technik

Paul Crees und Peter Coe knüpfen an die Tradition der alten viktorianischen Wachskünstler wie Montanari und Pierotti an. Kaum ein anderes Material biete, so die beiden Künstler, eine vergleichbar weiche, warme und delikate Optik. Die Künstler haben eine eigene Wachsmischung entwickelt, die

»Windswept Lady of Lyme«, Wachs, 71 cm

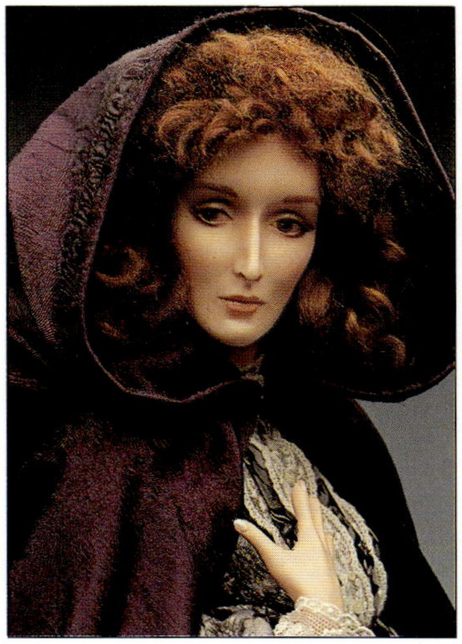

Die Bräute Draculas, Wachs, 71 cm

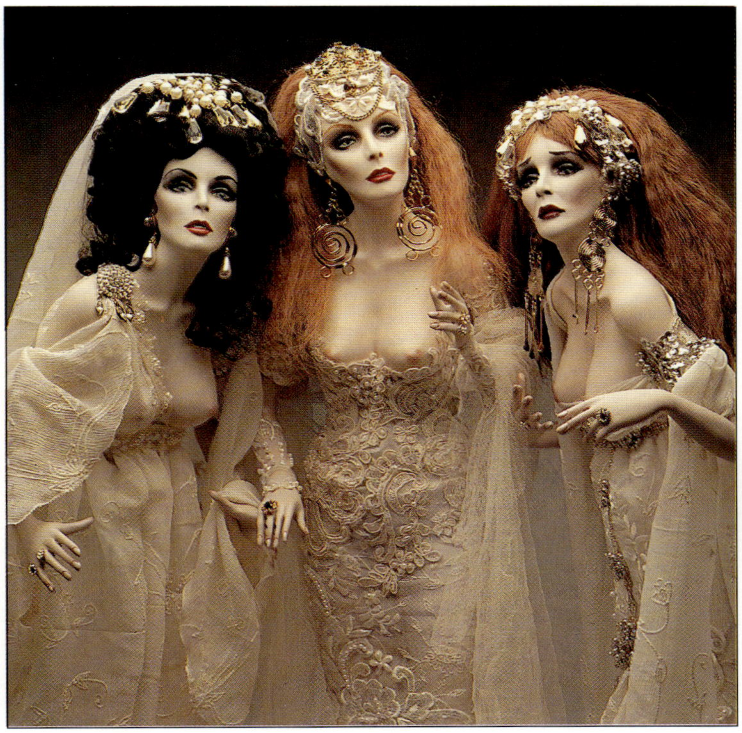

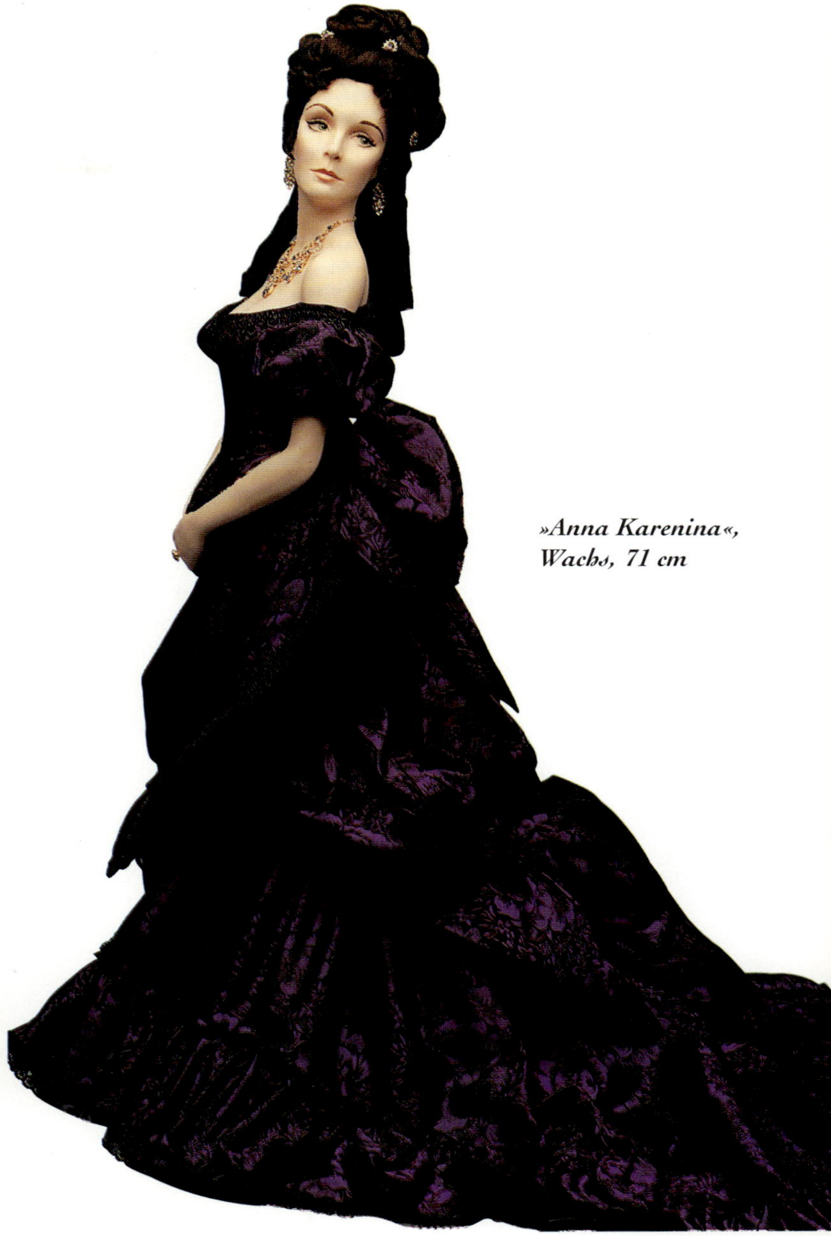

»Anna Karenina«, Wachs, 71 cm

sich durch besondere Stabilität und Hitzebeständigkeit auszeichnet. Aus den nach Wachsmodellen hergestellten Formen werden Kopf, Arme, Beine und Rumpf wiederum in Wachs gegossen; sechsteilige Kopf-Büstenformen sind keine Seltenheit. Für die Köpfe ist meist Paul zuständig, er hat sich auch auf das Bemalen mit Ölfarben und die Frisuren spezialisiert. Wimpern und Perücken fertigen die Künstler in der Regel aus Echthaar, manchmal auch Mohair. Brustplatte und Torso werden mit einem speziellen Füllstoff von innen verstärkt und mit Ösen und starken Kunststoffäden fest miteinander verknotet, die Beine sind durch Bambuseinlagen unsichtbar verstärkt.

Ausstattung

Nach detaillierten Recherchen in der Geschichte der Mode werden Schnitte, Farben und Stoffe den historischen Vorbildern genau nachgebildet. Schon immer hatten die beiden Künstler eine Vorliebe für Miniaturen in jeder Form, doch es ist nicht einfach, Materialien zu finden, die fein und zierlich genug für die aufwendigen Kostüme sind. Roben, Hüte, Schuhe und weitere Accessoires stammen aus eigener Werkstatt; der zierliche Schmuck wird teils gekauft und umgearbeitet, teils eigens in den USA angefertigt.

Präsentationen

Für ihr gesamtes Schaffen wurden Paul Crees und Peter Coe 1994 in Paris mit dem hochangesehenen »Jumeau Award« ausgezeichnet.

Ruth von Daak

Ruth von Daak hatte sich ursprünglich in ihrer Freizeit dem Malen und Zeichnen verschrieben. Doch da sie sich auf Dauer durch die Zweidimensionalität von Bildern eingeschränkt fühlte, griff die gelernte Sekretärin 1986 erstmals zum Modellierwerkzeug. Seit vier Jahren ist sie freischaffende Künstlerin.

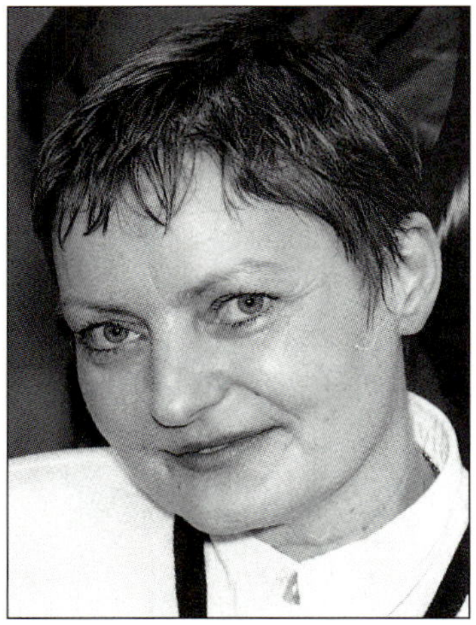

»Ich möchte die Menschen zum Schmunzeln bringen.«

Ausstattung
Samt, Seide und exklusive Accessoires sind die bevorzugten Materialien für die Kostüme, deren Farben und Stoffe auf Typ und Thema abgestimmt werden. Ruth von Daak entwirft und näht alles selbst.

Die Puppen
Hintergründig-humorvolle Marionetten und Sitzfiguren in Tiergestalt sind das Markenzeichen Ruth von Daaks: ein Kamel als Bauchtänzerin, ein Krokodil als Bankier, eine Katze als Nachtclubsängerin, ein Ski-Haserl oder ein leibhaftiger Amtsschimmel. Daneben fertigt die Künstlerin auch Blumenfeen, Wassergeister und weitere Fantasiegestalten. Die Größe variiert zwischen 80 und 120 cm, die Sitzfiguren messen in voller Länge bis zu 160 cm. Die Zugabe für weibliche Marionetten: ein »Knuddelbusen« (Zitat eines Sammlers).

Material und Technik
Köpfe, Hände und Füße der Marionetten sind aus Ton oder direkt in Porzellan modelliert, daher fertigt Ruth von Daak ausschließlich Unikate. Mit bis zu 15 Kilogramm Gewicht sind diese Puppen an Fäden reine Sammlerstücke. Die Stellung von Händen und Füßen kann durch eine hölzerne Innenkonstruktion verändert werden.

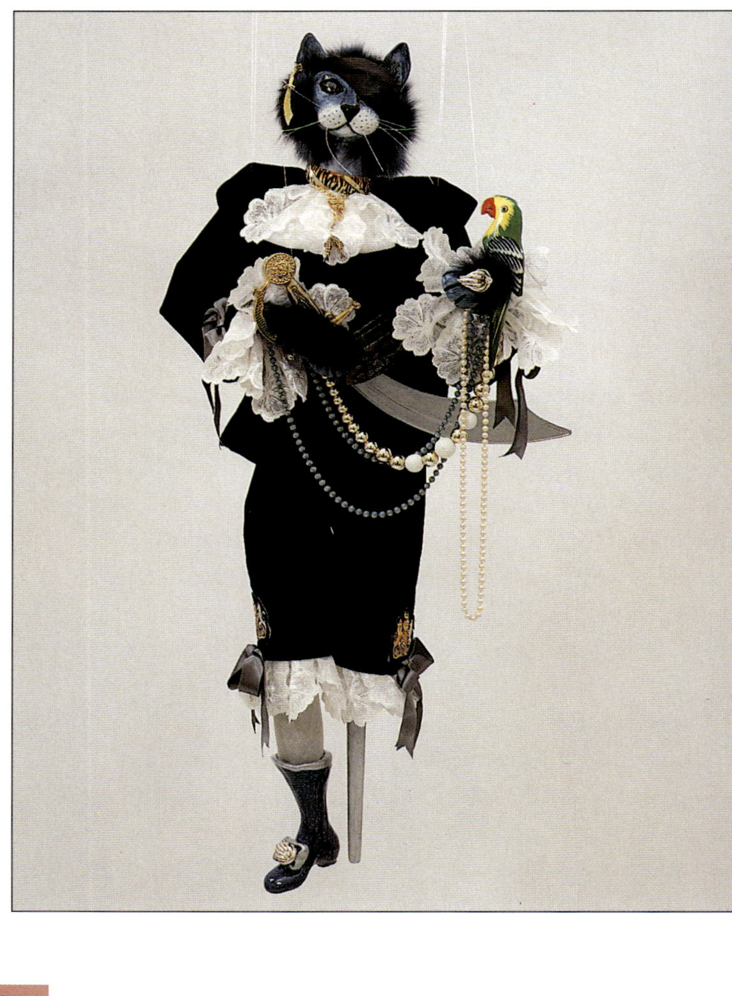

»Pirat«, Ton, 100 cm

Präsentationen
1988 zeigte Ruth von Daak ihr Schaffen erstmals in einer Einzelausstellung in Herrsching/Ammersee der Öffentlichkeit. Weitere Präsentationen im Münchner und Gießener Raum folgten. 1994 beteiligte sich Ruth von Daak an einer Puppenausstellung in Elisabeth Bauchs »Galerie bei der Komödie« in der Marionettenstadt Augsburg. Dort und in der »Galerie Regis« in Bad Homburg sind ständig einige Puppen zu sehen. Eine regelmäßige Ausstellung gibt es außerdem im Haus der Künstlerin.

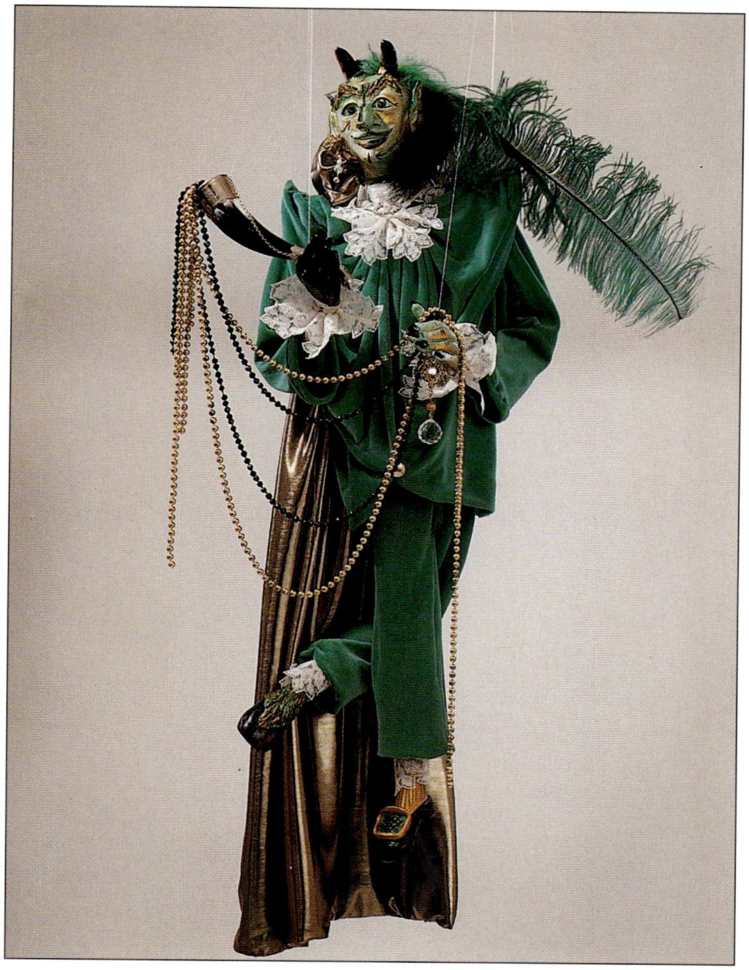

»Grüner Teufel«, Ton, 105 cm

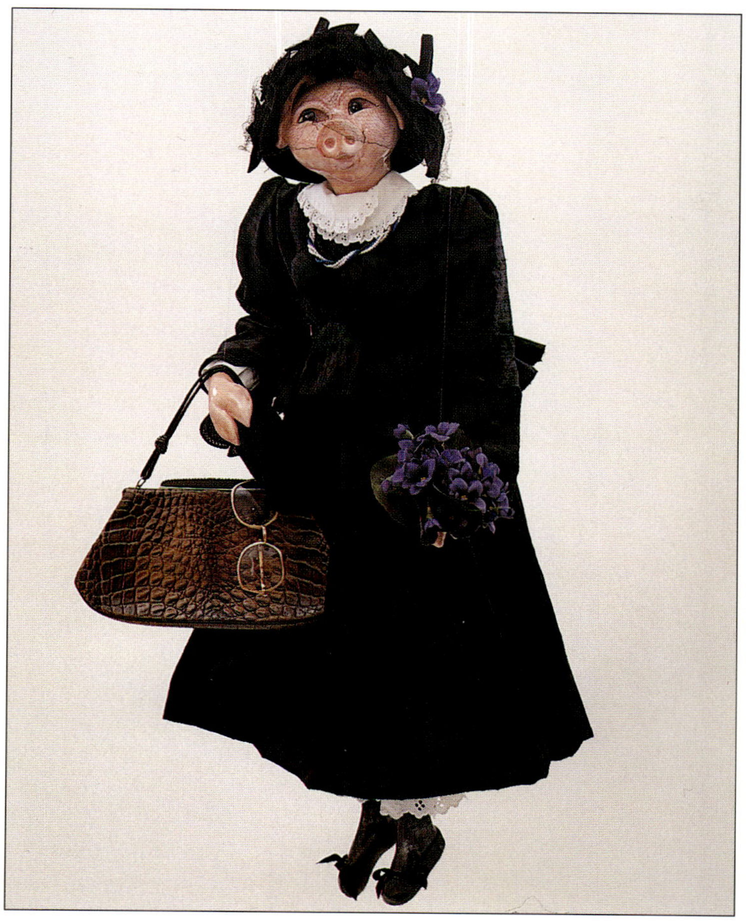

»Schweinedame mit Veilchenstrauß«, Ton, 95 cm

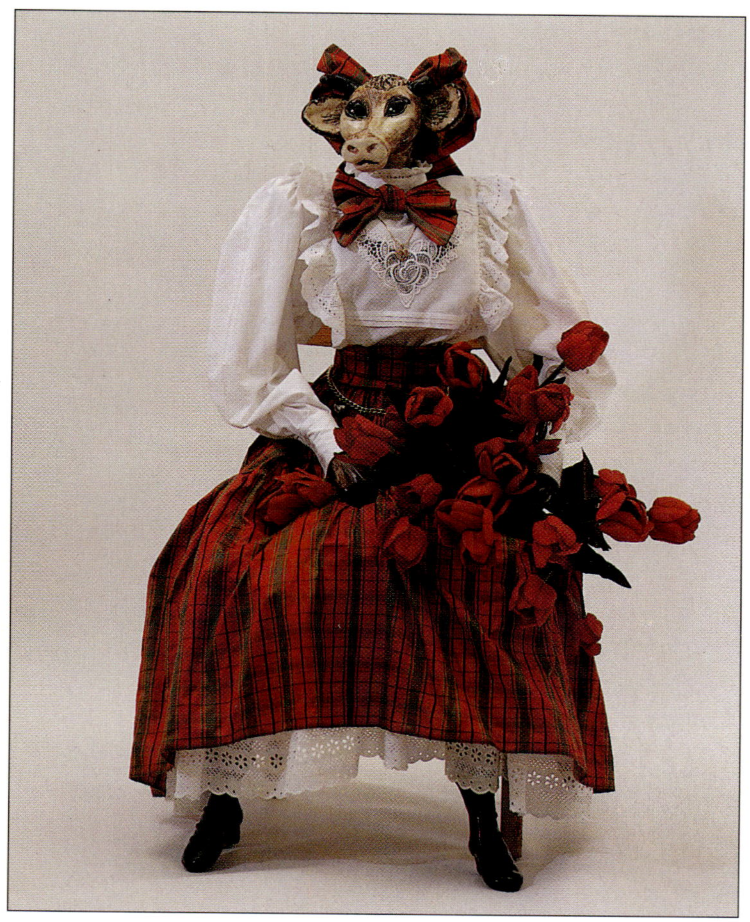

»Kuh im Sonntagskleid«, Ton, Sitzhöhe 120 cm, volle Größe 160 cm

Jane Davies

Jane Davies wollte ursprünglich Keramikerin werden, arbeitete dann aber als Lehrerin. Sie lernte das Gold- und Silberschmieden und Restaurieren von Porzellan: Dies war der Beginn ihrer Karriere als Puppenkünstlerin.

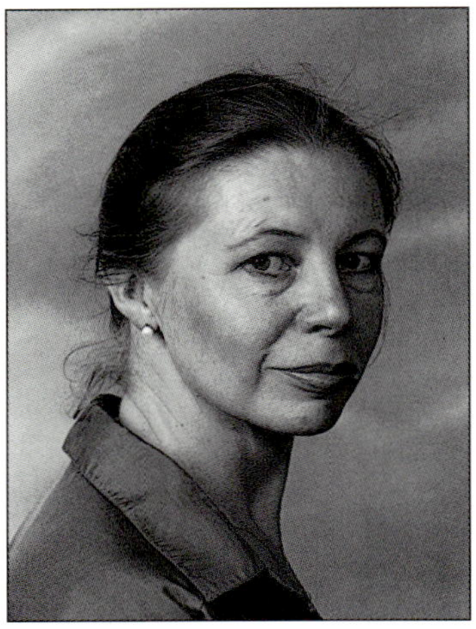

»Ich möchte exzellent sein, im Hinblick auf meine künstlerische Aussage und all die handwerklichen Fähigkeiten, die ich im Laufe der Jahre entwickelt habe. Ich genieße meine Puppen und das Vergnügen, das sie den Menschen bereiten.«

Die Puppen
Winzige Ganzporzellanpüppchen, die in einer Hand Platz haben, sind Janes Davies' Spezialität. Hier kann sie all ihre Kunstfertigkeiten einbringen: modellieren, malen, Schnitte zeichnen, nähen, stricken und das Bearbeiten von Edelmetallen. Trotz einer Puppengröße von acht bis fünfzehn Zentimetern sind die Details maßstabsgetreu nachgebildet. Die Puppen sind aus fünf bis zwanzig Teilen zusammengesetzt, so daß sie sich in immer neue Posen bringen lassen. Dieser spielerische Umgang ist ganz im Sinne von Jane Davies, denn ihre Puppen sollen die Erwachsenen erfreuen und kindliche Fantasie wiedererwecken.

Material und Technik
Das Anfertigen kleiner Puppen nimmt genausoviel Zeit in Anspruch wie bei den großen »Geschwistern«, oft viele Wochen. Die Gießformen für den Kopf sind stets dreiteilig, so daß die Ohren gut modelliert werden können. Auch die übrigen Formen bestehen mindestens aus drei, meist wesentlich mehr Teilen.
Eine besondere technische Herausforderung stellen die Negerpuppen dar. Da Jane Davies farbiges Porzellan nicht mag, bemalt sie das weiße: Auf diesen kleinen, stark detaillierten Teilen eine gleichmäßige Fläche zu erzielen, erfordert Sorgfalt und Erfahrung. Dies gilt auch für die Augen, die bei sämtlichen Puppen in mehreren Farbschichten aufgetragen werden, bis

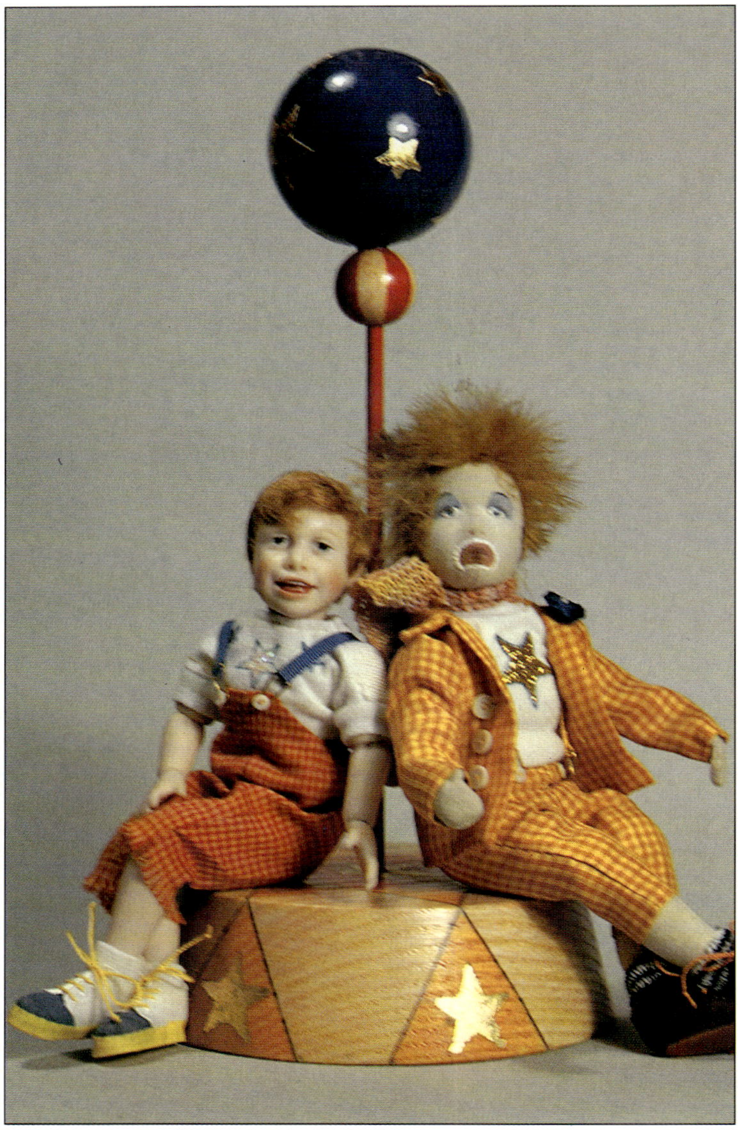

»The Fall Guy«, Junge aus Porzellan mit Stoffclown, jeweils 12 cm

sie ausdrucksvoll leuchten.
Der Haarschopf der Puppenkinder wird aus einer Synthetikfaser gefertigt, die noch dünner und weicher als Mohair ist. Jane Davies färbt das Material oft mit mehreren Tönen, um eine realistische Wirkung zu erzielen.

Ausstattung
Damit auch die Miniaturkleider echt aussehen und sitzen, werden feinste Stoffe mit kleinstmöglichen Stichen genäht. Da winzige Druckmuster kaum zu finden sind, malt die Künstlerin häufig ihre Stoffe selbst, appliziert, stickt und strickt. Auch die Miniatur-Schuhe stammen aus ihrer Hand.

Präsentationen
Jane Davies stellte unter anderem im »Musée des Arts Décoratifs« in Paris, dem »Bethnal Green Museum of Childhood«, in London und auf der Internationalen Künstlerpuppenschau im Stansted Park/Hampshire aus. Sie beteiligt sich an Ausstellungen der British Doll Artists Association (BDA) und der Global Doll Society (GDS), zum Beispiel nahm sie 1994 am 12. Jahreskongreß der GDS in Rothenburg ob der Tauber teil. Die Künstlerin ist außerdem Preisrichterin bei Wettbewerben. Seit 1991 ist sie Mitglied des National Institute of American Doll Artists (NIADA).

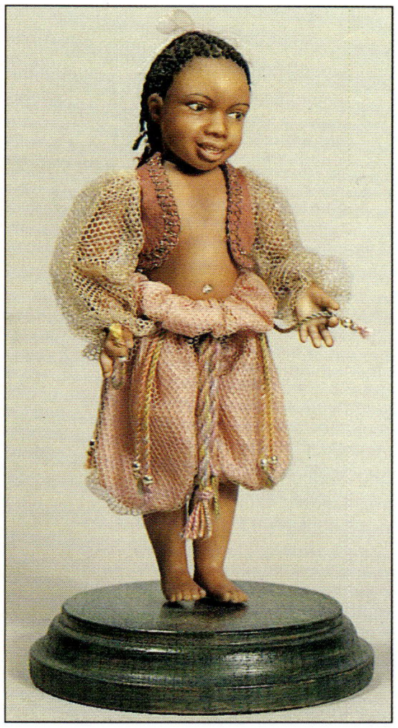

»Embarrassed – Die Verlegene«, Porzellan, 12 cm

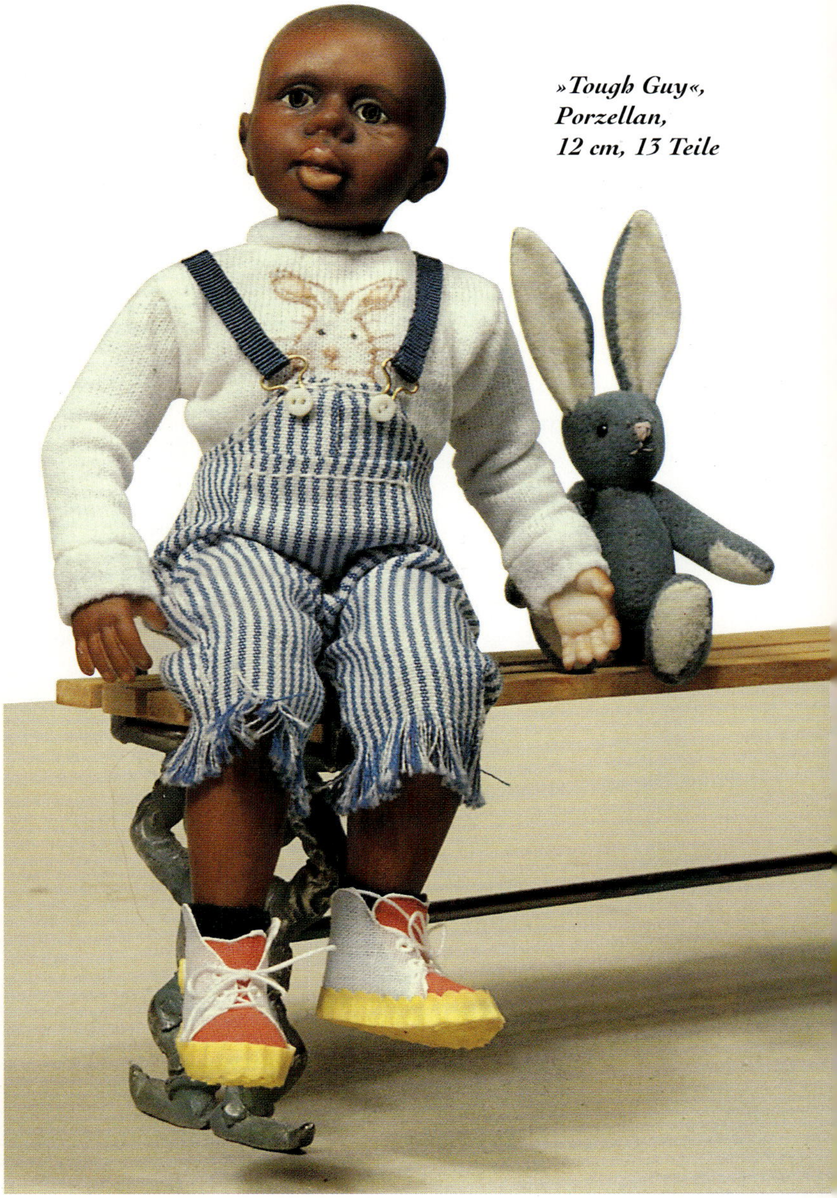

»Tough Guy«, Porzellan, 12 cm, 13 Teile

»Quiet Ride«, Porzellanpuppe, 12 cm groß, 14 Teile, auf einem handgeschnitzten Holzpferd

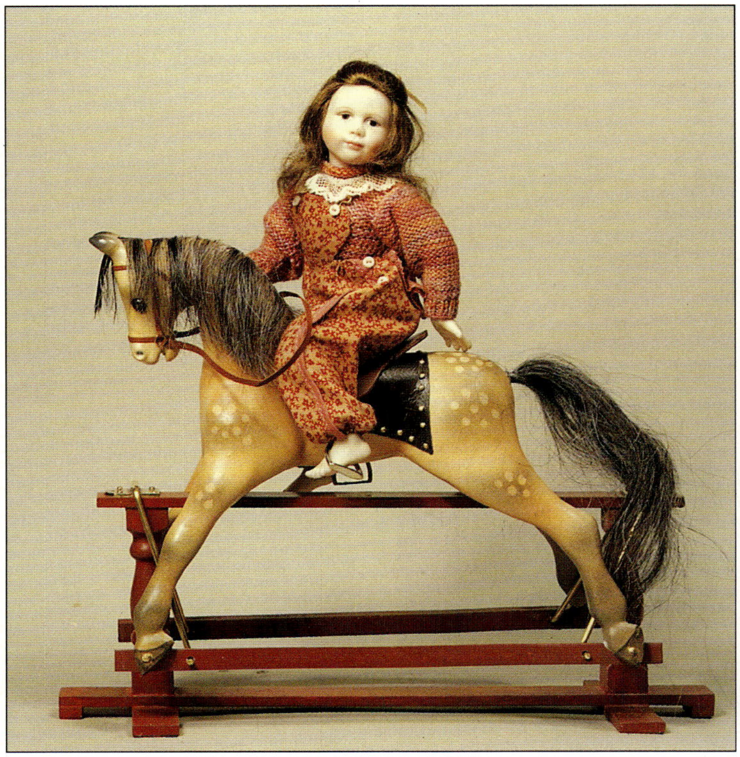

Brigitte Deval

Mit fast vierzigjähriger Erfahrung gilt Brigitte Deval als Wegbereiterin der zeitgenössischen Puppenkunst. Ihr Stil hat viele, heute prominente Puppenmacherinnen inspiriert. Unter der Anleitung ihres Vaters gestaltete sie seit ihrer Kindheit Stock- und Stabpuppen, Marionetten und Krippenfiguren. In den sechziger Jahren modellierte Brigitte Deval ihre ersten Wachspuppenköpfe.

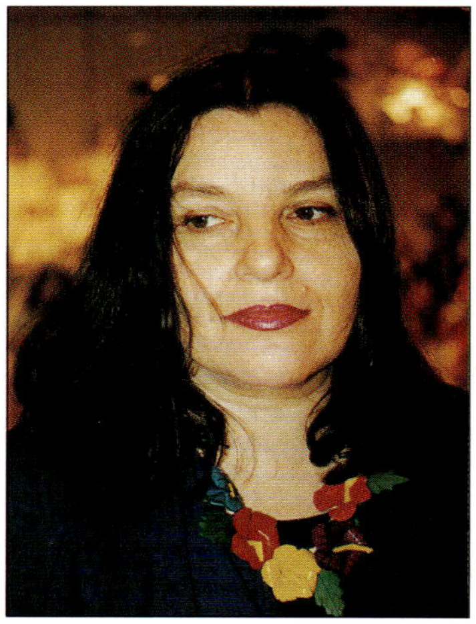

»Es macht mich tief betroffen, daß wir dem schönen, gedankenverlorenen, vertrauensvollen, unschuldigen und zerbrechlich-hilflosen Ausdruck, der sich in manchen Gesichtern unserer geborgenen Kinder spiegelt, auf der ganzen Welt, bei allen Völkern wiederbegegnen – und sei es unter den furchtbarsten und elendsten Umständen.«

Die Puppen
Alte Wachs-Krippenfiguren und Fatschenkinder aus dem Münchner Nationalmuseum, die Exponate des Münchner Stadtmuseums, E. T. A. Hofmanns Erzählung »Der Sandmann« und nicht zuletzt die Skulpturen des bayerischen Rokoko-Bildhauers Ignaz Günther prägten den unverwechselbaren, seit zwei Jahrzehnten bekannten Stil Brigitte Devals. Damit die Puppen nicht zu realistisch werden, modelliert Brigitte Deval frei aus der Fantasie. Die Puppen messen 20 bis 80 cm, mitunter sind sie auch lebensgroß. Jährlich entstehen höchstens 20 Exemplare, mittlerweile ausschließlich Unikate. 1993 und 94 stellte die Firma Sigikid Vinylpuppen nach ihren Entwürfen her. 1994 entwarf Brigitte Deval Madonnen und Kinderfiguren für Ashton Drake Galleries; im gleichen Jahr modellierte sie eine »Heilige Philomena«, die eine Reliquie in Händen hält, für die Rosenkranz-Kapelle in Traunwalchen bei Traunstein.

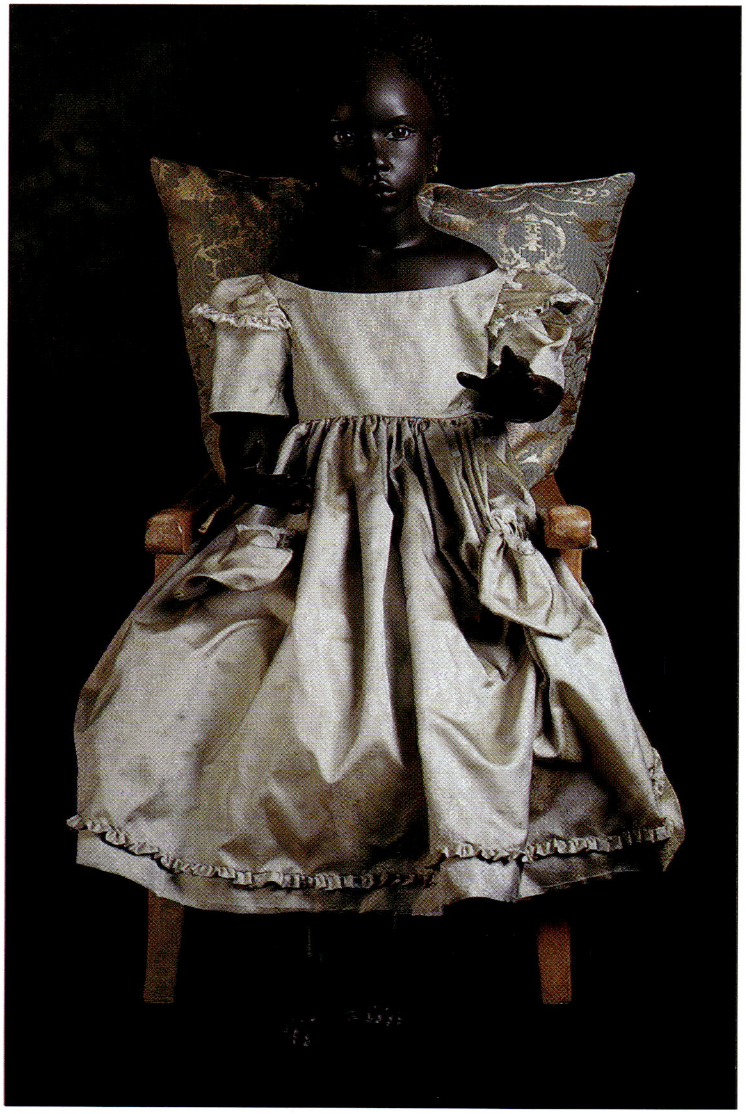

Afrikanisches Mädchen »Héloïse«, Keramik, 65 cm

Material und Technik
Brigitte Deval modelliert die Köpfe in weißem Ton, der gebrannt und nach dem pointierten, sehr zurückhaltenden Bemalen in flüssiges Wachs getaucht wird. Die Künstlerin hat inzwischen eine Zusammensetzung entwickelt, die dauerhaft hell bleibt. Die Künstlerin bietet Sammlern die Möglichkeit, vergilbte Deval-

Puppen neu tauchen zu lassen. Die Glasaugen der Puppen werden seit Jahrzehnten in Rom gefertigt, die Perücken bestehen aus ungefärbtem Echthaar oder Mohair. Kristina Gärtner, seit 12 Jahren Freundin und Mitarbeiterin, modelliert die ausdrucksstarken Hände und Füße, ebenfalls durchweg als Unikate. Alle Puppen haben bewegliche, mit Kapok gefüllte Leder- oder Baumwollkörper.

Ausstattung
Die Bekleidung läßt die Künstlerin nach eigenen Entwürfen von geschickten Hausfrauen nähen. Aus ihrer Sammlung erlesener Textilien wählt sie mit Vorliebe kostbare, meist alte Stoffe, etwa handgewebte Seide, die mit zarten Spitzen aus dem Empire oder Biedermeier geschmückt werden. Für die ethnischen Puppen werden hochwertige Originalstoffe aus den jeweiligen Herkunftsländern verwendet. Ein italienischer Schuhmacher arbeitet die Lederschuhe; gemusterte Strümpfe aus Baumwolle oder Seide und weitere Accessoires werden von zwei Frauen in Heimarbeit gefertigt.

Präsentationen
1978 stellte Brigitte Deval erstmals im Weihnachtshaus des traditionellen Münchner Kaufhauses Ludwig Beck aus. Es folgten Ausstellungen im »Museum of the City of New York«, dem Hessischen Puppenmuseum bei Hanau, beim Bayerischen Kunstgewerbeverein München sowie den Ausstellungen »Engel« und »Manege frei«, die Marion Schmahl in Schloß Farrach/Österreich initiierte. Für die Benefizveranstaltung »Artists Against Aids« in New York gestaltete die Künstlerin einen »Tadzio«. Einige amerikanische Museen, zum Beispiel in Seattle und New York, haben Deval-Puppen erworben. An Wettbewerben hat sich Brigitte Deval nur selten beteiligt; 1994 wurde »Héloïse« mit dem »Gläsernen Feenstab« der Zeitschrift »Puppen und Spielzeug« ausgezeichnet.

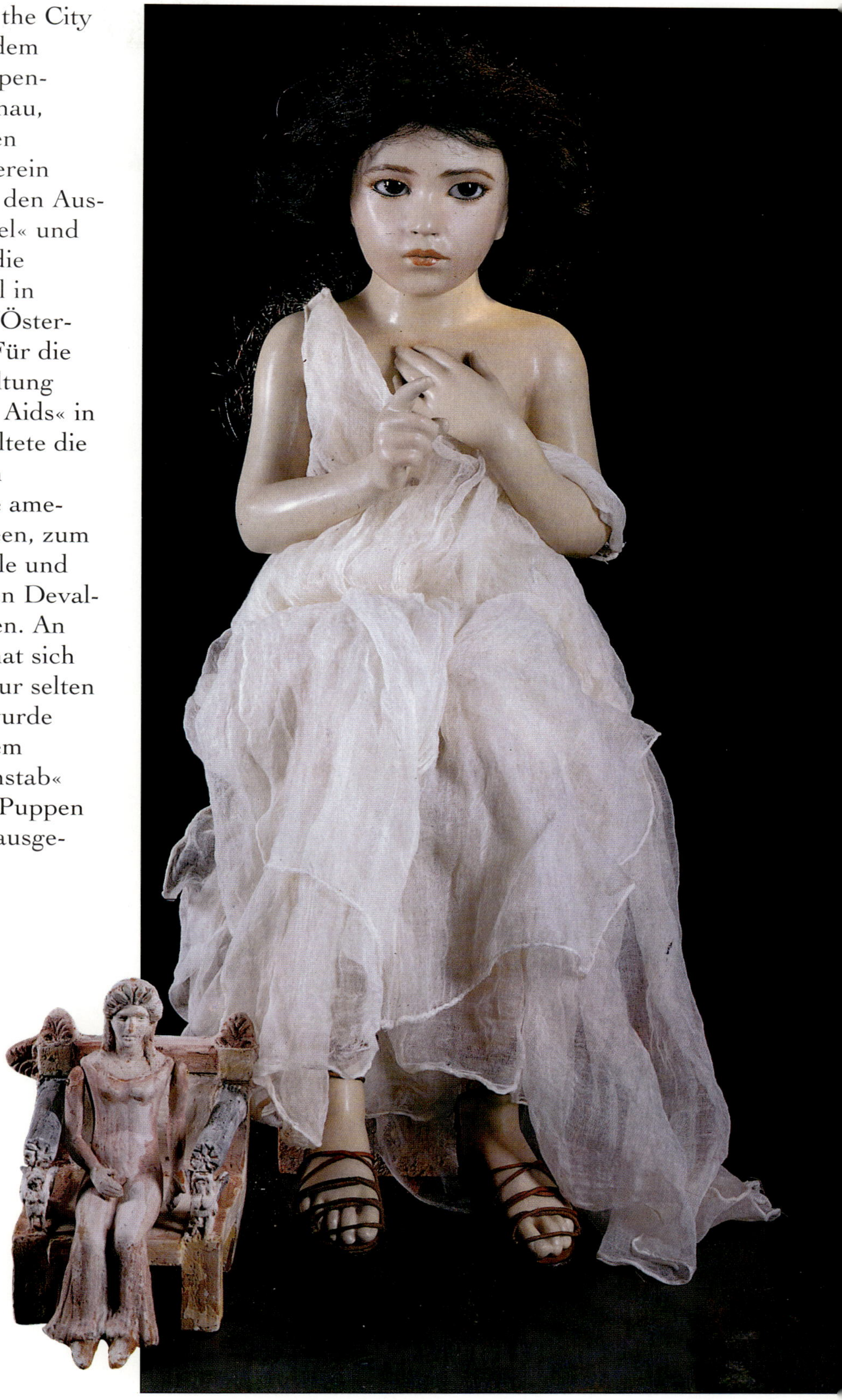

Mädchen aus dem antiken Griechenland, Keramik mit Wachsüberzug, 65 cm, Puppe und Stuhl nach antikem Original der Glyptothek München gestaltet

Eva Donath

Eva Donath absolvierte ein Lehramtsstudium mit den Fächern Kunst und Deutsch. 1974 entstanden ihre ersten Puppen aus verschiedenen Materialien. Zunächst spezialisierte sie sich auf Alabastergips, den sie mit Ölfarben bemalte und mit Kunstharz überzog, doch bald erkannte sie in Porzellan ihren idealen Werkstoff. Als freiberufliche Puppenmacherin arbeitet Eva Donath seit 1984. Sie ist Gründungsmitglied des Verbandes europäischer Puppenkünstler.

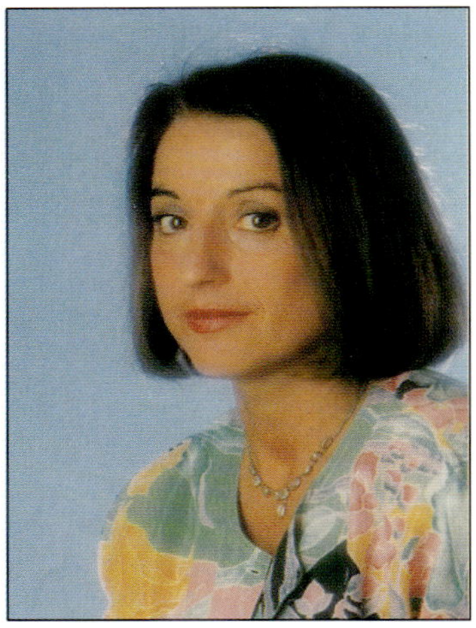

»Die Einmaligkeit einer individuellen Gesichtslandschaft zu begreifen und künstlerisch umzusetzen, das ist mein Anliegen. Meine Puppen sollen erfreuen.«

»Bessy«, Porzellan, 65 cm

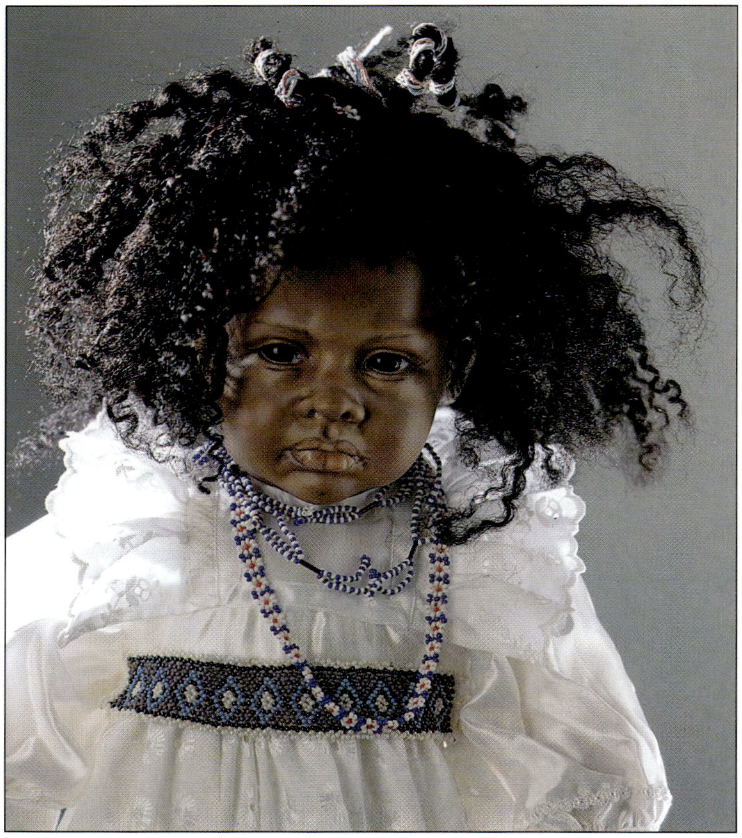

»Elsa«, Porzellan, 66 cm

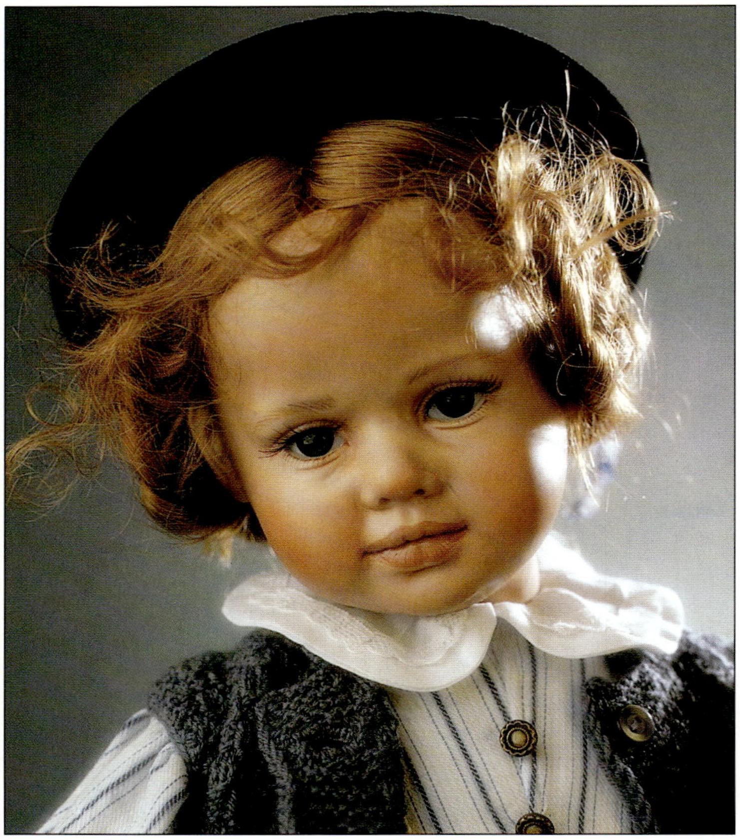

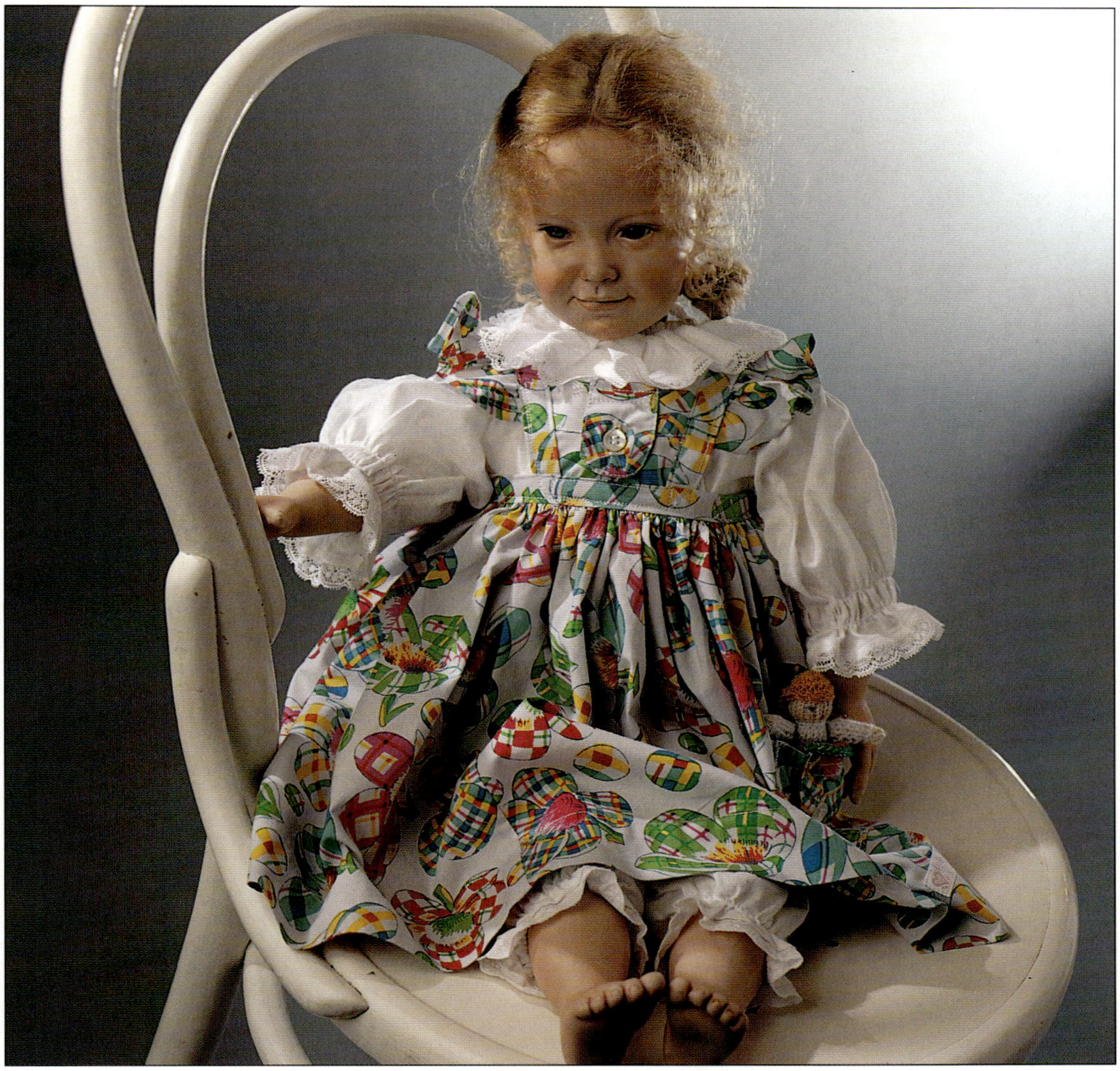

»Johanna«,
Porzellan, 67 cm

Präsentationen
1978 nahm Eva Donath am ersten Puppenwettbewerb Europas mit anschließender Wanderausstellung teil, den die französische Zeitschrift »100 Ideen« ins Leben gerufen hatte. Seitdem hat sie sich nicht mehr um Auszeichnungen beworben. Seit 1989 stellt die Künstlerin in Deutschland, der Schweiz, den USA und Japan aus. Unter anderem waren ihre Puppen bei »Dollmasters of the World« in New York zu sehen, im Hessischen Puppenmuseum Hanau, dem Heimatmuseum »Christinas Stube« in Polch/Eifel und dem Museum der Deutschen Spielzeugindustrie in Neustadt/Coburg.

Die Puppen
Realistische Künstlerpuppen und Kinderporträts sind die Domäne Eva Donaths. Sie macht frei modellierte Kleinserien, die auf 10 bis 50 Stück limitiert werden, und Unikate, meist als Auftragsarbeiten nach Kinderfotos oder den Jugendbildern erwachsener Kunden. Für die amerikanische Firma »Ashon Drake Galleries« liefert sie seit 1994 Entwürfe für limitierte Sammlerserien in Porzellan.

Material und Technik
Köpfe, Brustplatten, Arme und Beine sind aus Porzellan; die Augen aus mundgeblasenem Glas. Für die Perücken verwendet Eva Donath Naturhaar oder Mohair, alle Puppen können frei stehen und sitzen.

Ausstattung
Die Künstlerin bevorzugt alte Stoffe. Von ihren Reisen bringt sie stets typische Textilien mit, zum Beispiel indische Saris und Stickereistoffe.

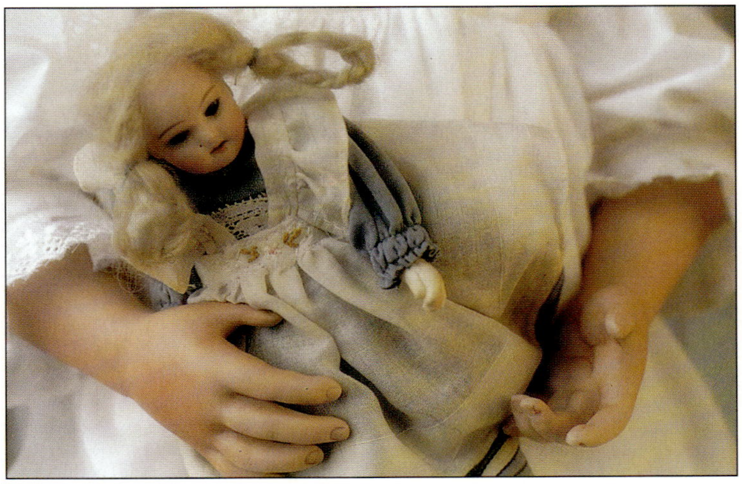

Detail einer Hand,
mit antiker Puppe

Verena Eising

Ende der siebziger Jahre modellierte Verena Eising ihre ersten Fantasie-Marionetten, Reliefs und Skulpturen; sie experimentierte mit künstlerischen Ausdrucksformen. Als sie erkannte, daß sie im plastischen Gestalten des Menschen ihren Weg finden würde, machte sie sich 1983 als Puppenmacherin selbständig.

»Ich kann nur darstellen, was ich auch selbst gefühlt habe. Wenn es mir gelingt, spielerisch wie ein Kind – das heißt: verträumt, vertieft, ohne Ziel – zu modellieren, ist dies für mich die höchste Meditation, und die Puppe gelingt.«

»Kiki«, Porzellan, 45 cm

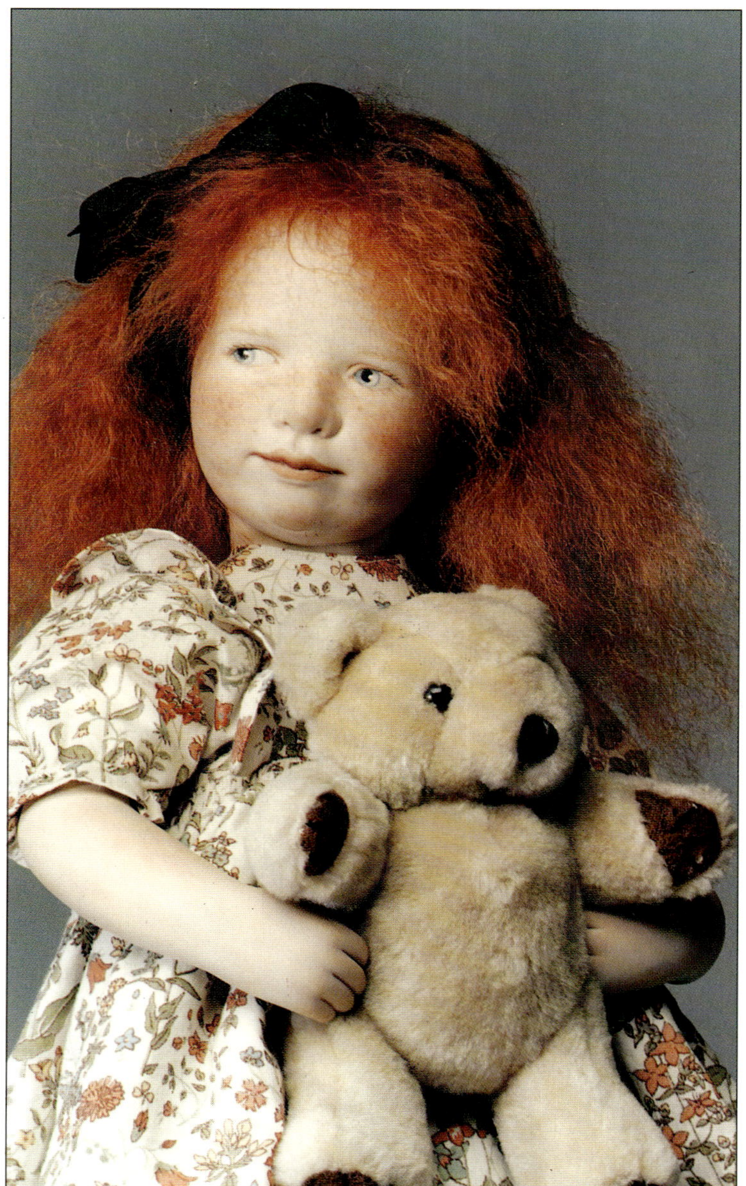

Die Puppen
Die Liebe zu Kindern spiegelt sich in Verena Eisings Puppen. Sie zeigt Kleinkinder, in deren Ausdruck sie flüchtige Momente des Lächelns, Träumens, Schmollens oder Staunens nachempfindet und festhält. Die Künstlerin läßt sich von ihren eigenen Kindern, Fotos oder Geschichten inspirieren. Die Puppen sind zwischen 43 und 47 cm groß, werden in Kleinauflagen von 15 oder 25 Stück hergestellt, im Nacken numeriert und handsigniert. Jede Puppe ist nur ein Jahr lang erhältlich.

Material und Technik
Köpfe, Schulterplatten, Arme und Beine sind aus Porzellan, die Körper aus wattegestopftem Nessel. Verena Eising malt die Augen, denn so kann sie den weichen, harmonischen Ausdruck eines Kindergesichts am besten herausarbeiten. Mohair- oder Naturhaarperücken läßt sie meist nach genauen Vorgaben knüpfen; manchmal schneidet sie fertige Ware zurecht, bis der gewünschte zartflaumige Charakter erreicht ist.

Ausstattung
Die Kleider läßt die Künstlerin nach ihren Entwürfen nähen. Sie verwendet ausschließlich Naturmaterialien, auch für die Hüte, Schuhe, Teddys, Körbe und Strümpfe. Alle Accessoires werden sorgfältig aufeinander abgestimmt.

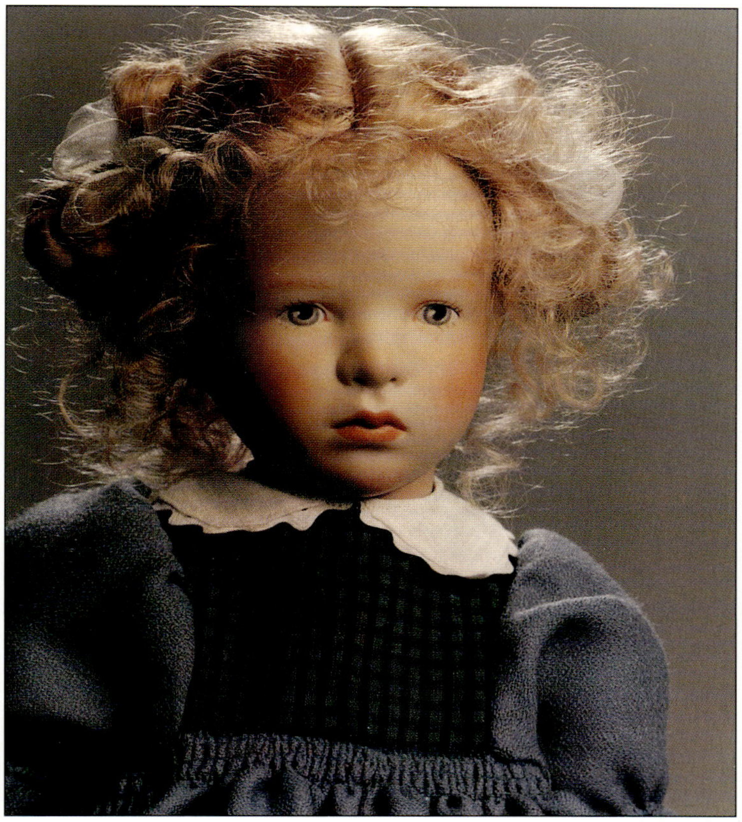

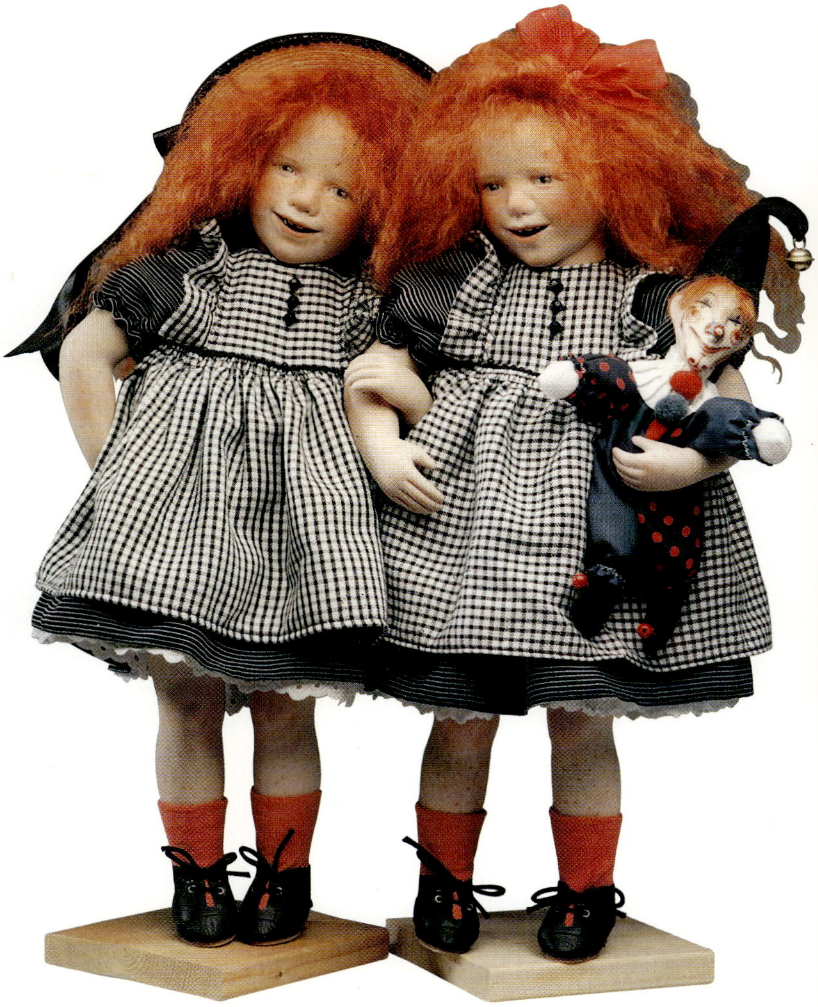

»Susanne«, Porzellan, 45 cm

»Lili Marleen«, Porzellan, 45 cm

Präsentationen
1979 zeigte Verena Eising ihre Puppen im mittlerweile legendären Weihnachtshaus des Münchner Kaufhauses Beck. Es folgten Präsentationen auf der Frankfurter Frühjahrs- und Herbstmesse; seit Jahren hat die Künstlerin einen Stand auf der Nürnberger Spielwarenmesse. 1994 stellte sie erstmals bei »Disney World« in Orlando, USA aus. 1990 gewann Verena Eising eine Goldmedaille beim »Eurodoll«-Wettbewerb in Wiesbaden, 1994 wurde ihr der »Gläserne Feenstab« der Zeitschrift »Puppen und Spielzeug« verliehen.

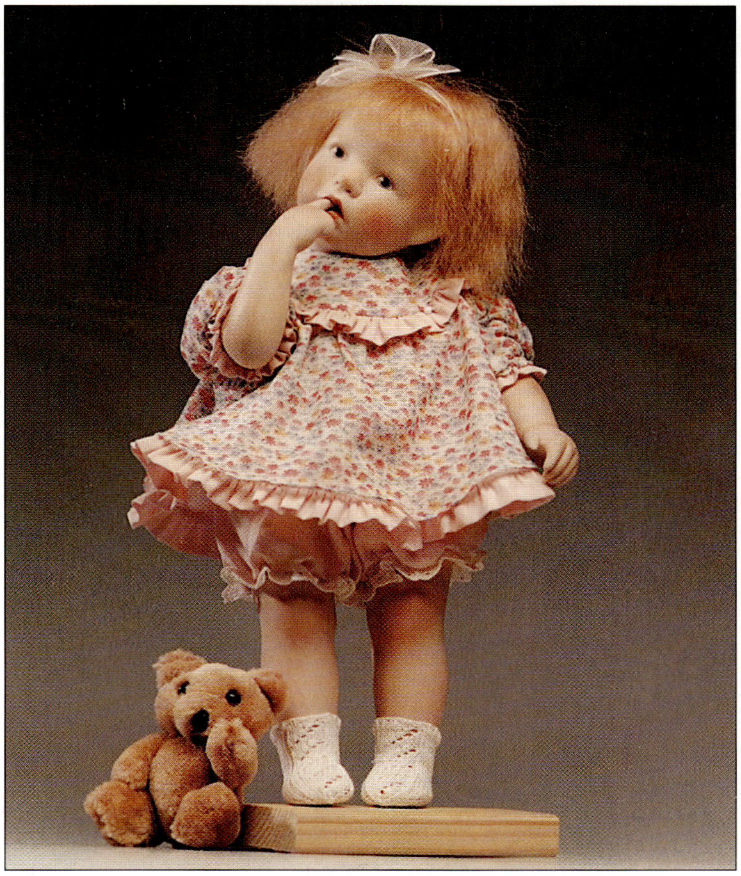

»Sophiechen«, Porzellan, 45 cm

Sabine Esche

Inspiriert durch ein altes Familienfoto, modellierte Sabine Esche Ende der siebziger Jahre eine Serie von Wachspuppen. 1981 entstanden ihre ersten Unikat-Porzellanpuppen.

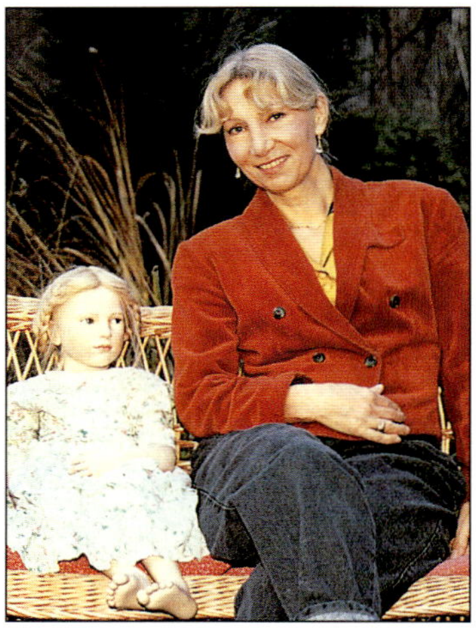

»Es macht mir Freude, die Anmut und Ästhetik von Kindern einzufangen und in Porzellan festzuhalten. Ich möchte, daß meine Puppen auch andere Menschen erfreuen und glücklich stimmen.«

Zwei Variationen von »Marie«, Porzellan, 40 cm

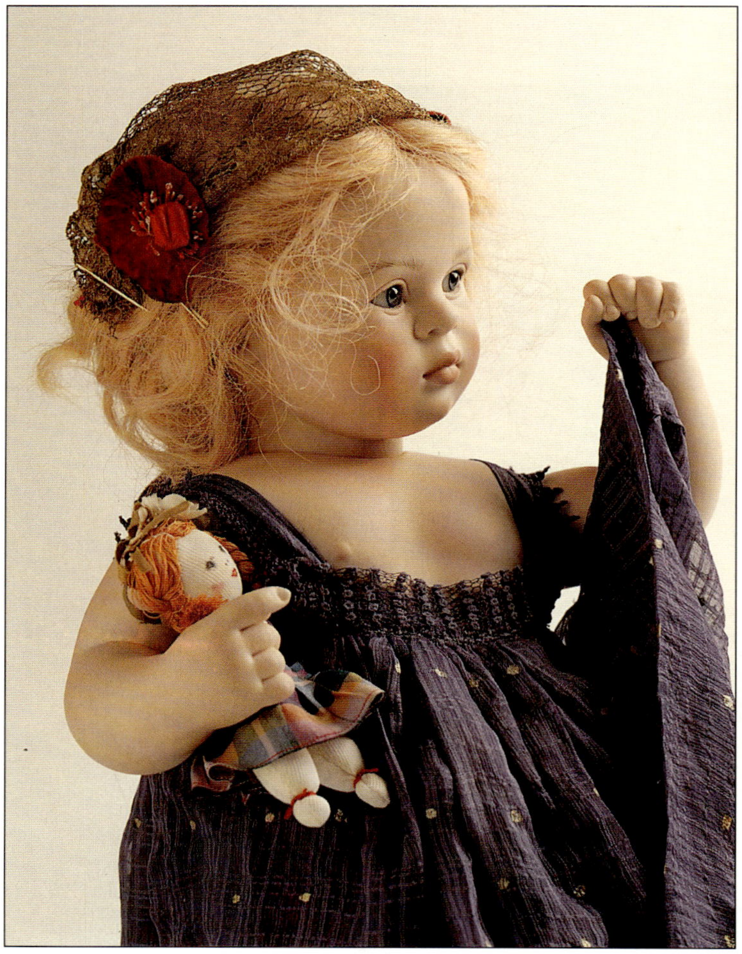

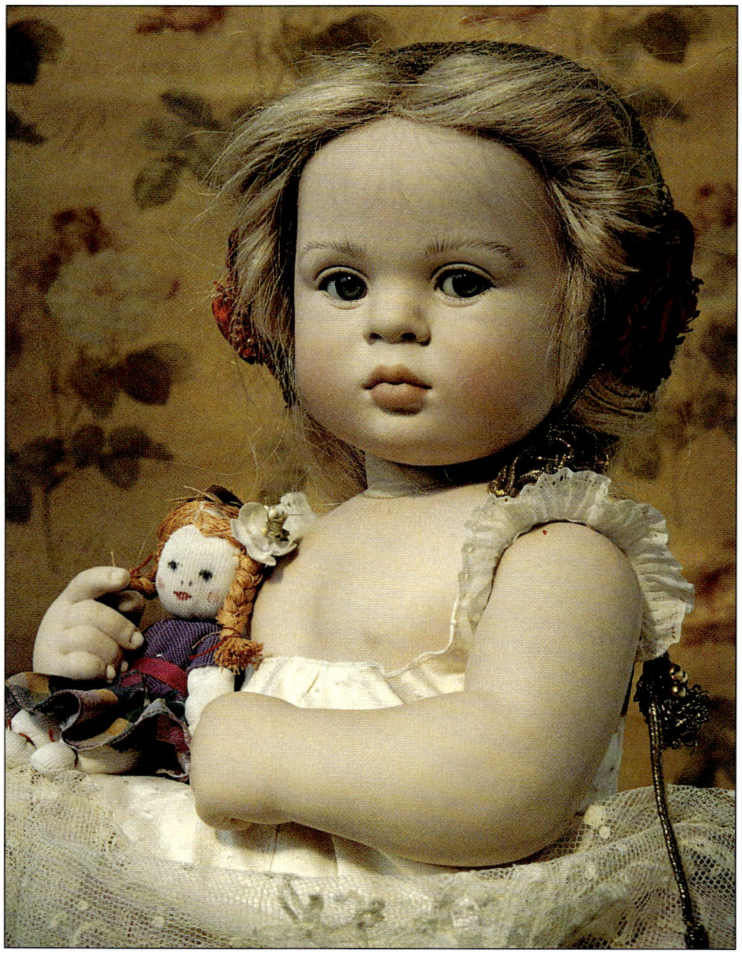

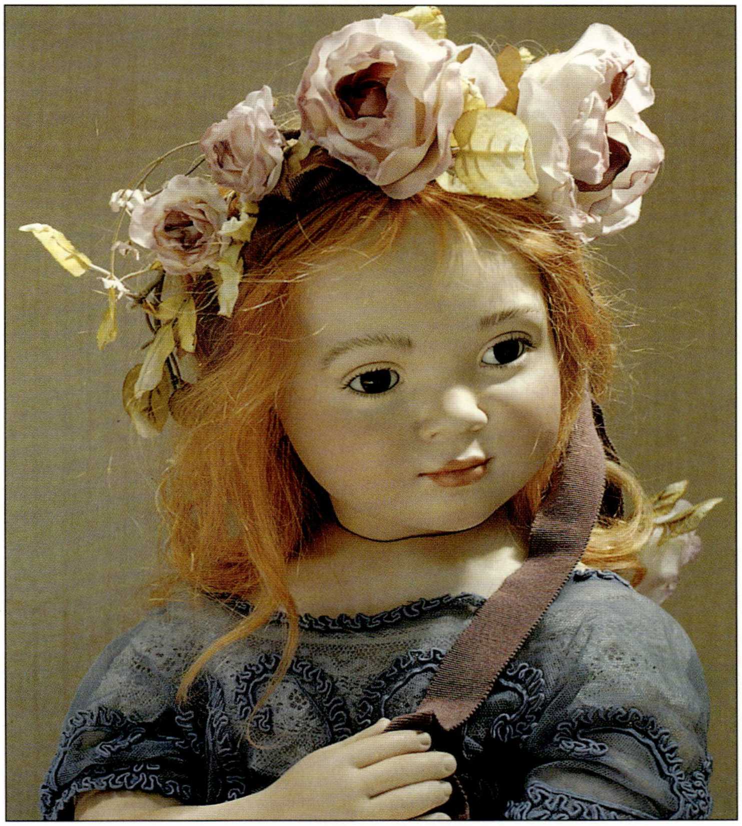

»Lila«, Porzellan, 90 cm

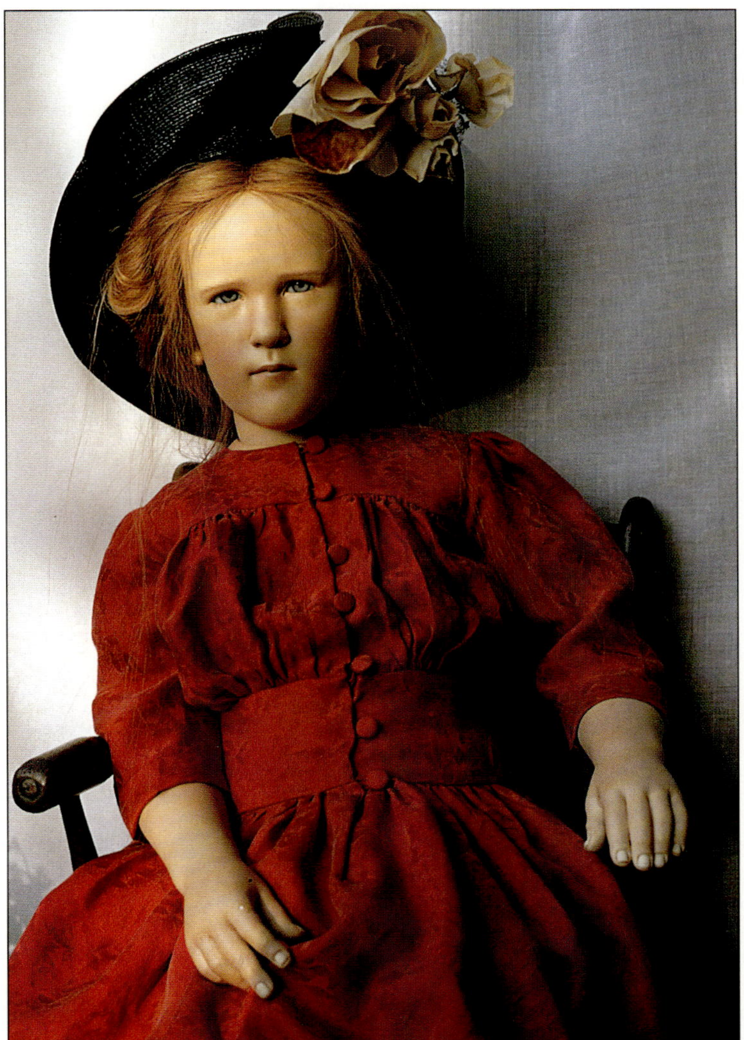

»Felice«, Porzellan, 90 cm

Die Puppen

Die Künstlerin modelliert »gern kleine dicke Kinder mit niedlichen Gesichtern, aber auch schmale Mädchengestalten, bei denen das Charakteristische hervorgehoben wird« (Zitat Sabine Esche). Mit ihrem verträumten Ausdruck strahlen die Puppen Ruhe und Harmonie aus, doch lassen sie dem Betrachter zugleich Raum für vielschichtige Deutungen. Die Puppen sind zwischen 40 und 90 cm groß. Meist macht die Künstlerin als erstes ein unverkäufliches Werkstattmuster, nach dem sie die Puppe als Einzelstück arbeitet. Derzeit benutzt Sabine Esche nur selten Fotos, sie hält ihre Eindrücke am liebsten in Skizzen fest und modelliert frei. Von 1989 bis 91 entwarf sie für Sigikid, seit 1992 arbeitet sie mit der Firma Götz zusammen.

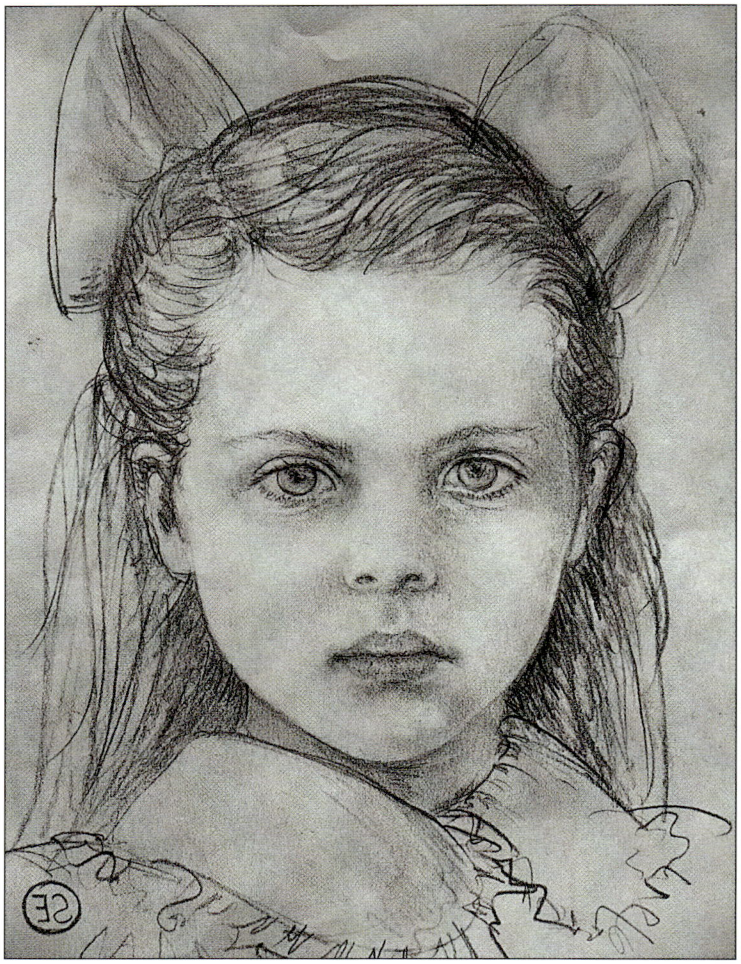

Erste Entwurfszeichnung für »Antonie B.«, Bleistift

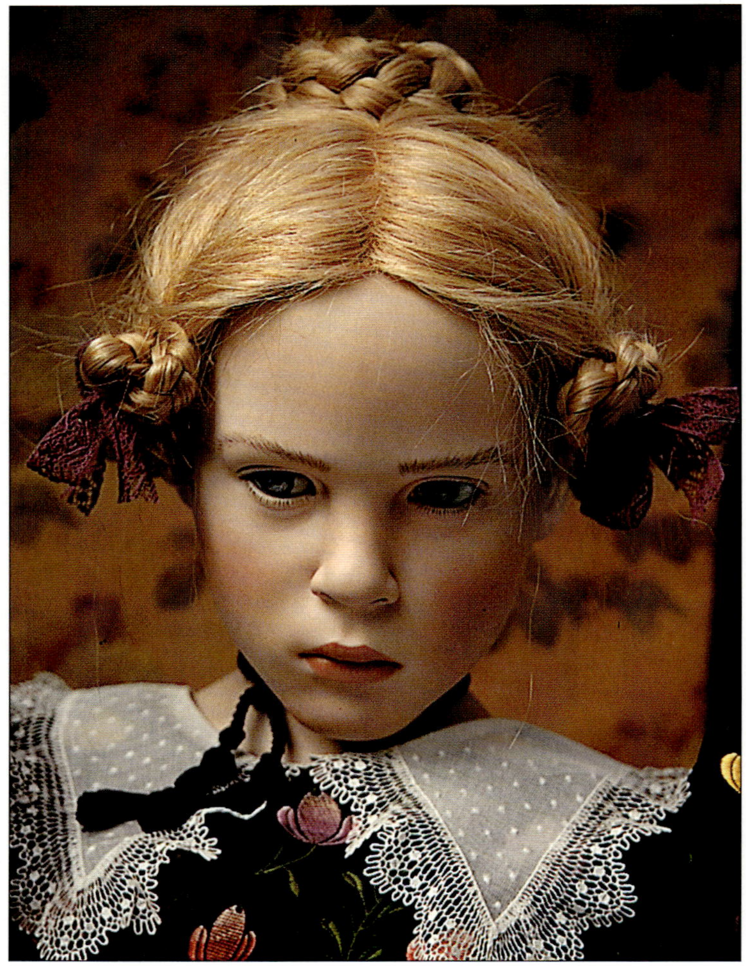

»Antonie B.«, Porzellan, 90 cm

Material und Technik
Die ausschließlich in Porzellan gearbeiteten Unikatpuppen haben Lederkörper. Echthaarperücke und Glasaugen werden für jedes Exemplar nach den Farbvorgaben der Künstlerin individuell angefertigt.

Ausstattung
Sabine Esche entwirft und näht die Kleider ihrer Sammlerpuppen selbst. Sie hat eine Vorliebe für kostbare zeitgenössische Stoffe: Manchmal kauft sie nur einen Meter, so daß auch die Kleidung Unikatcharakter erhält. Daneben färbt sie Stoffe und bemalt sie mit Ornamenten.

Präsentationen
Seit 1976 hat Sabine Esche an zahlreichen Ausstellungen im In- und Ausland teilgenommen. Unter anderem waren ihre Puppen in der Galerie »Calico«/Essen und dem Pariser »Musée des Arts Décoratifs« zu sehen. Die Künstlerin veröffentlichte den Band »Porzellanpuppen«, der 1987 im Einhorn Presse-Verlag erschien; für den inzwischen vergriffenen Titel »Sommerträume« ließ sie 1990 ihre Puppen vor dem malerischen Ambiente der Lübecker Altstadt fotografieren.

»Antonie B.«
Eine Lübecker Kaufmannsfamilie bat Sabine Esche um ein Porträt der Romanfigur und historischen Persönlichkeit Antonie Buddenbrook. Als Anregung erhielt die Künstlerin eine historische Fotografie Antonies als etwa dreißigjährige Frau. Sabine Esche zeigt sie als zwölfjähriges Mädchen und offenbart die ganze Widersprüchlichkeit ihres Charakters:

»Sie ging in der Stadt wie eine kleine Königin umher, die sich das gute Recht vorbehält, freundlich oder grausam zu sein, je nach Geschmack und Laune...«

(Thomas Mann, Die Buddenbrooks)

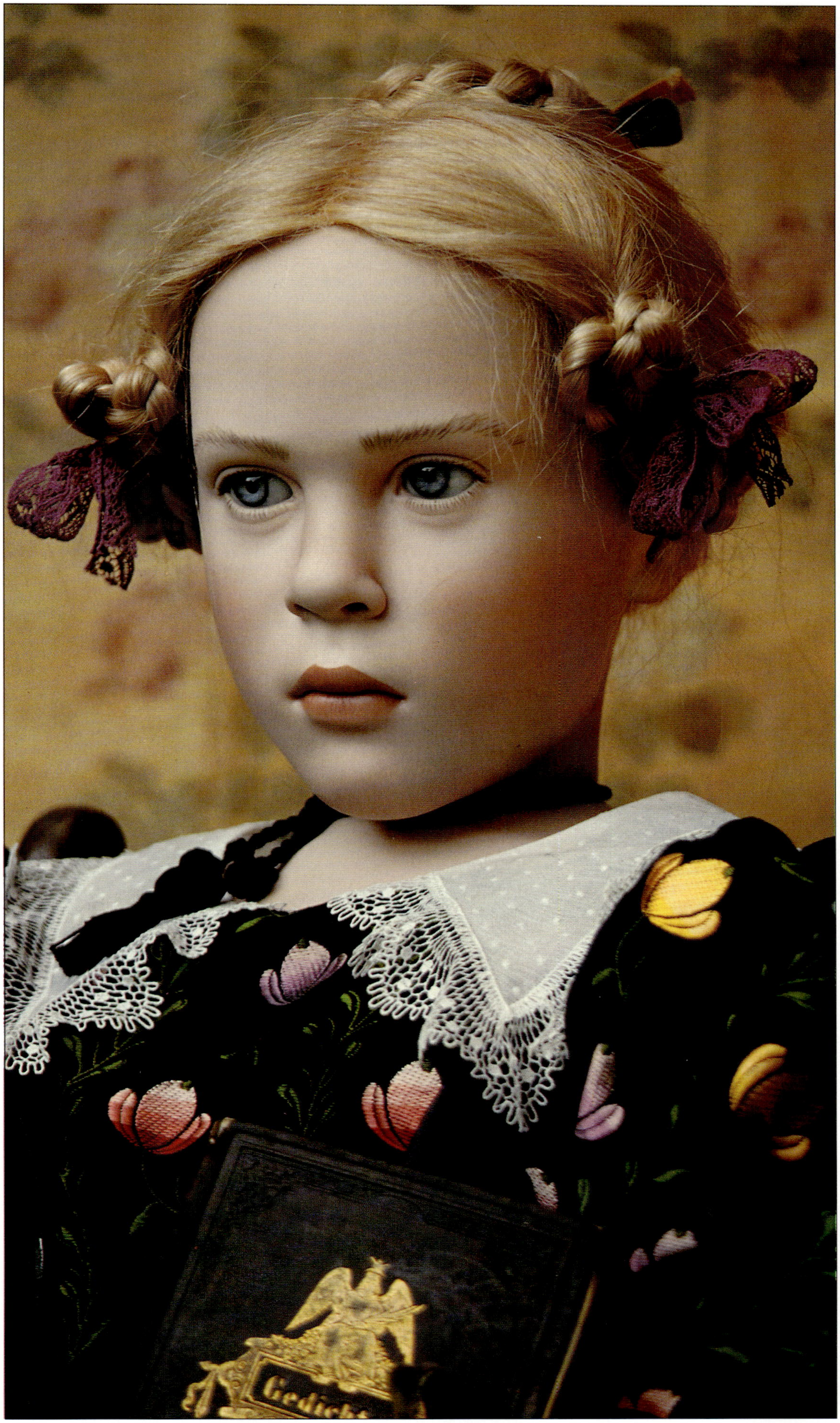

»Antonie B.«, Porzellan, 90 cm

Elisabeth Flueler-Tomamichel

Elisabeth Flueler-Tomamichel ist gelernte Schneiderin und Modedesignerin. Ihre künstlerische Ausbildung absolvierte sie an der Schule für Gestaltung in Zürich. Als Puppenmacherin ist sie Autodidakt, die erste Puppe entstand 1977. 1984 machte sie das Hobby zum Beruf. 1992 wurde sie als viertes ausländisches Mitglied von NIADA (National Institute of American Doll Artists) aufgenommen. Elisabeth Flueler-Tomamichel ist Gründungsmitglied des VeP (Verein europäischer Puppenkünstler) mit Sitz in Neustadt bei Coburg.

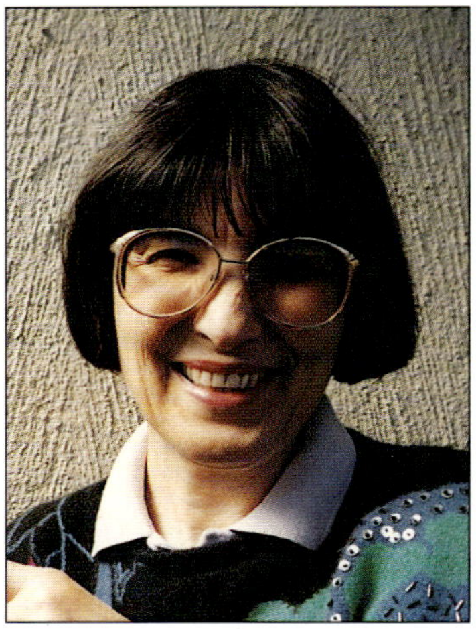

»Vom Puppenmachen bin ich besessen. Meine Geschöpfe sollen beseelt und eigenständig sein; schön, zart und vollkommen – aber auch mal teuflisch-verschmitzt und sich über den Ernst des Lebens lustig machend.«

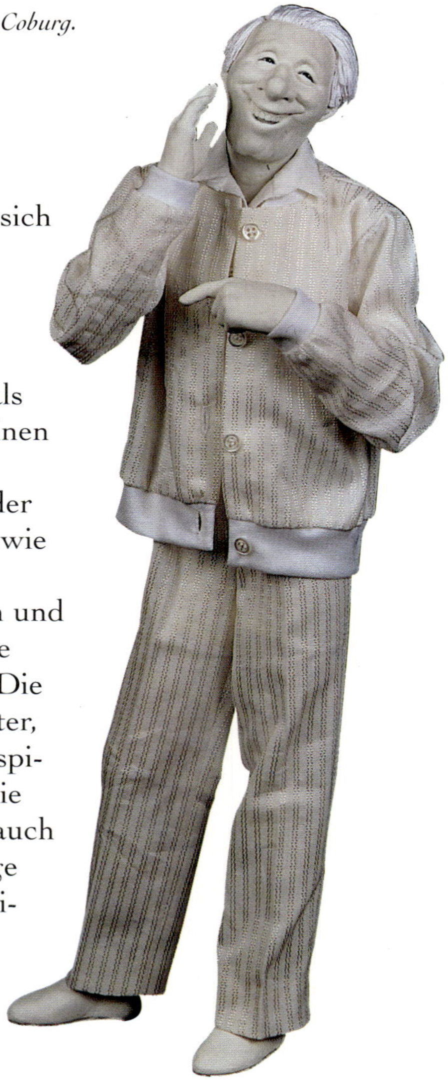

»Das Gerücht«, Modelliermasse, 44 cm

Die Puppen

Die Künstlerin will sich nicht auf bestimmte Typen, Größen und Materialien festlegen. So fertigt sie Babys und Kinder als Unikate oder in kleinen Varioserien aus Porzellan (auf 20 oder 30 limitiert) ebenso wie Fantasiefiguren zu bestimmten Themen und Ideen, beispielsweise »Die Nacht« oder »Die Regenwolke«. Theater, Ballett und Oper inspirieren zu Werken wie »Papageno«. Doch auch Kobolde und Zwerge sowie Büsten und Figurinen, die den Schritt zum Kunstobjekt gehen, gehören ins Repertoire. Die Größen variieren zwischen sieben und 70 cm. Da Elisabeth Flueler-Tomamichel alle Arbeiten selbst ausführt, entsteht nur etwa ein Dutzend Puppen im Jahr.

Material und Technik

Meist ist eine Ideenskizze der Anfang für eine Puppe. Die Künstlerin sucht die Herausforderung und experimentiert mit lufttrocknenden Materialien und Kunststoffmassen, Porzellan, Papier, Gipsbinden und weiteren Werkstoffen: Ein besonderes Stück Gewebe kann durchaus der Anstoß zu einer neuen Figur sein. Die Puppen erhalten meist Kristallaugen – für die Zwerge werden Stecknadelköpfe genommen – und Perücken aus Echthaar, Garn oder Fell. Während die frühen Puppen Elisabeth Flueler-Tomamichels bewegliche Gelenke hatten, fängt die Künstlerin heute bestimmte Posen ein. Dabei ist ihr die Gestaltung der Hände und Füße genauso wichtig wie die des Gesichtes. Häufig fotografiert sie Modelle, um die Bewegung zu studieren und stilisiert übertragen zu können.

Die Körper der größeren Puppen sind nur selten gestopft, in der Regel werden sie mit Watte, Vlies und Trikotstoff über ein Drahtgestell gebaut und stehen auf selbstentworfenen Spezialständern.

Ausstattung
Ein Vorrat an antiken Kleidern, Spitzenstoffen, Samt, Seiden, Bändern, Leder, Schmucksteinchen, Miniaturperlen und weiteren Fundstücken liefert den Grundstock für die selbstentworfenen und -angefertigten Kostüme und Accessoires. Dabei spielen die unterschiedlichen Qualitäten der transparent-leichten oder schweren Textilien und deren Farbsymbolik eine wichtige Rolle, um Stimmungen oder mystische Aussagen zu unterstreichen.

Präsentationen
Seit der GDS-Goldmedaille für »Papageno« 1986 hat die Künstlerin nicht mehr an Wettbewerben teilgenommen, war jedoch als Jurymitglied tätig.
Ihre Puppen waren bei renommierten Ausstellungen in Westeuropa, Japan und den USA zu sehen, zum Beispiel im »Museo della bambola« in Angera/Italien 1990, dem »Musée des Arts Décoratifs« in Paris 1991 und dem Museum der Deutschen Spielzeugindustrie in Neustadt/Coburg 1994 und 95.

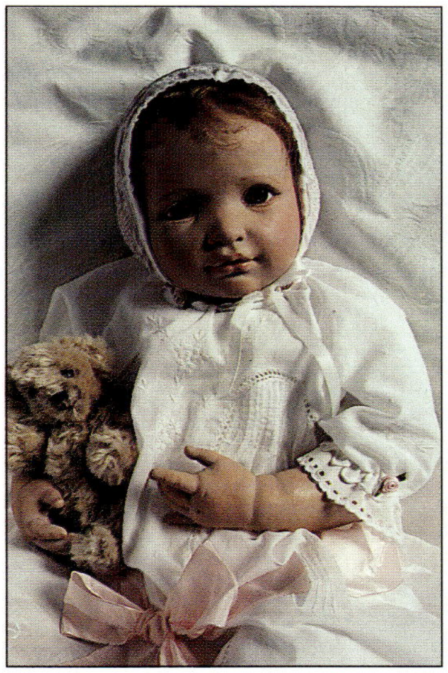

»Alexandra«, Auftragsarbeit, Modelliermasse, 60 cm

Seit Jahren beteiligt sie sich an der »Doll Art« in Frankfurt. Das Puppenmuseum in Stein am Rhein/Schweiz und ein Museum in den USA haben einige ihrer Puppen erworben.

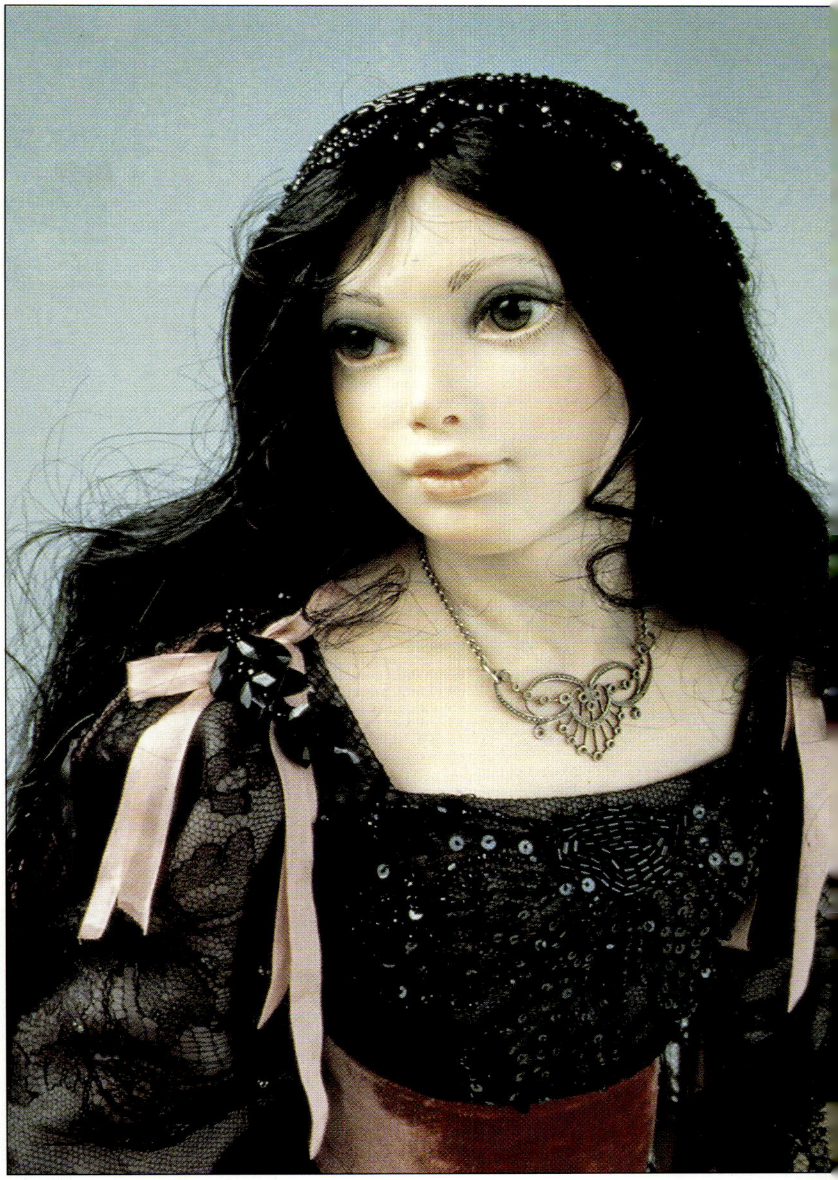

»Die Nacht«, Modelliermasse, 68 cm

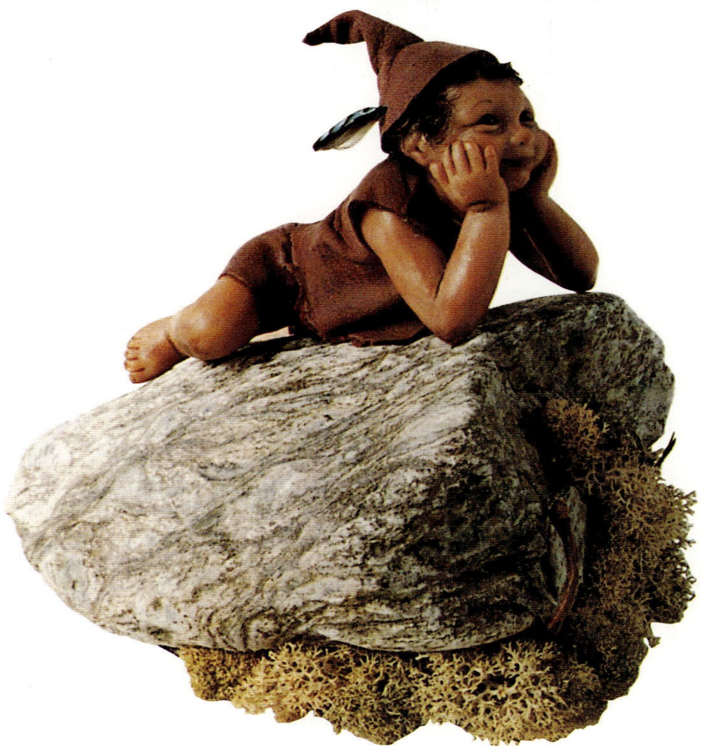

»Zwergenkind«, auf einem Stein liegend, Modelliermasse, 11,5 cm lang

Eveline Frings

Nach ihrem Kunststudium in Graz und Paris gelangte Eveline Frings zur Bildhauerei. Die Geburt ihrer Tochter im Jahr 1980 gab der künstlerischen Entwicklung den entscheidenden Anstoß, da Eveline Frings nach eigenen Worten »wieder mit den Augen der eigenen Kinderseele zu sehen« begann. So fand sie im Puppenmachen das ideale Medium für ihr starkes Bedürfnis, in unserer nüchternen, einseitig rationalen Zeit Schönheit auszudrücken und zu vermitteln.

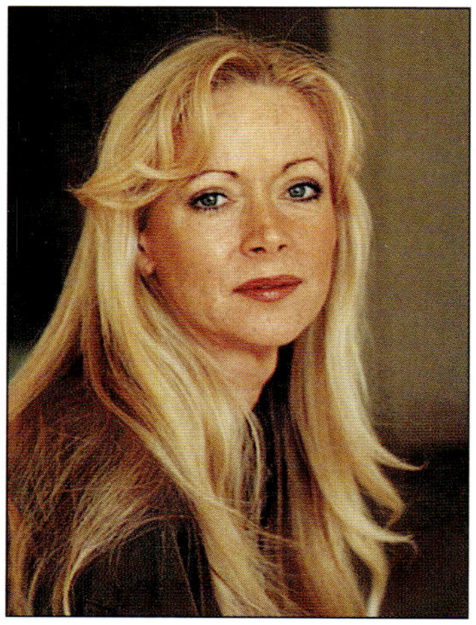

»Mir geht es darum, daß die Menschen den tieferen Sinn der Schönheit erspüren, diese tiefe und umfassende Beziehung zur gesamten Schöpfung, und sie als heilende Quelle sehen. Künstlerisches Schaffen ist für mich Loslassen des Alltags, sich ganz dem Kanal öffnen, durch den der Schöpfer zu uns spricht, in der Stille den Eingebungen folgen und selbst zum Schöpfer werden.«

»The Lady of Shalot«, Cernit, 80 cm

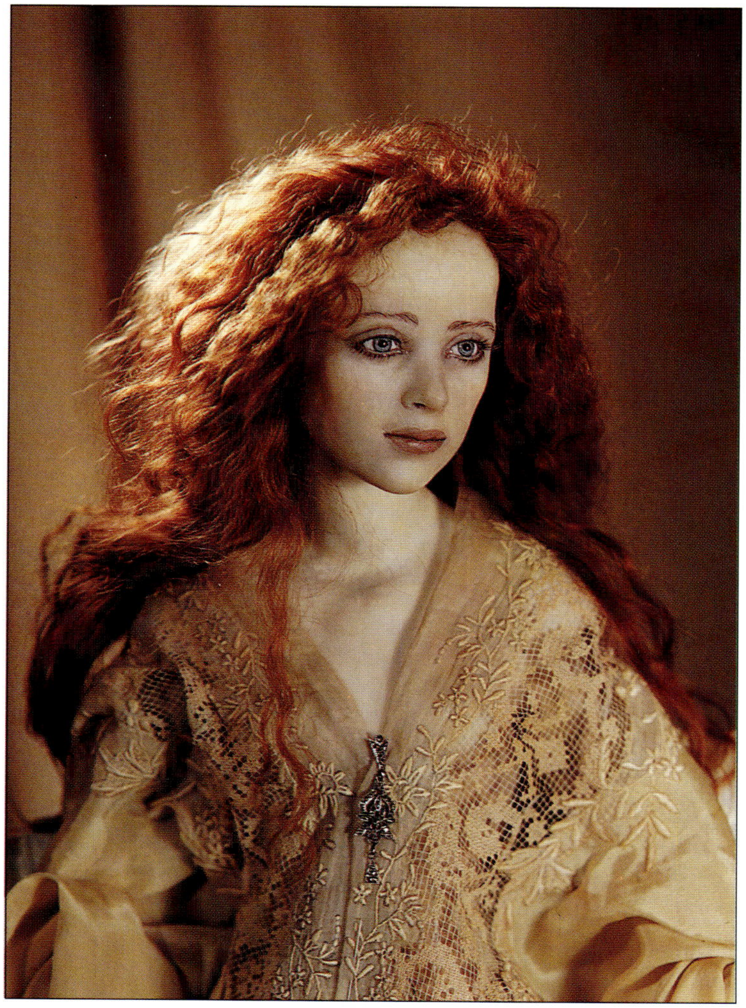

Die Puppen
Ästhetische, feenhaft zarte junge Mädchen und Frauen sind charakteristisch für den Stil der Künstlerin. Dabei läßt sich Eveline Frings von der Malerei der Romantiker und Präraffaeliten, der klassischen Literatur sowie Märchen und Sagen aus aller Welt inspirieren. Auch ihre unzähligen Reisen, die sie auf eigene Faust mit dem Rucksack oder in ihrem Beruf als Flugbegleiterin unternommen hat, lieferten Eindrücke aus vielen Kontinenten und Kulturen. Sämtliche Puppen entstehen als Unikate oder Varioserien und sind zwischen 72 und 82 cm groß. Die Künstlerin arbeitet Monate, oft über ein Jahr an einer Figur.

Material und Technik
Köpfe, Hände und Füße sind aus Porzellan, Wachs oder Cernit gefertigt, das durch eine spezielle Oberflächenbehandlung veredelt wird. Die Puppen mit Wachsköpfen haben lange Echthaare, die einzeln eingesteckt und innen verschweißt werden. Alle anderen Puppen tragen romantische Frisuren aus Mohair, das die Künstlerin selbst einfärbt: Teilweise trägt sie mehrere dünne Farblasuren übereinander auf. Dann malt sie Lippen, Augenbrauen, Fingernägel und Wangen in zarten Tönen und setzt, falls diese nicht ebenfalls gemalt werden, mundgeblasene Kristallaugen ein. Für die Puppenkörper wird ein Draht-oder Kunststoffgestell mit Watte umwickelt und mit Baumwollstoff oder feinem Leder überzogen. Mit diesem beweglichen Gerüst können Gestik und Körperhaltung individuell inszeniert werden.

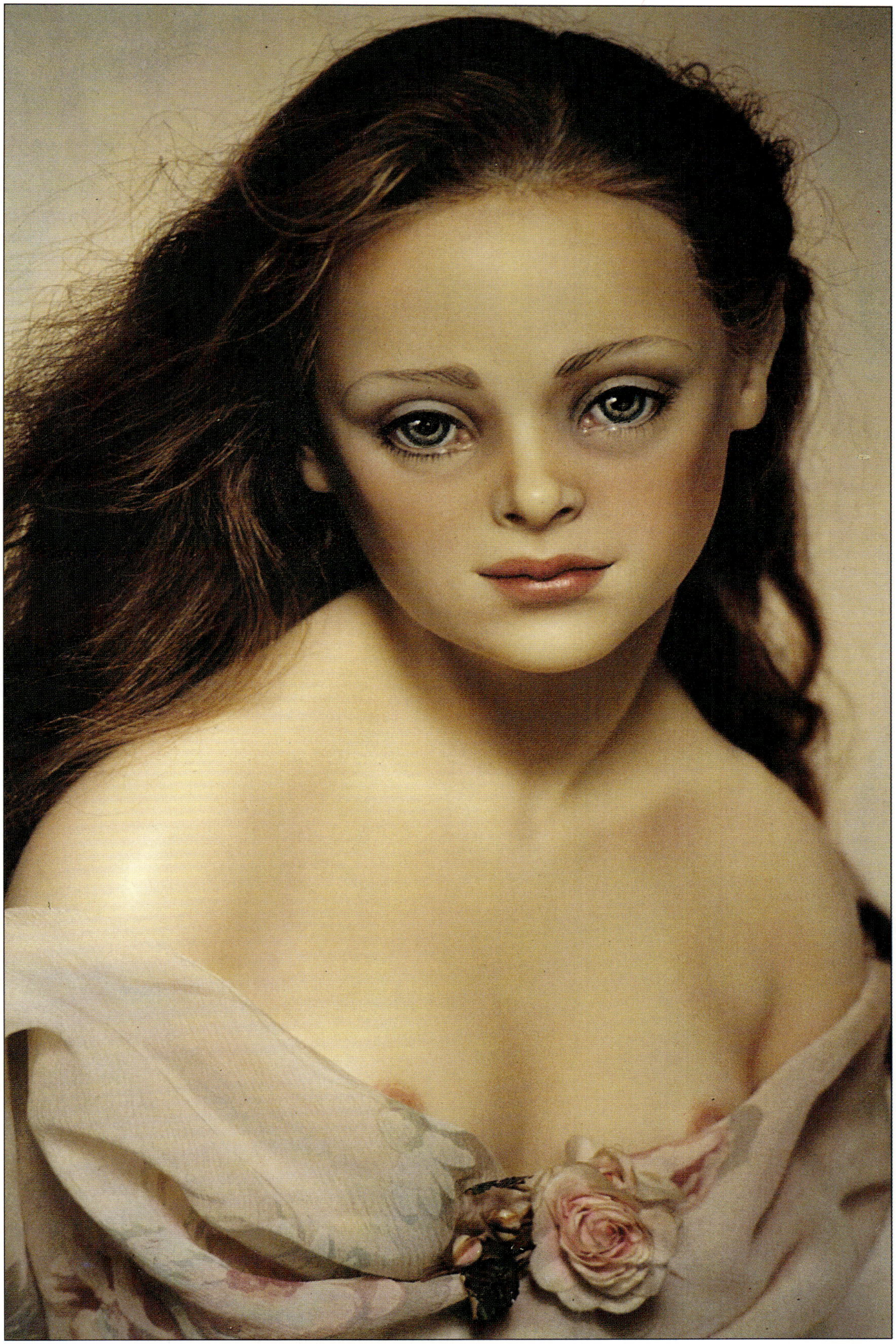

*»Seeking the Self«,
Wachsbüste, 45 cm,
von der Künstlerin
handkoloriertes Foto*

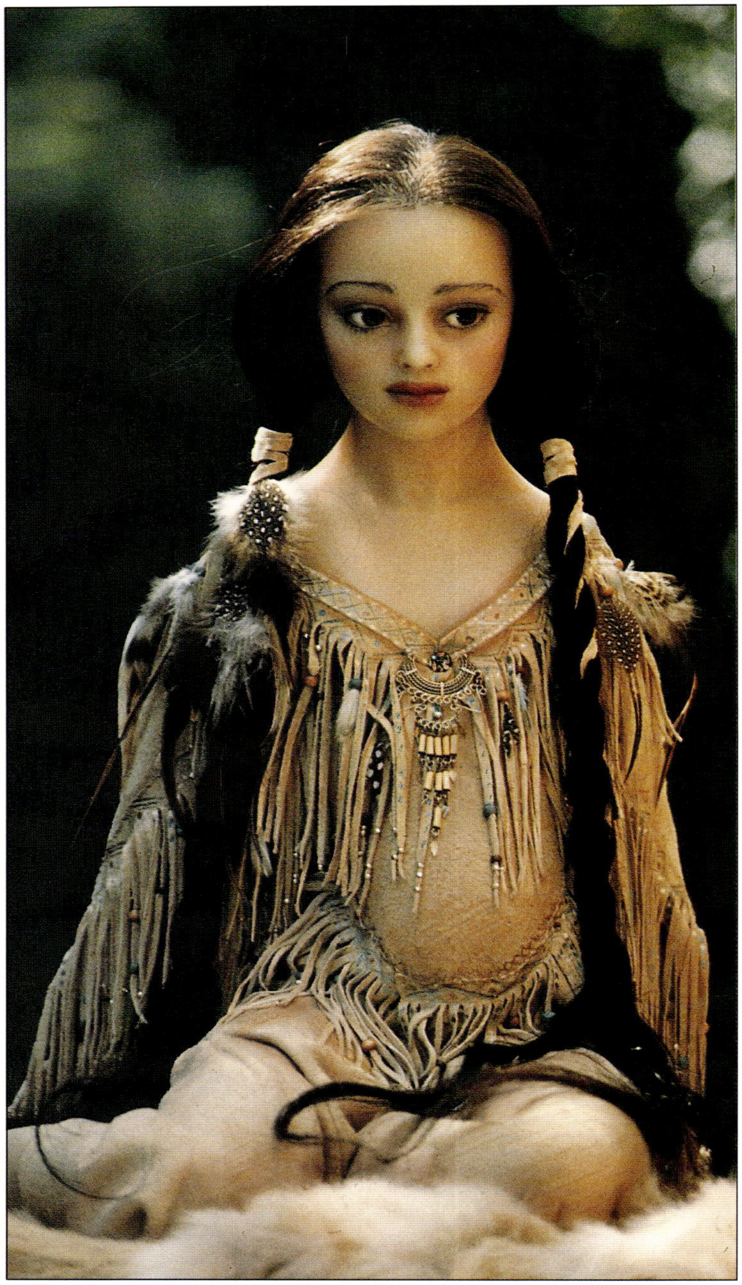

»The Whispering Wind«, Wachs, 80 cm

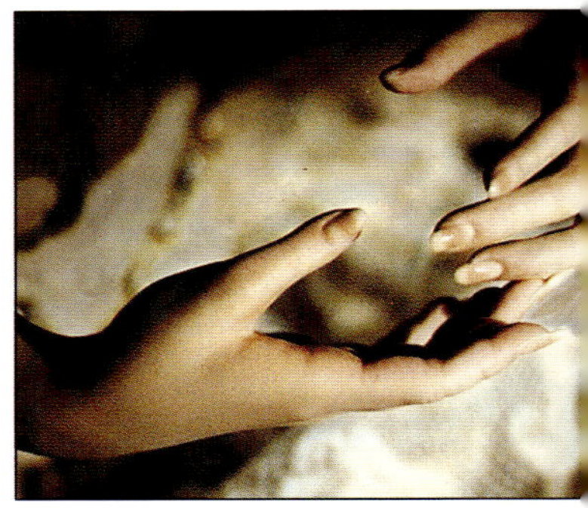

Hände, Detailaufnahme

Ausstattung
Seit 25 Jahren sammelt Eveline Frings antike Stoffe und Kostüme, feine Spitzen, mit echtem Gold oder Silber bestickte Borten, erlesene Saris und weitere Kostbarkeiten aus aller Welt. Daraus werden all die märchenhaften Kleider genäht: Dies erledigt die Künstlerin, die technische Geräte möglichst vermeidet, ausschließlich mit der Hand. Auch Brokatschuhe, Spitzenhandschuhe, Perlenschmuck und weitere Accessoires stammen aus eigener Werkstatt.
Ihre Einzelausstellungen sieht die Künstlerin als Gesamtkunstwerk und arrangiert ihre Puppen inmitten selbstgemalter Landschaftspanoramen auf Leinwand und selbstgebauten Kulissen mit Pavillons, Säulen und Vorhängen. Eigene Zeichnungen, handkolorierte Fotografien, Puppenkostüme, Stilleben aus Blumen, Stoffdraperien und Kerzenlicht sowie Musik unterstreichen das künstlerische Anliegen von Eveline Frings: die Sinne zu erfreuen und die Seele zu nähren.

Präsentationen
Eveline Frings veranstaltete bisher Ausstellungen in Holland, der »Victorian Doll Gallery«/ Northville,Michigan, in Evansville/ Indiana und Schloß Meadowbrook Hall in Detroit/ Michigan. Ihre Puppen wurden mehrfach ausgezeichnet, unter anderem 1987 mit dem ersten Preis der Global Doll Society Köln in Scheveningen. 1988 gewann die Künstlerin erste Preise der GDS in Heidelberg und der »United Federation of Doll Clubs« in Californien.

»Girl at Window«,
Wachs, 78 cm

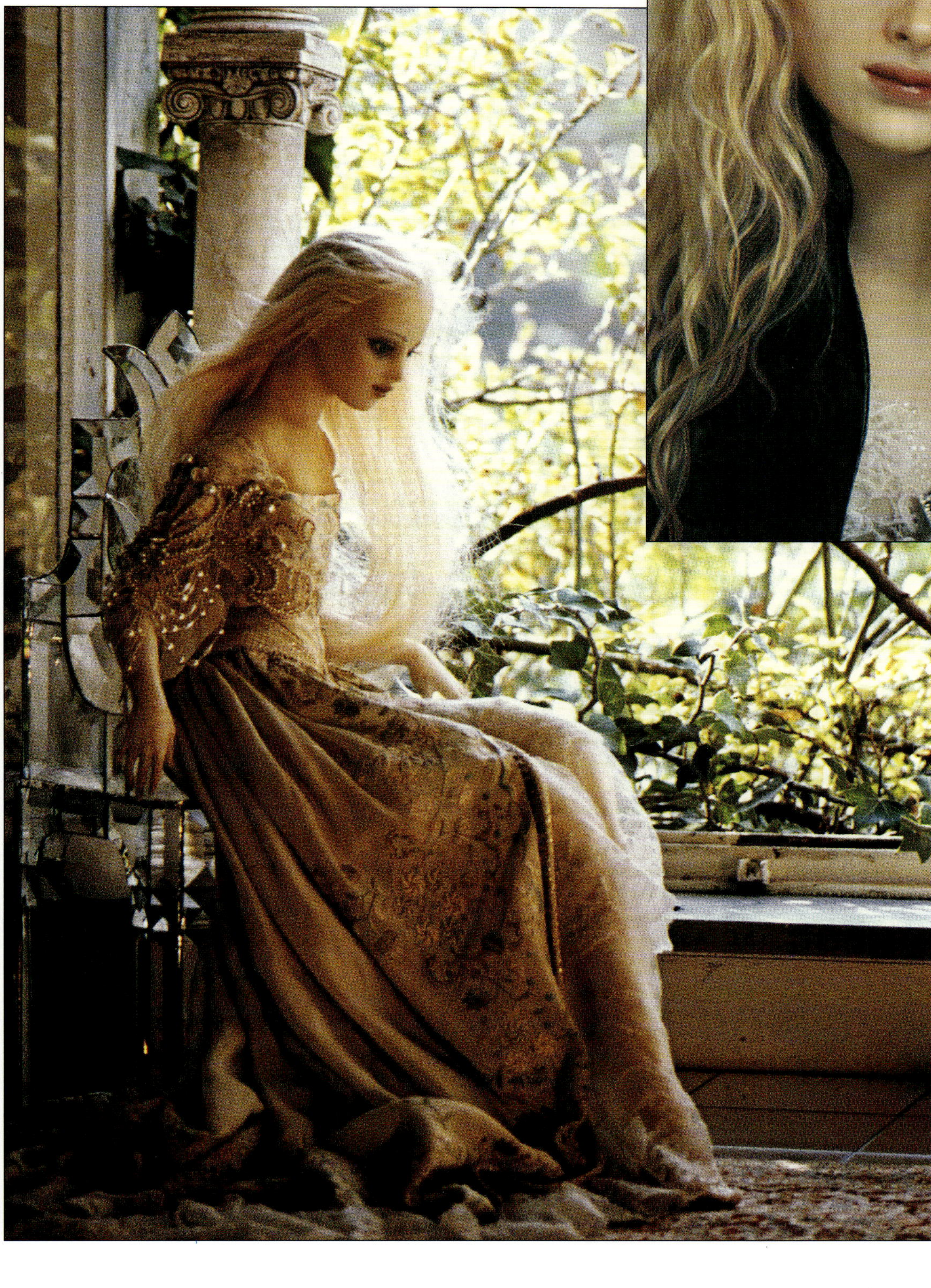

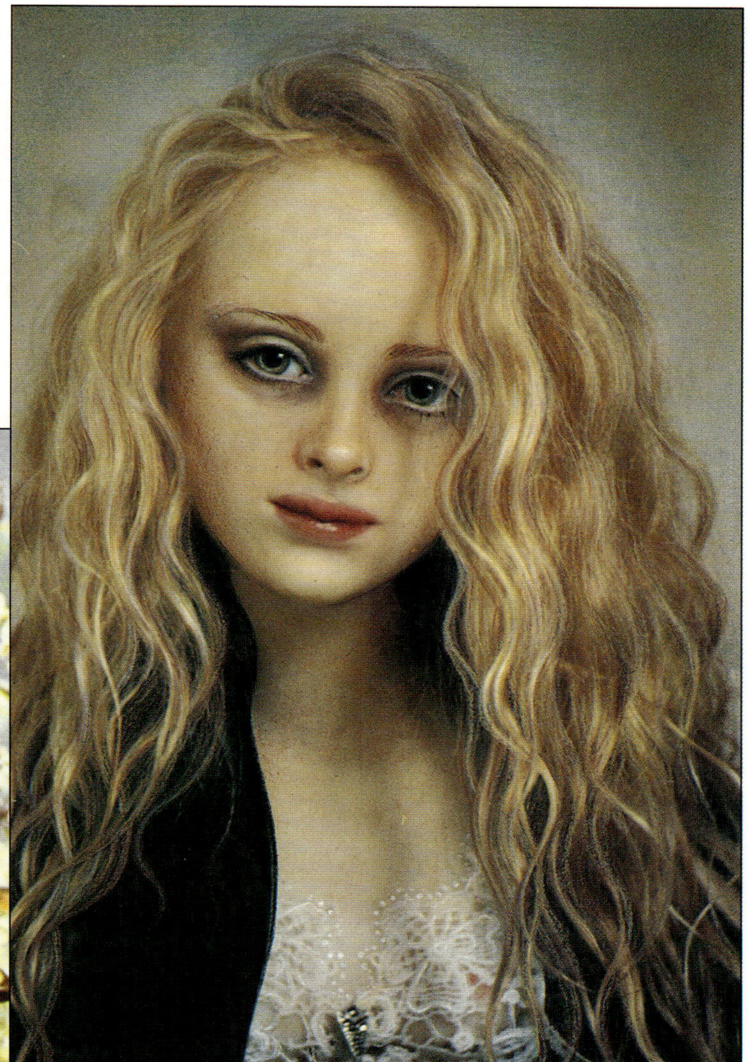

»The Knowing«,
Cernit, 82 cm

Hanna Goetz

Hanna Goetz, Lehrerin mit Schwerpunkt Kunsterziehung, modellierte zunächst Spielpuppen für ihre Kinder. Seit zwei Jahren widmet sie sich intensiv dem Puppenmachen: Hanna Goetz sieht große Entwicklungsmöglichkeiten für diese junge Richtung und will weiter in Richtung Kunstobjekt arbeiten.

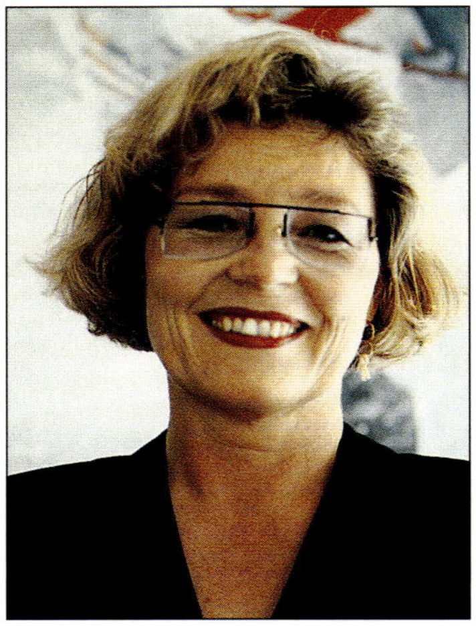

»Meine Puppen führen den Betrachter in die Stille, wo er sein inneres Auge öffnet und angerührt wird von Erinnerungen und Gefühlen. In der Puppe finde ich die ideale Synthese all meiner Interessen und Botschaften.«

»Ganz da«,
Keramik, 62 cm

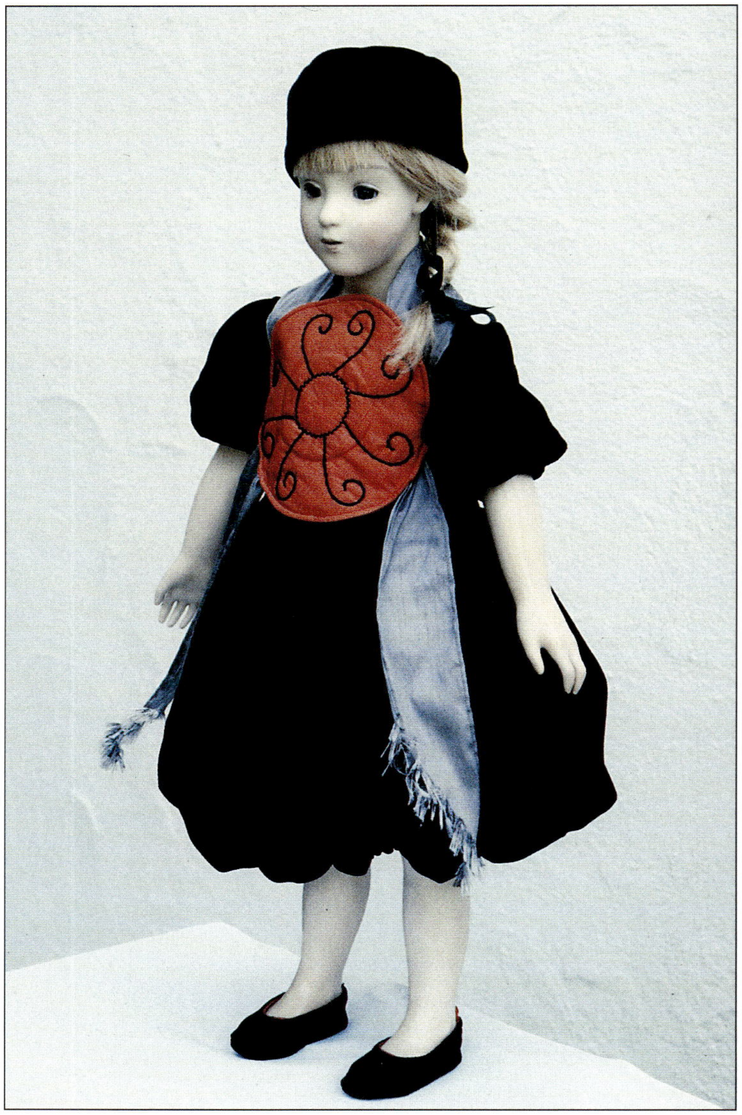

Die Puppen
Gefühle und Persönlichkeit spiegeln sich in den Gesichtern der Puppen: Hanna Goetz drückt dies nicht durch lautes Überzeichnen oder fotorealistische Detailgenauigkeit aus, sondern mit subtilen Veränderungen des Gesichtsausdrucks. Ihre Puppen sollen schön, aber nicht bloß dekorativ und gefällig sein. Jährlich entstehen maximal 15 Unikate.

Material und Technik
Kopf, Arme und Beine sind aus Ton gefertigt, weil die Künstlerin ihre Ideen damit am besten umsetzen kann. Nach dem Brennen werden die Teile zweimal in Paraffin getaucht, um einen lebendigen, transparenten Hautton zu erzielen. Nach dem ersten Wachsbad bemalt Hanna Goetz den Brustplatten- oder Kurbelkopf mit Aquarellfarben. Alle Puppen bekommen mundgeblasene Glasaugen. Der Körper wird aus handgewebtem alten Leinen genäht und mit Schafwolle gestopft. Die Perücken bestehen aus nordeuropäischem Echthaar mit handgeknüpften Ansätzen.

Präsentationen
Die Puppen von Hanna Goetz sind regelmäßig in der Münchner Galerie Kunst und Handwerk zu sehen. 1994 waren ihre Figurinen auf der internationalen Puppenschau »Manege frei« in Schloß Farrach/Österreich ausgestellt. An Wettbewerben nimmt Hanna Goetz nicht teil.

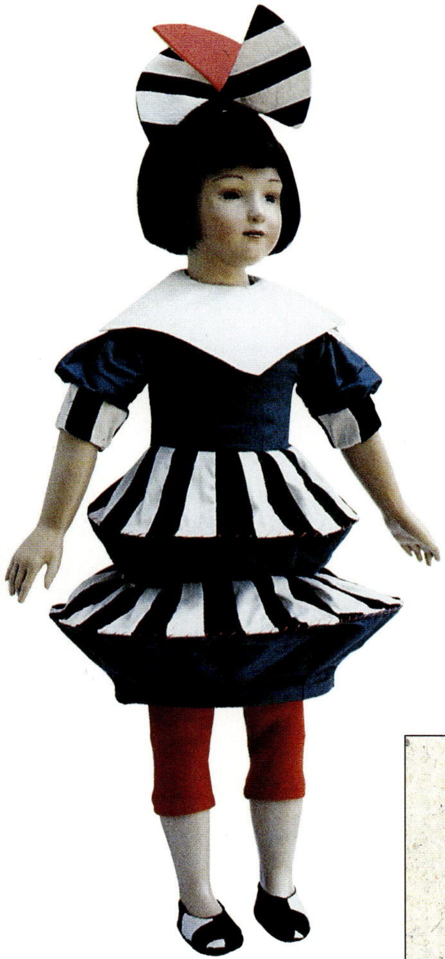

»Artistin 2«, Keramik, 71 cm

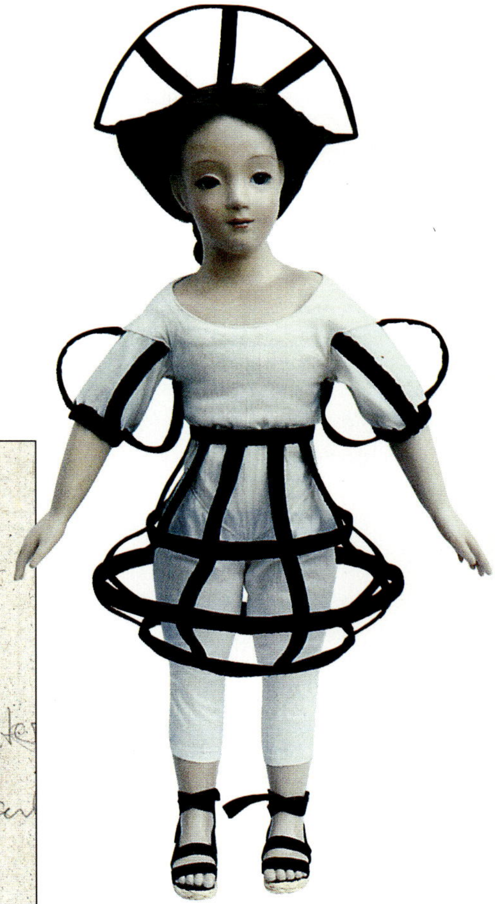

»Artistin 1«, Keramik, 65 cm

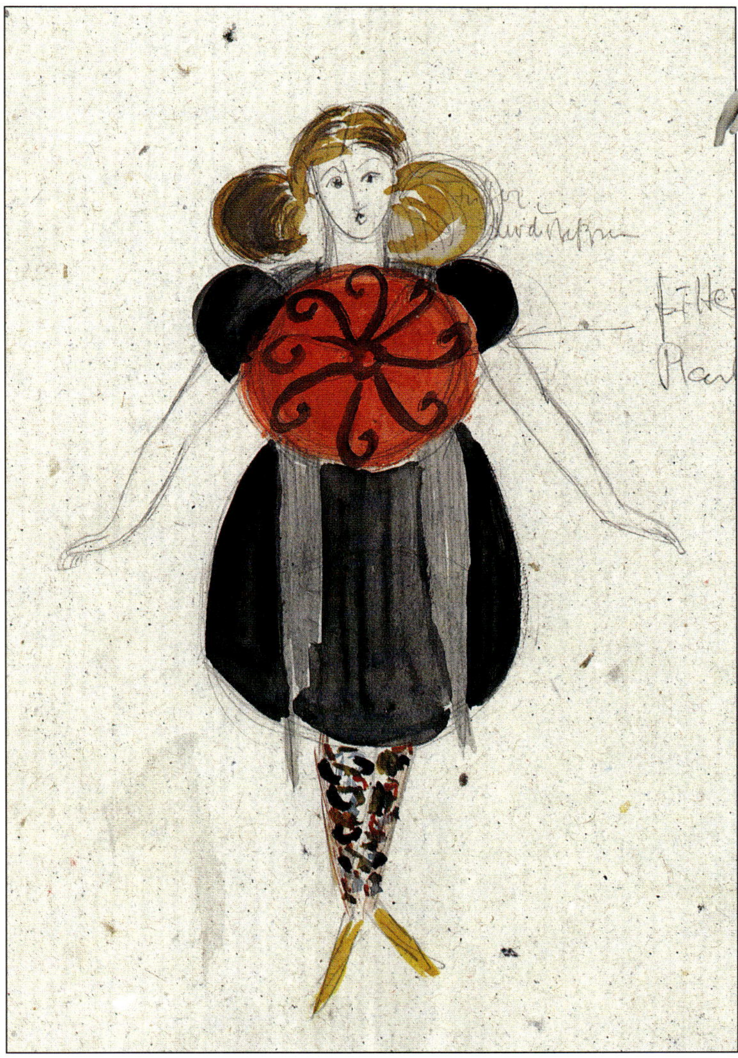

Aquarellierte Entwurfszeichnung zu »Ganz da«

Ausstattung
Die Kleidung betont Persönlichkeit und Funktion der Puppe, beispielsweise als Artistin. Anregungen holt sich die Künstlerin aus Bildender und Darstellender Kunst, Film, Fotografie, Natur und avantgardistischer Mode. Am Anfang stehen eine bestimmte Fragestellung – etwa: Wie läßt sich »Ruhe« in einem Kleid ausdrücken? – und der zeichnerische Entwurf, der noch eine völlig freie Lösung erlaubt. Dann werden Schnitte entworfen und Stoffe ausgewählt, die sich zum Verwirklichen der Idee am besten eignen: grobe oder glatte, glänzende oder matte, dichte oder durchsichtige Qualitäten. Auch die Farbsymbolik spielt eine Rolle. Passend zum selbstgenähten Kleid werden auch die Schuhe von Hanna Goetz

Wolf Gormanns

Wolf Gormanns, trotz nicht mehr jugendlichen Alters ein junges Talent in der Puppenszene, studierte 1967 bis 72 Gestaltung und Werbegrafik an der Folkwangschule in Essen. Danach arbeitete er zehn Jahre als Grafiker, später war er Art-Director verschiedener Werbeagenturen in Deutschland, Spanien und England und für kurze Zeit Kunsterzieher. Daneben veröffentlichte er Cartoons. 1978, als Wolf Gormanns mit kalthärtenden Kunststoffen experimentierte, fertigte er nostalgische Gliederpuppen in Polyester. 1992 wurde er von einer Firma für Puppenformen als Werbefachmann und Puppendesigner engagiert, machte sich aber kurz darauf als Puppenmacher selbständig.

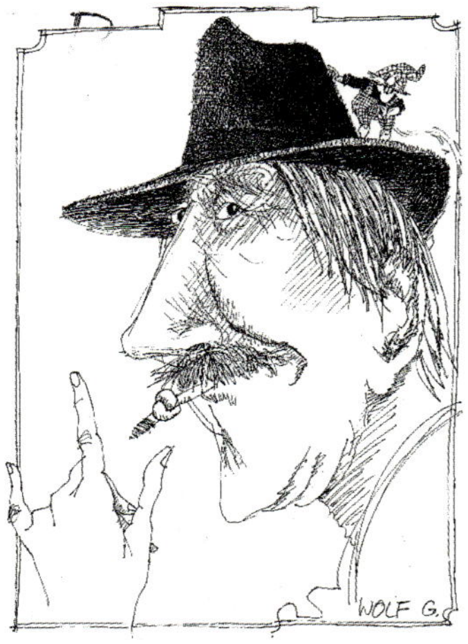
WOLF G.

»Ich mache Puppen, weil es mir Spaß macht. Zwischen gestaltenden Künstlern und dem Gros der ›Puppen-Künstler‹ besteht für mich ein Unterschied wie zwischen Michelangelo und Meier. Als Puppenmacher bin ich gut, nicht weil ich besser bin als andere, sondern weil zu viele andere nicht gut genug sind.«

Zwergen-Comic, Ausschnitt

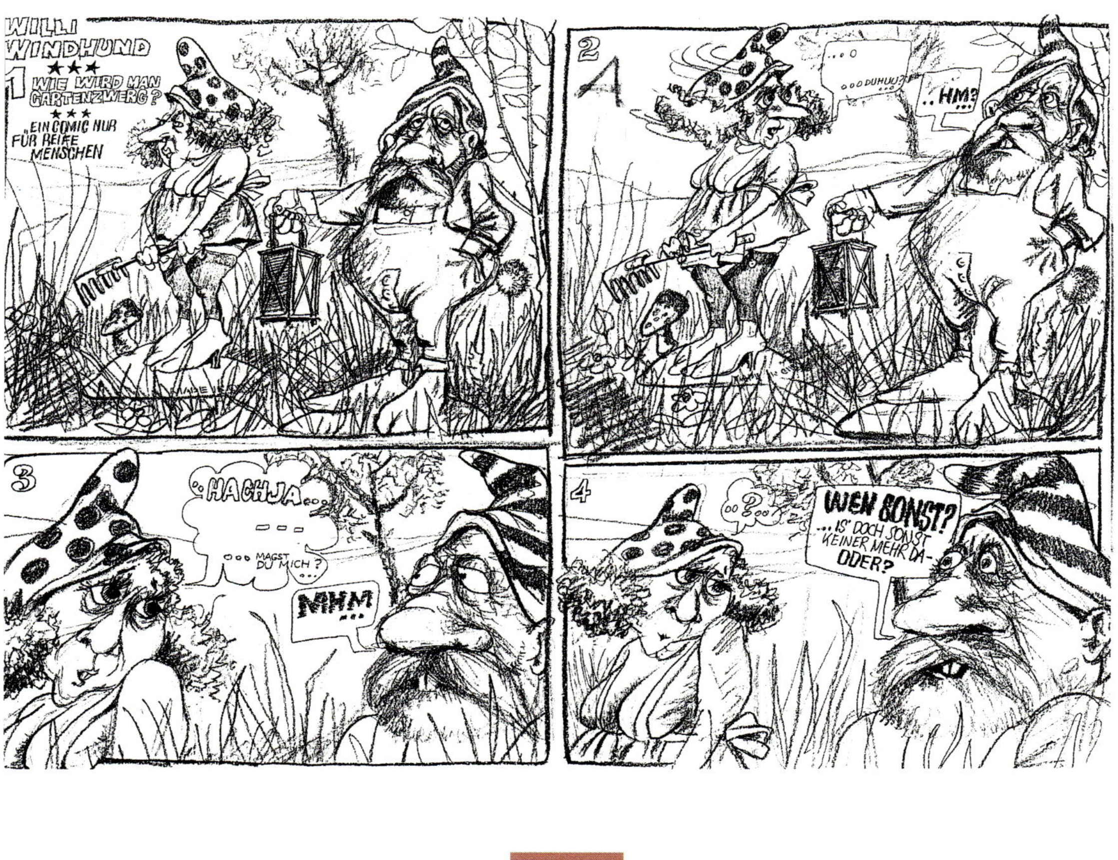
WILLI WINDHUND
1 WIE WIRD MAN GARTENZWERG?
„EIN COMIC NUR FÜR REIFE MENSCHEN
2
...o
ooo DUHUU?
..HM?
3
..HACHJA...
ooo MAGST DU MICH? ...
MHM
4
oo?..
WEN SONST?
...IS' DOCH SONST KEINER MEHR DA-
ODER?

Die Puppen
Wolf Gormanns arbeitet realistisch. Er versucht, »Gesichter aus dem Leben« einzufangen. Neben skurrilen Karikatur-Marionetten oder Zwergen, die nach wie vor seine Hauptdomäne darstellen, hat er sich der Herausforderung gestellt, harmonisch-sanfte Kindergesichter wiederzugeben. Er gestaltet auch Porträts nach Bildvorlagen. In seinem Atelier entstehen Unikate und Kleinstauflagen von zwischen fünf und 20 Exemplaren.

Material und Ausstattung
Großen Wert legt Wolf Gormanns auf das naturgetreue Ausarbeiten von Brustplatten, Händen und Füßen. Typisch sind die anmodellierten Stiefelchen. Er modelliert in Ton, neuerdings auch direkt in Porzellan. Die Bekleidung wird entworfen und genäht, sobald Typ und Ausdruck der Puppe feststehen.

Präsentationen
1994 stellte Wolf Gormanns seine Puppen erstmals der Öffentlichkeit vor und erntete vielfache Anerkennung. Zweimal wurde er für den »Gläsernen Feenstab« der Zeitschrift »Puppen und Spielzeug« nominiert; seine »Kuck ma'!« gewann in der Kategorie »Unikate« den »Rolf Ericson's Award« der Doll Artisan Guild. Für herausragende Modellierung wurde das kecke Puppenmädchen in der Kategorie »Künstlerische Objekte« mit dem Sonderpreis des Verlagshauses Wohlfarth/«Puppen und Spielzeug« ausgezeichnet.

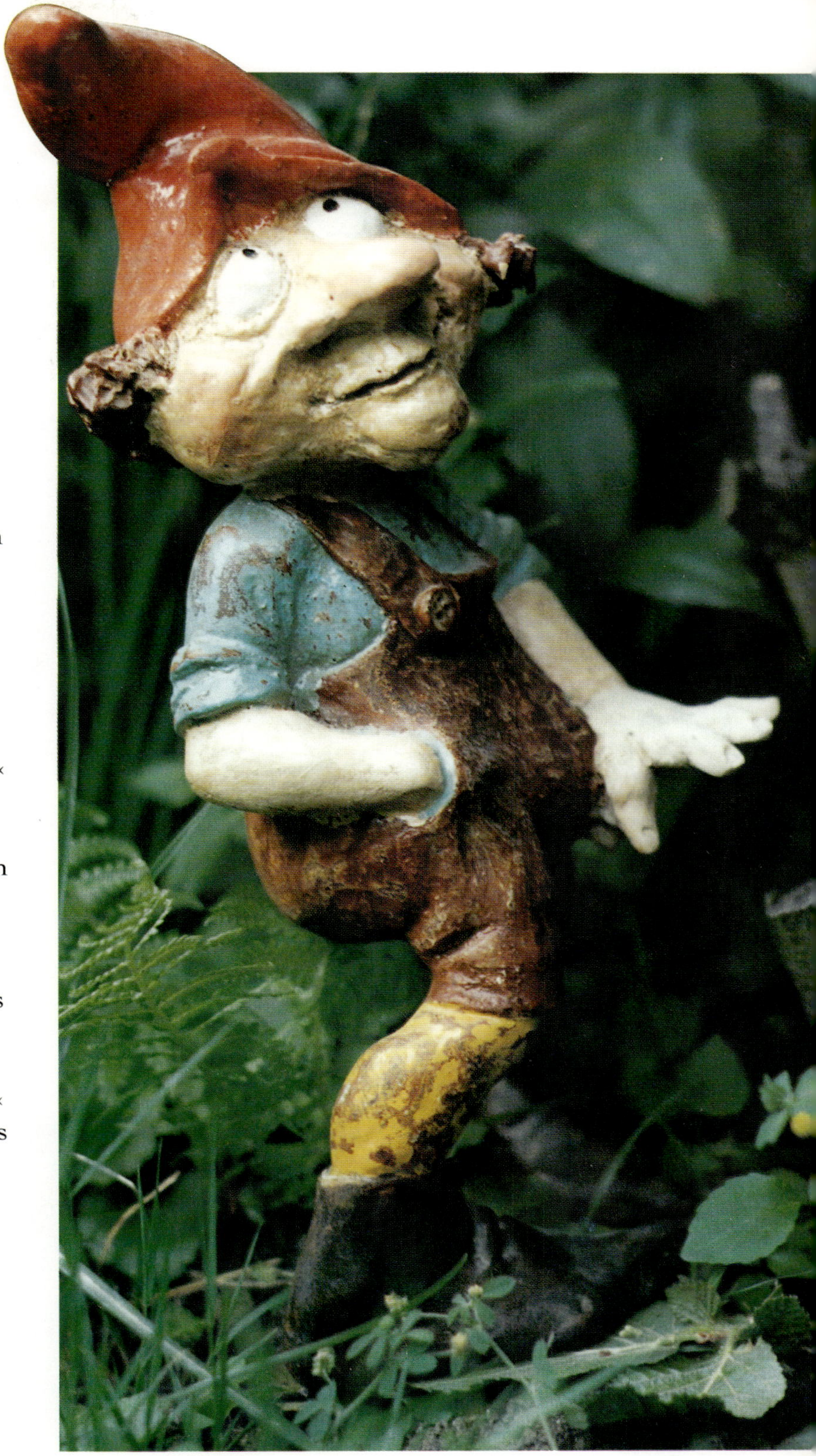

Gartenzwerg, Ton, 35 cm

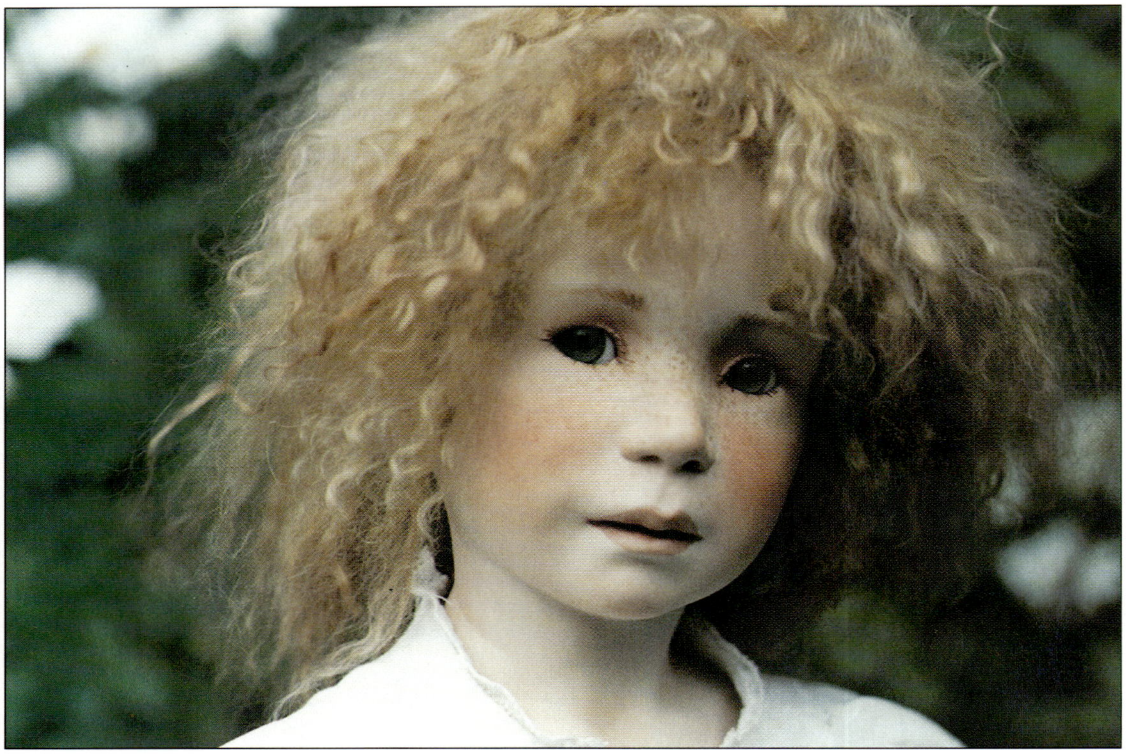

»Laura«,
Porzellan, 70 cm

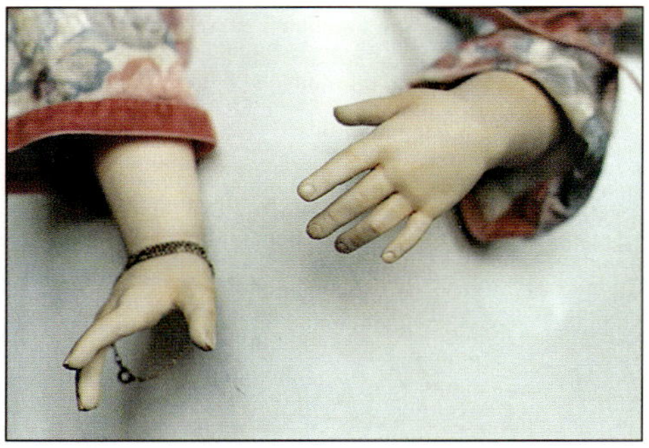

Hände,
Detailaufnahme

»Hannah«,
Porzellan, 70 cm

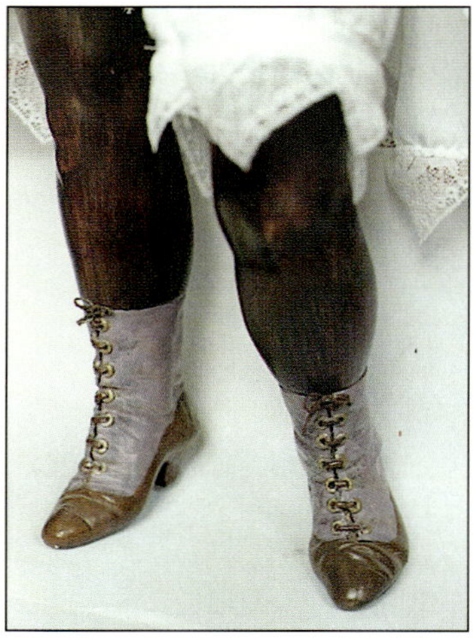

Häufig tragen
Gormanns-Puppen
anmodellierte
Stiefelchen.

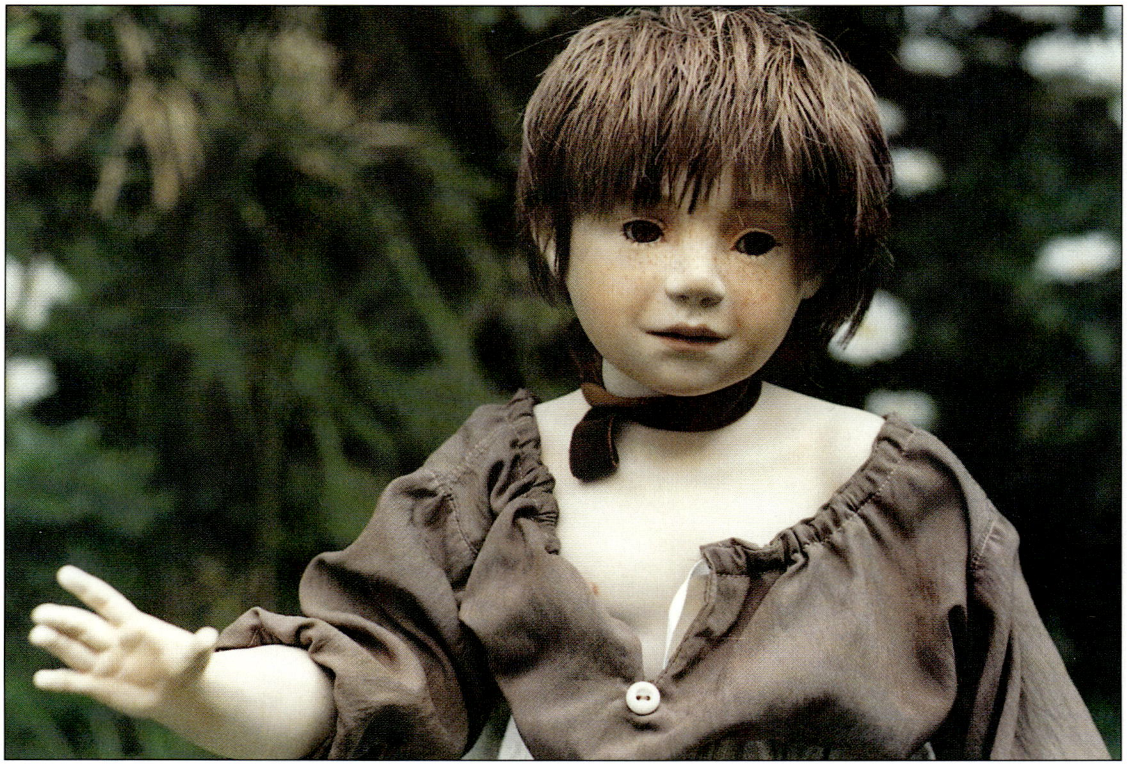

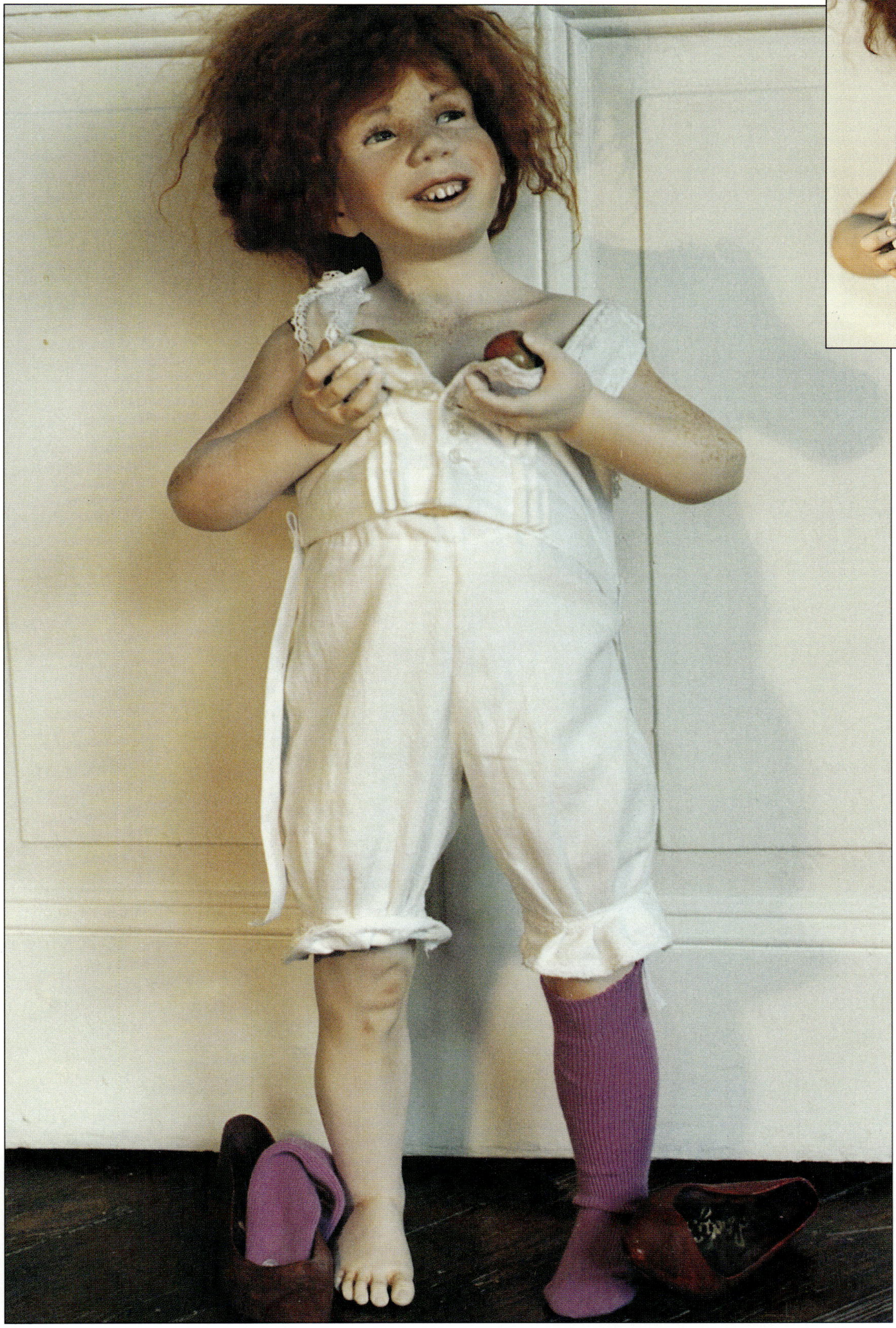

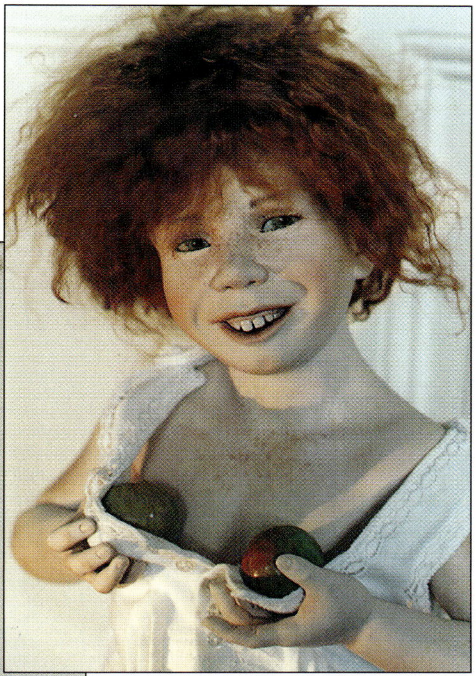

»Kuck ma'!«,
Porzellan, 85 cm

Hildegard Günzel

Hildegard Günzel, Absolventin der Deutschen Meisterschule für Modedesign in München, arbeitete als Designerin für die Mode- und Schmuckindustrie. Vor über 20 Jahren, als es noch keine etablierte Künstlerpuppen-Szene gab, begann sie mit dem Puppenmachen, zunächst als Hobby. Das Weihnachtshaus des Münchner Kaufhauses Beck brachte den Erfolg. Heute zählt sie zu den großen Namen der ersten Stunde. Für die Firma Wanke entwarf sie 1984 die ersten zeitgenössischen Reproduktions-Künstlerpuppen, die auf den Markt kamen

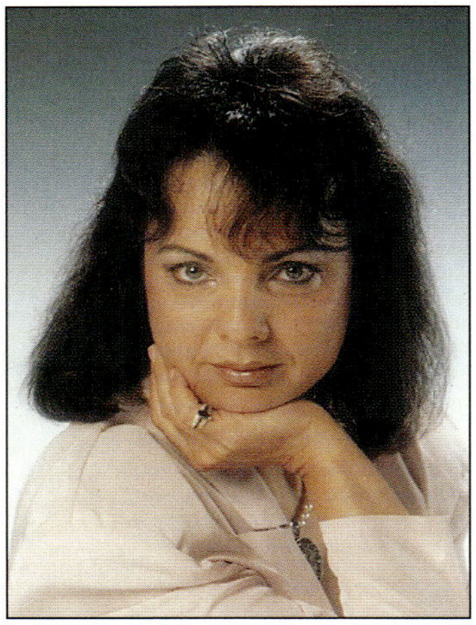

»Ich mache aus meinen Träumen Realität. Das ist die schönste Arbeit, die es überhaupt gibt.«

Die Puppen
Hildegard Günzels Puppen strahlen Schönheit, Anmut und Sinnlichkeit aus. Die Künstlerin modelliert idealisierte Mädchen, bei denen die Weiblichkeit erwacht, und junge Frauen. Oft läßt sie sich durch Märchen, klassische Literatur und Oper inspirieren. Die Puppen sind bis 100 cm groß. Seit 1990 arbeitet die Künstlerin, die nach wie vor auch Unikate herstellt, mit der »Alexander Doll Company« in New York zusammen: Die älteste amerikanische Puppenfirma stellt Vinylserien in limitierten Auflagen her, die »Hildegard Günzel Collection«. Seit 1994 hat die Künstlerin außerdem einen Vertrag mit der Waltershäuser Puppenmanufaktur, die Vinylpuppen für den europäischen Markt herstellt. Hildegard Günzel leitet ihre eigene Porzellanpuppen-Manufaktur, die seit 1994 in Duisburg ansässig ist.

»Lucia«,
Porzellan, 85 cm

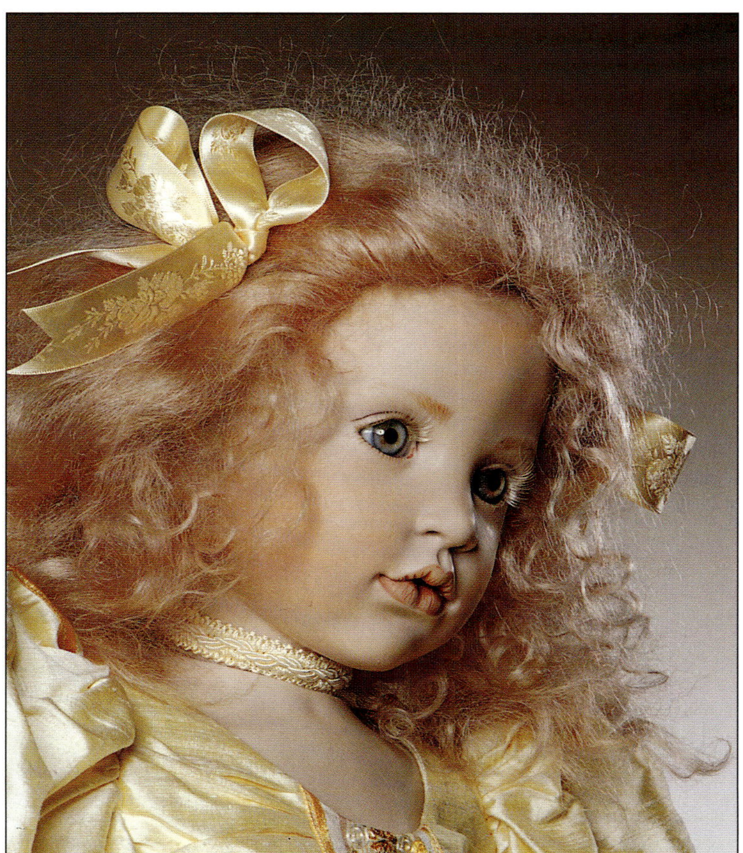

Material und Ausstattung
Hildegard Günzel arbeitet in Porzellan, dem sie durch einem Wachsüberzug hautähnlichen Charakter verleiht. Anmodellierte Brustplatten sind ebenso häufig anzutreffen wie naturge-

treu gestaltete Beine, die kokett unter gerafften Röcken hervorschauen. Alle Puppen bekommen handgeknüpfte Naturhaarperücken und mundgeblasene Glasaugen. Die Stoffkörper sind durch Gelenke beweglich. Die aufwendige Kleidung, vorzugsweise aus kostbaren Stoffen in pastelligen Farben geschneidert, unterstreicht die romantische Aura der Puppen.

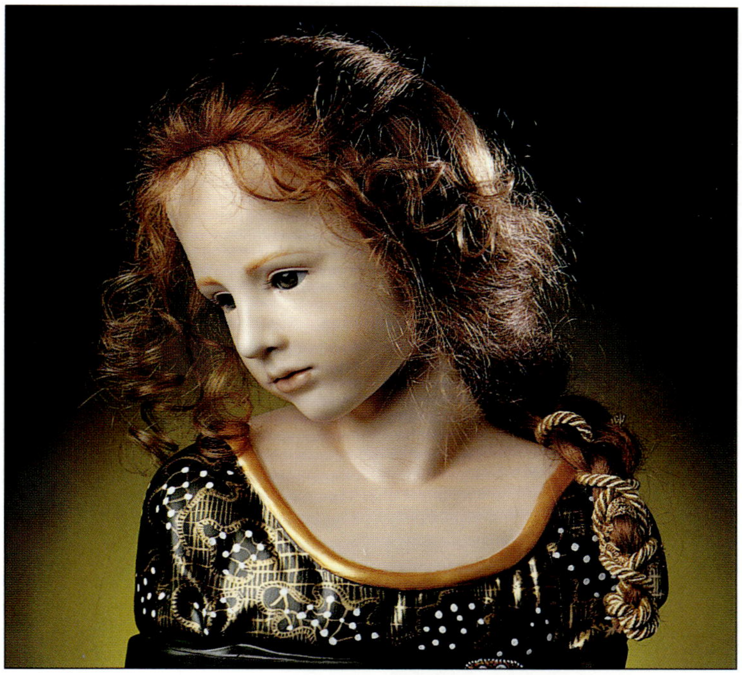

Ohne Titel, Porzellanbüste, 40 cm

»Marie Luise«, Porzellan, 90 cm

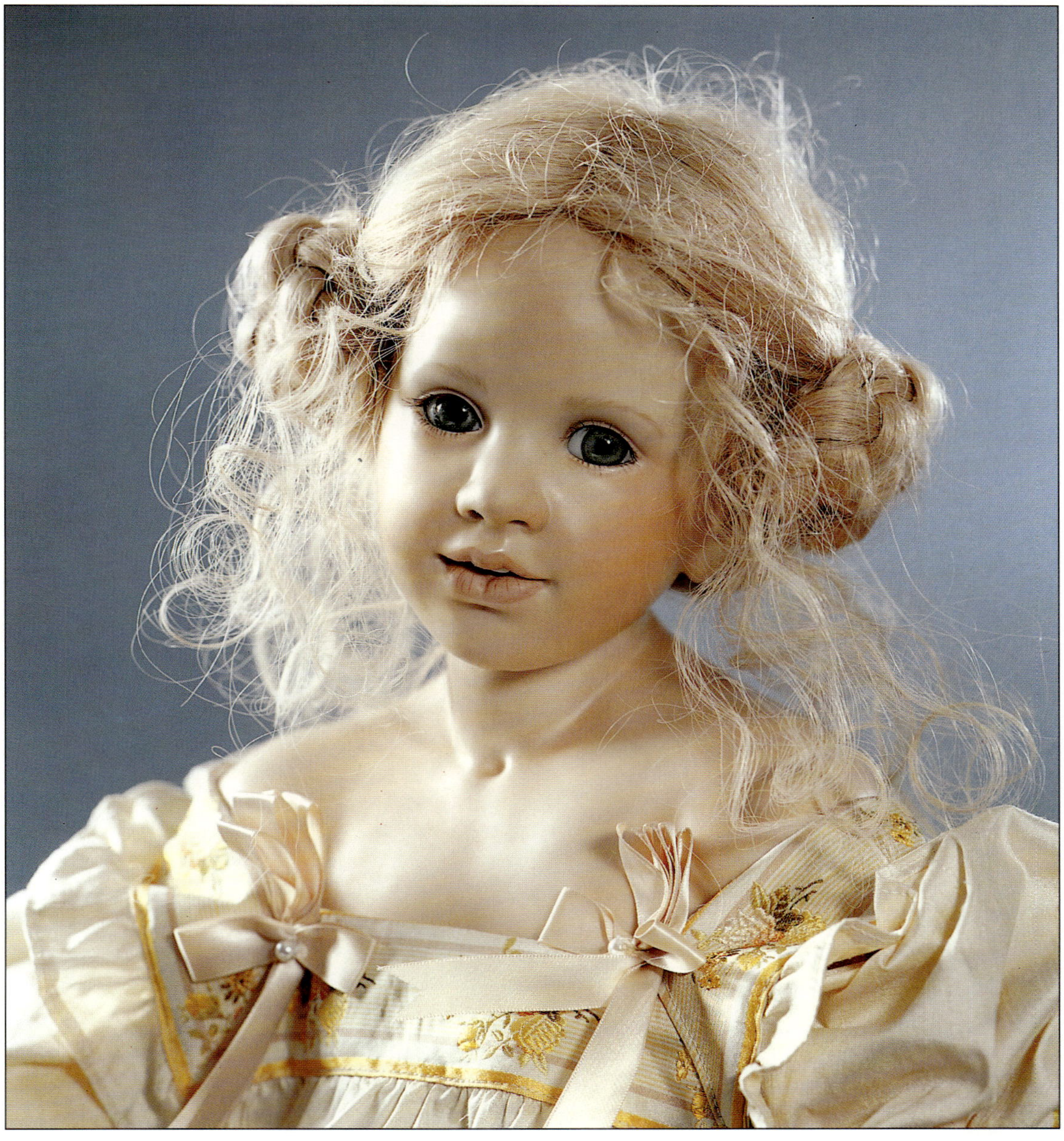

Präsentationen:
Alljährlich stellt Hildegard Günzel auf der Nürnberger Spielwarenmesse, der IDEX (International Doll Expo) in Dallas/USA und der »Toy Fair«/ New York eine neue Porzellanpuppen-Kollektion in limitierter Auflage vor. 1995 eröffnet die Künstlerin eine ständige Ausstellung im haus eigenen Museum ihrer Firma.
Mit rund dreißig internationalen Auszeichnungen wurden Günzel-Puppen seit 1983 prämiert, darunter mehrfach mit dem »Award of Excellence« und »Doll of the Year«. 1994 bekam die Künstlerin auf dem Weltkongreß für Puppensammler und Puppenmacher in Paris den Jumeau-Preis für ihr Gesamtwerk und für ihr Buch »Puppenträume«, das im Verlag Puppen und Spielzeug erschien.

Sonja Hartmann

Nach ersten Versuchen mit Stoffpuppen entdeckte Sonja Hartmann mit »Fimo« ihre Liebe zum Modellieren. Sie eignete sich den Umgang mit Porzellan an und richtete eine Werkstatt ein. Vor etwa zehn Jahren stellte sie erstmals auf der Nürnberger Spielwarenmesse aus; kurz darauf gründete sie eine Vertretung in den Vereinigten Staaten. 1990 zog sie mit ihrer Familie in die USA, wo sie die Firma »Sonja Hartmann Originals, Inc.« ins Leben rief, heute unter dem Namen »Team Créatif« bekannt.

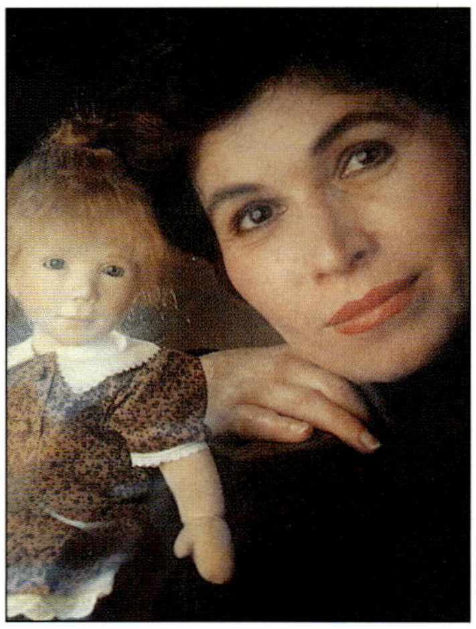

»Ich strebe keine realistischen Kinderporträts an, sondern im wahrsten Sinne des Wortes ›verpuppte‹ Gesichter. Die Harmonie von Ausdruck und Material ist mir wichtig. Meine Puppen sollen Spielzeug bleiben – für Kinder und Erwachsene.«

Die Puppen

Klare Kindergesichter mit ruhigem, nachdenklichem Ausdruck sind für Sonja Hartmanns Stil charakterisierend. Kesse Gören in nachlässiger Kleidung wird man bei der Künstlerin kaum finden: Eher sind ihre Puppenmädchen verwandt mit den wohlerzogenen Bürgerskindern im Sonntagskleid, wie man sie auf Fotografien vergangener Tage sieht. Die Puppen sind im Durchschnitt 40 bis 50 cm groß und werden eigenhändig in limitierten Auflagen mit 5 bis 250 Exemplaren hergestellt; daneben enstehen auch Unikate.

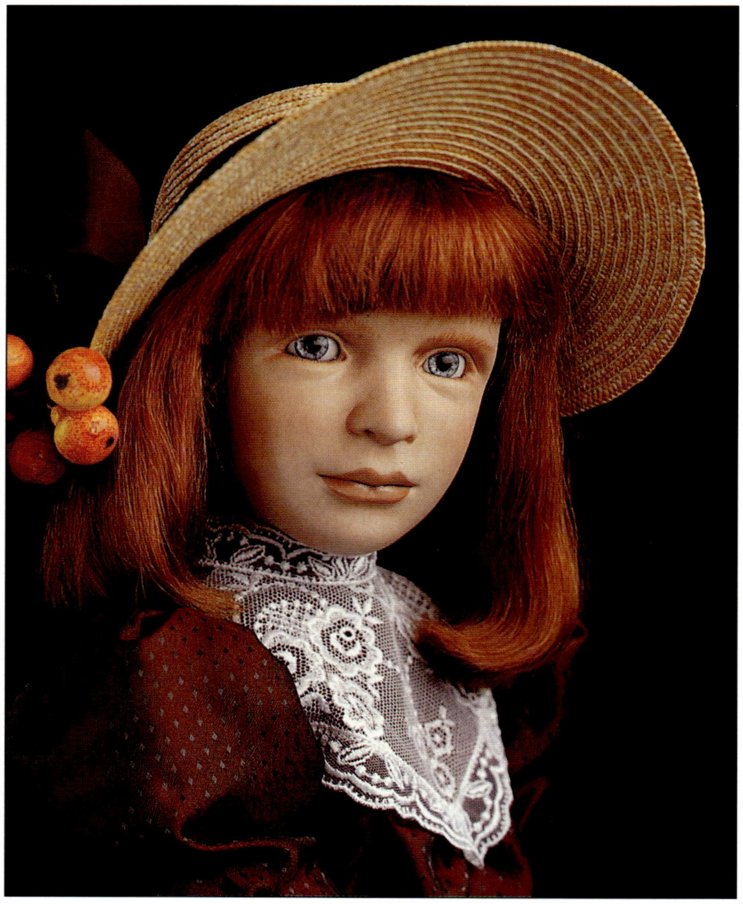

»Valeska«,
Porzellan, 70 cm

Material und Ausstattung

Sonja Hartmann arbeitet in Porzellan und Vinyl. Der moderne Kunststoff reizt sie vor allem wegen seiner Unzerbrechlichkeit, denn die Puppen sollen auch für Kinderhände geeignet sein. Im Gegensatz zu ihren früheren Puppen verwendet sie heute ausschließlich Glasaugen. Je nach Typ werden Mohair- oder Echthaarperücken angefertigt, die Körper haben in der Regel sieben Gelenke. Adrette Kleider aus antiken oder edlen neuen Stoffen, die teilweise handgefärbt werden, unterstreichen den Charakter der Puppen.

»Dominique«,
Vinyl, 55 cm

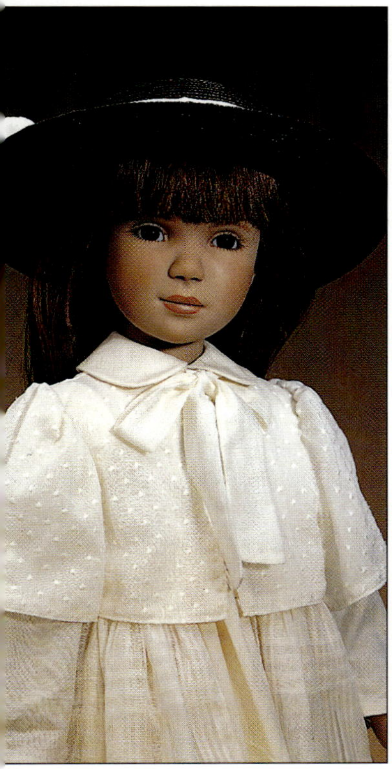

Präsentationen

Sonja Hartmann veranstaltete bisher Einzelausstellungen in etwa 20 Städten der USA. Die neuen Kollektionen werden jährlich auf der »Toy Fair«/New York und der Nürnberger Spielwarenmesse präsentiert. Ihre Puppen wurden bisher zwölfmal für den »Award of Excellence« des »Dolls Magazine« und den »Doll-Of-The-Year-Award« (DOTY) der Zeitschrift »Doll Reader« nominiert und gewannen mehrfach Preise. Seit Jahren vertritt die Künstlerin namhafte europäische Puppenmacher/innen in den USA; ebenso stellt sie amerikanische Puppenkunst in Europa vor, unter anderem auf der Nürnberger Spielwarenmesse. Vor vier Jahren riefen Sonja und Hagen Hartmann die Unikat-Ausstellung »One-of-a-Kind Doll Show« ins Leben, um herausragenden Puppenkünstlern und Künstlerinnen ein internationales Forum zu bieten. Im Februar 1995 findet das Ereignis erstmals unter dem neuen Namen »Masterpieces of the World« im prunkvollen Plaza Hotel/New York statt, gleichzeitig mit der »Toy Fair«.

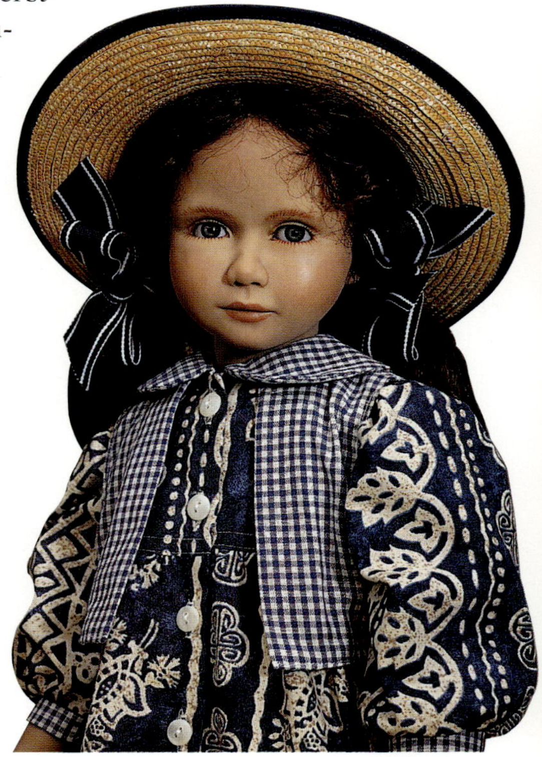

»Sarah«,
Vinyl, 55 cm

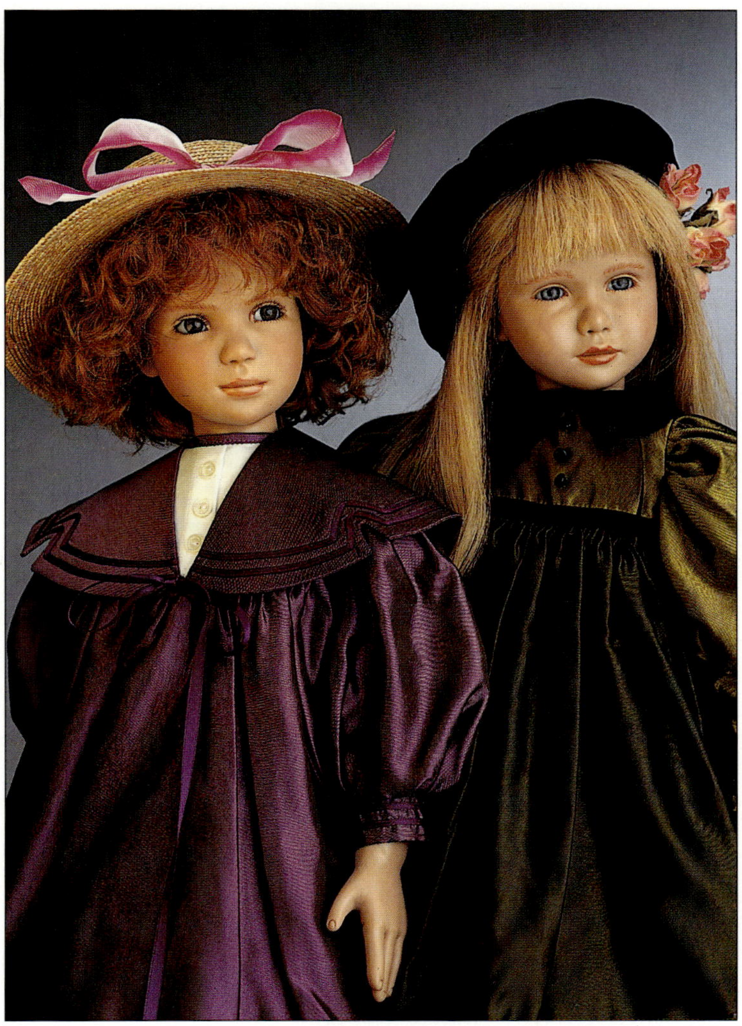

»Camilla und Malou«,
Vinyl, je 55 cm

Ella Hass

Ella Hass malte Ölbilder, bis sie vor 13 Jahren die Babypuppe »Du Mein« von Käthe Kruse entdeckte. Dieses anschmiegsame »Kind für das Kind« erweckte in der Lehrerin den Wunsch, ähnliche Puppen zu schaffen. Doch selbst »Fifi« Rehbinder-Kruse, die Tochter des Vorbilds, konnte Ella Hass nichts Genaues über das technische Geheimnis der Kruse-Puppen sagen. Ella Hass bildete sich autodidaktisch weiter, bis ihre eigene Technik ausgereift war.

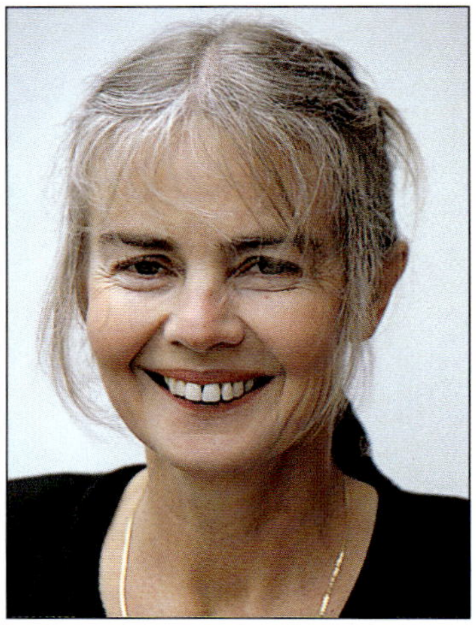

»Meine Puppen geben meiner Liebe zu Kindern und zur Schönheit Gestalt. Beim Puppenmachen fühle ich mich glücklich.«

»Johanne«, Keramin und Stoff, 67 cm

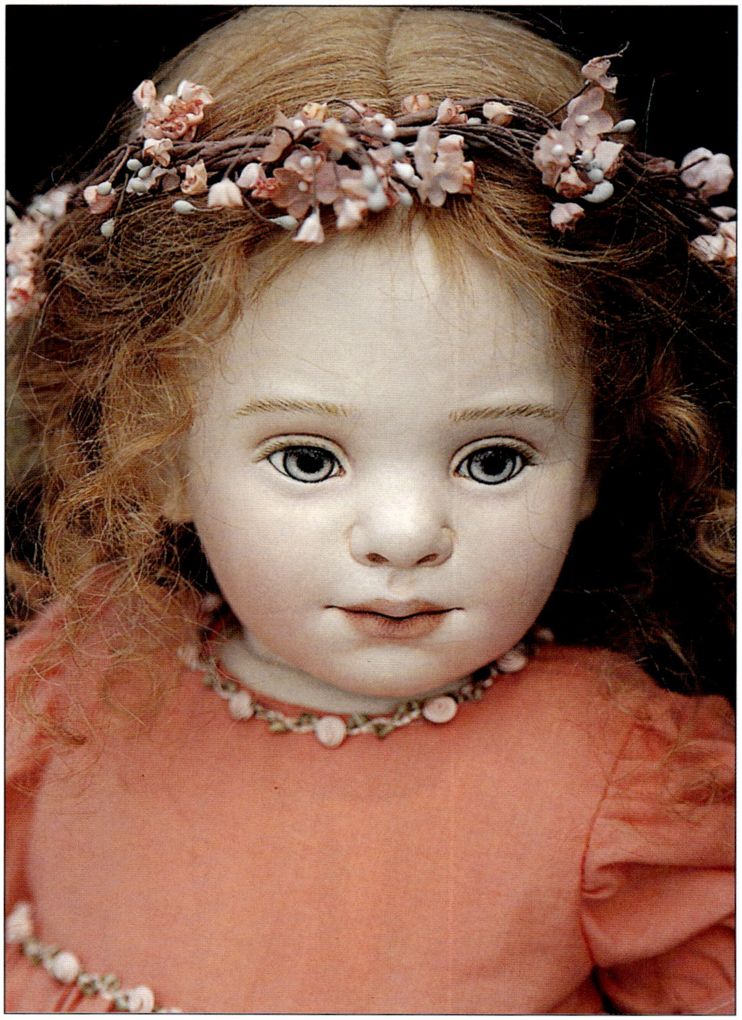

Die Puppen

Nordeuropäische, ernst blickende Kinder von einem bis etwa sechs Jahren sind das Markenzeichen der Dänin, dazu kommen kleine Mulatten. Am liebsten modelliert die Künstlerin frei aus dem Gedächtnis. Die Puppen, die in der Fachliteratur als »dreidimensionale Ölgemälde« bezeichnet wurden, sind 60 bis 70 cm groß und als Unikate oder in Kleinstserien bis zu vier Exemplaren erhältlich.

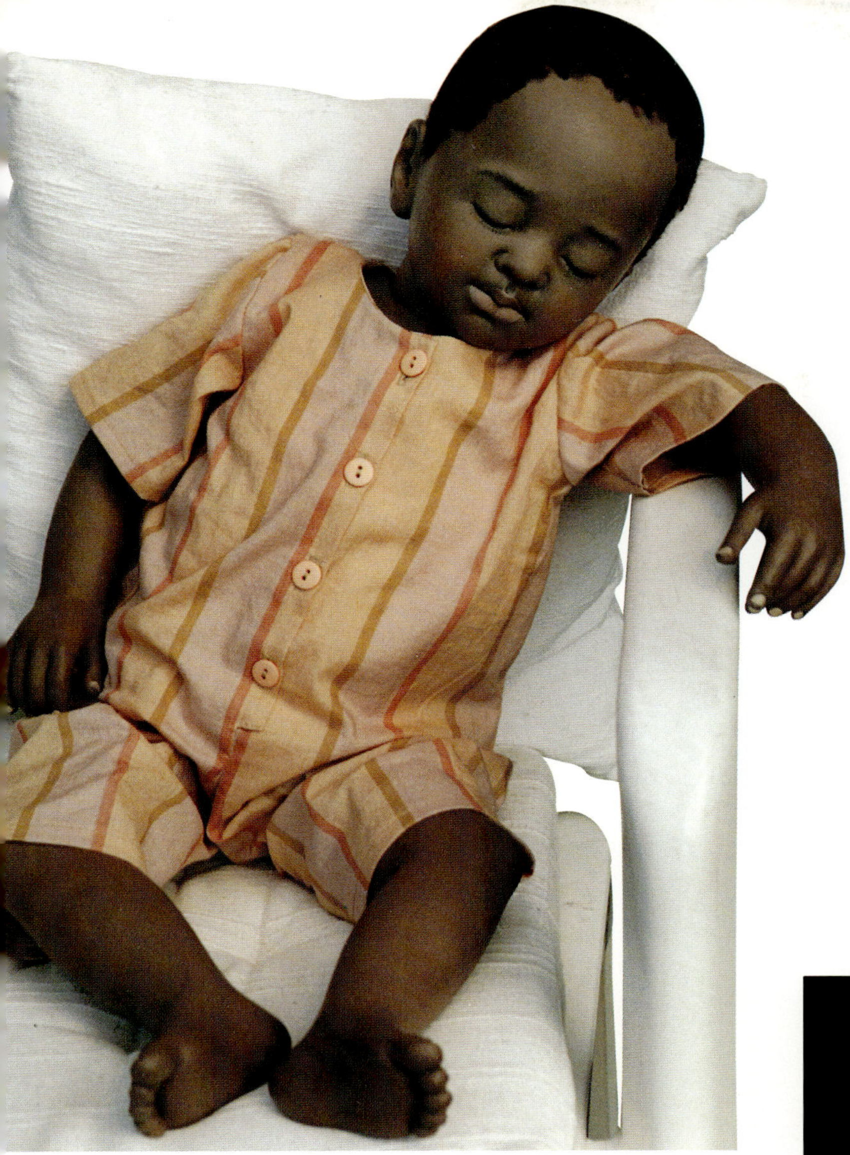

»Schlafender Sam«,
Keramin und Stoff, 67 cm

»Simon« ,
Keramin und Stoff, 67 cm

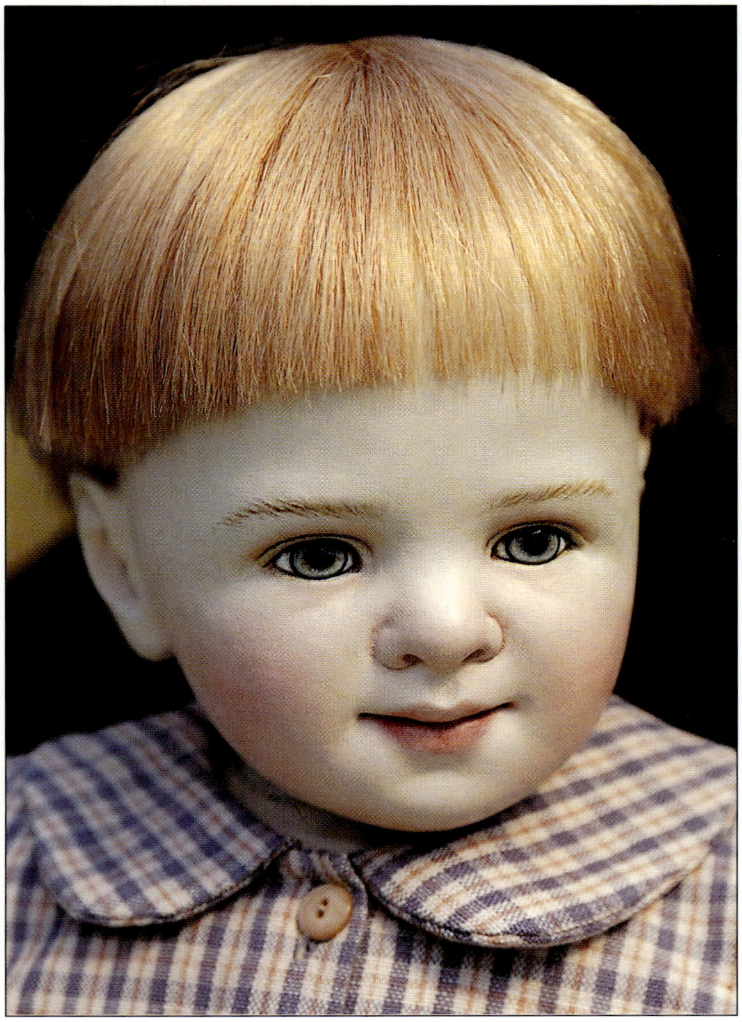

Präsentationen
Seit 1986 gewann Ella Hass mehrere Auszeichnungen, unter anderem bei Wettbewerben der GDS (Gobal Doll Society) in Scheveningen, Frankfurt und Köln. 1992 erhielt sie einen »Eurodoll«-Preis in Wiesbaden. Neben verschiedenen Ausstellungen in Europa und den USA sind ihre Puppen alljährlich auf der »Doll Art« in Frankfurt zu sehen.

Ausstattung
Passend zu Teint, Haar- und Augenfarbe schneidert Ella Hass kindliche, schlichte Kleidungsstücke. Dabei bevorzugt sie zarte, gebrochene Pastelltöne und zurückhaltende Muster.

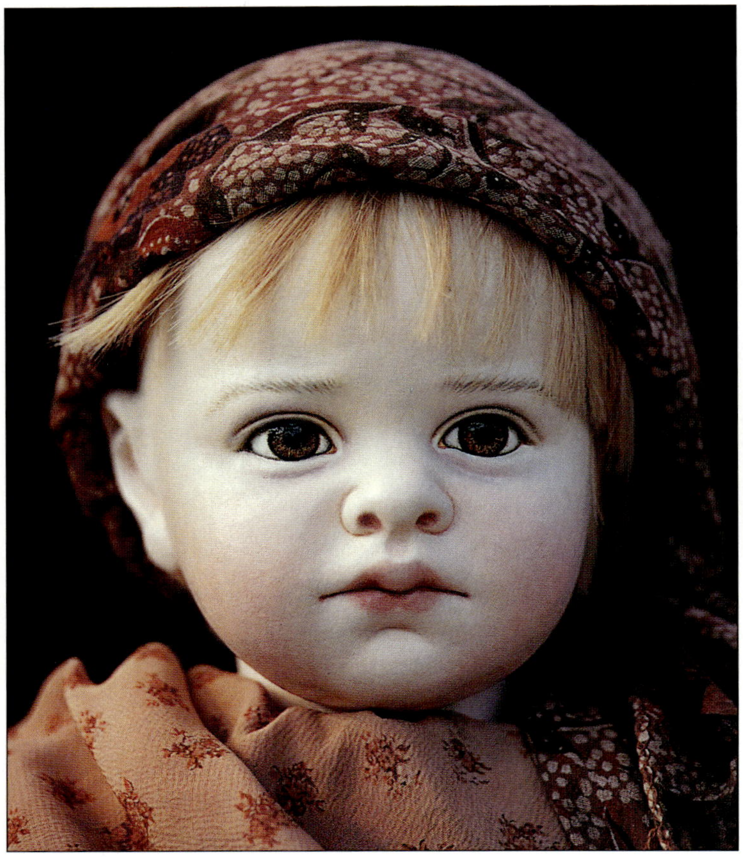

»Emilie« ,
Keramin und Stoff, 67 cm

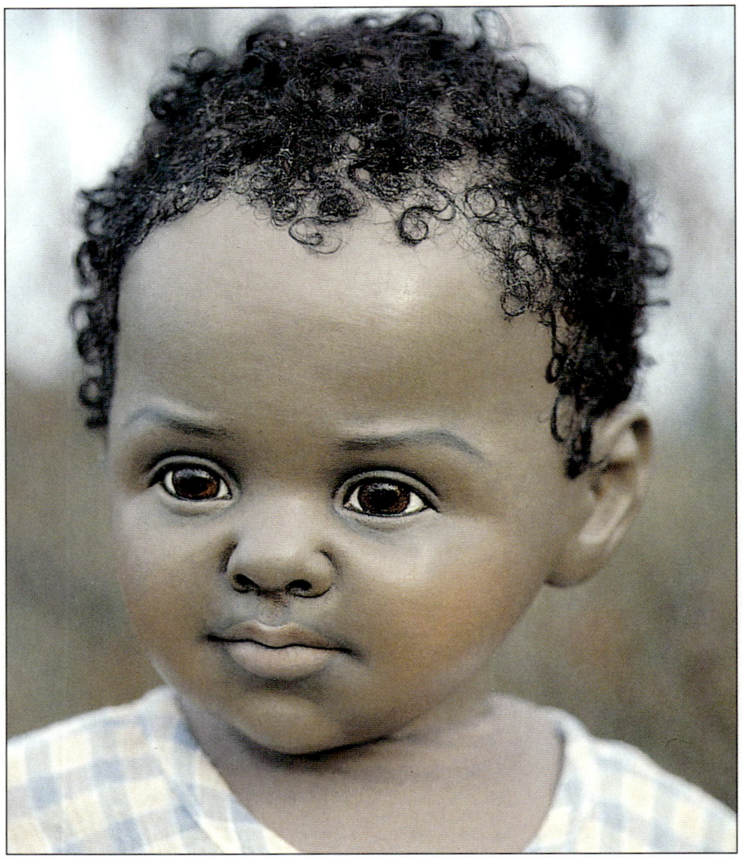

»Khamis«,
Keramin und Stoff, 67 cm

Material und Technik
Ella Hass modelliert zunächst ein Modell in Ton, nach dem sie eine Form herstellt. Die Köpfe werden aus Keramin – einer gipsähnlichen, lufthärtenden Masse – gegossen, gebrannt und mit einem Wachs-Harz-Gemisch überzogen. Darüber preßt Ella Hass eine genähte Trikotmaske, die mit Kleister fixiert, getrocknet, grundiert, geschliffen und mit Ölfarbe bemalt wird. Damit die Farbe nicht abblättert, wird sie, dem Ratschlag eines Gemäldekonservators folgend, mit einer dünnen Bienenwachsschicht überzogen. Die Perücken sind aus feinem Mohair geknüpft und aufgeklebt. Um ein Drahtgerüst modelliert Ella Hass nun einen Textilkörper, den sie mit Baumwollstoff umwickelt und mit Trikotgewebe überzieht. Im Gegensatz zu den Stoffgliedern der früheren Puppen werden Arme und Beine neuerdings aus Kompositionsmasse modelliert.

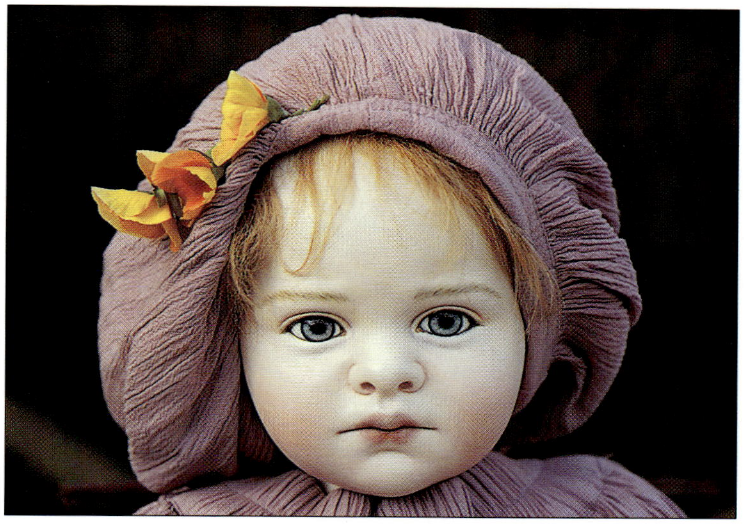

»Elisabeth«,
Keramin und Stoff, 67 cm

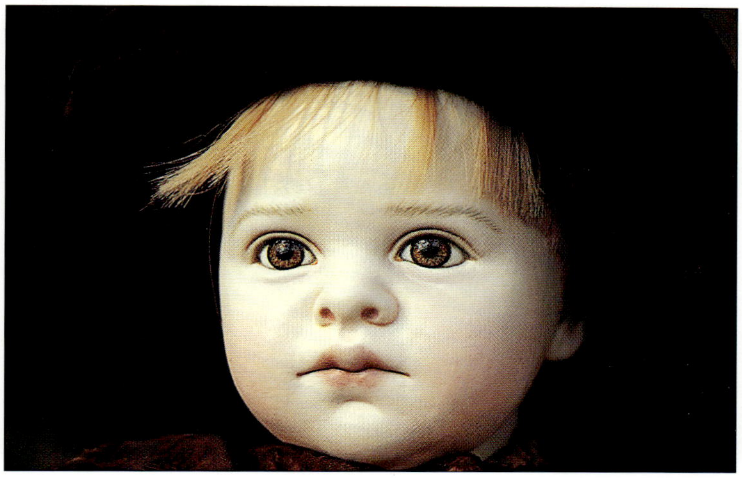

»Kleiner Napoleon«,
Keramin und Stoff, 67 cm

»Kathrine«,
Keramin und Stoff, 67 cm

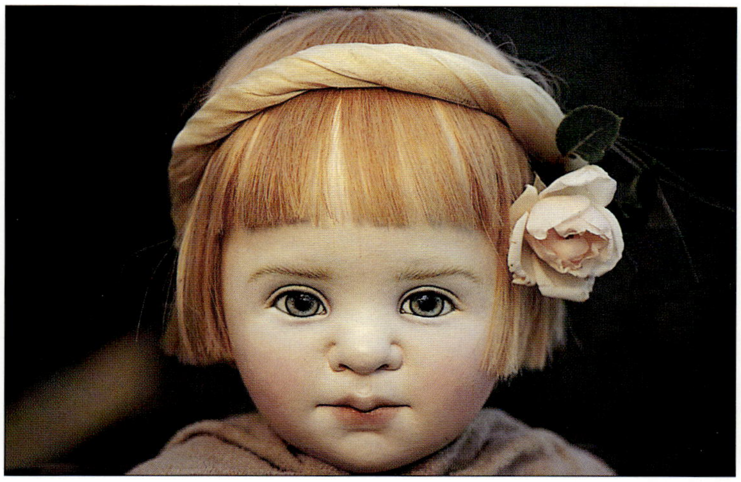

»Signe« ,
Keramin und Stoff, 67 cm

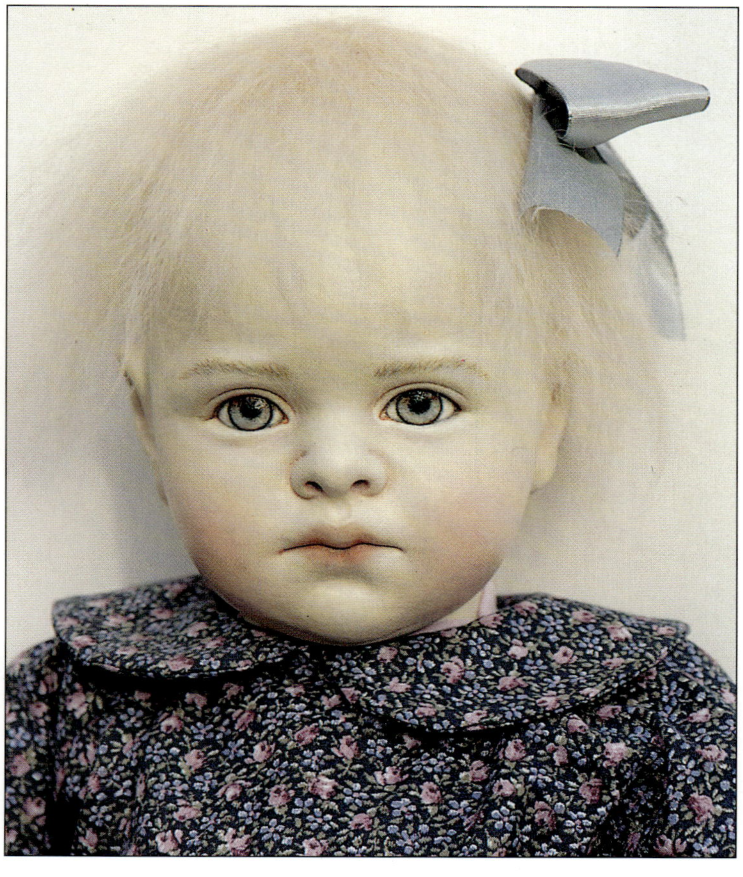

Uwe Haukenfrers und Jürgen Peper

Uwe Haukenfrers und Jürgen Peper modellierten von 1980 bis 84 Harlekine und Fantasiefiguren aus Fimo. Angeregt durch die Beschäftigung mit der Fotografie von Puppen, wandten sie sich ab 1992 wieder dem Modellieren zu und experimentierten mit Papiermaché und textilen Werkstoffen. 1993 zeigten sie ihre Puppen erstmals der Öffentlichkeit.

Ohne Titel, Modelliermasse, bemalter Stoff, Leder, 55 cm

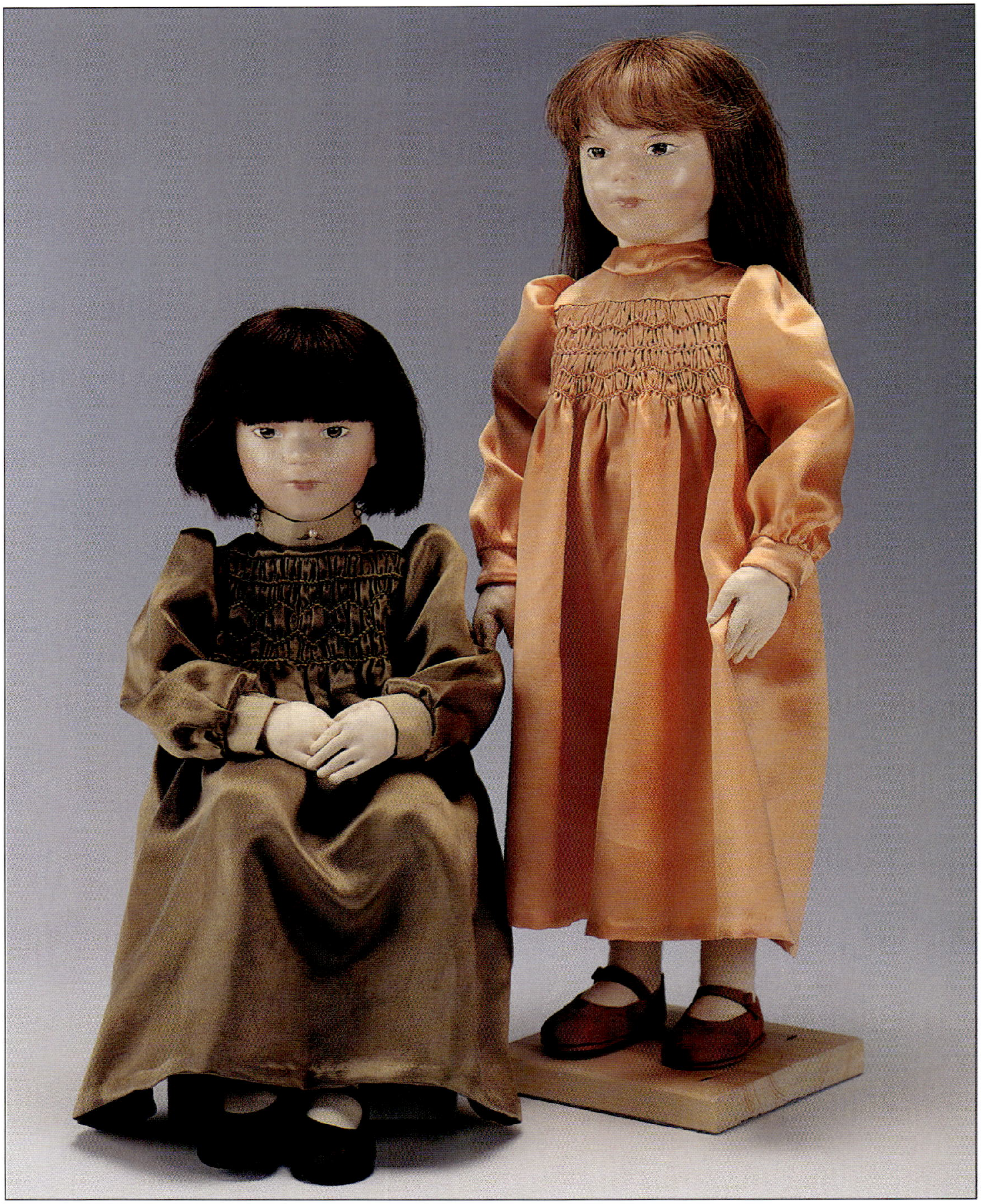

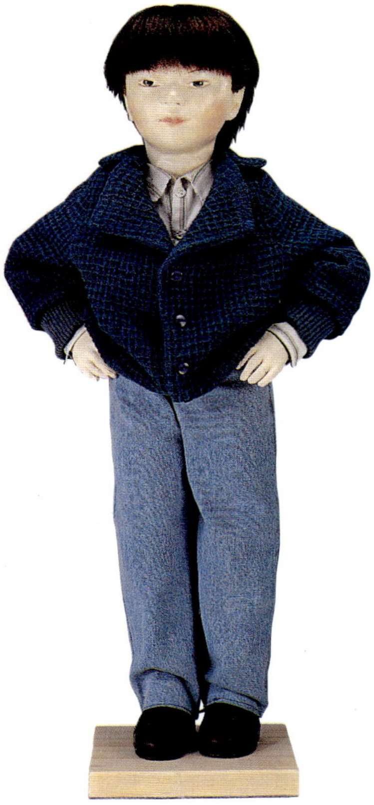

Ohne Titel, Modelliermasse, bemalter Stoff, Leder, 55 cm

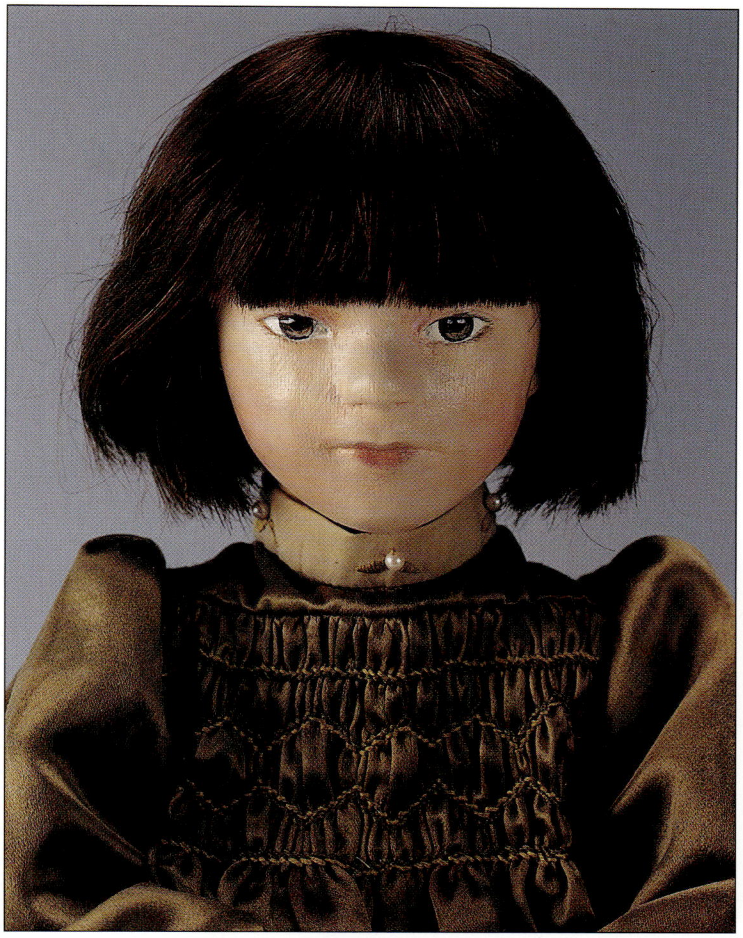

Ohne Titel, Modelliermasse, bemalter Stoff, Leder, 40 cm

Die Puppen
Kinderfiguren, stilisiert in Ausdruck und Gestaltung, sind derzeit das Thema der beiden Newcomer. Köpfe und Hände der Puppen werden modelliert, mit Stoff überzogen, grundiert, geschliffen und bemalt. Die Körper bestehen aus Stoff. Kleidung und Schuhe sind komplett selbstgefertigt.

Präsentationen
1993 und 94 stellten Uwe Haukenfrers und Jürgen Peper in Schloß Reinbek bei Hamburg aus. Außerdem beteiligten sie sich 1994 an der »International Doll Art« in Chicago und einer Ausstellung des Amtsrichterhauses Schwarzenbek.

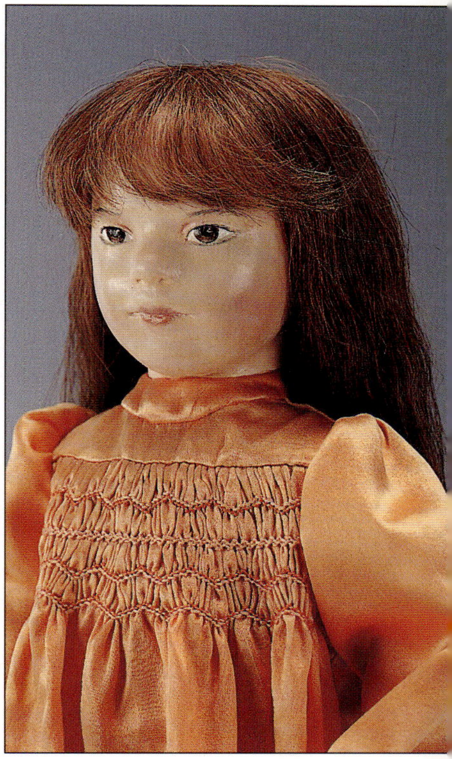

Ohne Titel, Modelliermasse, bemalter Stoff, Leder, 40 cm

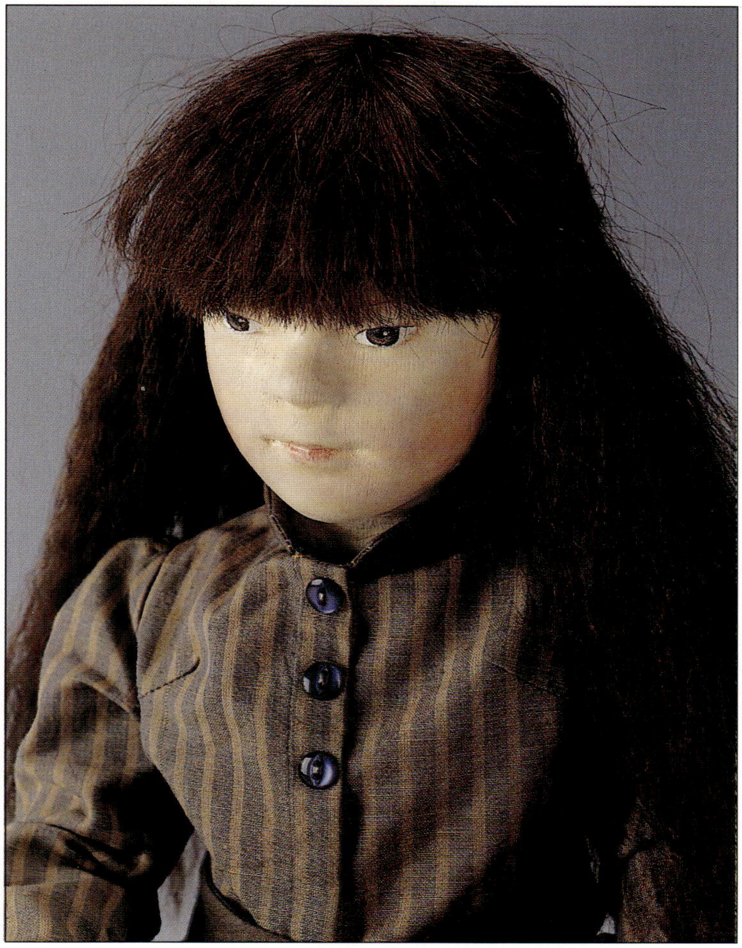

Ohne Titel, Modelliermasse, bemalter Stoff, Leder, 40 cm

Rolanda Heimer

Nach kurzer Tätigkeit im sozialen Bereich und als »Nur-Hausfrau« begann Rolanda Heimer, damals 32jährig, ein Malerei-und Grafikstudium in Marburg. Aus einem »Spieltrieb« heraus modellierte sie 1982 ihre erste Puppe, ein karikierendes Selbstporträt. Seit dieser Zeit illustriert sie auch Märchen- und Lyrikbücher und malt Aquarelle, noch heute ihr »zweites Standbein«.

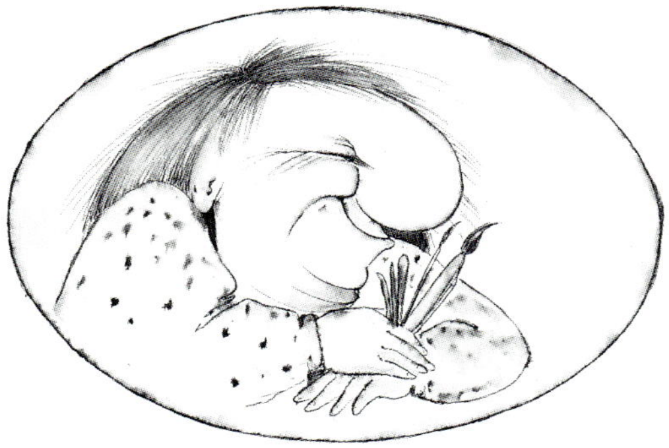

»Meine Puppen stehen ungeschönt zu ihrer Menschlichkeit und ihren Schwächen. Ich zeige Momentaufnahmen aus dem emotionalen Bereich: von einem Neugeborenen, das noch nicht gelernt hat, sich anzupassen, oder einem Alten, dem das Leben bereits seinen Stempel aufgedrückt hat.«

Die Puppen
Rolanda Heimers erste Werke waren Charakterpuppen alter Menschen; seit 1985 modelliert sie Kinder und Babys, im Durchschnitt 55 cm groß. Neugeborene, die mit entgleisten Gesichtszügen vor sich hinträumen, werden ebenso schnappschußartig porträtiert wie die wettergegerbten Gesichter ihrer liebenswerten Großeltern. Der Humor der Künstlerin, ihre Unkonventionalität und die Fähigkeit, sich selbst nicht immer bierernst zu nehmen, spiegeln sich in ihren Karikaturpuppen.

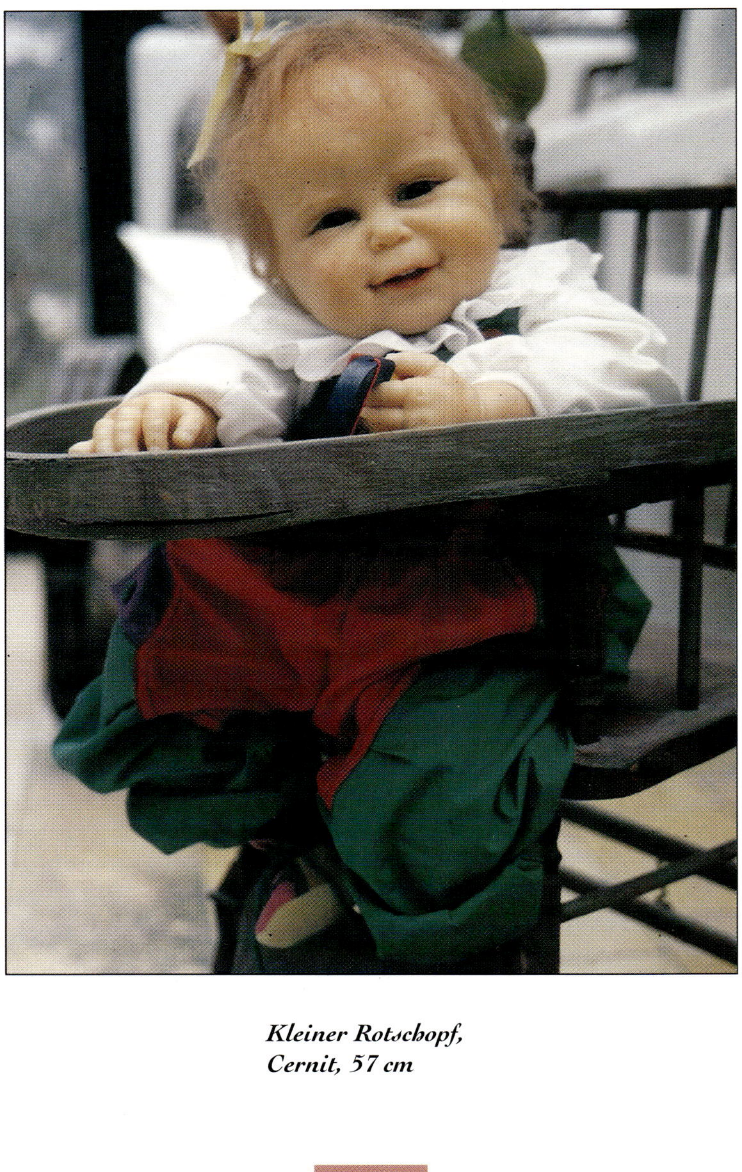

Kleiner Rotschopf,
Cernit, 57 cm

Ausstattung
Die Bekleidung der Puppe spielt für die Künstlerin eine untergeordnete Rolle, wichtig ist der Gesamteindruck, den alle Accessoires zusammen unterstreichen sollen. Die meisten Puppen tragen Kleider wie ihre großen Vorbilder »im richtigen Leben.«

Material und Technik
Rolanda Heimer modelliert meist in Cernit, da sie mit diesem Material größtmögliche Lebendigkeit erreicht. Die Augen sind aus Glas und werden bereits im Anfangsstadium des Modellierens eingesetzt; für die Haare nimmt sie feines Mohair. Der Körper wird für jede Puppe aus Nessel maßgeschneidert und mit Füllwatte gestopft. Mitunter modelliert die Künstlerin auch sichtbare Körperteile, etwa einen Babypo. Jede Puppe ist ein Unikat.

Baby »Sophie«, Cernit, 55 cm

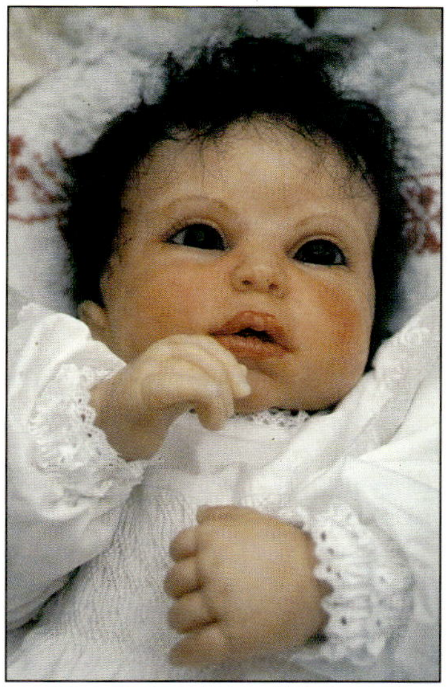

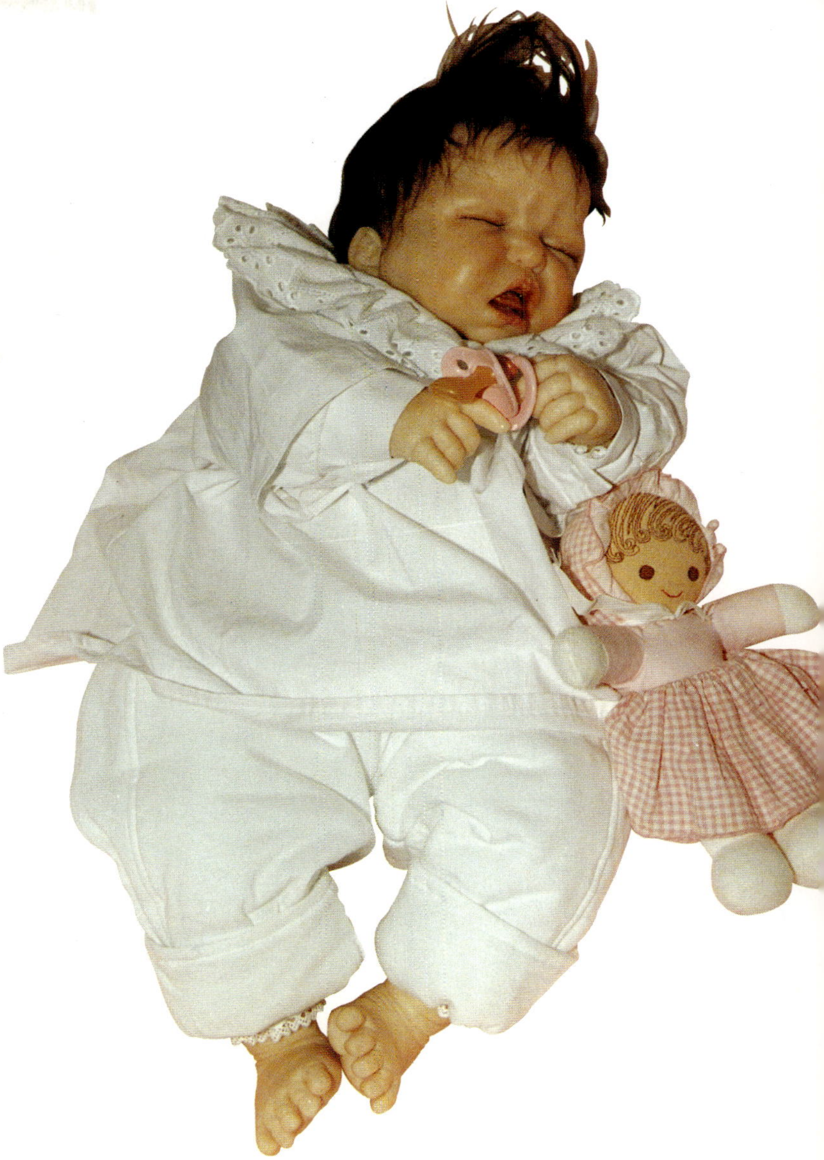

Baby, Cernit, 55 cm

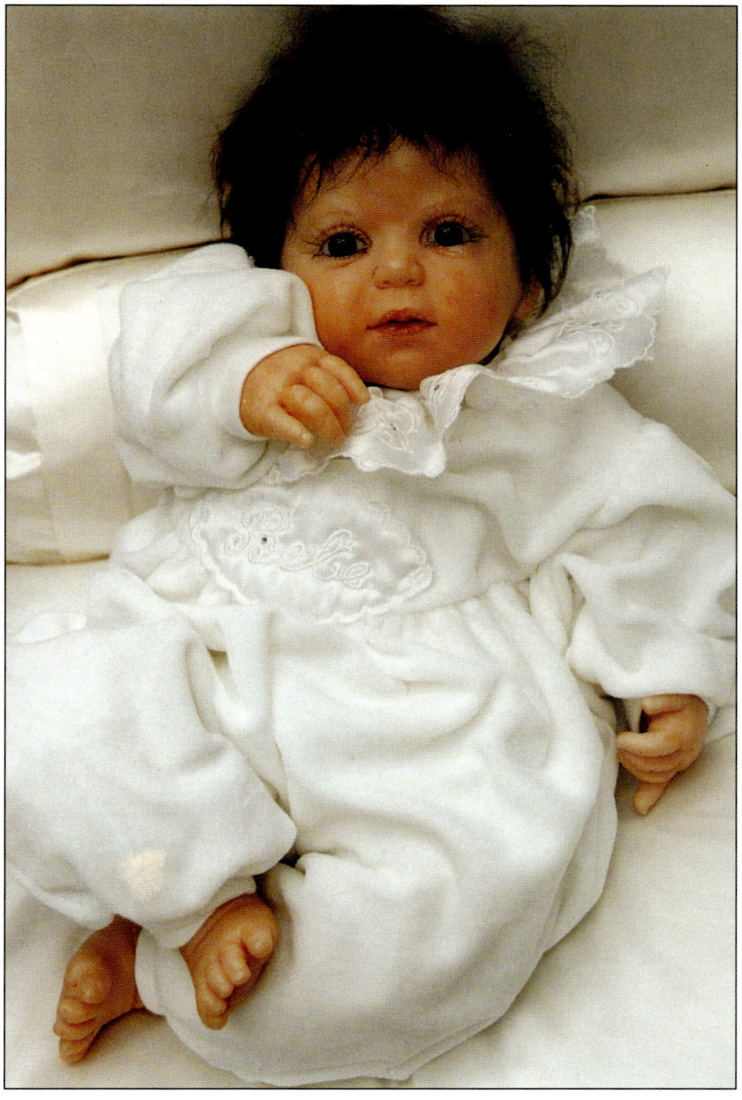

Präsentationen
Rolanda Heimer stellte ihre Puppen in Europa, den USA und Südafrika aus. Das Puppenmuseum Nordrach im Schwarzwald hat 50 ihrer Puppen erworben. 1993 veröffentlichte die Künstlerin im Augsburger Augustus Verlag den Band »Charakterpuppen selbermachen«, in dem sie neben Schritt-für-Schritt-Anleitungen und einem Galerieteil mit ihren Puppen auch Kostproben ihres zeichnerischen Repertoires gibt.

Neugeborenes, Cernit, 55 cm

Annette Hellmich

Schon während ihres Medizinstudiums nahm Annette Hellmich Unterricht im figürlichen Zeichnen und Porträtieren, plastischen Gestalten und Radieren. Sie vertiefte sich in Märchen, Mythen und Sagen aus aller Welt, die sie zunächst in Bildern, zunehmend jedoch in dreidimensionalen Objekten verarbeitete. 1984 entstanden die ersten Märchengestalten aus Modelliermasse. Nach der Geburt ihres zweiten Kindes sattelte die Chirurgin ganz auf das Puppenmachen um.

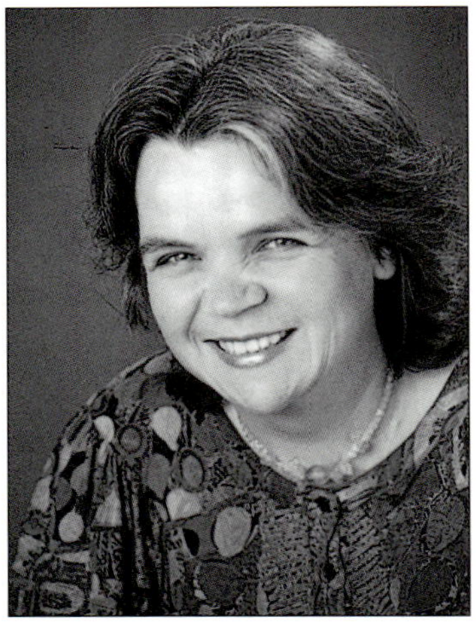

»Die Möglichkeit zum Spiel mit Strukturen, Farben und dreidimensionalen Gestalten ließ die Puppen für mich zum Objekt meines künstlerischen Begehrens werden.«

Vier Beispiele aus einer Varioserie aus Porzellan. Die »Königskinder« sind 45 bis 65 cm groß

Die Puppen
Märchen- und Traumfiguren sind das Thema von Annette Hellmich. Dabei läßt sie sich oft von Literaturzitaten anregen, die ihre Fantasie zu neuen Interpretationen formt. Die Puppen messen 20 bis 100 cm. In letzter Zeit konzentriert sich die Künstlerin auf Assemblage-Wandbehänge aus Puppenteilen und Stoffdraperien, die als Einzelstücke entstehen.

Ausstattung
Für die fantasievolle Bekleidung bevorzugt Annette Hellmich kostbare alte Stoffe in warmen, gebrochenen Farben, die zusätzlich mit Federn, Spitzen, Brokat, Fell und weiterem Zierat geschmückt werden. Die Künstlerin entwirft außergewöhnliche Schnitte für die Gewänder oder näht die Draperien direkt auf den Puppenkörper.

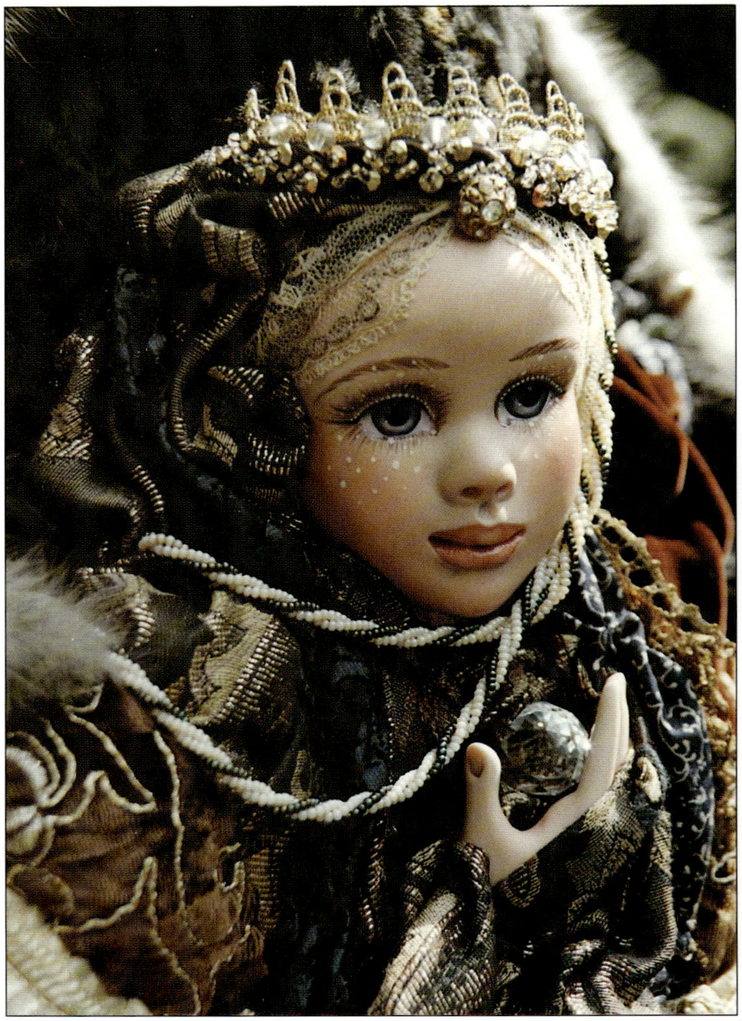

Als Assemblage-Wandbehang . . .

Unikate und Varioserien
Von einer Unikatpuppe kann man strenggenommen nur dann sprechen, wenn sie komplett »vom Künstler modelliert, bekleidet und fertiggstellt wird und diese Puppe nie wieder gemacht wird... Unikat-Puppen werden fast immer vollständig vom schaffenden Künstler entworfen und handgemacht« (Ursula Driskell, zitiert nach: »Der Gildebrief« 1/91). Um ihre völlig unterschiedlichen, jedoch aus einer einzigen Gußform entwickelten Figuren von den »echten« Unikaten aus Modelliermasse zu unterscheiden, prägte Annette Hellmich 1987 den Begriff der »Varioserie«. Diese Kleinauflagen sind auf höchstens 20 Exemplare limitiert: »Jede dieser Puppen ist einmalig, da jede einzeln nachmodelliert, unterschiedlich gemalt und ausgestattet wird« (Annette Hellmich).

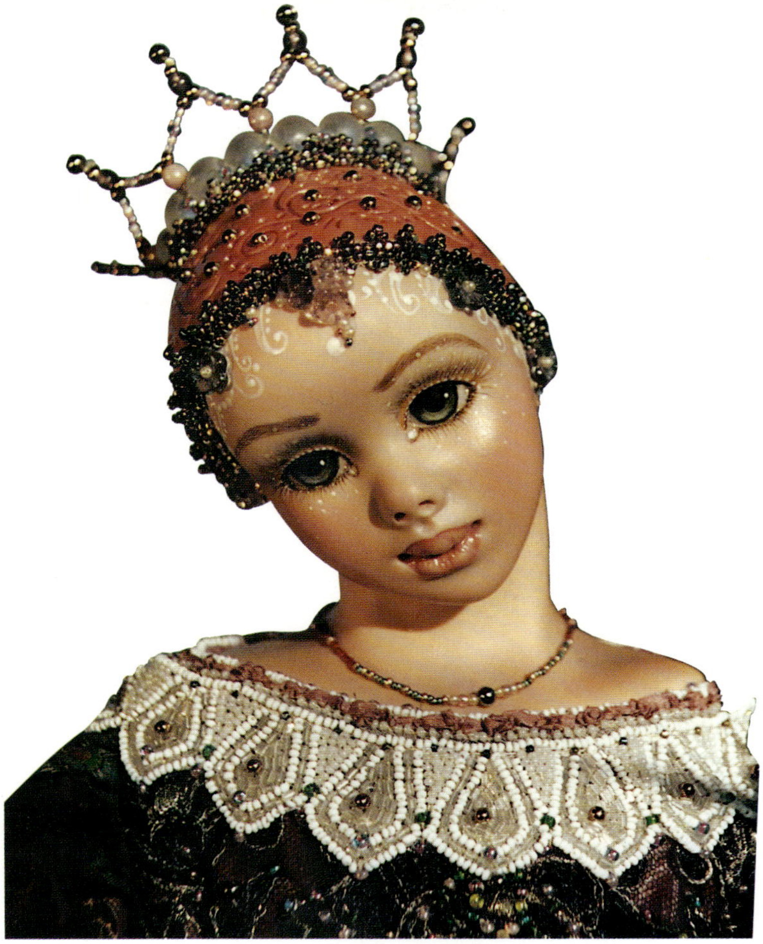

... als Puppe

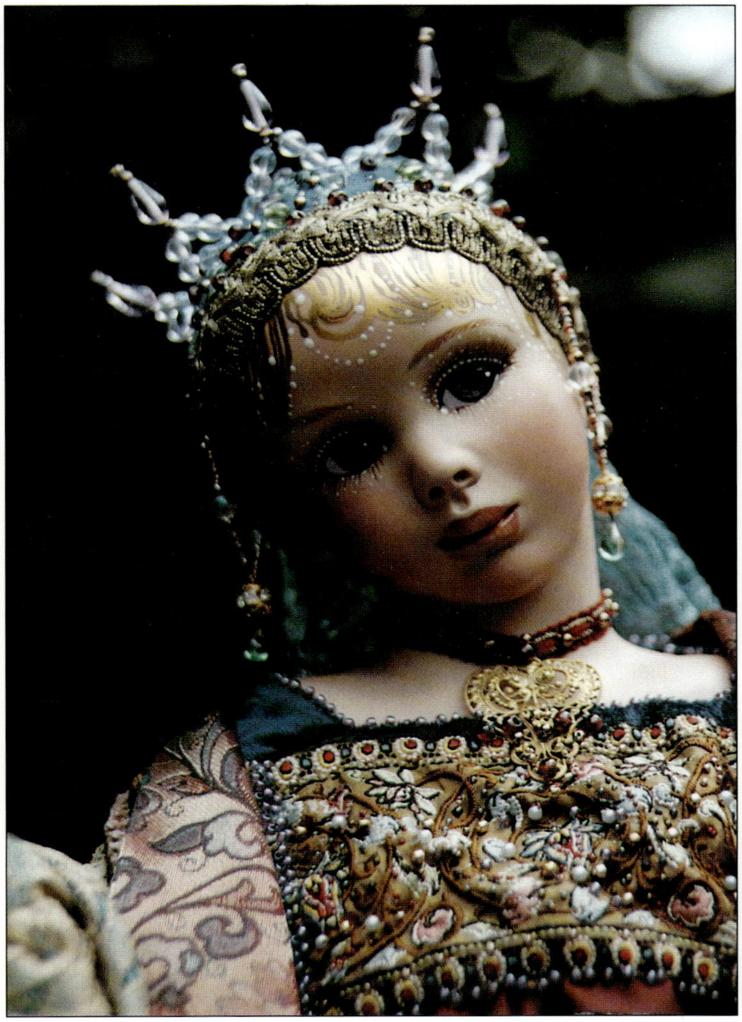

... als Puppe

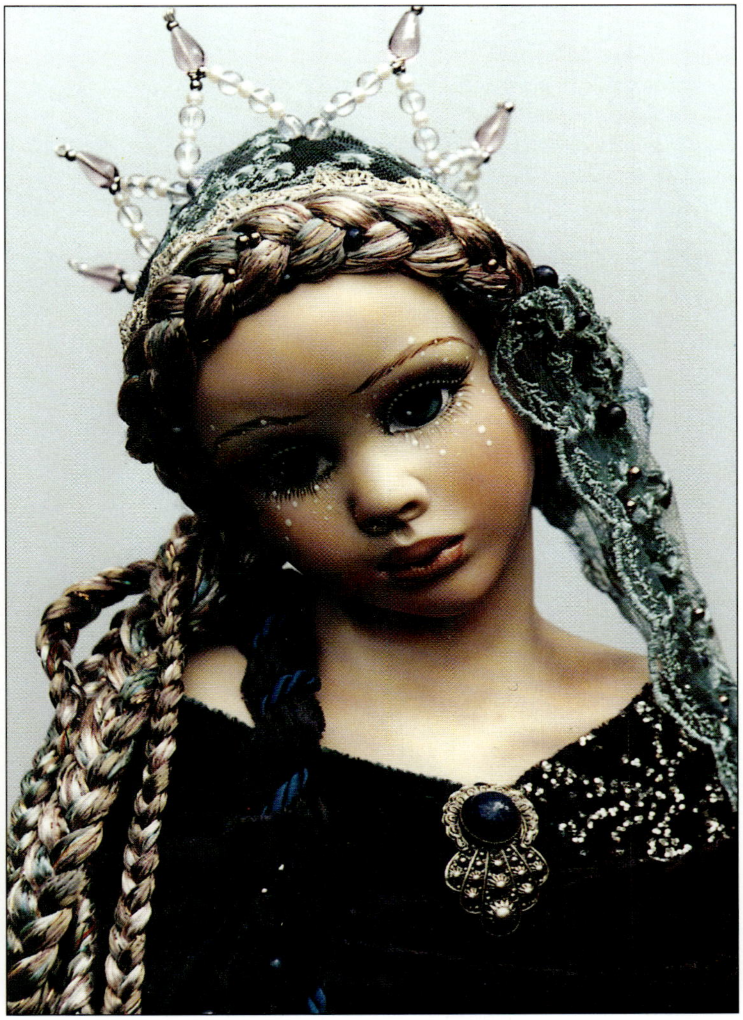

... als Büste

Präsentationen
Wer in Neustadt/Coburg heiratet, kommt in den Genuß des Wandbehangs »Der seidene Schuh«, den die Künstlerin 1994 als Auftragsarbeit für das Trauzimmer des Standesamtes schuf. In »Christinas Stube« von Frau Ackermann in Polch stellt Annette Hellmich seit 1986 immer wieder aus. 1994 war sie unter anderem beim »One-of-a-Kind-Salon« in New York, der Ausstellung »Sammlerwelt – Kinderglück« in Hamm sowie im Gengenbacher Museum Haus Löwenberg vertreten.

Auch 1995 wird sie ihre Puppen wieder auf der »Doll Art« in Frankfurt präsentieren. Seit 1991, als sie zum erstenmal den Eurodoll-Preis gewann, konnte Annette Hellmich bis Ende 1994 fünfmal Gold und dreimal Silber sammeln. Seit 1994 ist sie Mitglied des VeP.

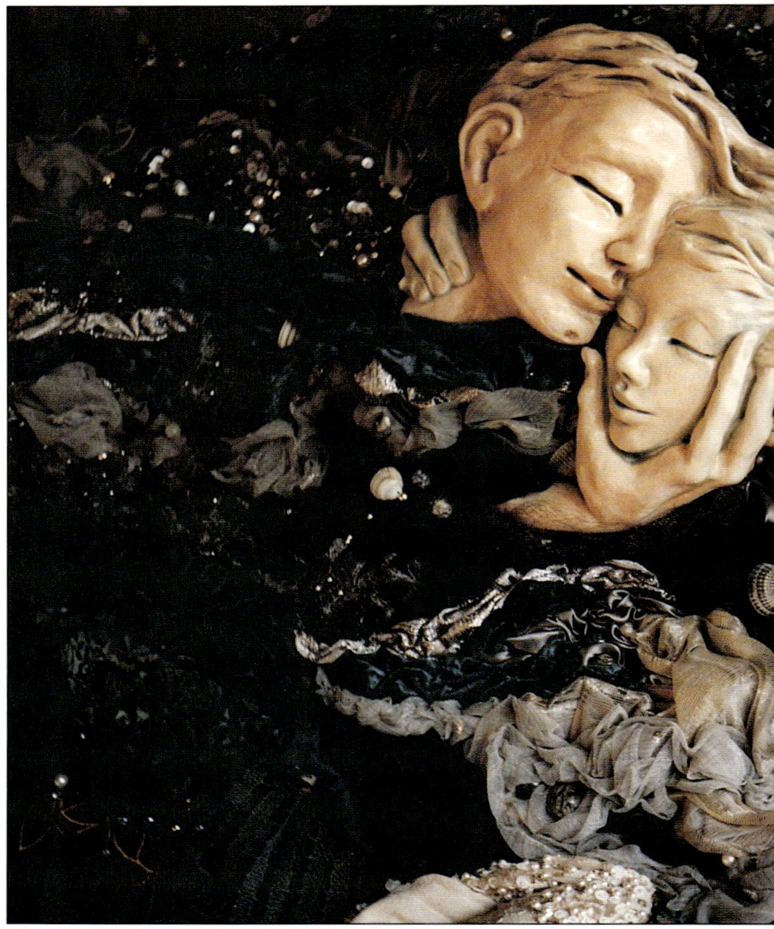

»Der seidene Schuh«, Assemblage-Wandbehang, nach dem Schauspiel von Paul Claudel, plastische Teile aus der Porzellan-Varioserie »Liebespaare«, 200 x 220 cm

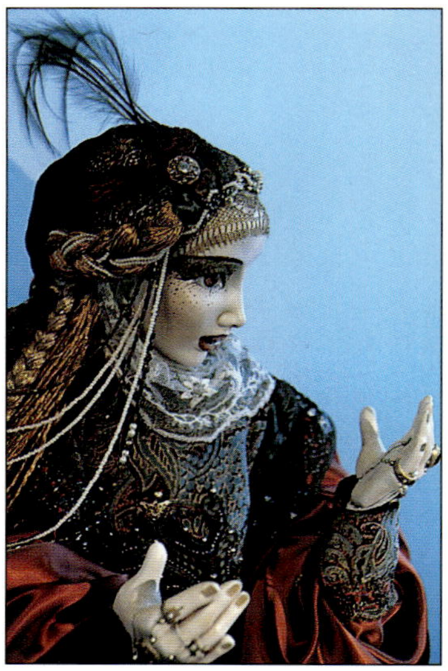

»Scheherezade« aus »Tausendundeiner Nacht«, Keramiplas, 70 cm

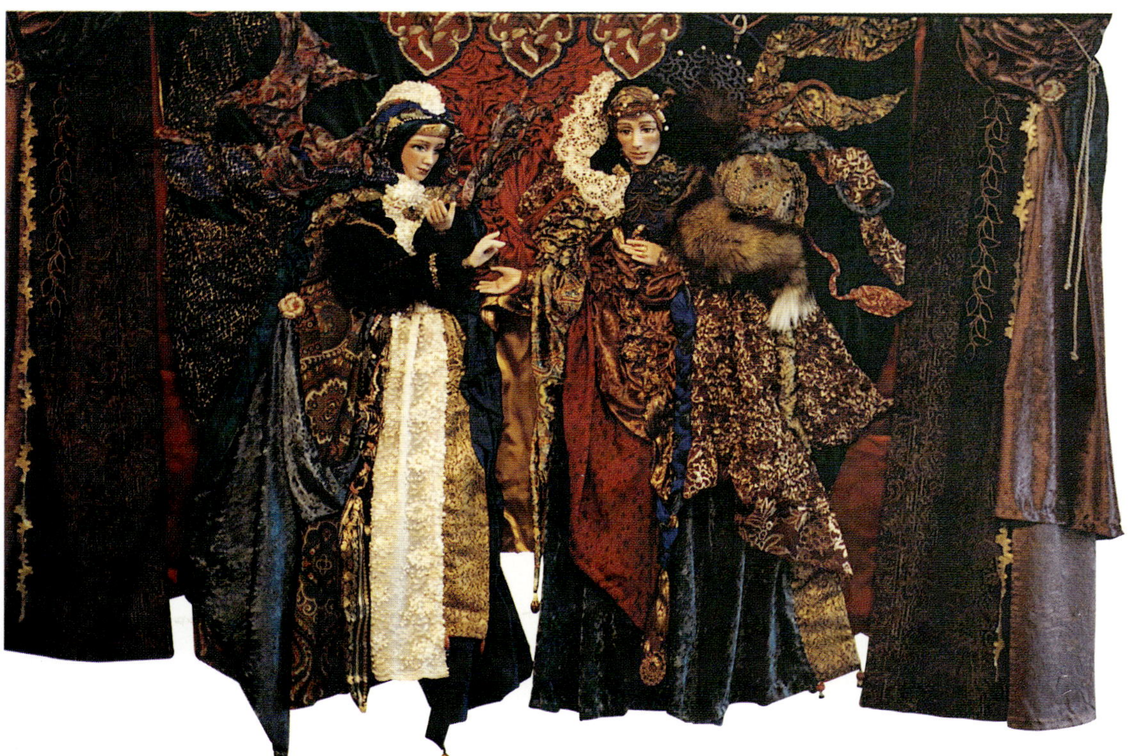

Material und Technik
Köpfe, Hände, Füße und die Schuhe der Puppen bestehen aus Porzellan oder lufttrocknender Modelliermasse, die durch Schleifen und Polieren eine porzellanähnliche Optik erhält. Lebensechte Requisiten wie fertige Perücken und Kristallaugen gibt es bei diesen Fantasiefiguren nicht. Die Frisuren werden aus Fell, Hanf, Seide, Wolle oder

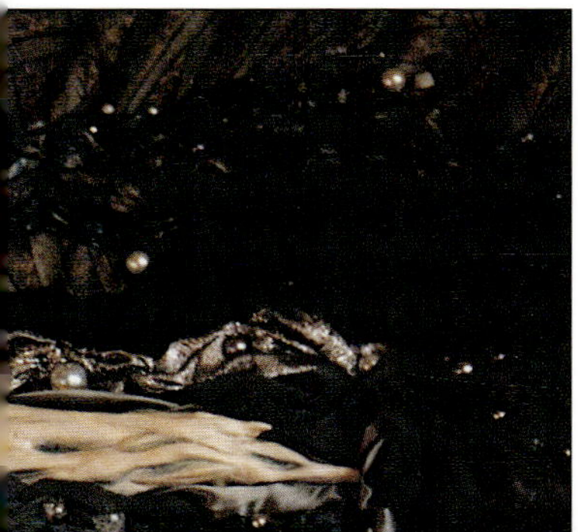

»Der Fischer und seine Seele«,
Ausschnitt aus einem
Assemblage-Wandbehang,
Köpfe und Hände aus
Keramiplas, 100 x 150 cm

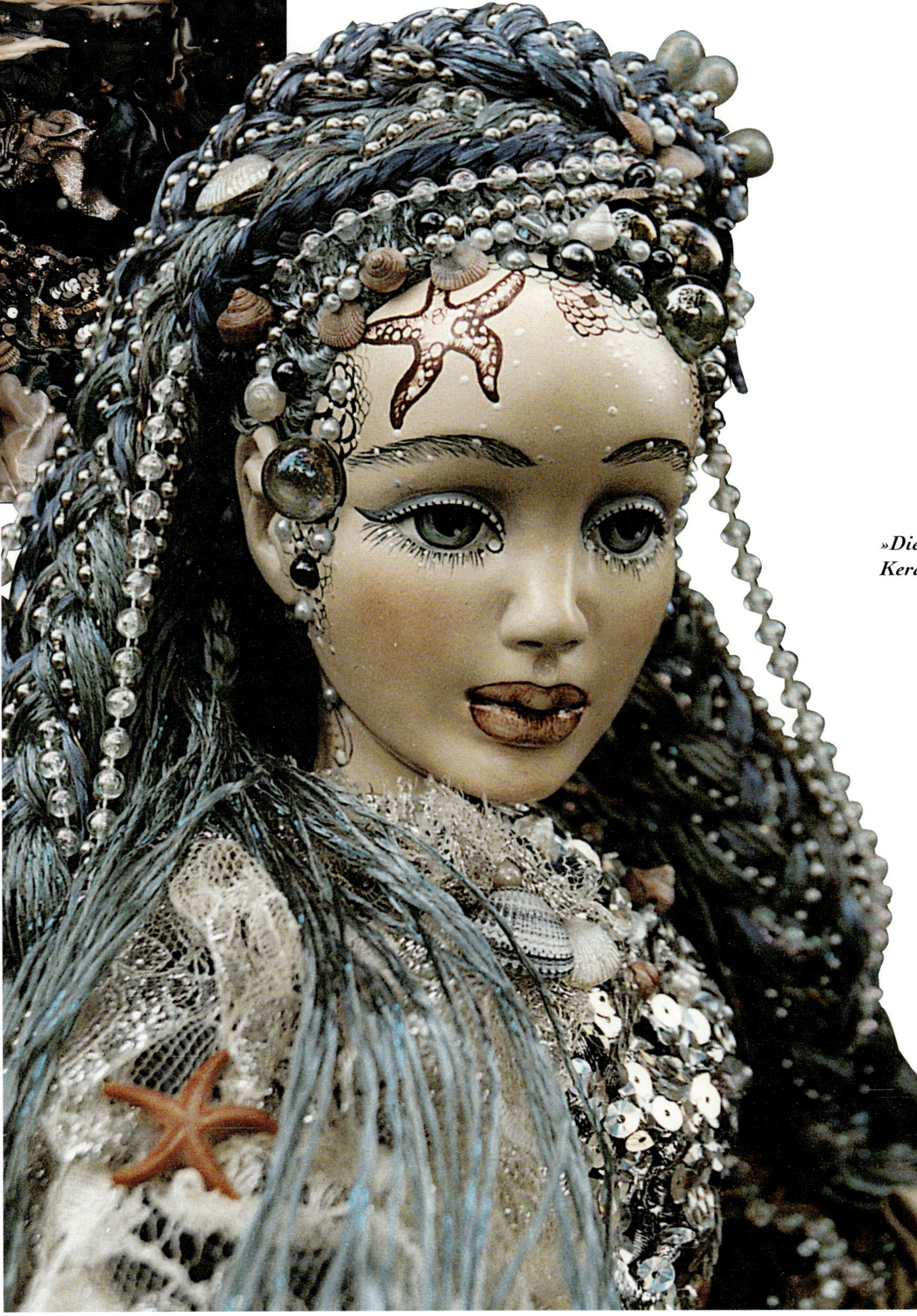

»Die kleine Seejungfrau«,
Keramiplas, 75 cm

Effektgarnen gearbeitet, bestickt oder mit Perlen verflochten. Die Augen der Unikate sind mit Temperafarbe gemalt und mit Klarlack überzogen, bei den Porzellanpuppen werden hierfür glänzende Porzellanfarben in mehreren Schichten aufgetragen und gebrannt. Die Körper, die teilweise mit Draht verstärkt werden, sind aus Nessel genäht und mit Schafwolle gestopft.

Héloïse (Joëlle Lemasson)

Joëlle Lemasson, die unter ihrem Pseudonym »Héloïse« bekannt ist, absolvierte an der Kunsthochschule in Rennes ein Studium als Kunsterzieherin. 1974 entstanden ihre ersten einfachen Stoffpuppen. Sie arbeitete damals auch als Fotostylistin und Visagistin. Seit 1989 unternimmt sie Reisen in die USA, die sie ebenso motivieren wie ihre Begegnungen mit anderen Puppenkünstlern.

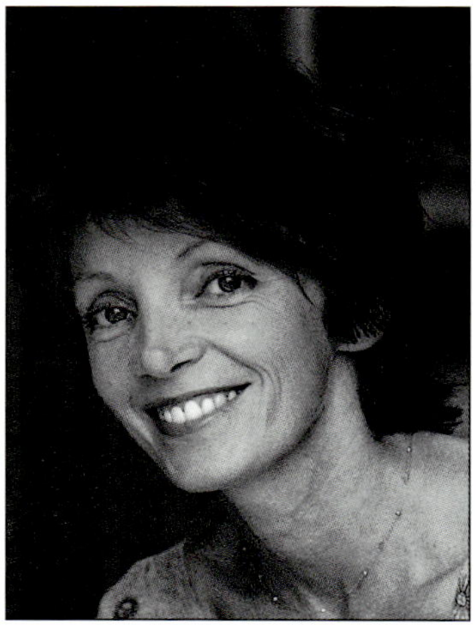

»Ich kann nicht in Worten ausdrücken, warum ich gerade das Puppenmachen als künstlerische Ausdrucksform gewählt habe, aber ich weiß, daß es das Wichtigste überhaupt für mich ist.«

»Marie Jeanne«,
Kunstharz, 51 cm

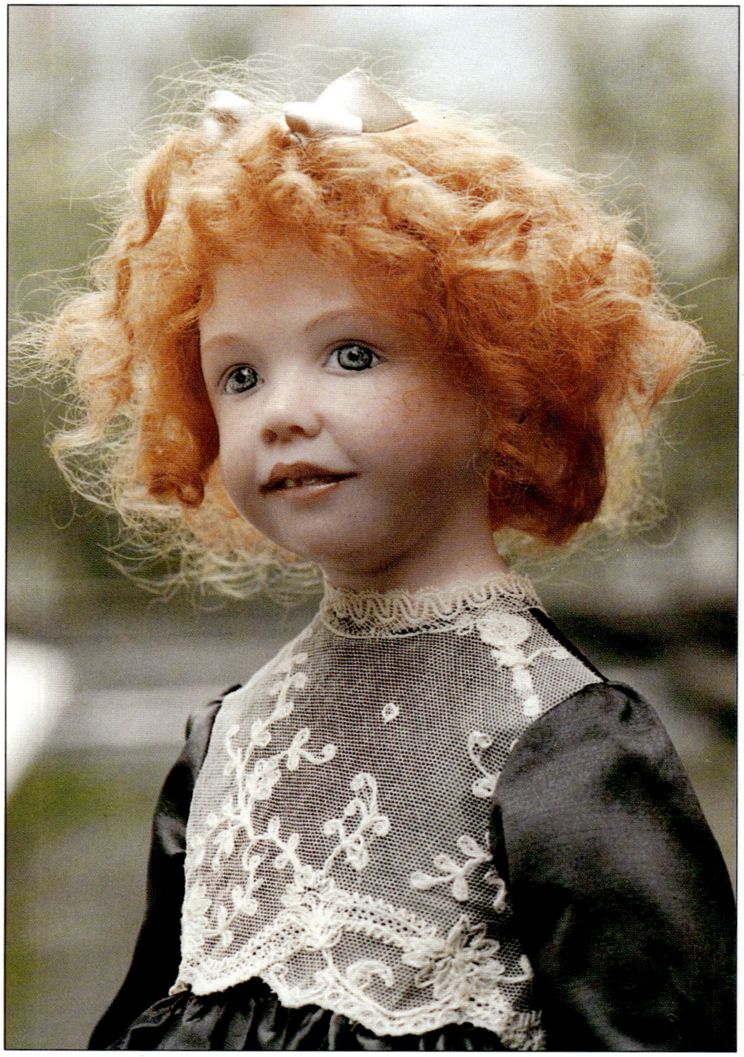

Die Puppen
In ihrer Anfangszeit schuf Héloïse große, ätherische Frauenfiguren und Heranwachsende. Heute repräsentieren ihre Puppen romantische Kinderfiguren – bis auf eine Ausnahme allesamt kleine Mädchen.
»Ich entscheide nie von vornherein, was für eine Puppe ich machen will«, sagt Héloïse, »ich lasse die Dinge sich selbst entwickeln«. So sieht sie in ihren Geschöpfen auch keine Puppen im klassischen Sinn, sondern eine künstlerische Ausdrucksform, vergleichbar mit der Malerei. Héloïse will der besonderen Anmut von Kindern Gestalt geben, indem sie ihre Ideen in Kleinplastiken umsetzt.
Die Künstlerin modelliert Unikate aus der Modelliermasse »Fimo«, vor allem aber Kleinserien aus Kunstharz, die auf acht, 50 oder 100 Exemplare limitiert sind. Jede der 43 bis 56 cm großen Puppen wird nach dem Gießen individuell nachgearbeitet und ausgestattet. Für gewöhnlich hat Héloïse vier bis fünf Modelle gleichzeitig im aktuellen Angebot, jährlich entstehen im Durchschnitt drei neue Puppen.

Ausstattung
Unterwäsche und Kleider werden selbst entworfen und aus feinen Schweizer Baumwollstoffen, Seidentaft und antiken Spitzen von der Schneiderin Danielle Pallac geschneidert. Auch die Schuhe im nostalgischen Stil läßt Héloïse anfertigen.

Material und Technik
Héloïse bevorzugt Kunstharz, das sie sich autodidaktisch zu eigen machte. Die Puppen werden zuerst von Kopf bis Fuß in Ton modelliert und dann komplett in Kunstharz gegossen. Héloïse fertigt auch Puppen, bei denen nur Kopf-Büstenteil, Arme und Beine aus Kunstharz bestehen und an einen Stoffkörper genäht sind, so daß die Glieder bewegt werden können. Die Gesichter werden mit Aquarellfarben bemalt, die Augen anschließend mit glänzendem Kunstharzlack überzogen. Echthaar oder Mohair liefert den Rohstoff für die Perücken, die für jede Puppe individuell hergestellt werden.

Präsentationen
1982 stellte Héloïse ihre Kunstharzpuppen zum erstenmal im »Atelier d'Art« in Paris aus, drei Jahre später wurde eine ihrer Puppen im »Musée des Arts Décoratifs« im Pariser Louvre präsentiert. Es folgten zahlreiche Ausstellungen in Frankreich und den USA, unter anderem im »Musée de la Poupée« in Nantes und bei »Puppen von gestern, Schöpfungen von heute« im »Musée des Arts Décoratifs«. Ihr »Kleines Mädchen, stehend« gewann den ersten Preis der Global Doll Society. Auf dem Vierten Weltkongreß der Puppensammler und Puppenmacher in Paris wurde Héloïse 1994 von der »Jumeau Academy« ausgezeichnet.

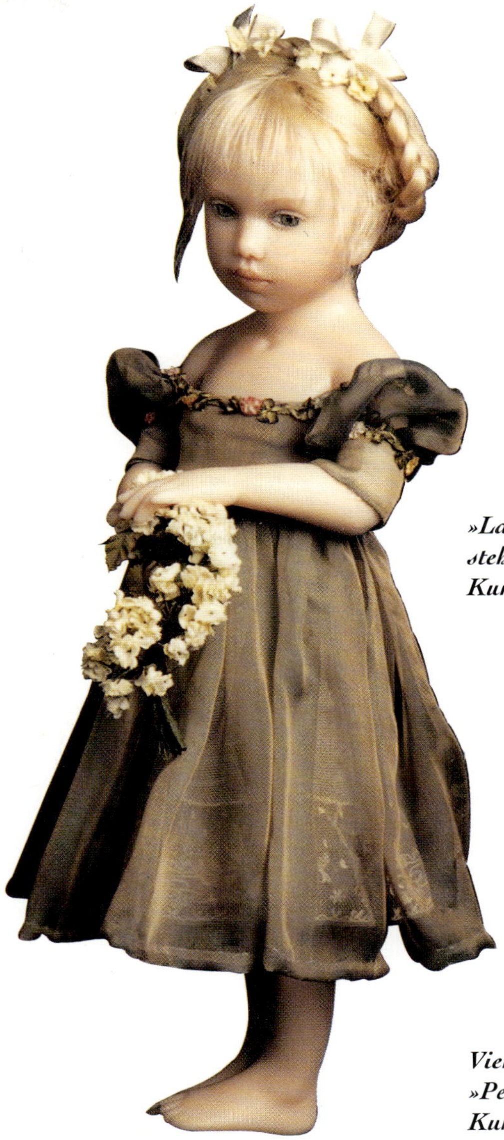

»La petite fille debout«, stehendes Mädchen, Kunstharz, 40 cm

Vier Variationen der »Petite Chloé«, Kunstharz, je 45 cm

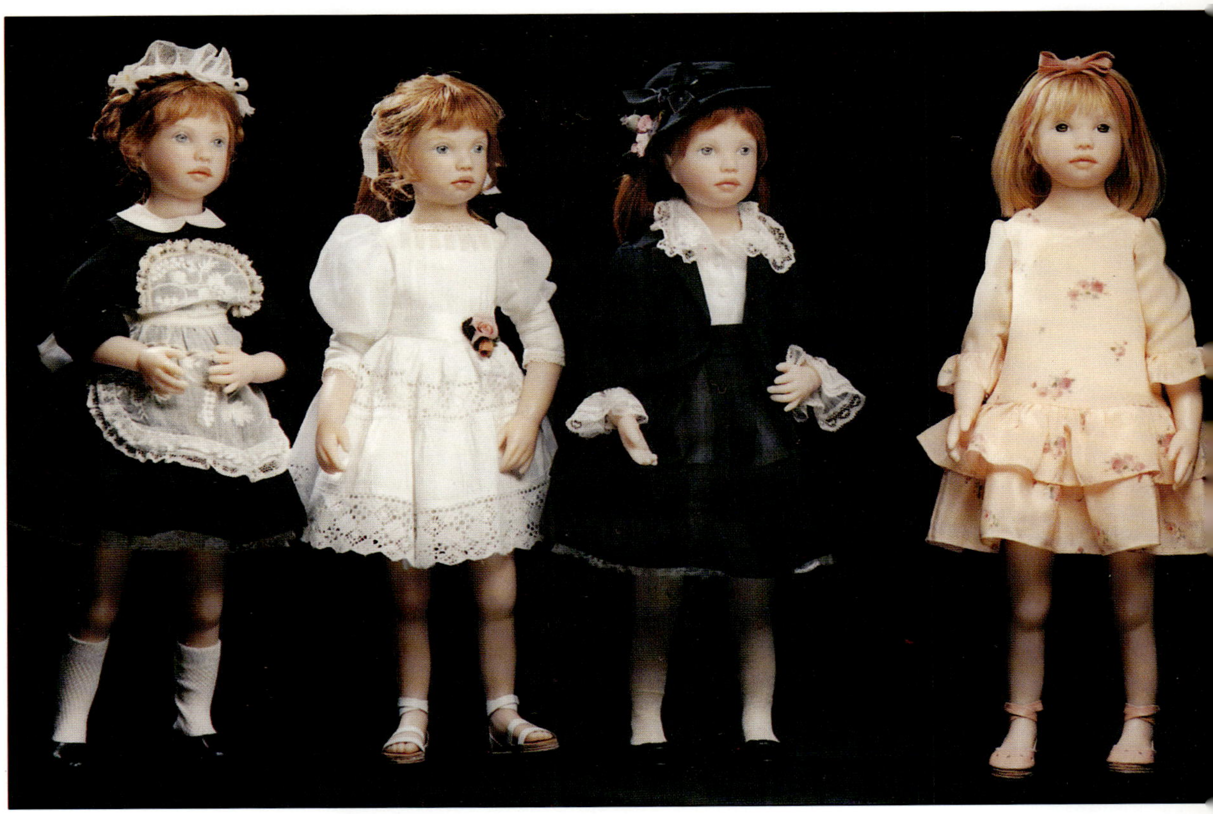

Hella Hofmann

Hella Hofmann lernte Gebrauchsdesign und studierte an der Fachhochschule für Spielzeug in Sonneberg/Thüringen. Seit den sechziger Jahren arbeitete sie als Spielzeugdesignerin. Gleichzeitig bildete sie sich an der Kunsthochschule in Halle-Giebichenstein weiter und absolvierte ein Fernstudium für Malerei und Grafik. Als 1991 das Kombinat Spielzeugland Mengersreuth-Hämmern aufgelöst und Hella Hofmann arbeitslos wurde, kaufte sie sich einen Brennofen, den sie mit dem Verkauf ihrer Grafiken finanzierte. Seitdem hat sich die Künstlerin eine Existenz als freie Puppenmacherin aufgebaut und gestaltet unter anderem Modelle für Firmen im In- und Ausland.

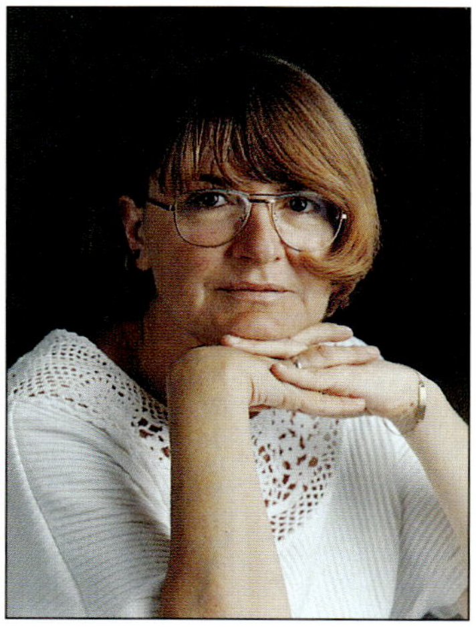

»Das Puppenmachen ist meine Leidenschaft. Angesichts der Vielfalt an Materialien und Techniken will ich mich handwerklich und künstlerisch immer weiter vervollkommnen.«

Die Puppen
Menschen aller Altersgruppen, Märchen- und Fantasiefiguren spiegeln Eindrücke, die die Künstlerin in ihrer Umwelt sammelt. Die Puppen, 30 bis 75 cm groß, entstehen als Unikate oder limitierte Auflagen bis 30 Stück. Ganzporzellanpuppen sind eine Spezialität von Hella Hofmann. Außerdem gestaltet sie frei modellierte Puppen und Figuren aus Papiermaché und Drückermasse.

Material und Technik
Hella Hofmann arbeitet vorwiegend mit Porzellan. Bei den Varioserien werden nicht nur Kopf, Hände und Füße dargestellt, sondern auch Frisuren und Schuhe; die Augen sind gemalt. Alle übrigen Puppen haben mundgeblasene Glasaugen.

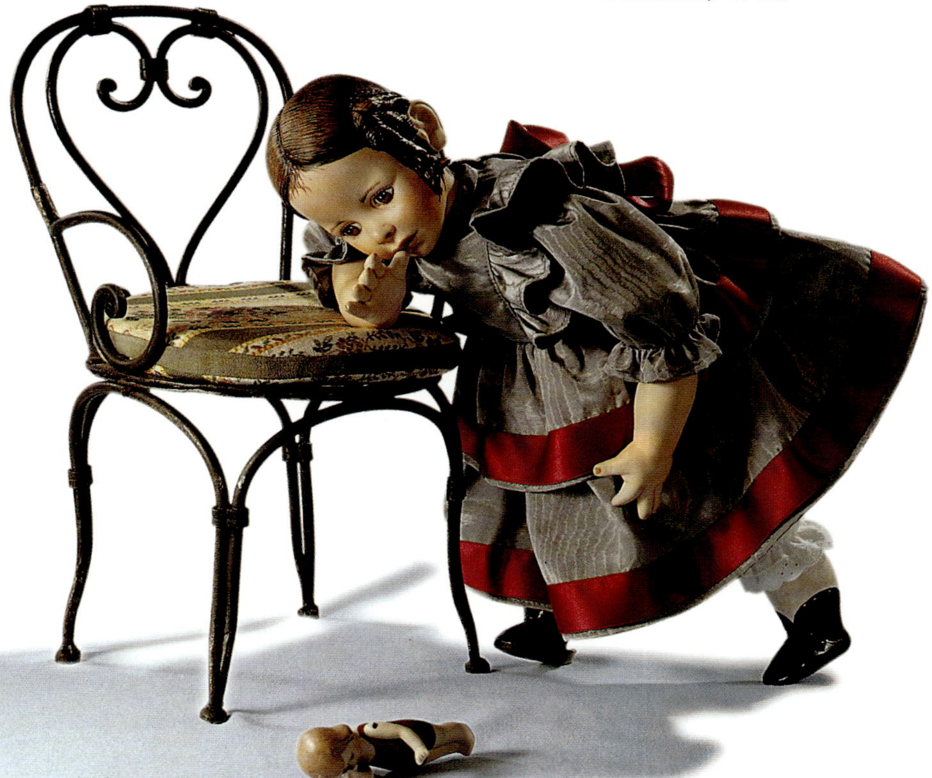

»Lene«, aus einer Biedermeier-Varioserie, Porzellan, 40 cm

Ausstattung
Bekleidung und Accessoires sind selbst entworfen und von einer Schneiderin genäht. Das gesamte Zubehör soll zurückhaltend bleiben, da der Ausdruck von Gesicht und Händen dominiert. Besonders interessant findet Hella Hofmann die Kostüme der Biedermeierzeit.

Präsentationen
Seit drei Jahren nimmt Hella Hofmann an der Frankfurter »Doll Art« sowie an Puppenbörsen in Sonneberg, Neustadt, Thann und Flieden teil. Ihre Puppen waren unter anderem bei Einzelausstelllungen in Sonneberg, Zella-Mehlis und Schlüchtern zu sehen.

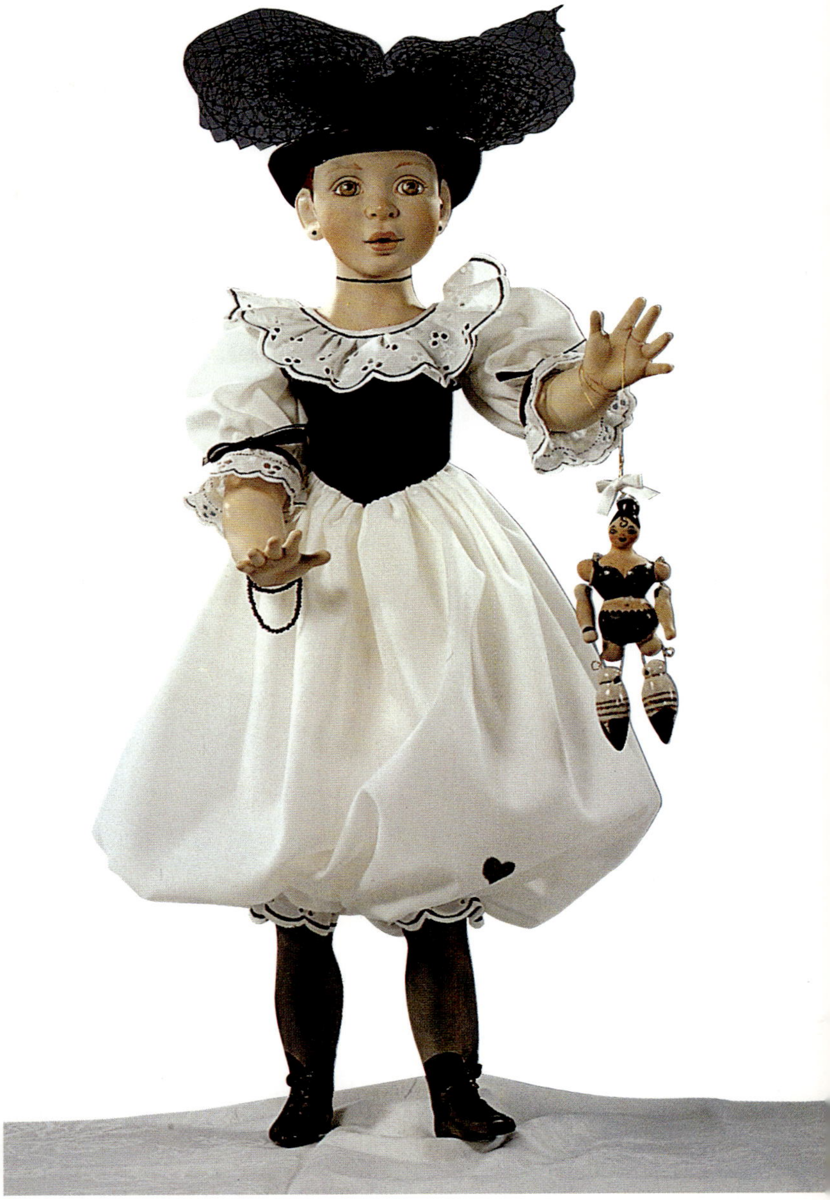

»Maxi mit Marionette«, Porzellan, 60 cm

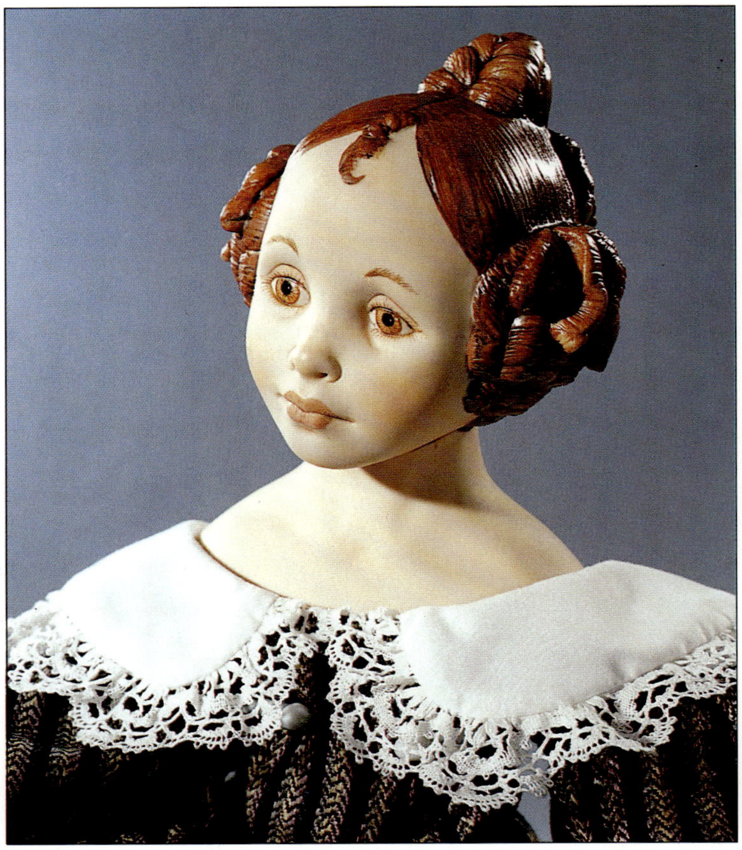

»Jenny«, aus einer Biedermeier-Varioserie, Porzellan, 60 cm

Yvonne Hoogesteger-Flipse

Ihre ersten Figuren formte die Künstlerin, die schon immer gern Comics zeichnete, aus Salzteig. Angeregt durch eine Ausstellung holländischer Puppenmacher und einen eintägigen Kurs bei Marlaine Verhelst, baute sie das plastische Gestalten autodidaktisch aus. Vor sieben Jahren eröffnete sie ihr »Atelier Maskerade«.

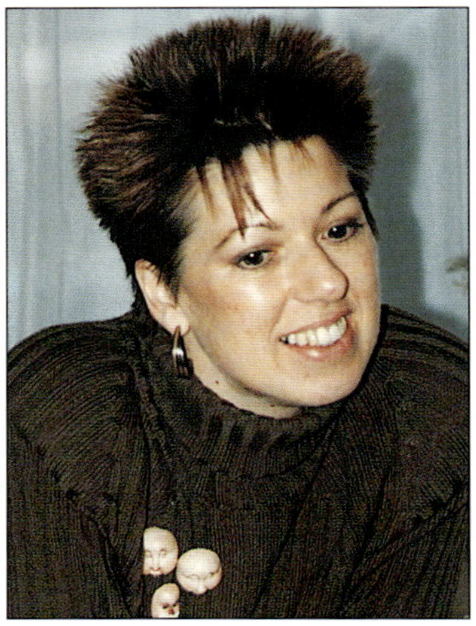

»Meine Puppen entstehen aus Stimmungen und Launen. Ich erzähle verträumte, verspielte, schelmische, abenteuerliche und besinnliche Geschichten aus einer kleinen Welt.«

Material und Technik
Yvonne Hoogesteger modelliert mit verschiedenen lufttrocknenden Massen und bemalt sie mit Aquarellfarben. Köpfe, Hände, Füße und sichtbare Körperteile sind anatomisch genau dargestellt, die Körper werden manchmal ebenfalls modelliert, manchmal aus Stoff genäht und gestopft. Die Figuren erhalten Mohairperücken aus Mohair, die Mäuse echtes Fell. Die Augen sind immer gemalt. Gestaltet die Künstlerin Szenen mit größeren Tieren, sind diese im allgemeinen aus Papiermaché; selbst Spieldosen und weitere Requisiten werden mit Liebe zum Detail modelliert und bemalt. Jede Puppe ist ein Unikat.

»Der erste Spaziergang«, Modelliermasse, 75 cm

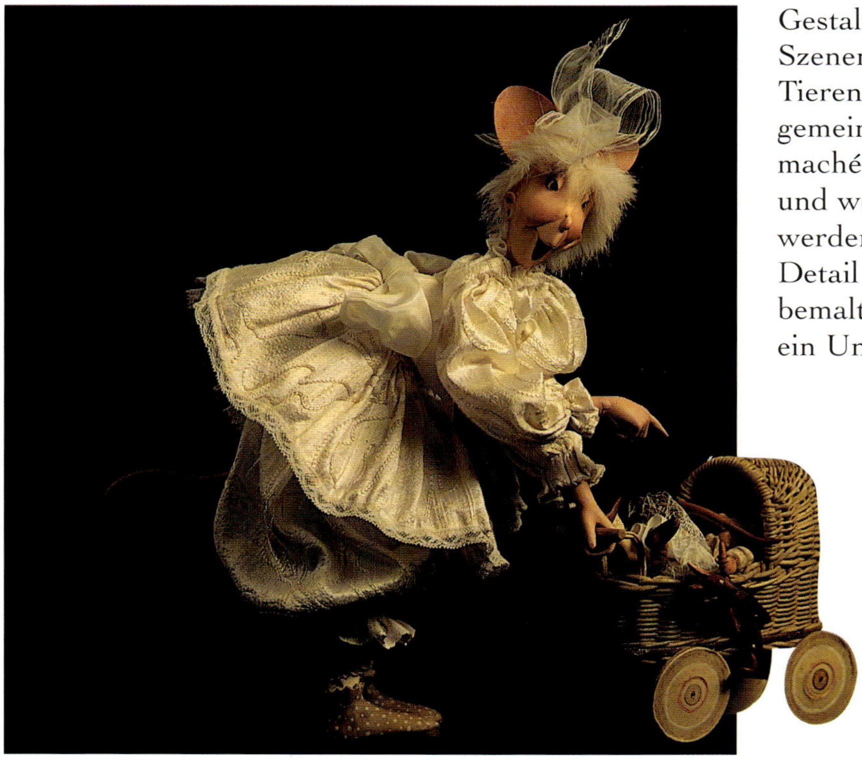

Die Puppen
Typisch für Yvonne Hoogesteger-Flipse sind Tiere: fröhliche Mäuse, die auf Spieldosen tanzen, im Chor singen oder als vergnügte Putzkolonne mit Eimern, Leitern und Besen einen Elefanten schrubben. Daneben gestaltet die Künstlerin auch zarte Fantasiefiguren, die sich träumerischen Gedanken hingeben oder auf Tieren reiten.

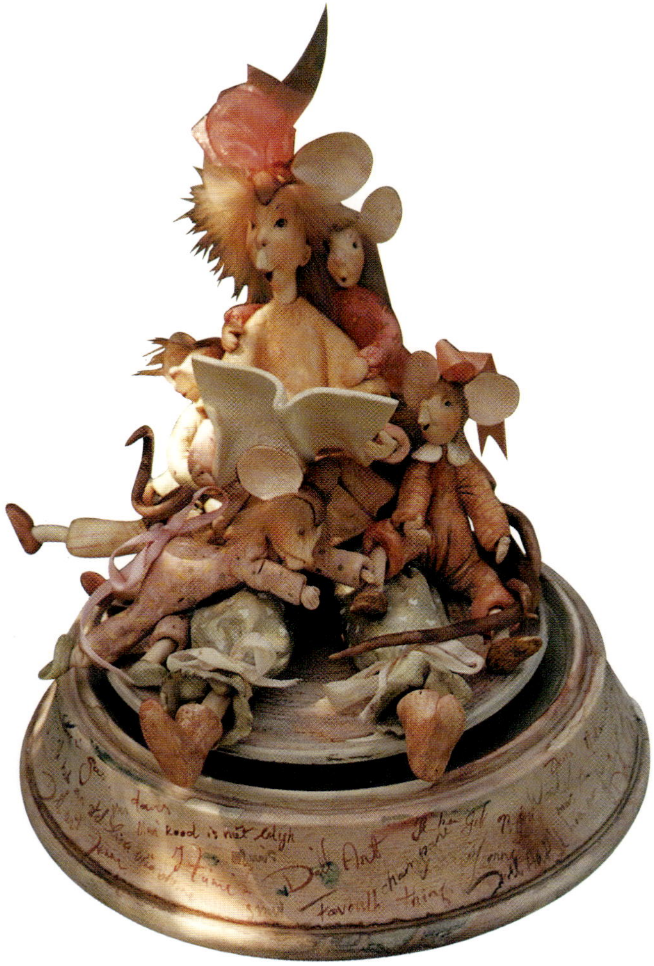

»Singende Mäuse«, Figuren, Spieluhr und Blätter aus Modelliermasse, Höhe 14 cm, Durchmesser 20 cm

»Silence«, Modelliermasse, 50 cm

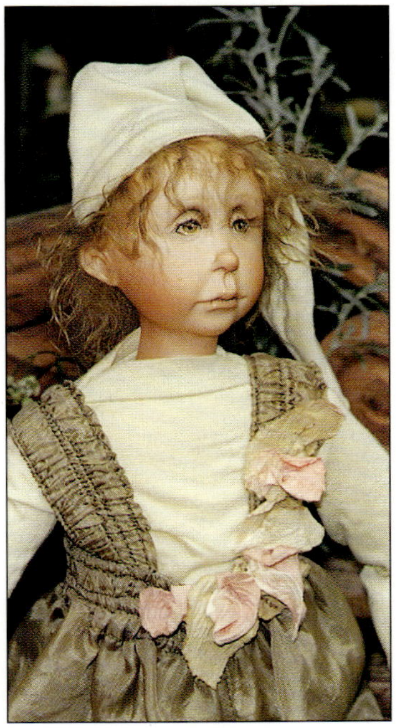

Präsentationen
Seit ihren ersten beiden »Eurodoll«-Goldmedaillen 1991 gewann die Künstlerin alljährlich weitere Auszeichnungen, darunter den »Eurodoll« 1992, 93 und 94. 1994 wurde sie mit dem »Gläsernen Feenstab« im Internationalen Puppenwettbewerb der Zeitschrift »Puppen und Spielzeug« prämiert.

»Vaterliebe«, Modelliermasse, 10 cm

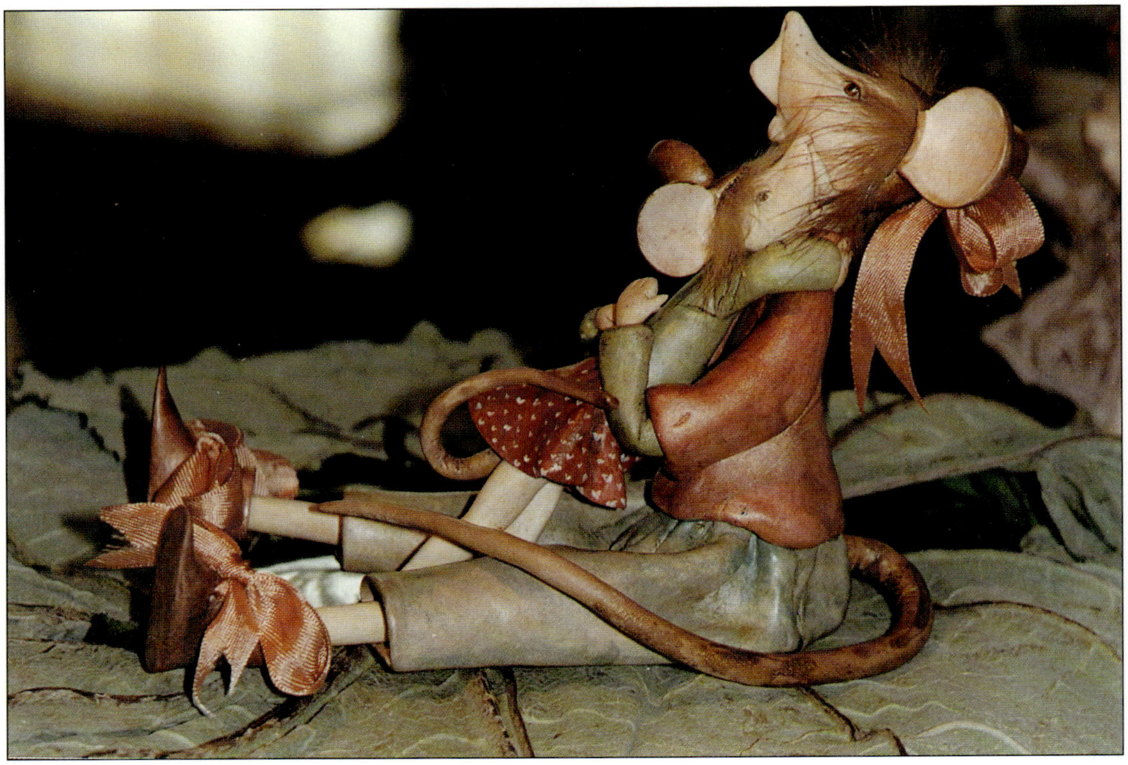

Ausstattung
Wenn die Figur fertig ist, entwirft und näht Yvonne Hoogesteger-Flipse das passende Outfit. Sie bevorzugt Naturtextilien, zum Beispiel eigens eingefärbte Seide und antike Spitzen. Tragen die Puppen Schuhe und andere kleine Accessoires, so sind diese ebenfalls modelliert. Mitunter formt sie auch die Kleidung vollständig aus Modelliermasse.

Renate Hornung

Vor mehr als zehn Jahren modellierte Renate Hornung ihre erste Puppe. Ihre anatomischen Vorkenntnisse, so sagt sie, beschränkten sich damals auf das, was sie in ihrem zahntechnischen Beruf gelernt hatte. Das Modellieren brachte sie sich autodidaktisch bei.

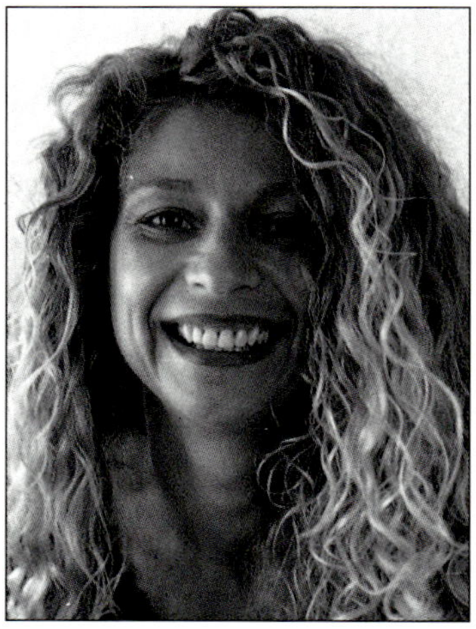

»Meine Puppen sind für mich das Spiegelbild meiner Seele.«

»Tiny, Julian und Sina«, Cernit, je 85 cm

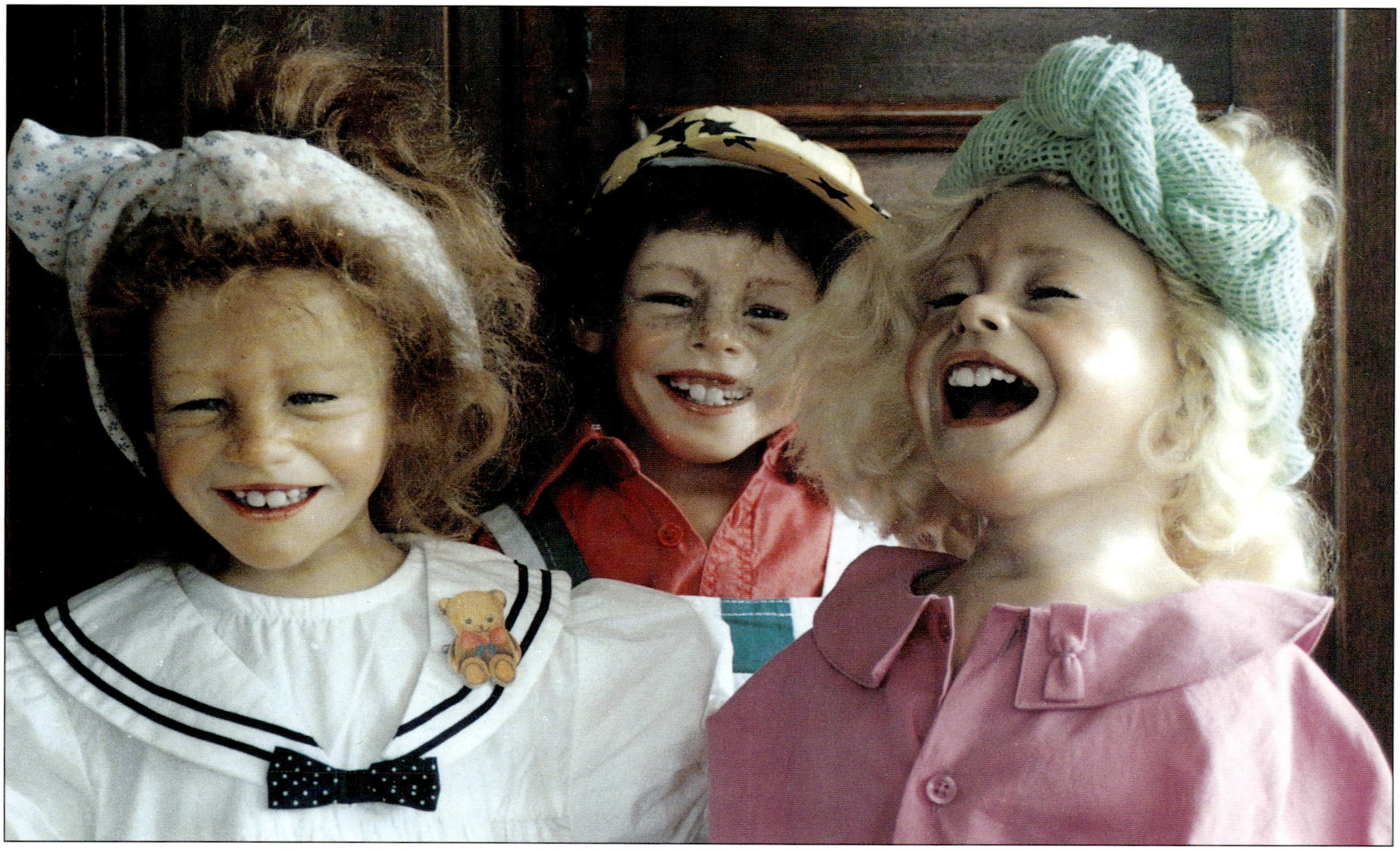

Die Puppen
Innerhalb von zehn Jahren entwickelte sich der Stil Renate Hornungs zum Realismus. Während sie anfangs größere Puppen fertigte, messen die Kinderporträts mittlerweile um die 70 cm. Sommersprossen, Abweichungen vom gängigen Schönheitsbegriff, unbeschwerte Fröhlichkeit und Natürlichkeit faszinieren die Künstlerin. Charaktervolle Kinder mit offenem Mund, sichtbarer Zunge und schiefen Milchzähnen modelliert sie besonders gern, doch auf einen bestimmten Typ will sie sich nicht festlegen. Fotos arbeitet sie nur selten genau nach, sie sieht in Bildvorlagen eher einen gefühlsmäßigen Anstoß. Zur Zeit macht Renate Hornung bevorzugt Paare oder Gruppen, deren einzelne Mitglieder auch für sich allein wirken. Pro Jahr entstehen durchschnittlich sechs bis acht Unikate.

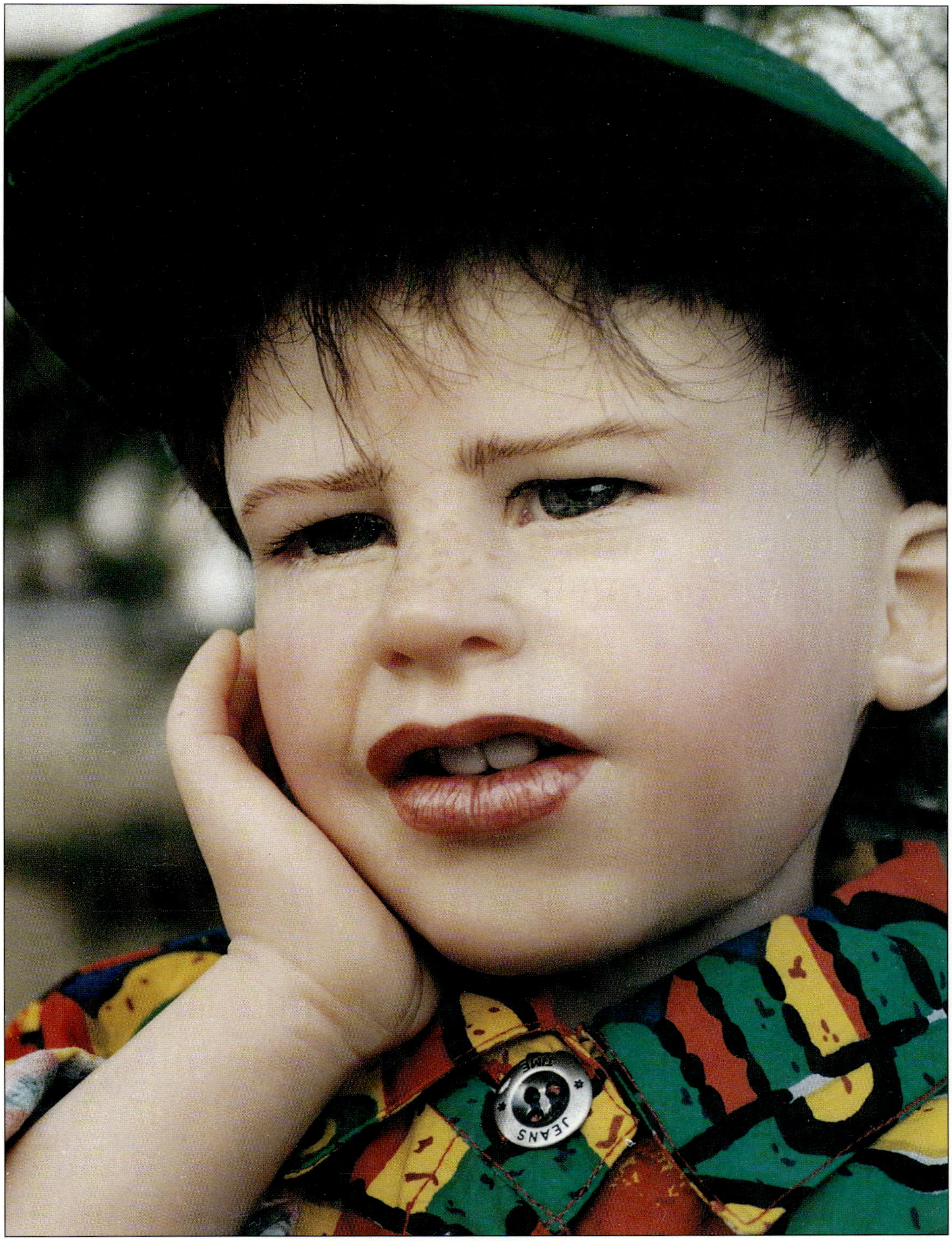

»Tom«,
Cernit, 70 cm

Material und Technik
Renate Hornung modelliert Köpfe, Brust-Schulterplatten und Glieder in Cernit, da ihr dieses Material, wie sie sagt, keine Grenzen setzt. Im Gegensatz zu ihren früheren Puppen mit gemalten Augen verwendet Renate Hornung jetzt mundgeblasene Glasaugen; die Perücken werden aus Mohair oder Echthaar gearbeitet.

»Lissy, Mandy und Jasmin«,
Cernit, 72, 73 und 67 cm

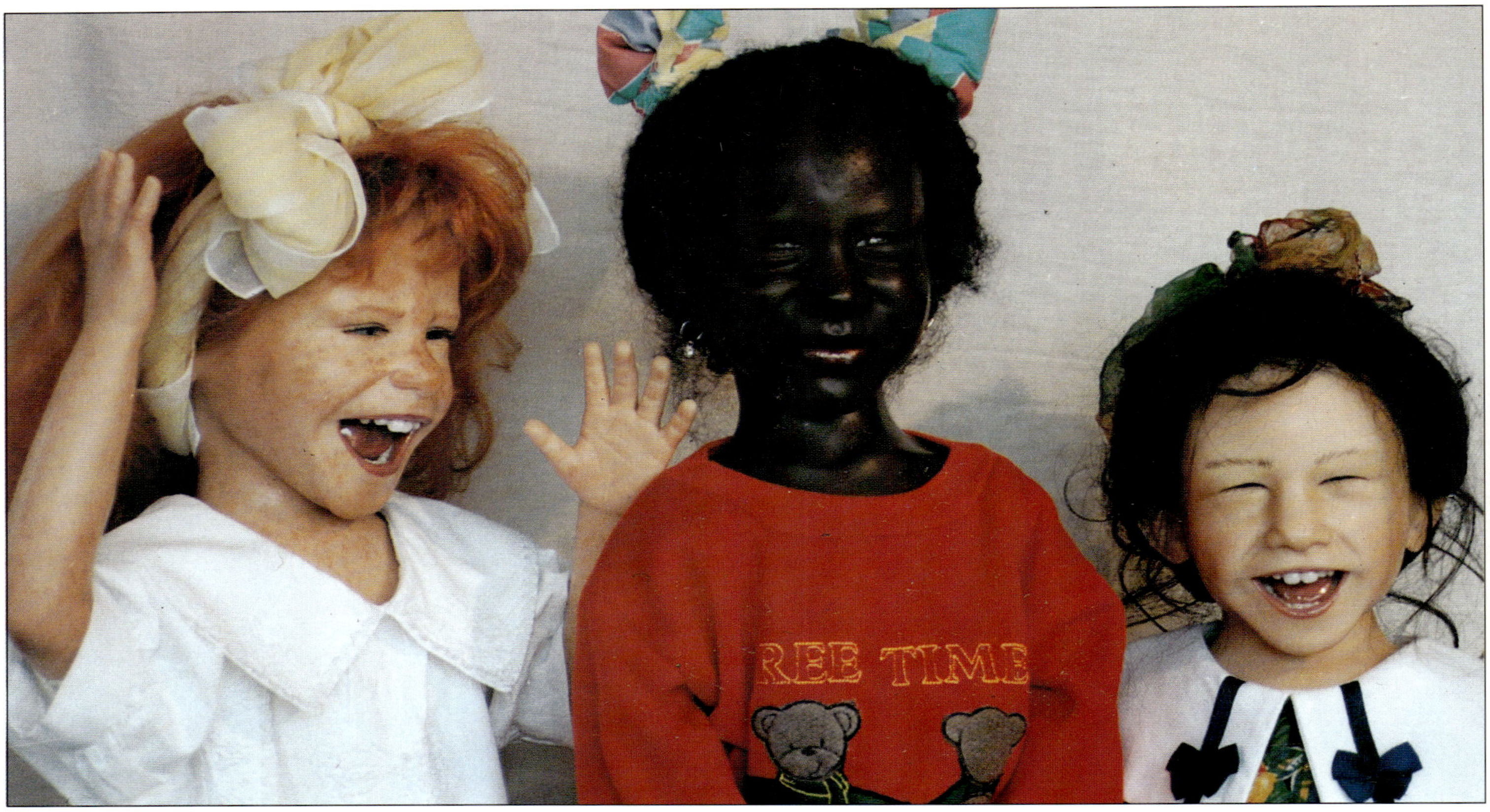

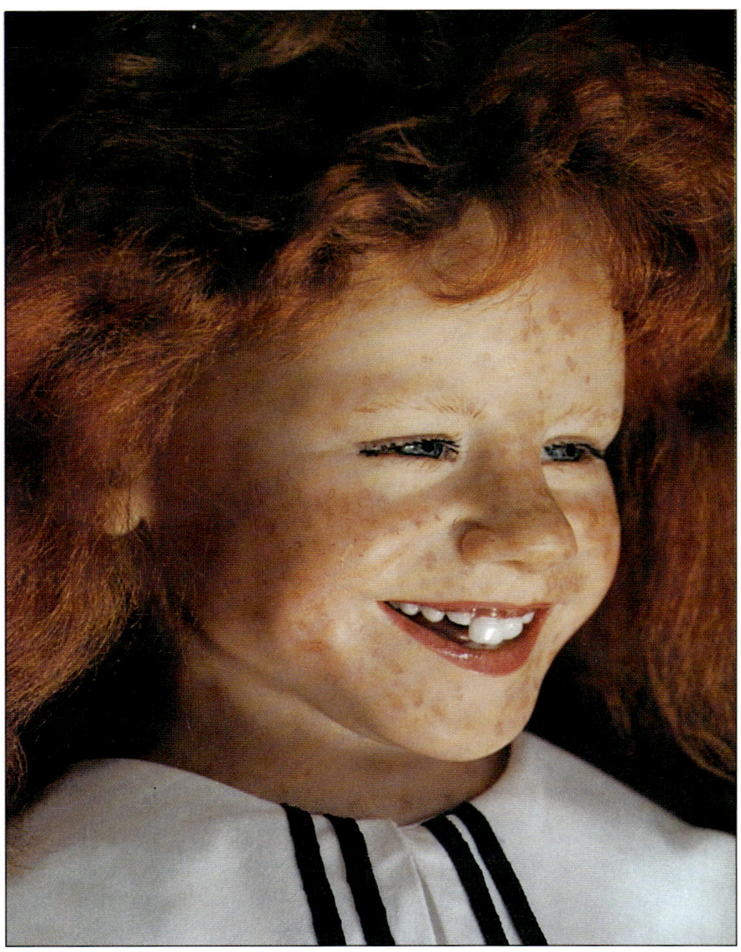

»Rica«,
Cernit, 70 cm

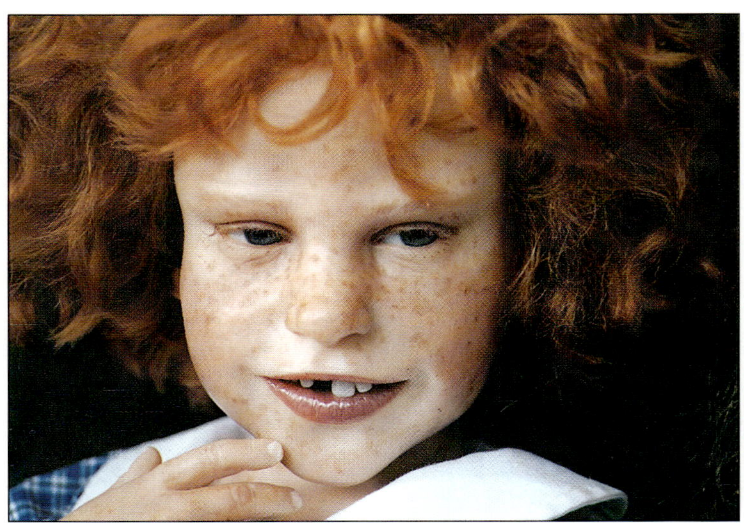

»Veronika«,
Cernit, 70 cm

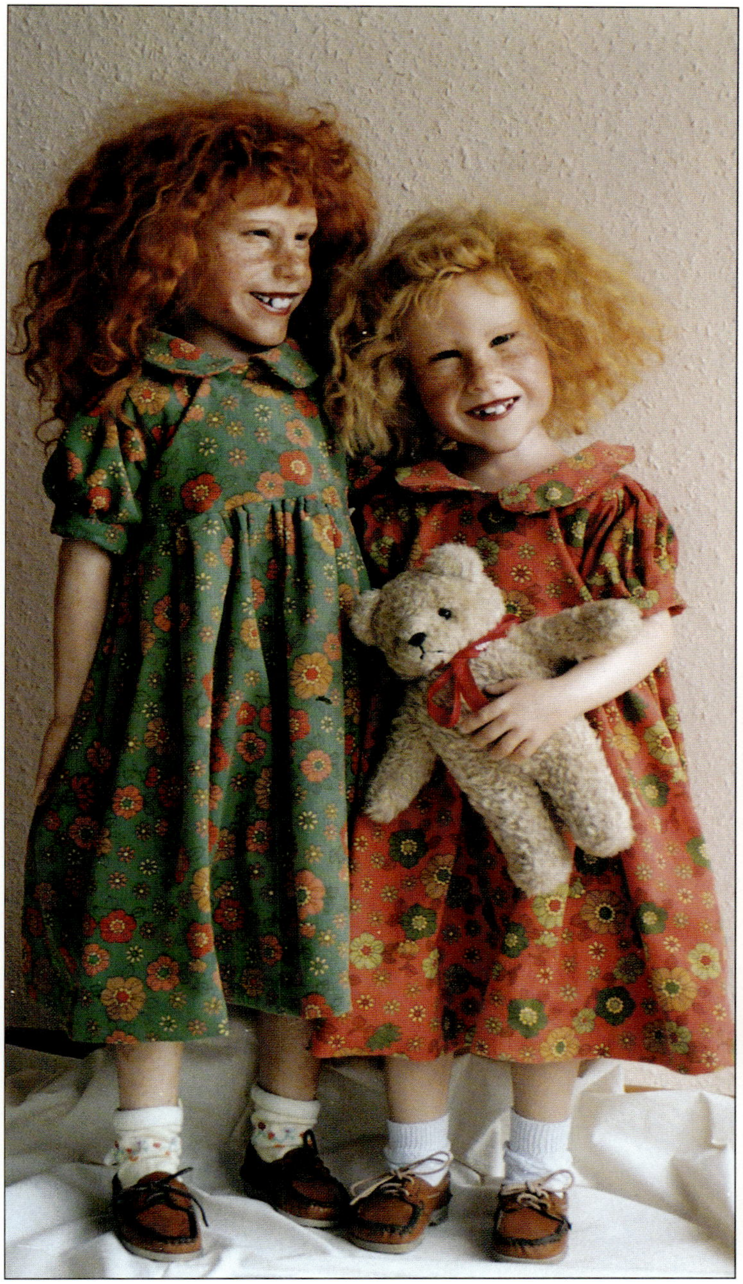

»Viola und Peggy«, Cernit, 71 und 67 cm

Präsentationen
Die Künstlerin hat seit 1988 erfolgreich an Wettbewerben teilgenommen. 1994 gewann »Veronika« den »Gläsernen Feenstab« beim »Internationalen Preis für Puppenkunst« der Zeitschrift »Puppen und Spielzeug« (Publikums- und Jurypreis). Renate Hornungs Puppen waren in zahlreichen Ausstellungen vertreten, beispielsweise bei »World Disney« in Orlando/USA. Auf der »Doll Art« in Frankfurt zeigt die Künstlerin jährlich ihr aktuelles Repertoire. Eine ständige Ausstellung ist im Haus der Hornungs zu sehen.

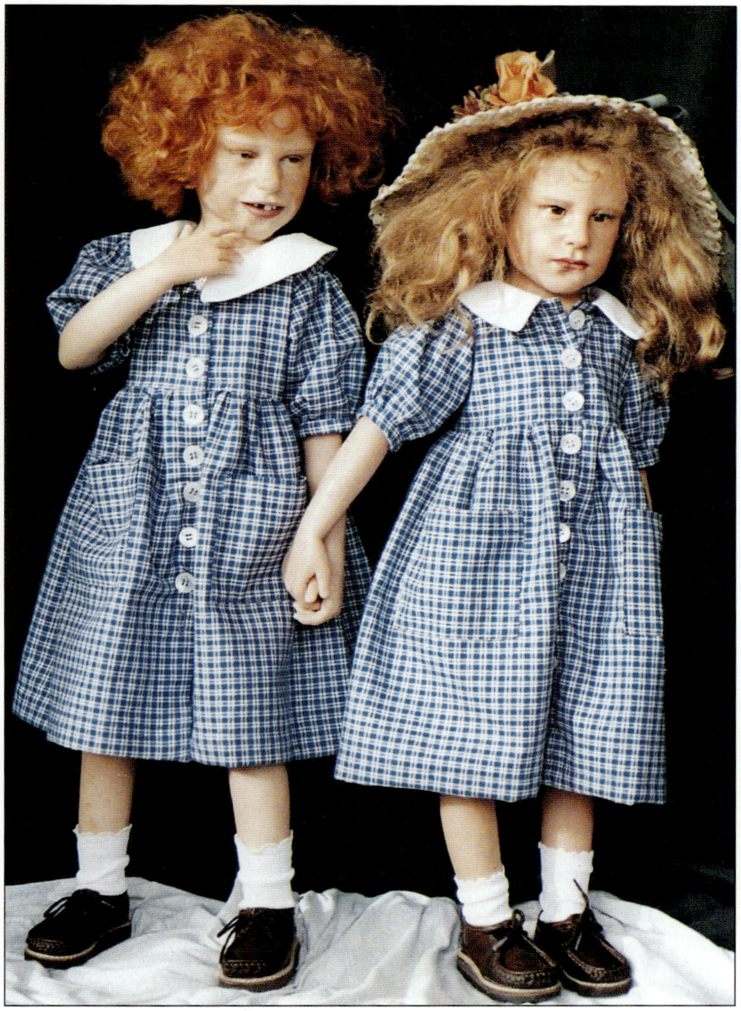

»Veronika und Lucie«, Cernit, je 70 cm

Ausstattung
Erst wenn Kopf und Körper fertig und miteinander verbunden sind, wird die Kleidung entworfen und aus Baumwolle oder Seide selbstgenäht. Auch hier verfolgt Renate Hornung größtmögliche Wirklichkeitsnähe.

Tine Kamerbeek

Tine Kamerbeek ist als Puppenmacherin Autodidakt. Vor 24 Jahren hat sie ihr Hobby zum Beruf gemacht.

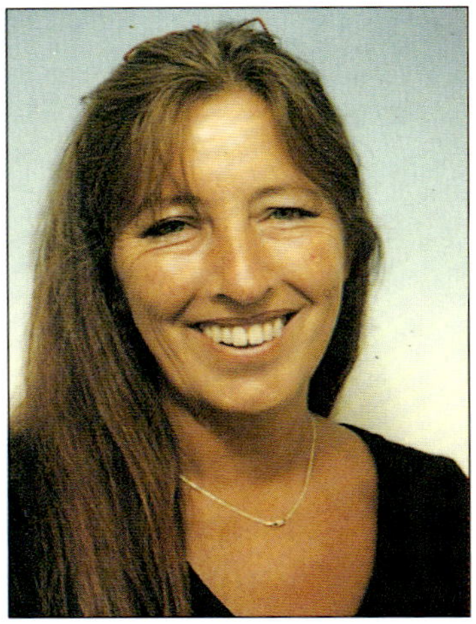

»Das Puppenmachen gibt mir das Gefühl, etwas Besonderes machen zu können: Ich bringe die surrealistischen Ideen aus meinem Unterbewußtsein mit allgemein verständlichen Ausdrucksformen in Einklang.«

»Fruchtfliegen«, Holzmehl- und lufthärtende Modelliermasse, 45 cm.

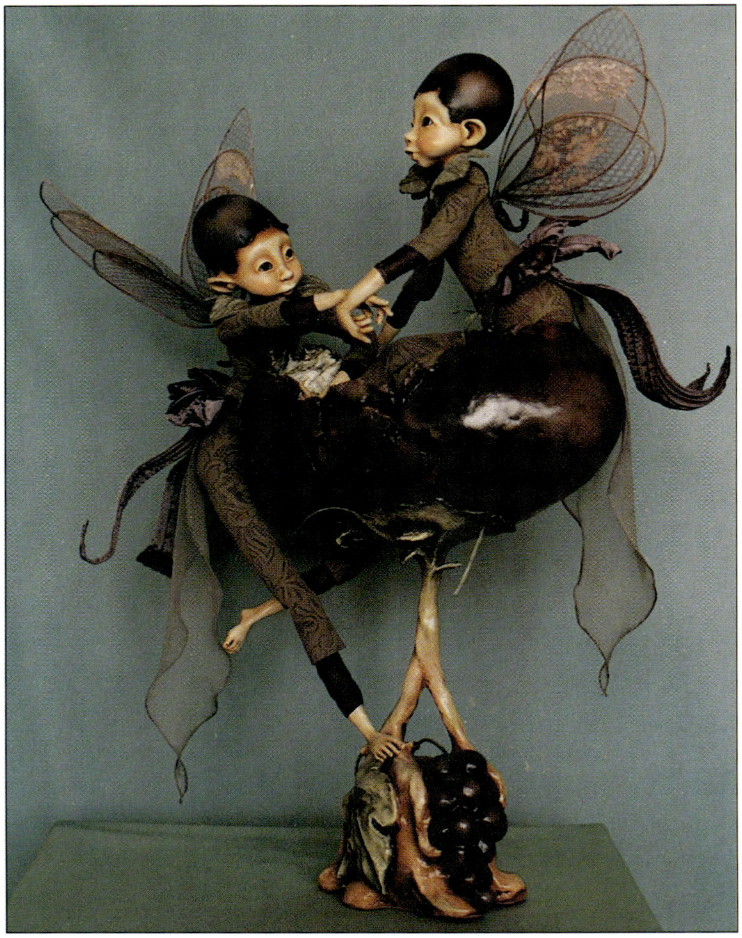

Die Puppen
Die Vorliebe, die Tine Kamerbeek seit ihrer Kindheit für Fantasiewesen hat, ist ihr bis heute geblieben: Am liebsten gestaltet sie elfenhafte Wesen und Gestalten aus der Bilderwelt ihrer Fantasie, halb Kind und halb erwachsen, mal zart-vergeistigt, mal mit einer Portion Humor, kaum einem Geschlecht zuzuordnen. Manchmal leisten ihnen Tiere Gesellschaft, etwa Pfau und Schnecke, oder sie spielen auf einer Pflanzenkapsel miteinander.

Material und Technik
Tine Kamerbeek probierte vieles aus, unter anderem Textilien, Modelliermassen und Ton. Derzeit bevorzugt sie Holzmehlmasse für den Kopf, da diese den Vorteil des geringen Gewichtes bietet, und eine lufthärtende Modelliermasse für Hände und Füße. Damit die Puppen in immer neue Positionen gebracht werden können, biegt sie ein Drahtgerüst zurecht, umwickelt es mit Watte und Stoffstreifen und überzieht den Körper schließlich mit Trikotstoff. Die Tierfiguren werden aus Holzmehlmasse oder Stoff hergestellt.

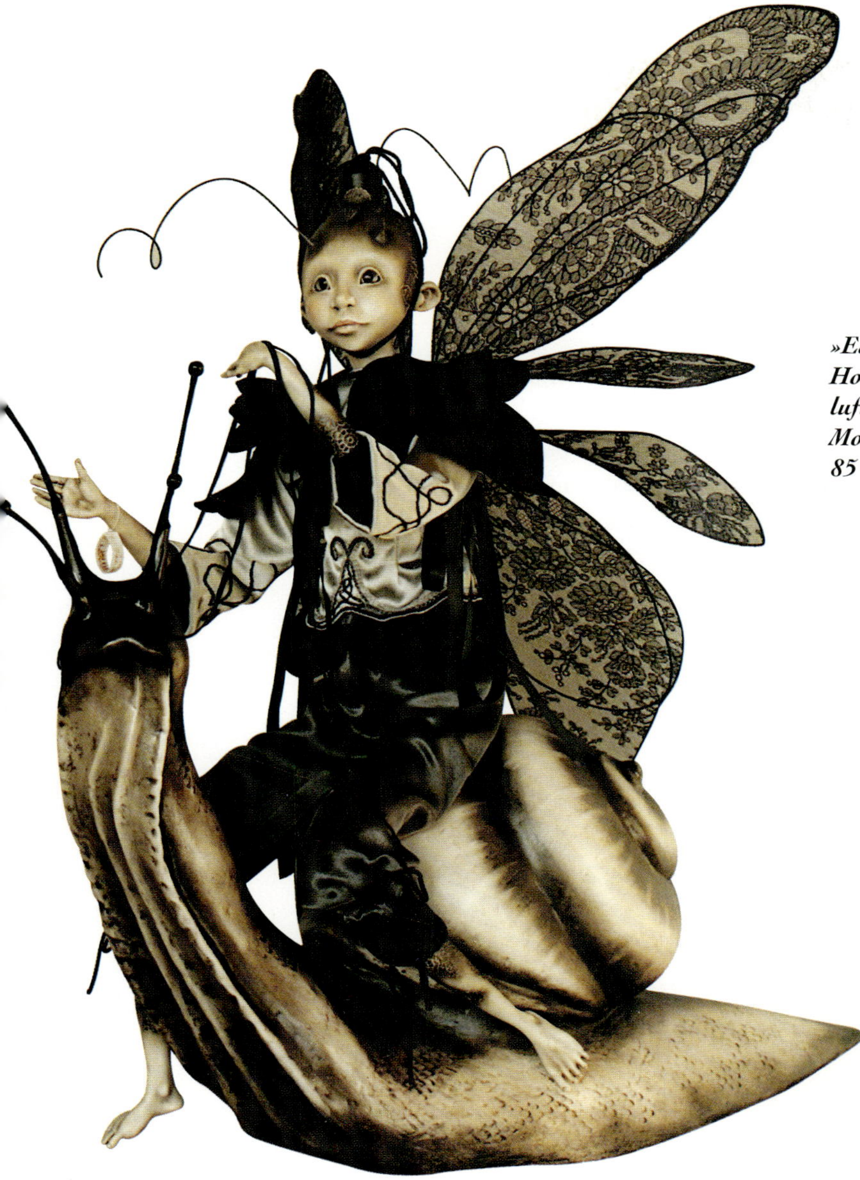

»Easy Rider«, Holzmehl- und lufthärtende Modellliermasse, 85 cm

Präsentationen
Seit 1985 sind Tine Kamerbeeks Puppen in zahlreichen Ausstellungen in Holland und Belgien vertreten. 1994 stellte sie in Ursula Brosennes Galerie »Young Classics« in Reutlingen und in Kressbronn am Bodensee aus.

Ausstattung
Für die Kleidung entwirft die Künstlerin ausgefallene Schnitte, die das Individuelle ihrer Figuren unterstreichen, und näht alles selbst. Die Stoffe werden Ton in Ton aufeinander abgestimmt, meist in dezenten, ruhigen Pastellfarben. Tine Kamerbeek bevorzugt alte Stoffe und Spitzen.

»Hydrangea«, Holzmehl- und lufthärtende Modelliermasse, 80 cm

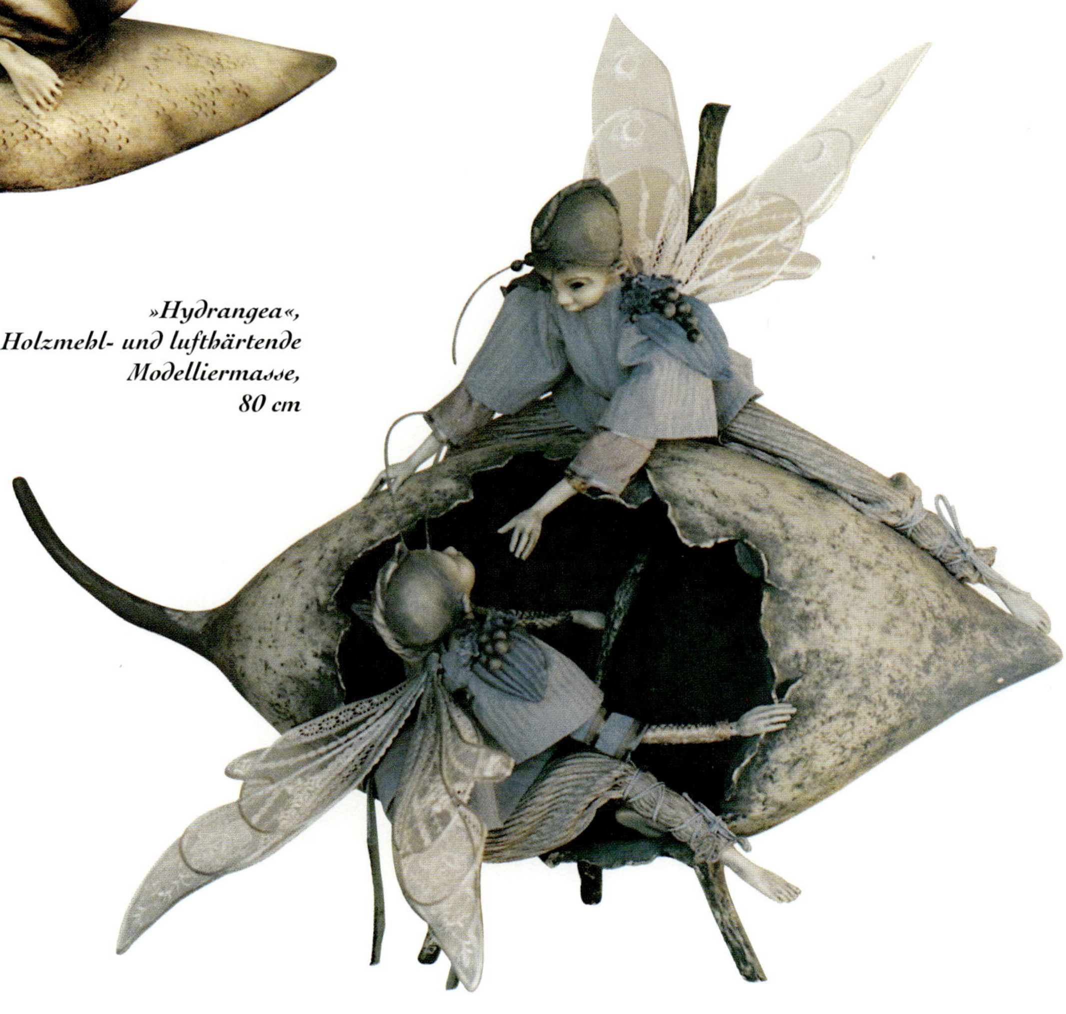

Annia Kauffmann

1989 besuchte Annia Kauffmann ihr erstes Künstlerpuppen-Seminar. Die erste eigene Puppe entstand 1990.

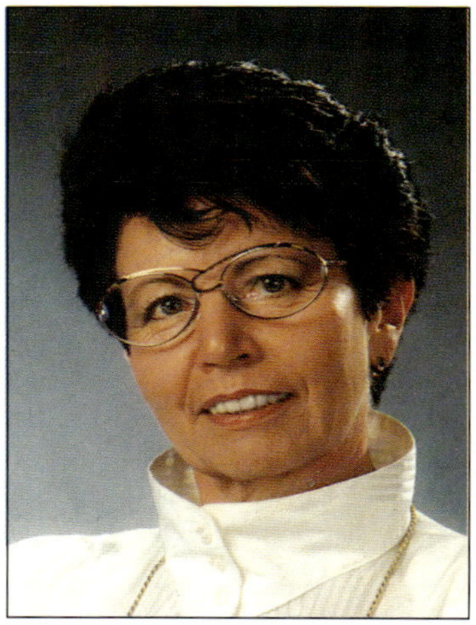

»Mich fasziniert, wie unter meinen Händen eine Idee Gestalt annimmt – die Entwicklung vom unförmigen Klumpen Ton zu einem anmutigen Porzellangeschöpf.«

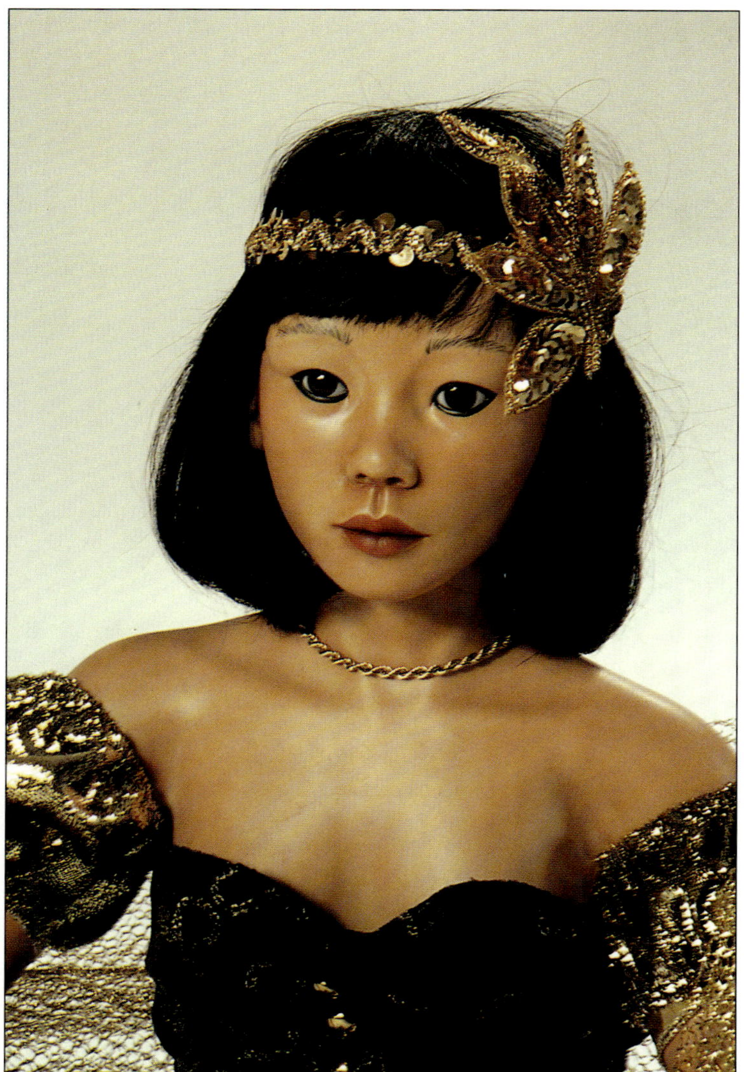

»Rina«,
Porzellan, kniend
65 cm

Die Puppen
Annia Kauffmann gestaltet Babys, Kinder und junge Leute: Auf einen bestimmten Typ legt sie sich nicht fest. Wichtig sind ihr Momentaufnahmen eines Gesichts oder einer Haltung. Die Auflagen ihrer Puppen sind auf 3 bis 25 Exemplare in verschiedenen Ausstattungen limitiert.

Material und Technik
Köpfe, Brustplatten und Glieder sind aus Porzellan, die Körper aus Nessel. Alle Puppen erhalten mundgeblasene Kristallaugen und Perücken aus Mohair oder Echthaar, die für jede Puppen individuell handgeknüpft werden.

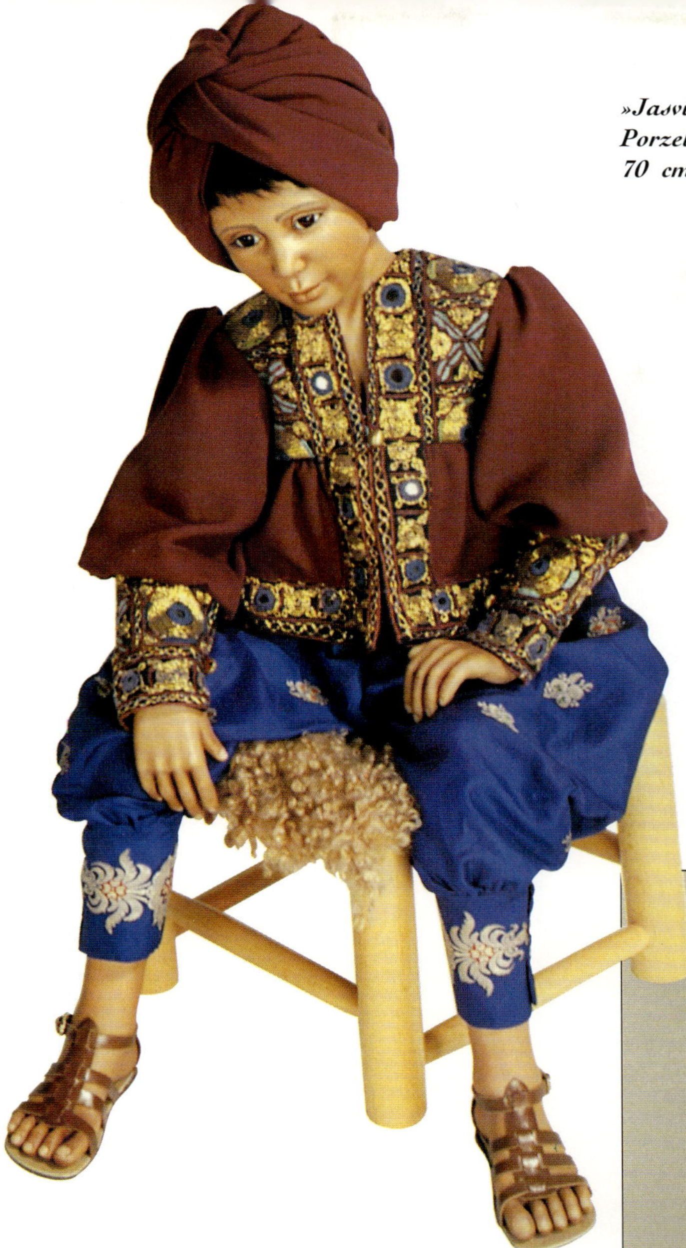

»Jasvir«, Porzellan, 70 cm

Ausstattung
Gestaltet Annia Kauffmann eine exotische Puppe, näht sie stilgetreue Nachbildungen der Trachten und Kostüme, beispielsweise aus indischen Batikstoffen, Saris oder bestickten Kissenplatten. Mitunter beschafft sie sich ein Originalkostüm: etwa bei einer Variation von »Rina«, die das umgeschneiderte, perlenbestickte Kostüm der echten Tänzerin trägt.

Präsentationen:
Seit 1993 stellt Annia Kauffmann auf der »Doll Art« in Frankfurt aus. Neben Einzelausstellungen waren ihre Puppen auf dem Vierten Weltkongreß für Puppensammler und Puppenmacher in Paris 1994 zu sehen. Von ihren Auszeichnungen sind ihr die Rosette für »Best of Category«, die sie 1994 von der Doll Artisan Guild in Aachen erhielt, die Rosette der Global Doll Society für den zweiten Platz in München 1993 und der »Eurodoll« 1994 am wichtigsten.

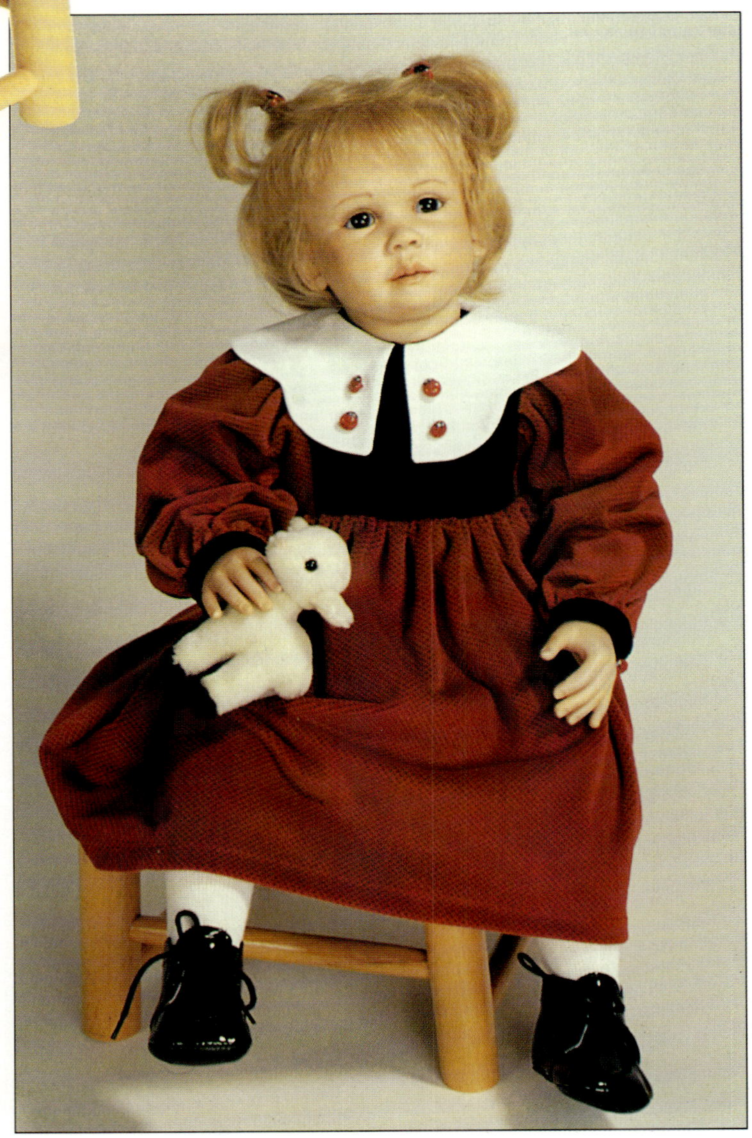

»Katrin«, Porzellan, 70 cm

Heide Kindelmann

Heide Kindelmann studierte Malerei, Grafik, Fresko, Mosaik, Stuck und Geschichte der Buchillustration an der Hochschule für Angewandte Künste in Wien. Die Miniaturmalerei und ornamental-symbolische Bemalung asiatischer Stab- und Schattenspielfiguren, mit denen sich Heide Kindelmann während ihres langjährigen Asienaufenthalts auseinandersetzte, prägten ihren Stil. Als sie danach für mehrere Jahre in Australien lebte, besuchte sie einen Kurs für Silberschmiede und befaßt sich seitdem auch mit Schmuckgestaltung. Heide Kindelmann bildet sich laufend fort und experimentiert mit verschiedenen Techniken, um ihre Grundidee immer wieder neu zu variieren.

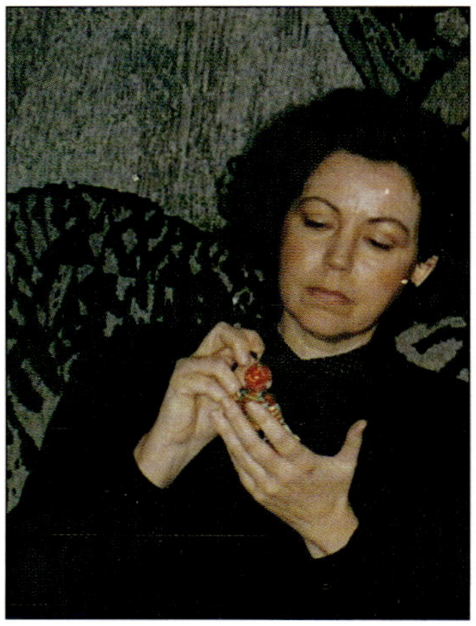

»Über viele Jahre habe ich die Bedeutung der Kultpuppe durch verschiedene Kulturen verfolgt. Mit dem Thema 'Talisman' habe ich mein Aufgabengebiet gefunden: interessant, ausbaufähig, weltverbindend.«

»Hopis« aus der Serie »Talisman«, synthetische, kunststoffveredelte Gießmasse, handbemalt, mit 925er Silber und 585er Gold, jeweils 8 cm hoch

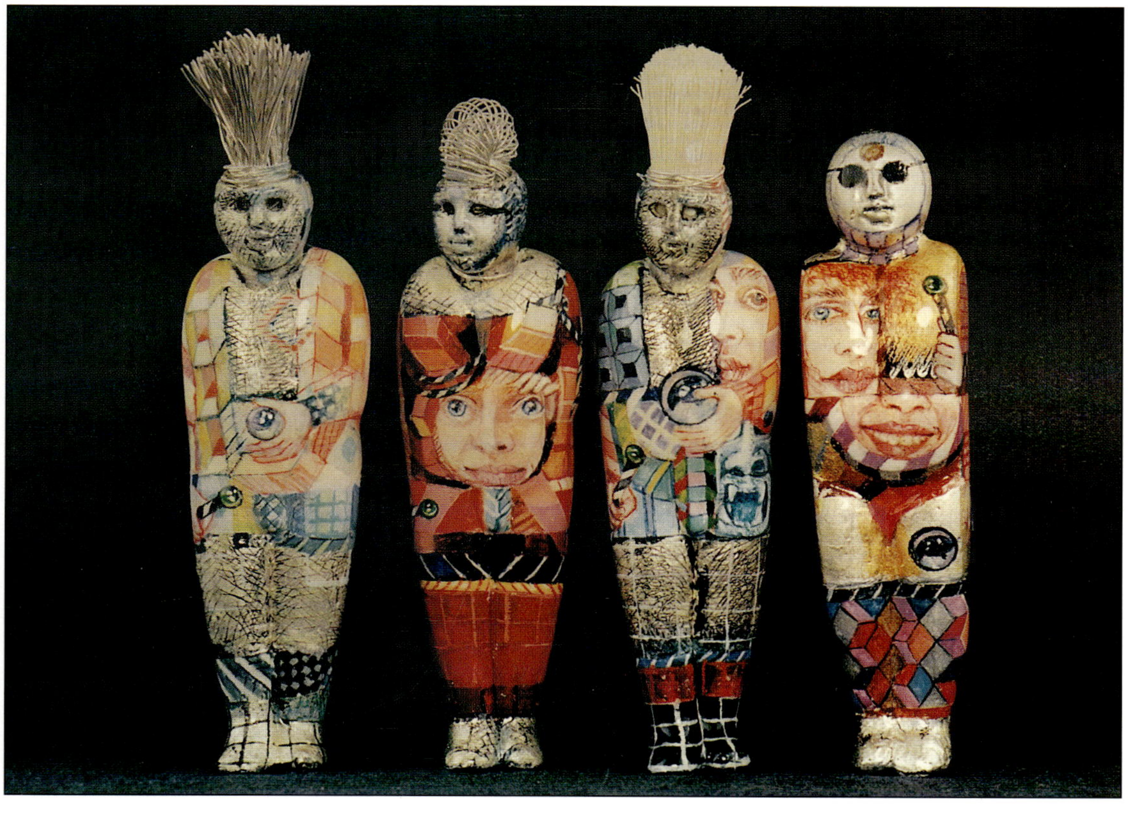

Die Puppen
Die Fetischpuppen alter Völker, die ihrem Eigentümer Glück bringen sollen, inspirierten die Künstlerin zu einer Serie von Miniaturpuppen mit dem Thema »Talisman«, die als Schmuckobjekt getragen werden können. Heide Kindelmann sieht ihre Aufgabe im Zusammenspiel aus der magischen Tradition alter Kulturen und einer modernen, europäischen Aussage. Durch die sinnbildhafte Bemalung erhalten die Figuren ein Eigenleben: Der expressiv-ikonenhafte Charakter soll das Unterbewußtsein des Betrachters zu eigenen Assoziationen anregen, ganz im Sinn des »Zauberbildes«, wie die wörtliche Übersetzung des Begriffs Talisman lautet.

»Golem« und »Gen« aus der Serie »Talisman II«, synthetische, kunststoff-veredelte Gießmasse, handbemalt, mit 925er Silber und 333er Gold, je 13,5 cm hoch

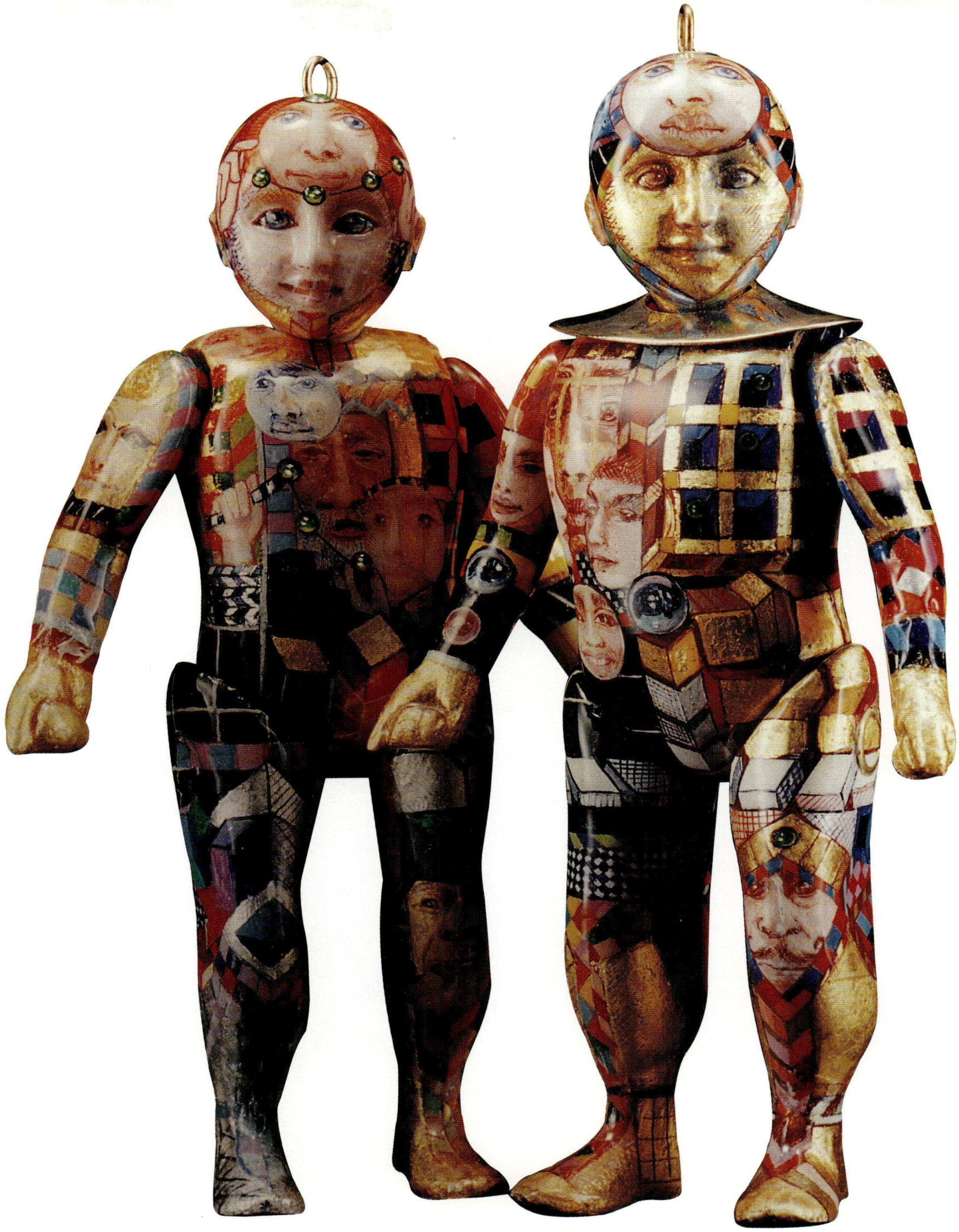

Wegen der aufwendigen Technik und um die Qualität der Miniaturmalerei zu halten, fertigt die Künstlerin vorzugsweise Unikate. Daneben macht sie Kleinserien von zehn, höchstens zwanzig Exponaten. Die Objekte sind acht bis 13 cm groß und in der Regel beweglich.

Material und Technik
Für die Puppen der Talisman-Serie verwendet Heide Kindelmann eine synthetische, kunststoffveredelte Gießmasse mit porzellanähnlichem Aussehen und hoher Stabilität. Die Rohgüsse werden bearbeitet, grundiert, mit Goldfolie beschichtet und in Öl-Gouachetechnik bemalt. Einzelne Teile werden aus Sterlingsilber und 585er oder 333er Gold gefertigt. Die bemalten Teile werden mit Kaltglasur überzogen, die Glieder mit Silberketten verbunden. Neuerdings gibt es eine Serie, die vollständig in Silber gegossen wird.

Präsentationen
1989 gewann die Künstlerin den Jury-Preis beim Internationalen Puppenwettbewerb der Global Doll Society in London; seitdem beteiligt sie sich regelmäßig an Ausstellungen und Messen für die Bereiche Puppen, Kunst und Schmuck in Europa und den USA. Im vergangenen Jahr waren Heide Kindelmanns Miniaturpuppen u.a. zu sehen: auf der »Doll Art« in Frankfurt, der Schmuckmesse »Inhorgenta« in München, der Sonderschau »Deutsches Kunsthandwerk« auf der New Yorker Messe »International Gift-Fair«, der Galerie »Young Classics« in Reutlingen, bei »Kinderwelt – Sammlerglück« in Hamm/Gengenbach, »Grenzbereiche der Funktion« in der Koblenzer »Galerie Handwerk« sowie bei der GDS-Sonderschau »Established Artists« in Rothenburg ob der Tauber. Zahlreiche Zeitschriften, Rundfunk und Fernsehen berichteten über die Künstlerin.

Jutta Kißling

Jutta Kißling arbeitete als Werbefachfrau, bis sie sich vor sieben Jahren als Puppenmacherin selbständig machte. Ihre ersten Sammlerpuppen aus Holz, Holzmehl und Cernit entstanden vor elf Jahren, als Künstlerin ist sie Autodidakt.

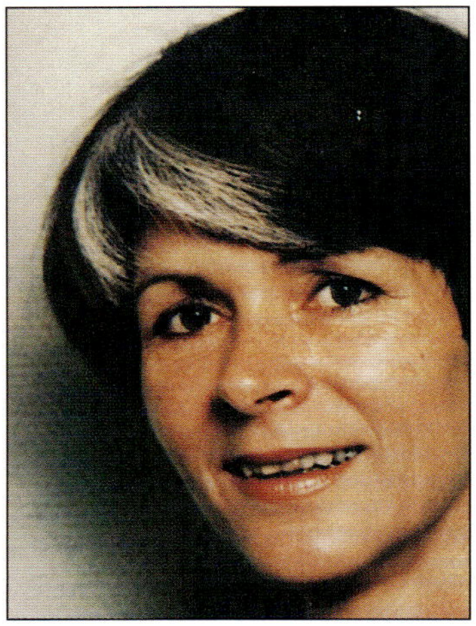

»Ich möchte bei meinen Puppen den Ausdruck in Gesicht und Haltung nur andeuten, nicht festlegen, so daß dem Betrachter Spielraum bleibt für seine eigene Fantasie und Interpretation.«

»Nadine und Christine«, Porzellan, je 50 cm

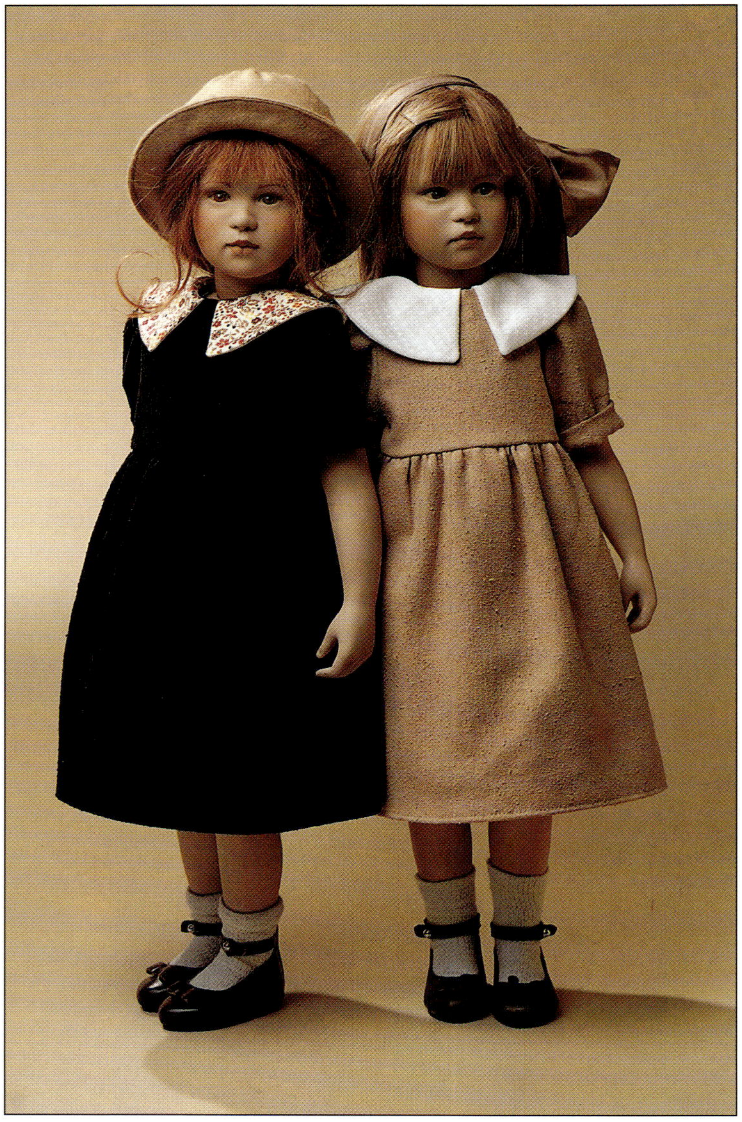

Die Puppen
Kinder, die über das Kleinkindalter hinaus sind, Ansätze einer eigenen Persönlichkeit zeigen und nicht mehr in den Arm, sondern ernst genommen werden wollen: Das sind die Puppen von Jutta Kißling. Sie sollen »Puppen« bleiben, das heißt für die Künstlerin eine Größe von etwa 50 cm, typische Abweichungen in den Proportionen (etwa die verkleinerten Hände und Füße) und eine eher stilisierte als naturgetreue Darstellung.
Im Ausdruck verhalten – höchstens ein angedeutetes Lächeln umspielt den Mund -, wirken Kißling-Puppen je nach Kopf- und Körperhaltung scheu oder selbstbewußt, brav oder frech. Sie sind in Größe und Ausstattung aufeinander abgestimmt, so daß sie sich auch zu kleinen Gruppen und Szenen arrangieren lassen. Von jedem Modell gibt es limitierte Kleinstserien mit 15 oder 25 Exemplaren, die im Nacken gemarkt sind.

Material und Technik
Die Puppen Jutta Kißlings zeichnen sich durch einen Gelenkkörper aus, der vollständig in Porzellan gearbeitet ist. Die Teile werden mit Faltanker und Rundgummi verbunden. Kurbelkopf, Arme und Beine sind drehbar, die Puppen können frei stehen und sitzen. Alle Modelle bekommen Echthaarperücken, die kindgemäß und einfach frisiert werden; die Augen sind grundsätzlich gemalt.

Ausstattung
Aus Baumwolle, Seide und Leinen näht Jutta Kißling schlichte und schnörkellose Kleider, die in Stil und Farbe auf die gesamte Gruppe der Puppen abgestimmt werden. Die Vorliebe für Schwarz zeigt sich in jeder Kollektion, sei es als ganzes Kleid oder im Detail. Selbstentworfene Lederschuhe vervollständigen das harmonische Gesamtbild.

Präsentationen
Seit 1984 beteiligt sich Jutta Kißling an internationalen Ausstellungen. Zu den wichtigsten zählen unter anderem: »Musée de Roybet C. Fould« 1986 in Paris, die erste Künstlerpuppen-Ausstellung in Frankreich; »Museo della bambola«/Angera, Italien, 1990; »One-of-a-Kind-Salon« in New York seit 1993.
Das »Musée des Arts Décoratifs«/Paris und »Musée de Poupées« in Josselin/Frankreich besitzen einige ihrer Puppen. Seit vier Jahren hat Jutta Kißling einen eigenen Stand auf der Nürnberger Spielwarenmesse. An Wettbewerben hat sie sich noch nicht beteiligt.

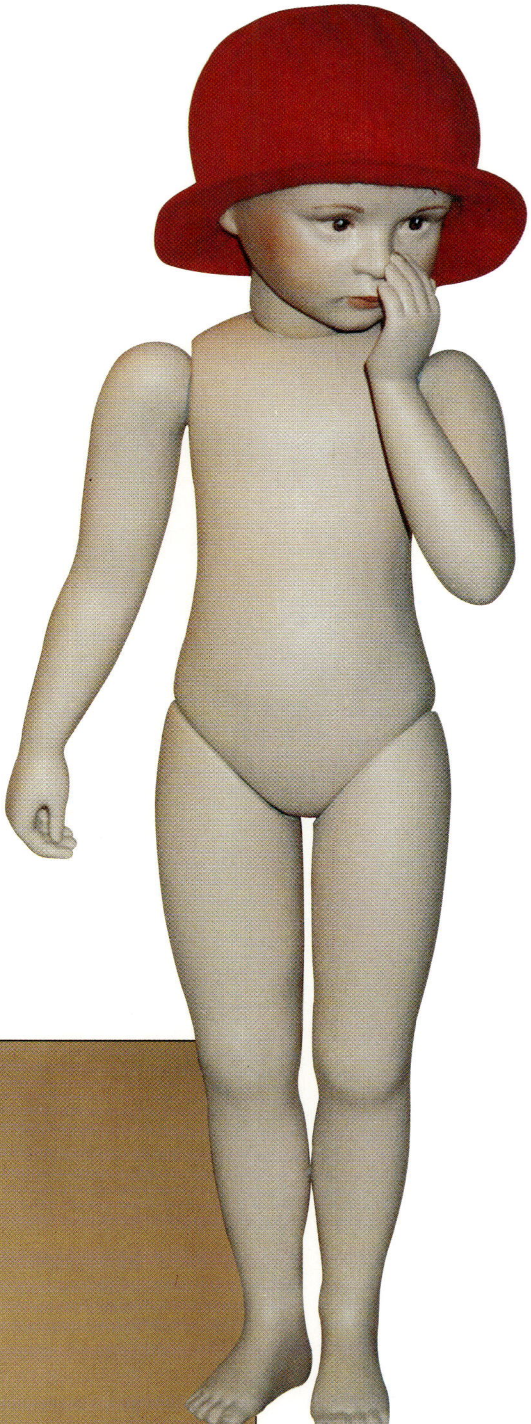

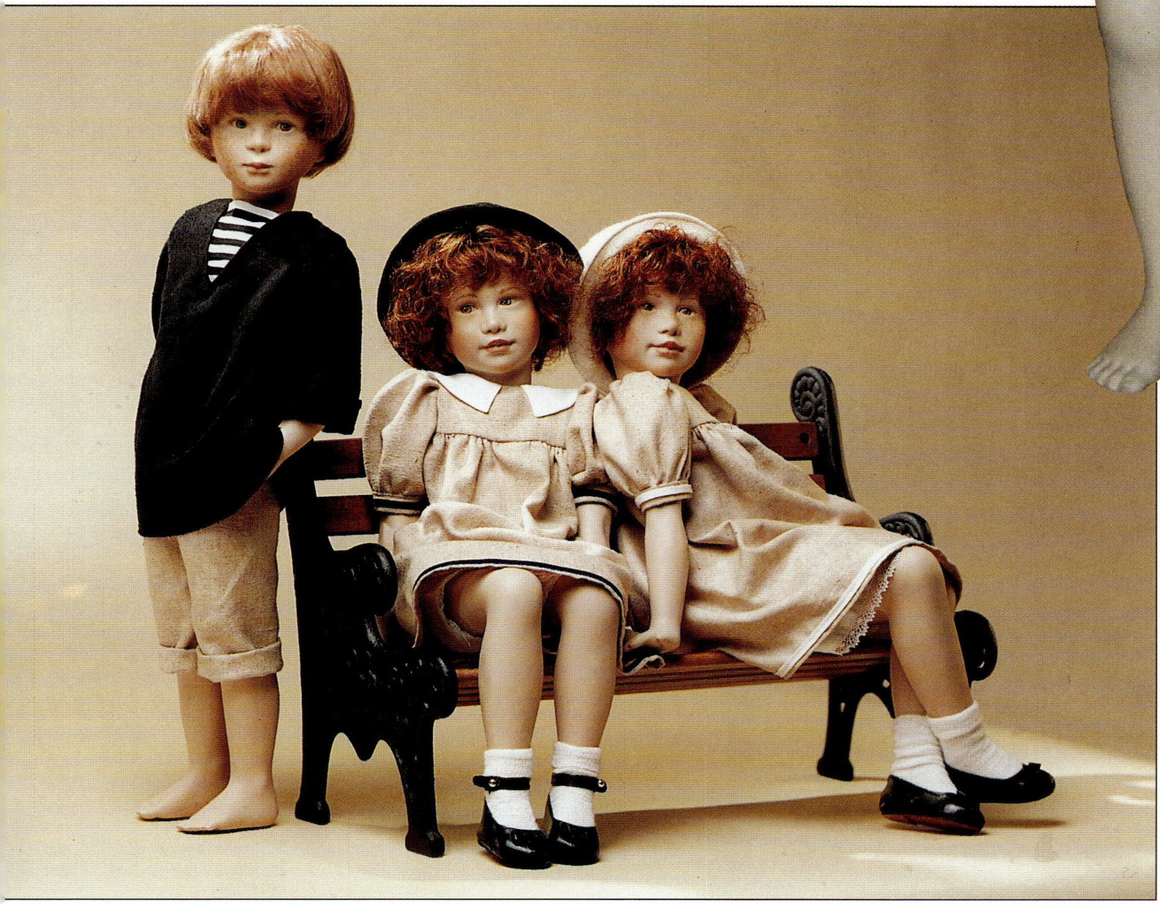

»Paul, Pauline und Paulette«, Porzellan, je 50 cm

Peter Langer und Marina Komac

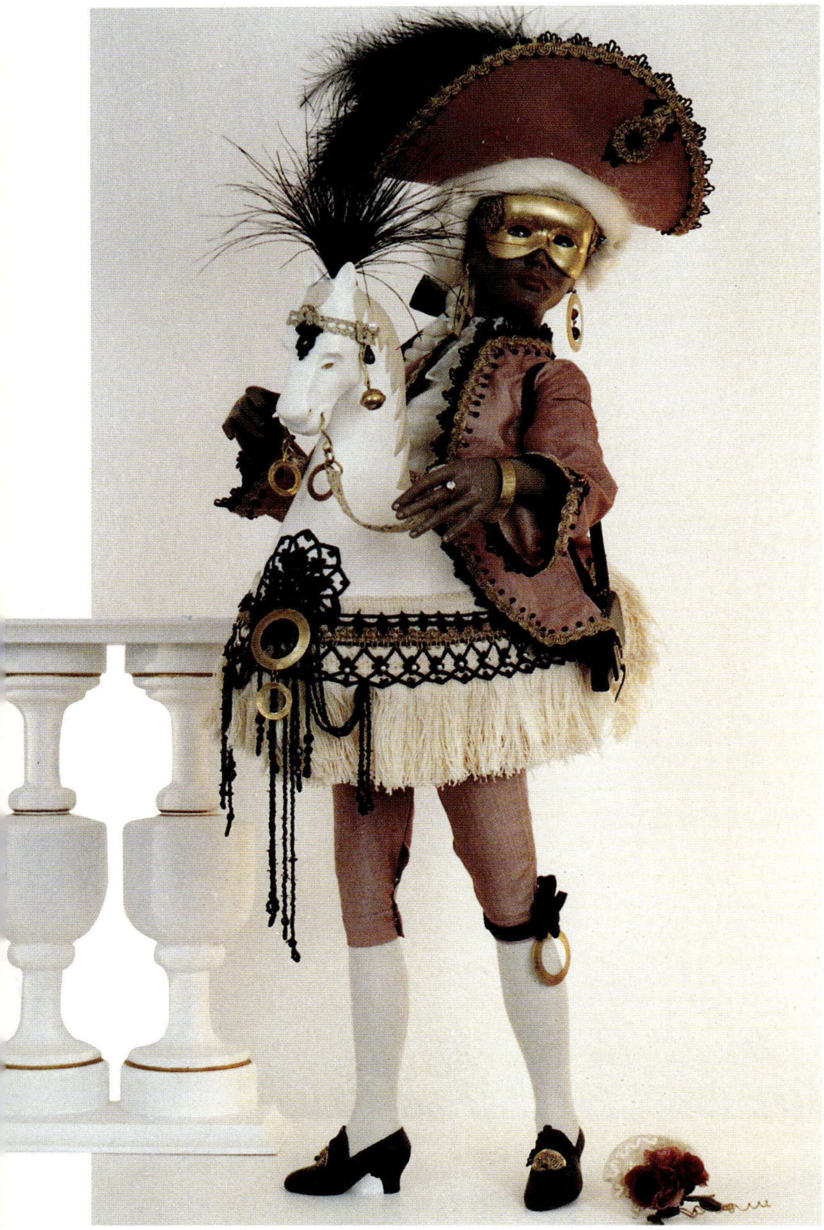

»Neben gemeinsamen Interessen als Grafiker/Restaurator und Architektin teilen wir die Liebe zu alten Handwerkskünsten und schönen Dingen. In der beweglichen Figur mit ihren vielfältigen Darstellungsmöglichkeiten für Ausdruck, Bewegung, Einkleidung oder Verkleidung fanden wir einen Gestaltungsbereich, der unseren Neigungen und kreativen Fähigkeiten entspricht.«

»Dunkelhäutige Reiterin«, aus der Varioserie »Karneval in Venedig«, Porzellan, 60 cm

»Mandolinenspielerin, weiße Keramik, 55 cm

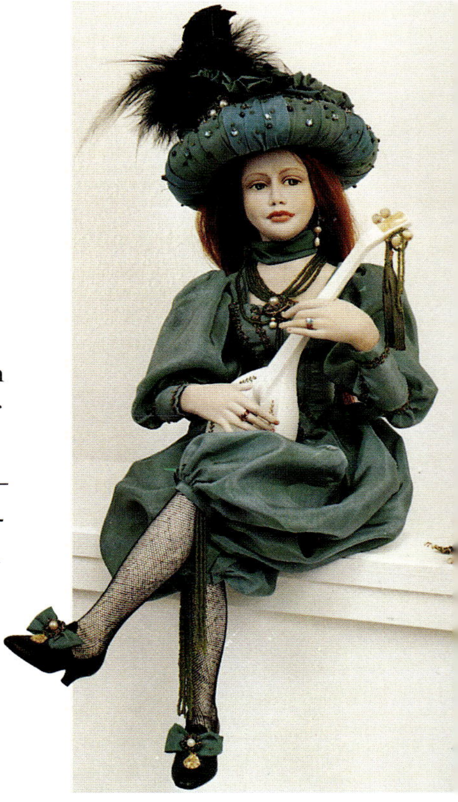

Die Puppen
Das Ehepaar Langer/Komac sieht in seinen Puppen »etwas einheitlich Geschaffenes«. Daher wird alles, was im Zusammenhang mit den Figuren steht, selbst angefertigt: originalgetreu und mit der gleichen Sorgfalt wie die Puppe selbst. Neben Unikaten werden Vario-Kleinserien mit höchstens fünf Exemplaren hergestellt.

Präsentationen
Peter Langer und Marina Komac arbeiten heute ausschließlich für Ursula Brosennes Galerie »Young Classics« – in Reutlingen sind ständig einige ihrer Puppen zu sehen – und beteiligen sich an deren überregionalen Präsentationen.

Material und Technik
Köpfe, Hände und Füße sind aus Porzellan, die Körper aus Porzellan oder Keramik. Die Augen werden grundsätzlich gemalt. Der Körpersprache wird größte Bedeutung zugemessen; die Puppen, deren Taille drehbar ist, lassen sich durch einen detaillierten Bewegungsapparat in jede Stellung bringen. Festen Stand erhält die Figur durch eine Halterung, die unsichtbar ins Standbein eingearbeitet ist, während das Spielbein beweglich bleibt.

Ausstattung
Originalgetreue Nachbildungen von Trachten und historischen Uniformen, prunkvolle Kleider vergangener Epochen und Fantasiekostüme aus antiken Stoffen gehören zu den Spezialitäten von Marina Komac. Stilechte Accessoires und Requisiten werden von Peter Langer hergestellt. Neben Schuhen, Schmuck und weiterem Zubehör stammen zum Beispiel auch ein Kinderwagen, eine Miniatur-Brautkrone mit Stickerei, der Vorderlader eines Schützen oder ein sich drehendes Karussell mit üppiger Barockmalerei, Pferden und Schwänen aus seiner Hand.

Karussell aus der Barockzeit, Holz, Durchmesser 120 cm, Höhe 130 cm, mit Porzellanpuppen und Keramik-Tieren

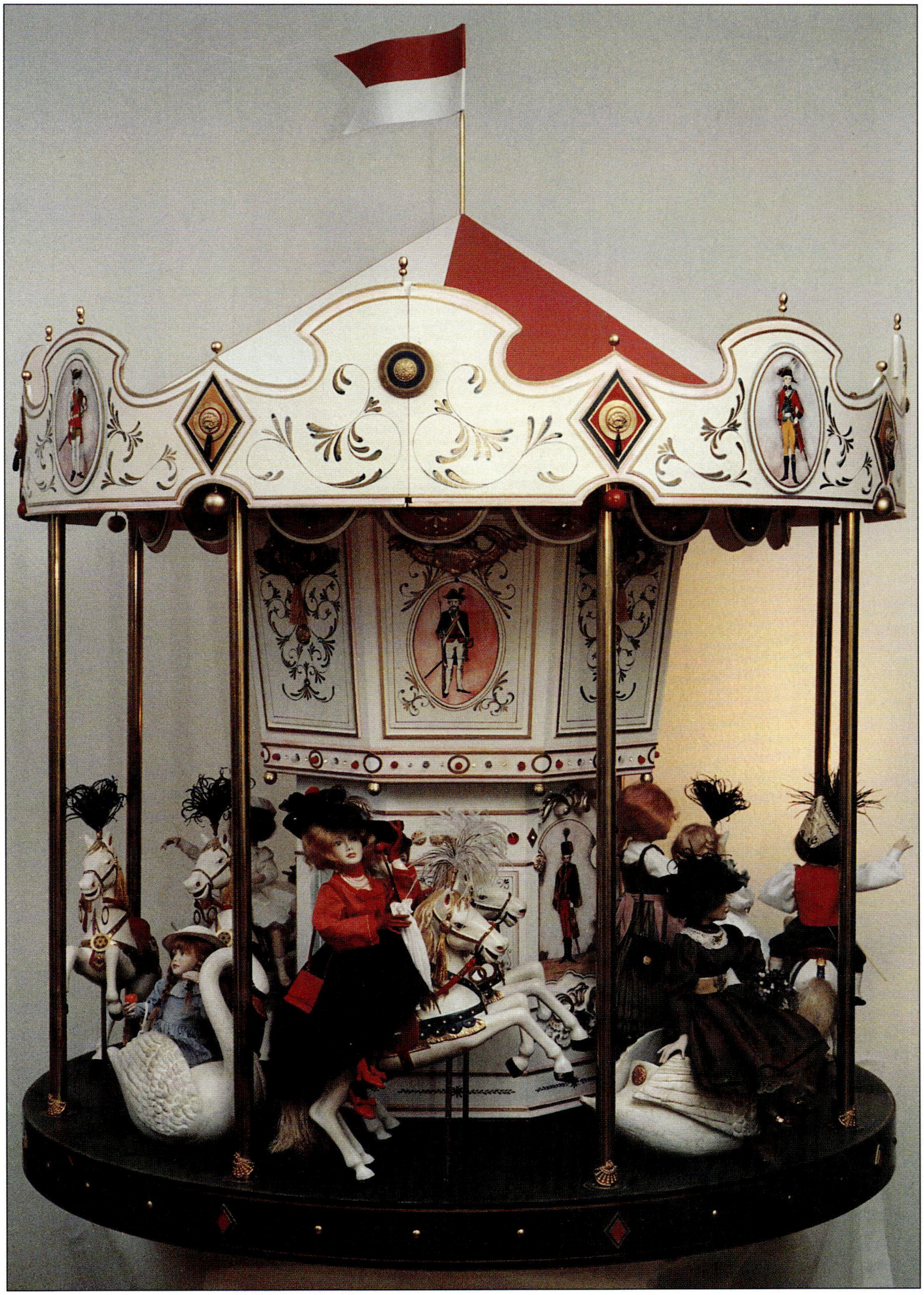

Mechtild Freifrau von Leoprechting

Als Mechtild von Leoprechting von ihrem Mann eine alte Wachspuppe geschenkt bekam, begann sie vor zehn Jahren mit dem Puppenmachen. Den Formenbau und Umgang mit Porzellan eignete sich die Künstlerin autodidaktisch an.

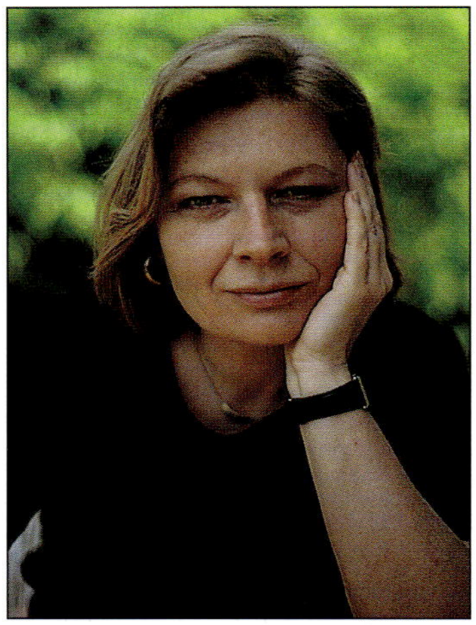

»Ich will keine niedlichen Gesichter machen, auch nicht das naturgetreue Abbild eines bestimmten Menschen oder seine Idealisierung. Faszinierend finde ich die vielfältigen Ausdrucksmöglichkeiten eines Gesichts oder in Händen, den kurzen Augenblick vor dem Lachen oder Weinen.«

Die Puppen

Ruhige, stilisierte und eigenwillige Figuren, deren angedeutete Gefühlslage den Betrachter zum meditativen Betrachten herausfordert, sind kennzeichnend für den Stil der Künstlerin. Um das Individuelle zu betonen, schafft sie durch Abweichen von den natürlichen Proportionen eine eigene Formensprache. Anregungen holt sich Mechtild von Leoprechting von Menschen, denen sie begegnet, und Gestalten aus Literatur, Malerei und Musik, vor allem der Oper. Die Puppen, meist 50 bis 60 cm groß, werden als Unikate oder kleine Varioserien mit höchstens zehn Exemplaren gefertigt. Pro Jahr entstehen maximal 20 Puppen.

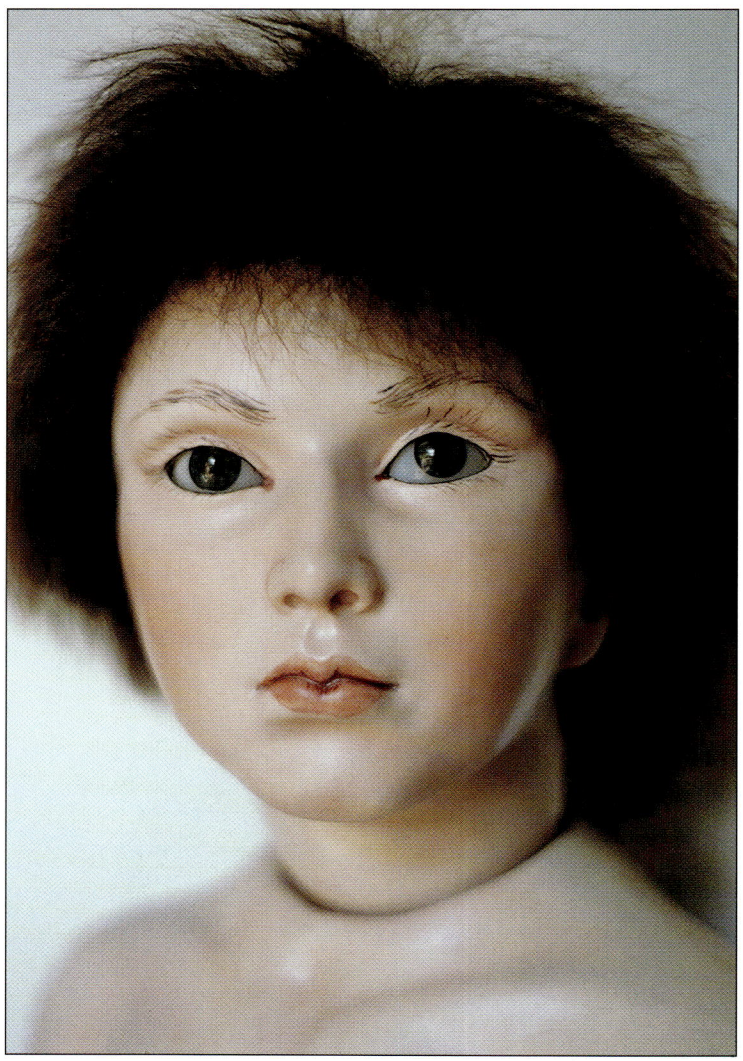

»Albert«, Porzellanbüste mit Wachs, 35 cm

Material und Technik
Weil sie das Material in trockenem und lederharten Zustand gern bearbeitet, arbeitet Frau von Leoprechting in Porzellan. Die Arme werden bis über die Ellbogen, die Beine bis über die Knie modelliert. Die bemalten und gebrannten Teile überzieht sie mit einer dünnen Wachsschicht, um einen hautähnlichen Eindruck zu erreichen. Dieses Material ist der Künstlerin seit ihrer Kindheit durch die Wachs-Krippenfiguren ihrer Mutter vertraut. Mit Kristallaugen, handgeknüpfter Echthaarperücke und kapokgefülltem Nesselkörper wird die Puppe komplettiert.

»Junges Mädchen in Schwarz«,
Porzellan mit Wachs, 60 cm

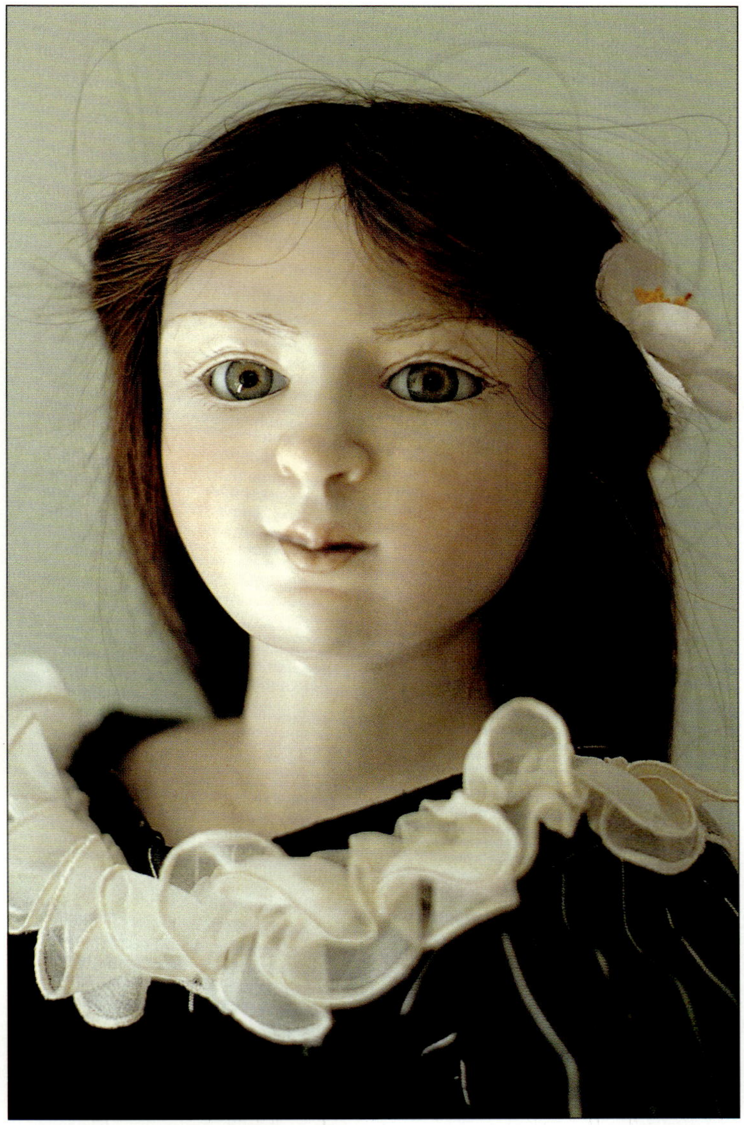

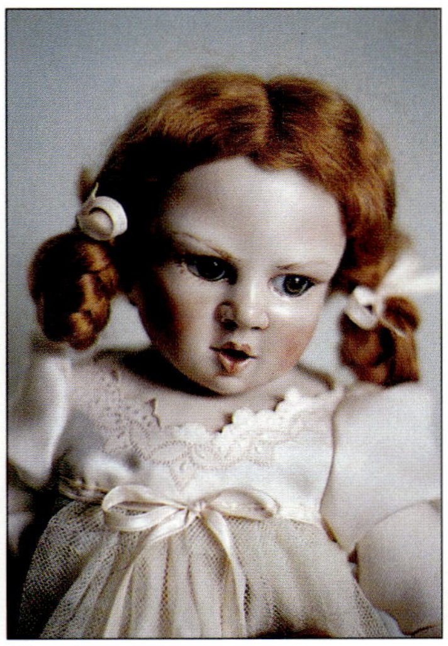

»Blondes Kind«,
Porzellan mit Wachs, 50 cm

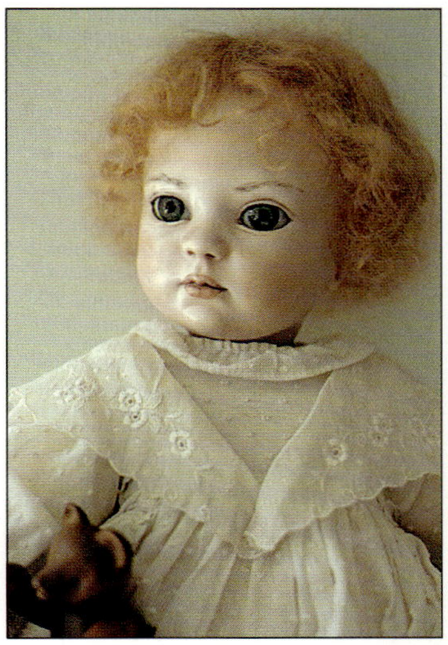

»Baby II«,
Porzellan mit Wachs, 50 cm

Ausstattung
Für die Kleider, die selbst entworfen und genäht werden, wählt Frau von Leoprechting feine alte Stoffe und Spitzen in subtilen Farbtönen. Die Strümpfe werden aus Seidengarn gestrickt. Die Puppen tragen nur wenige Accessoires: Jedes Zuviel an Details wird vermieden, das Wesentliche nur angedeutet.

Präsentationen
Die Künstlerin stellt hauptsächlich im Münchner Raum aus, unter anderem 1993 bei »Tiffany's« München und Frankfurt und 1994 auf der Sonderschau »Von der Puppe zum Kunstobjekt« im Museum der Deutschen Spielzeugindustrie in Neustadt. Seit 1989 beteiligt sie sich an der » Doll Art«/Frankfurt und weiteren Puppenbörsen, nicht jedoch an Wettbewerben.

Gabriele Lipp

Angeregt durch »Das kleine Puppenbuch« von Elli Riehl, eignete sich Gabriele Lipp vor etwa 14 Jahren das Puppenmachen autodidaktisch an.

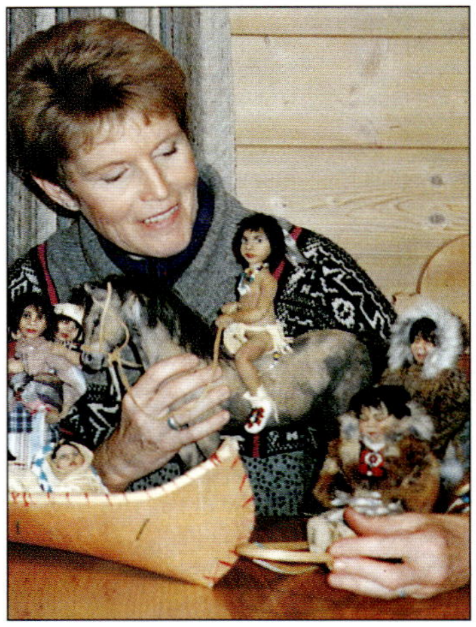

»Ich muß über einen lustigen Fratz aus meiner Nachbarschaft lachen – und versuche, ihn als Puppe festzuhalten. Auch alte Mythen, Sagen und untergegangene Kulturen bewegen und inspirieren mich sehr. Es macht mir Spaß zu erleben, wie etwas, das in meinem Kopf herumspukt, unter den Händen Gestalt annimmt. »

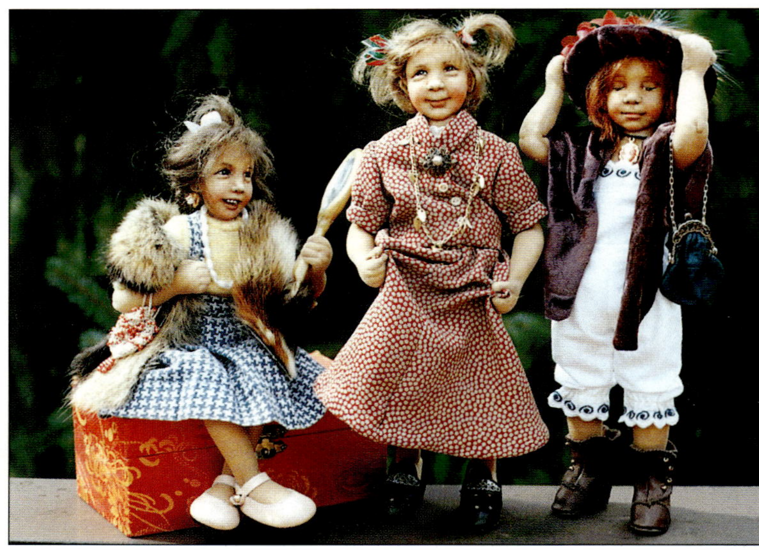

»Großmutters Kleidertruhe«, Strumpfgewebe, je 24 cm

»Maiausflug«, Strumpfgewebe, Kinder zwischen 15 und 23 cm

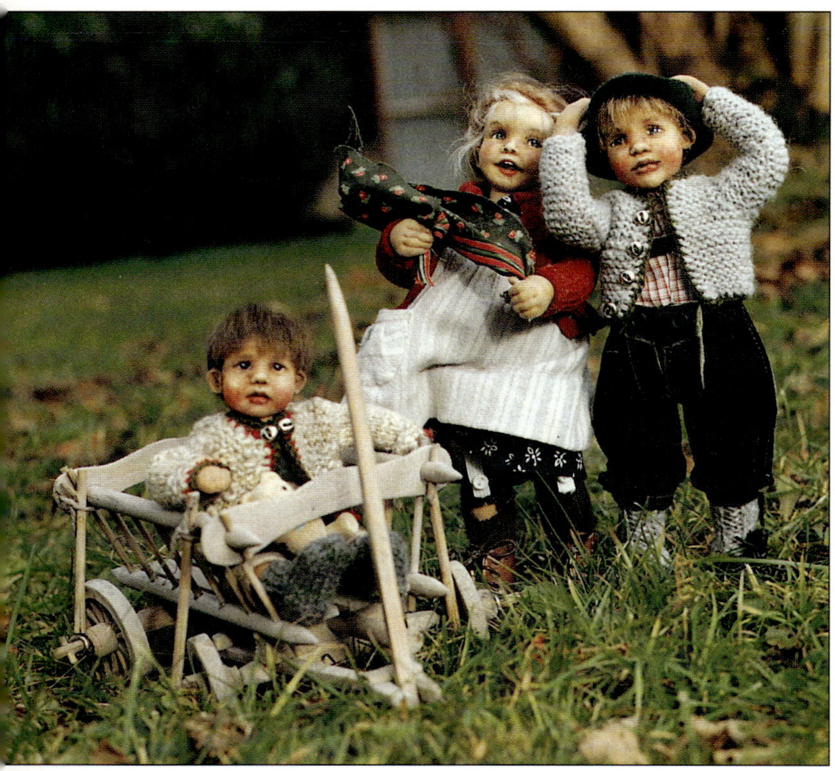

Die Puppen
Kinder aus der Allgäuer Umgebung und der ganzen Welt, alte Leute, Sagen- und Märchengestalten und seit neuem auch Charakterpuppen von Menschen fremder Völker sind die bevorzugten Themen der Künstlerin. Besonders faszinierend findet Gabriele Lipp indianische Kulturen, deren Habitus sie so authentisch wie möglich wiedergeben will. Auch Tiere entstehen in ihrem Atelier. Die Puppen sind höchstens 30 cm groß und, bedingt durch die Technik, allesamt Unikate.

Material und Technik
Ein Gerüst aus Zinkdraht wird mit Watte aufgepolstert und mit Faden umwickelt, da-

Ausstattung
Gabriele Lipp entwirft und näht ihre Puppenkleider aus alten Woll- und Baumwollstoffen, die ausgeblichen und abgewetzt sein dürfen. Die Indianer tragen originalgetreue Kleider aus feinem Wildleder, die teils mit kleinen Glasperlen bestickt werden. Aus Hamsterfell werden Parkas für die Eskimos genäht. Pantoffeln, Mokassins und weiteres Schuhwerk sowie Sattel und Zaumzeug für die Reittiere näht die Künstlerin selbst.

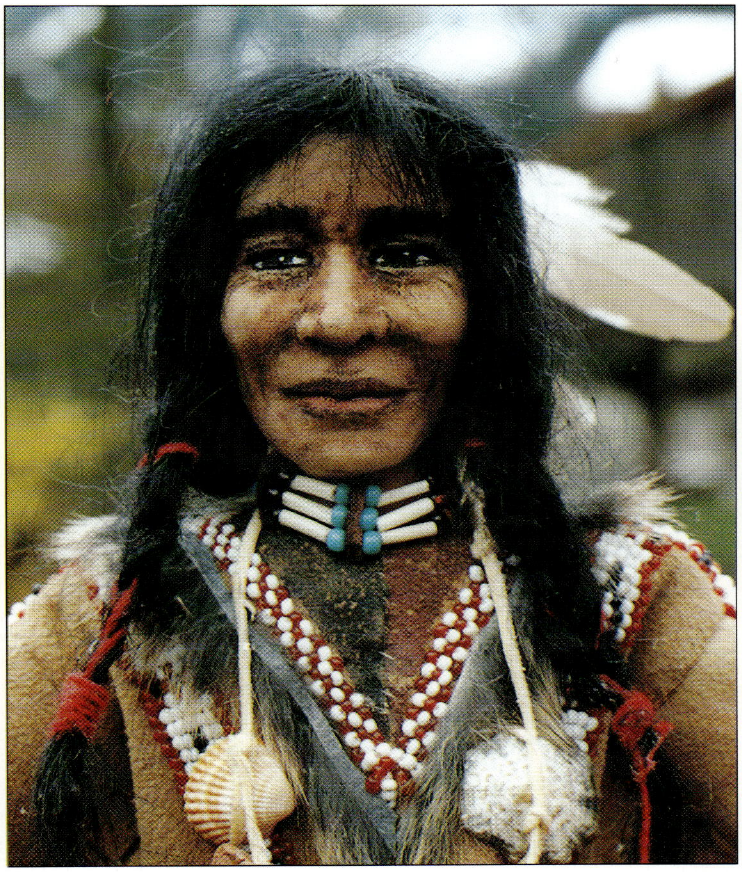

»Indianischer Medizinmann«, Strumpfgewebe, 30 cm

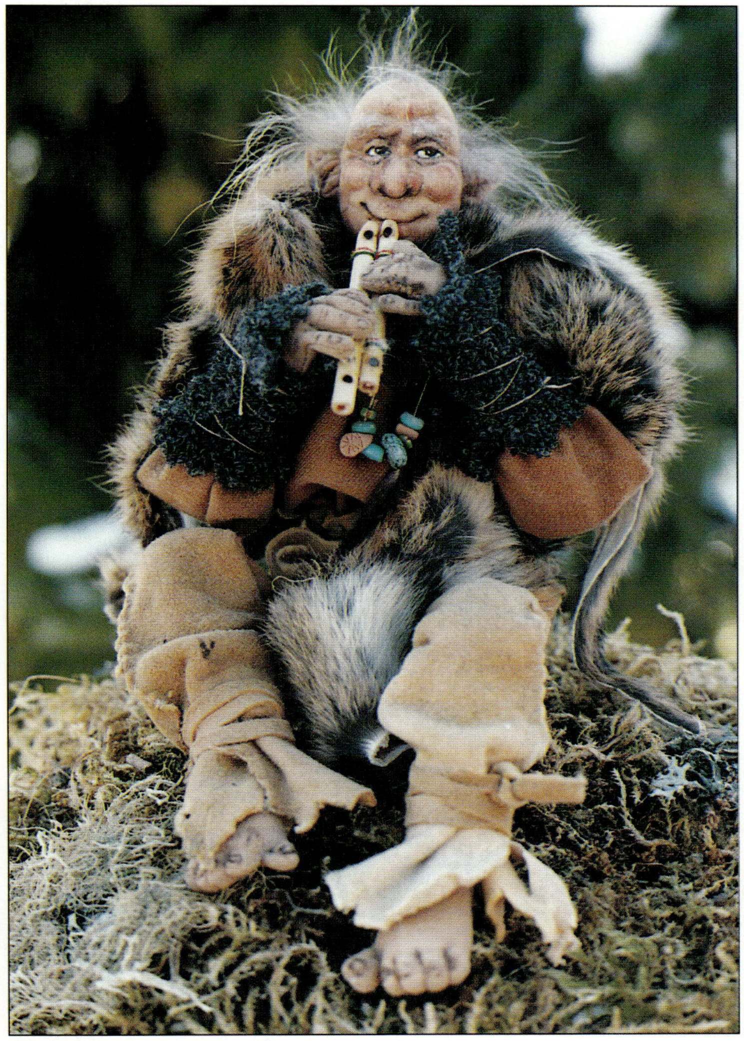

Sagengestalt »Gorm«, Strumpfgewebe, sitzend 14,5 cm hoch

rüber eine Schicht aus Strumpfgewebe gezogen. Die weiche Modellierung von Gesicht, Fingern, Zehen und Ellbogen entsteht durch Abnähen mit vielen kleinen Handstichen. Hinterkopf und Ohren werden extra gefertigt und aufgesetzt. Vor dem Bemalen mit Acrylfarbe wird das Gesicht mit einer Fixierlösung getränkt. Während des Trocknens modelliert Gabriele Lipp Feinheiten nach. Mit einem aufgeknüpften oder -geklebten Mohairschopf wird der Kopf komplettiert.

Präsentationen
In den vergangenen zwei Jahren nahm Gabriele Lipp u.a. an folgenden Ausstellungen teil: »One-of-a-Kind Salon« von Dollmakers International in New York, »International Doll Art« in Chicago, »Kinderwelt – Sammlerglück« in Hamm und Gengenbach, »Zirkuswelt« in Schloß Farrach/Österrreich, »Doll & Teddy Bear Expo v. Rademann« in Washington. Eine Präsentation ihrer Indianerpuppen ist dieses Frühjahr im Museum Sonthofen zu sehen. Gabriele Lipp wurde in verschiedenen Wettbewerben ausgezeichnet, erstmals in Heidelberg 1989 mit dem Publikums- und dem Jurypreis in der Kategorie Stoffpuppen von der GDS (Global Doll Society). 1991 gewann die Künstlerin fünf »Eurodoll«-Preise in Neuß, unter anderem den »Zirkus-Roncalli-Grand-Prix«.

Karin Lombardo

Schon immer hatte Karin Lombardo eine Vorliebe für alles, was aus dem Rahmen fällt. Angeregt durch eine befreundete Puppenmacherin, modellierte sie vor zwei Jahren ihre ersten Figuren als außergewöhnliche Raumdekorationen. Dabei ist es natürlich nicht geblieben, denn im Puppenmachen fand die Künstlerin ihren Weg, der Fantasie freien Lauf zu lassen.

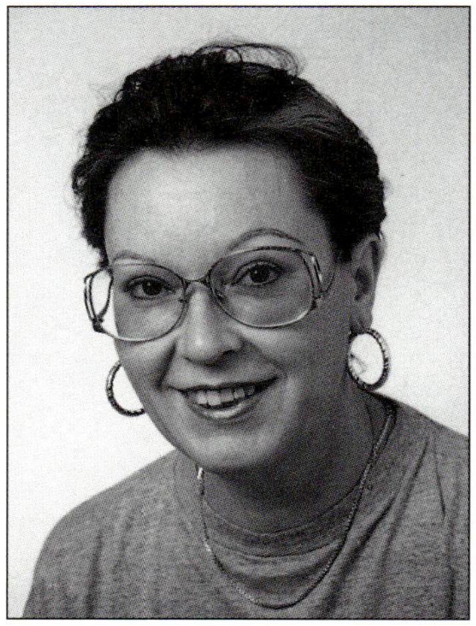

»Ich stelle mir meine Gestalten als Akteure eines Fabeltheaters vor, die den Betrachter anregen sollen, sich dazu Geschichten auszudenken.«

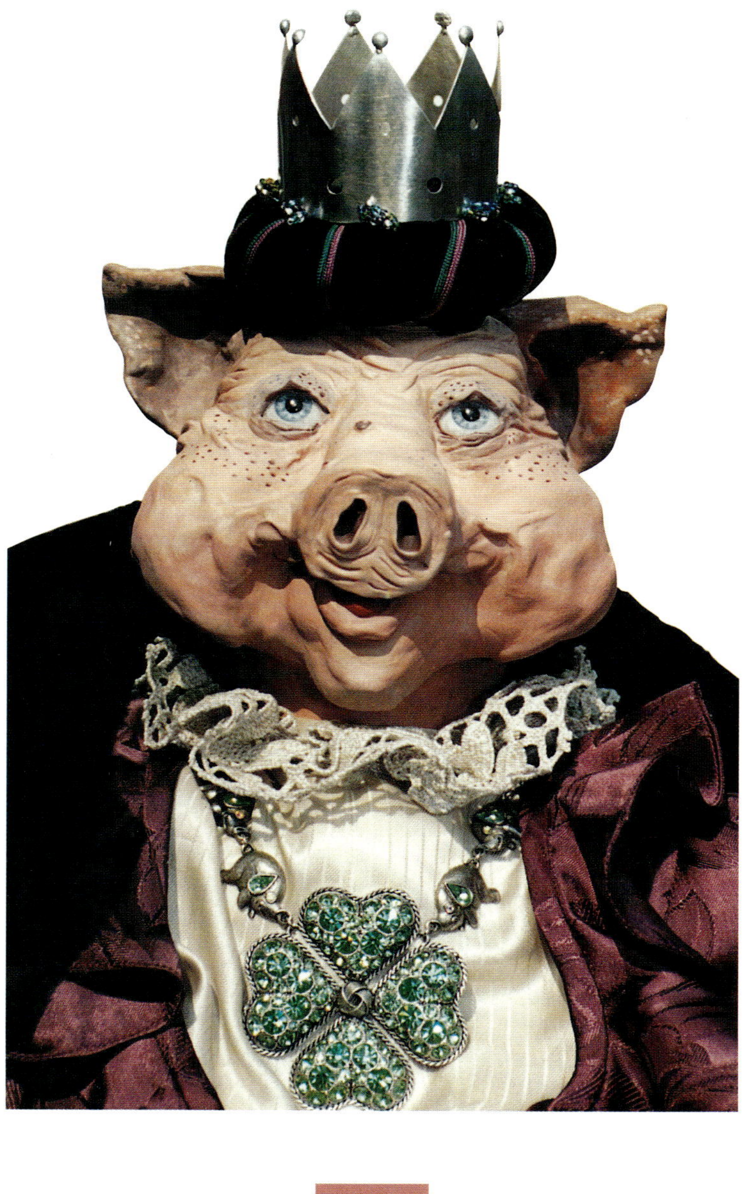

»Laurin I.«, Modelliermasse, 100 cm

Die Puppen
Karin Lombardo modelliert eigenwillig-skurrile Gestalten, die sie »Laurin-Figuren« nennt. Sie setzen sich über gängige ästhetische Normen hinweg, dürfen sogar ausgesprochen häßlich sein – doch bei aller Provokation strahlen sie immer zugleich auch Humor aus, der sie liebenswert macht. Manche haben tierähnliche Attribute, andere wiederum könnten einem Schauerroman entsprungen oder entflogen sein. So verwundert es nicht, daß die unheimlichen Geschichten von E. T. A. Hofmann oder Edgar Allan Poe zur Lieblingslektüre der Künstlerin zählen. Alle Puppen sind Unikate und 40 bis 100 cm groß. Dazu gibt es jeweils ein Zertifikat mit selbst angefertigter Zeichnung, deren ornamentale Verzierung ebenso fantasievoll erscheint wie die Puppe selbst.

Material und Technik
Selbsthärtende Modelliermasse ermöglicht der Künstlerin, ihren spontanen Ideen zu folgen, ohne Schwund durch Brennen berücksichtigen zu müssen. Nach dem Trocknen wird gefeilt, geschnitzt, Masse hinzugefügt oder weggenommen und schließlich geschliffen und bemalt. Die Körper sind durch ein Kunststoffgerüst beweg-

lich und erhalten ihre Form durch Schaumstoff, der mit elastischem Schlauchgewebe überzogen wird. Die Augen sind gemalt oder aus Glas; Frisuren werden mal anmodelliert, mal aus Fell oder Haarteilen aufgeklebt. Aus Stoff, Vlieseline oder einem tüllbespannten Drahtgestell werden abnehmbare Flügel gefertigt. Derzeit experimentiert Karin Lombardo mit Ton, Papiermaché und Porzellan.

Ausstattung
Für jede Puppe entwirft die Künstlerin ein Kostüm, das in Schnitt, Material, Farbe und Dekor den Charakter unterstreicht. Teilweise malt oder appliziert Karin Lombardo Figuren auf den Stoff oder fügt »typgerechte« Accessoires wie beispielsweise ein Fledermaus-Collier hinzu. Wenn sie unter ihren zahlreichen Fundstücken vom Flohmarkt nichts Passendes findet, läßt sie das Zubehör herstellen.

»Strello«, Modelliermasse, 45 cm

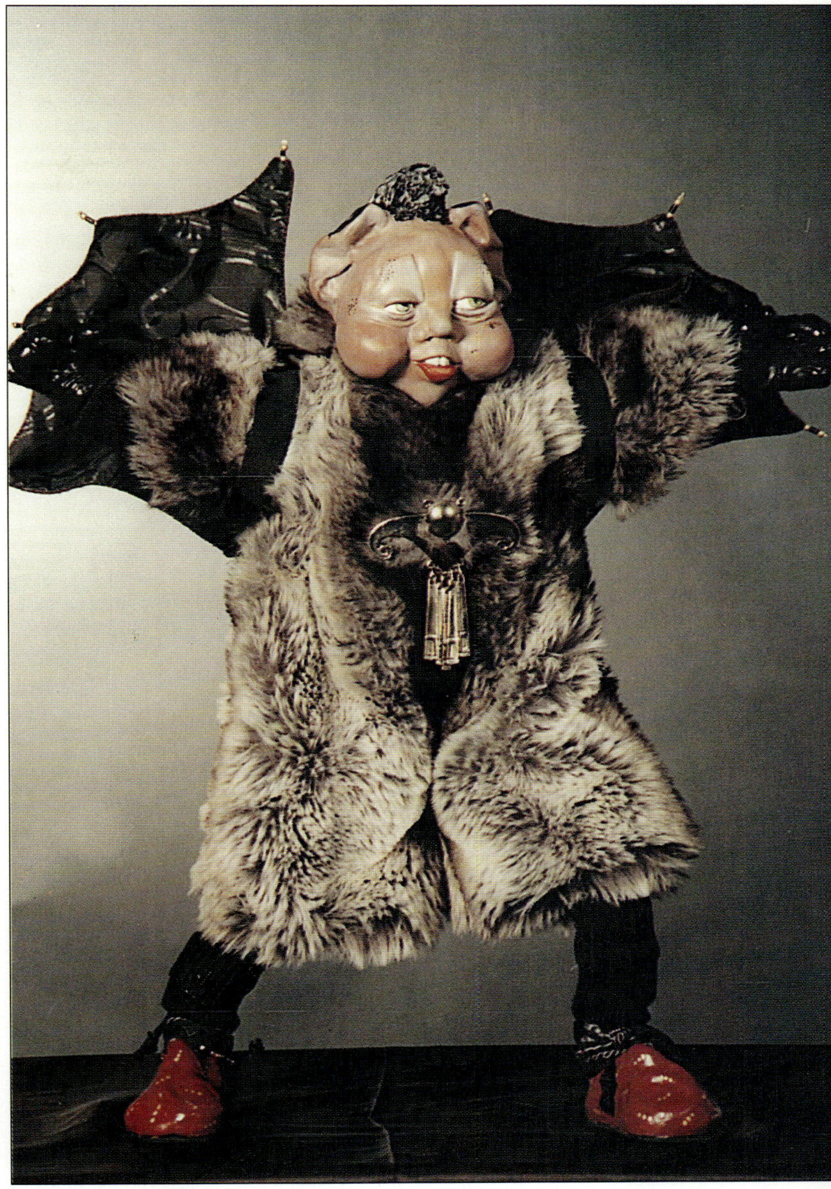

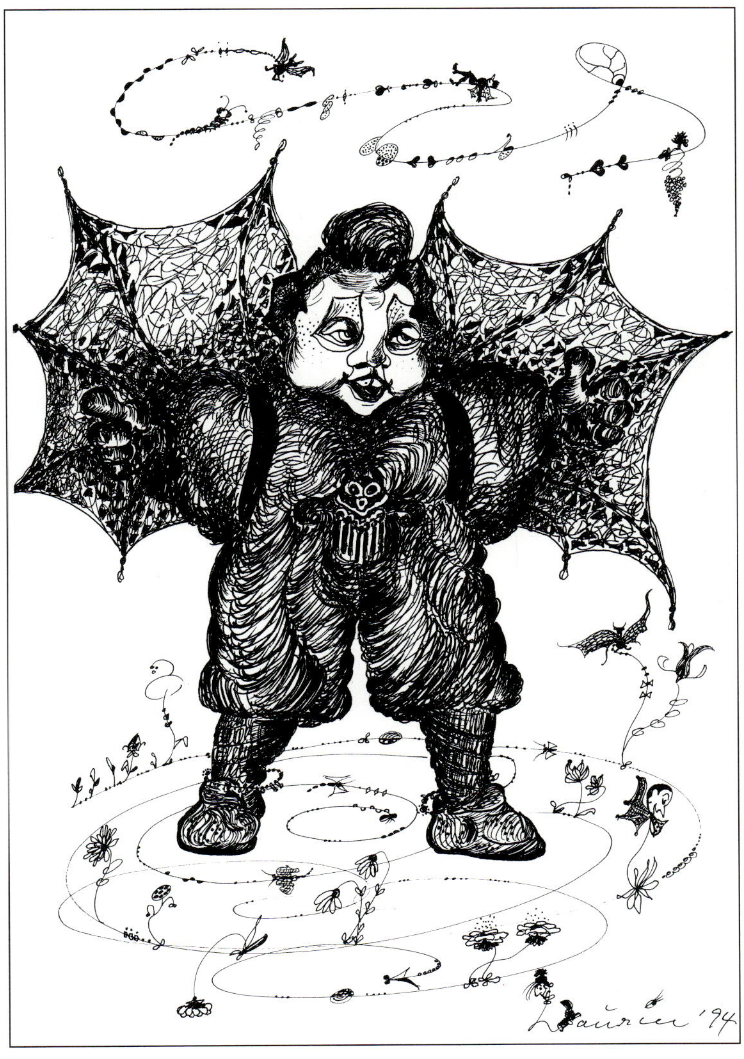

»Strello«, Federzeichnung

Präsentationen
»Laurin I.« wurde im Auftrag des Sammler- und Glücksschwein-Museums Bad Wimpfen modelliert und ist dort zusammen mit 4500 anderen Schweinen ganzjährig zu sehen. 1994 zeigte Karin Lombardo ihre Figuren in der »Galerie Eigenart« in Neusäß bei Augsburg. An überregionalen Ausstellungen und Wettbewerben hat sie noch nicht teilgenommen.

Doris Lommel-Leßau

Die gelernte Schneiderin und Modedesignerin arbeitete in Ateliers für angewandte Kunst. Seit 1970 experimentiert sie mit den Ausdrucksmöglichkeiten von textilen Werkstoffen.

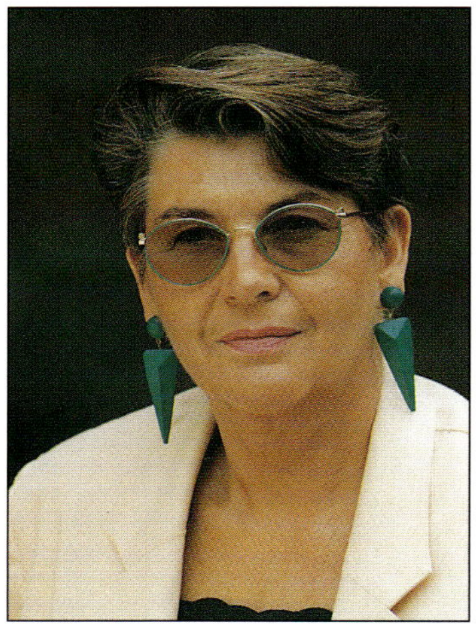

»Machen Kleider Leute – oder unterstreicht die Kleidung nur die Ausstrahlung der Menschen? Mit meinen Figuren will ich die gegenseitige Beziehung zwischen beidem ergründen.«

Die Puppen

»Kleine Leute«, so nennt die Künstlerin ihre Stoffskulpturen erwachsener Menschen. In der Auseinandersetzung mit der Form und dem Streben nach harmonischer Gesamtwirkung entstehen ihre Figuren: dick oder dünn, stehend oder sitzend, beweglich oder starr. Doris Lommel-Leßau zeigt Typen, die uns täglich begegnen können und mitunter das Gefühl erwecken, man habe sie schon einmal irgendwo getroffen.

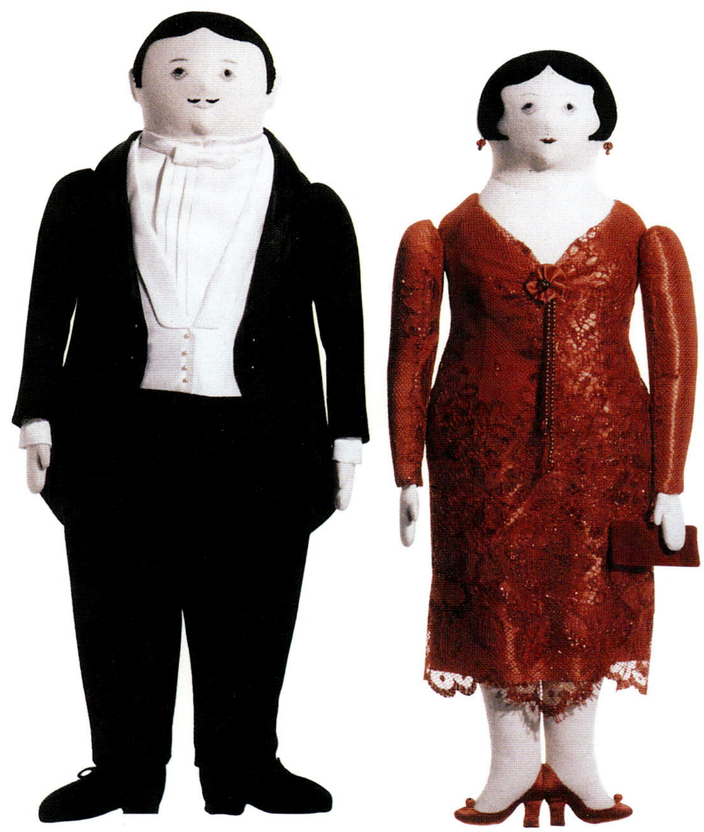

»Staatsbankett«, verschiedene Stoffe, 60 cm

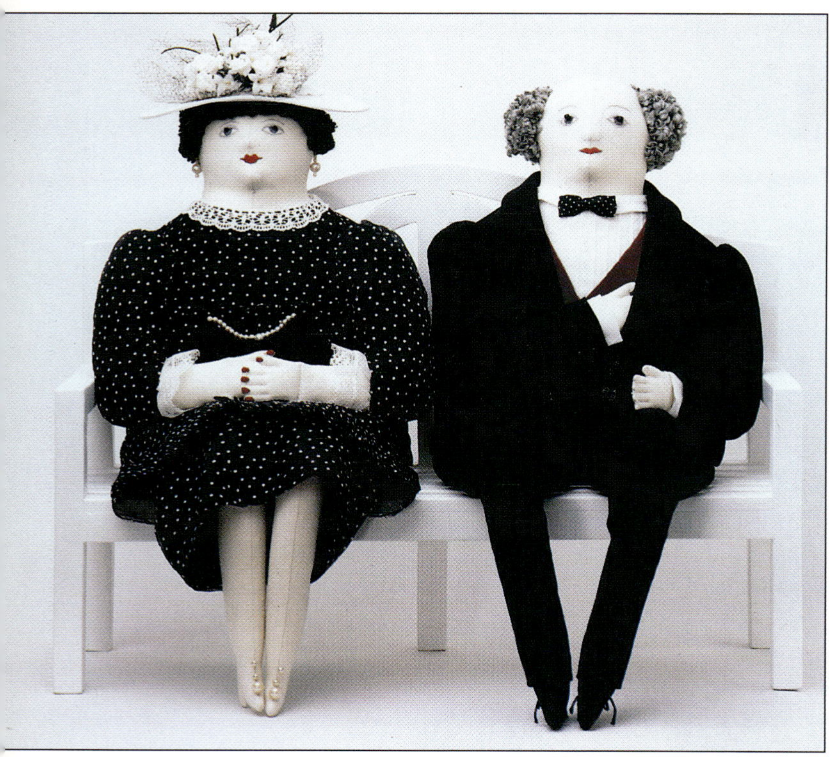

»Kur-Erlebnis«, verschiedene Stoffe, 60 cm

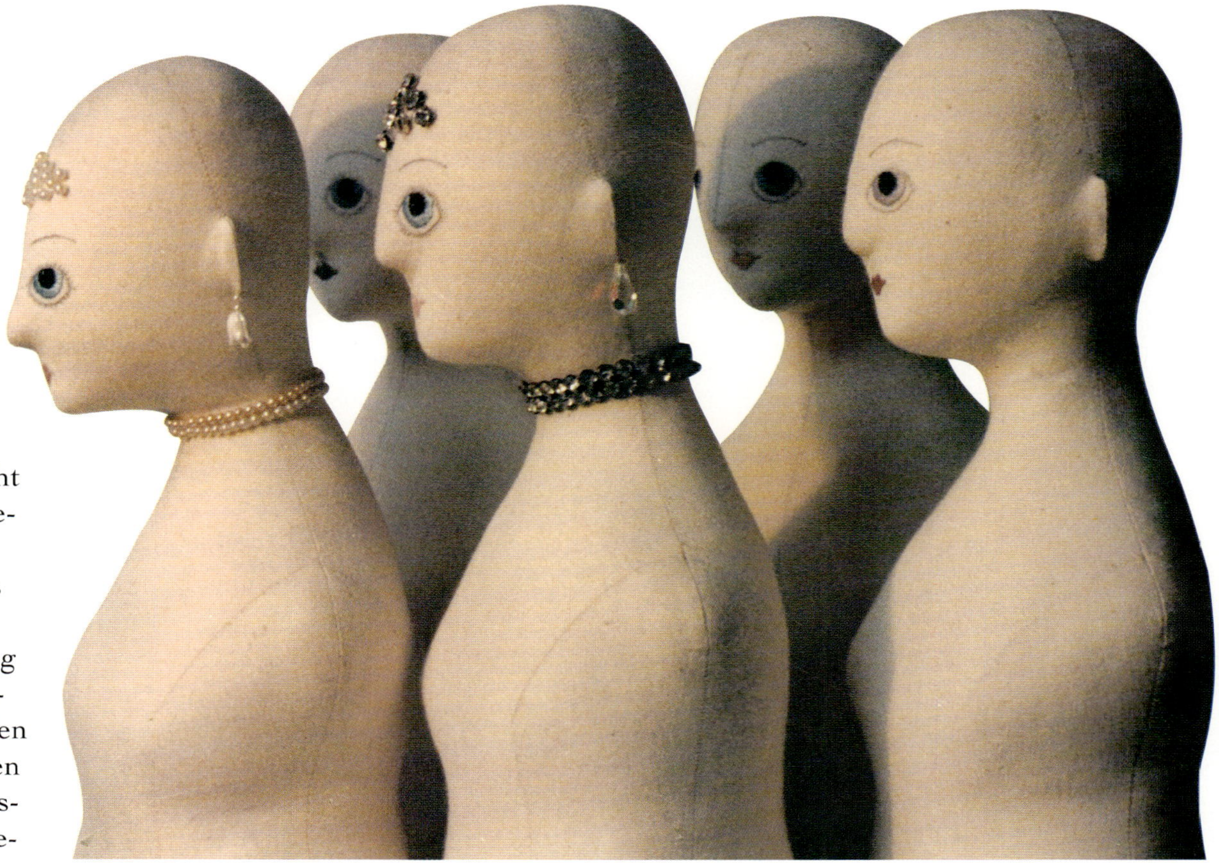

Material und Ausstattung
Die Körper der »kleinen Leute« sind aus Nessel genäht, die Gesichter aufgestickt. Durch Abnäher entsteht eine sparsame Modellierung. Alle Kleidungsstücke und Accessoires zeichnen sich durch sorgfältige Verarbeitung bis ins Detail aus. Kleider und Jacketts werden gefüttert, die Strukturen der Textilien und Accessoires aufeinander abgestimmt oder bewußt in Kontrast gesetzt. Die Künstlerin spielt mit Stoff, Leder, Knöpfen, Pelz, Perlen, Tüll und anderen Materialien. Vor allem an den Figurengruppen wird Doris Lommel-Leßaus Ausbildung in Farbenlehre und -psychologie spürbar, die sie bei Professor Frieling in Salzburg absolvierte. Als »roter Faden« ziehen sich bestimmte Töne durch die ausgewogene Komposition aus Gesichtern, Kleidern und Accessoires.

»Ohne Titel«, verschiedene Stoffe, 60 cm

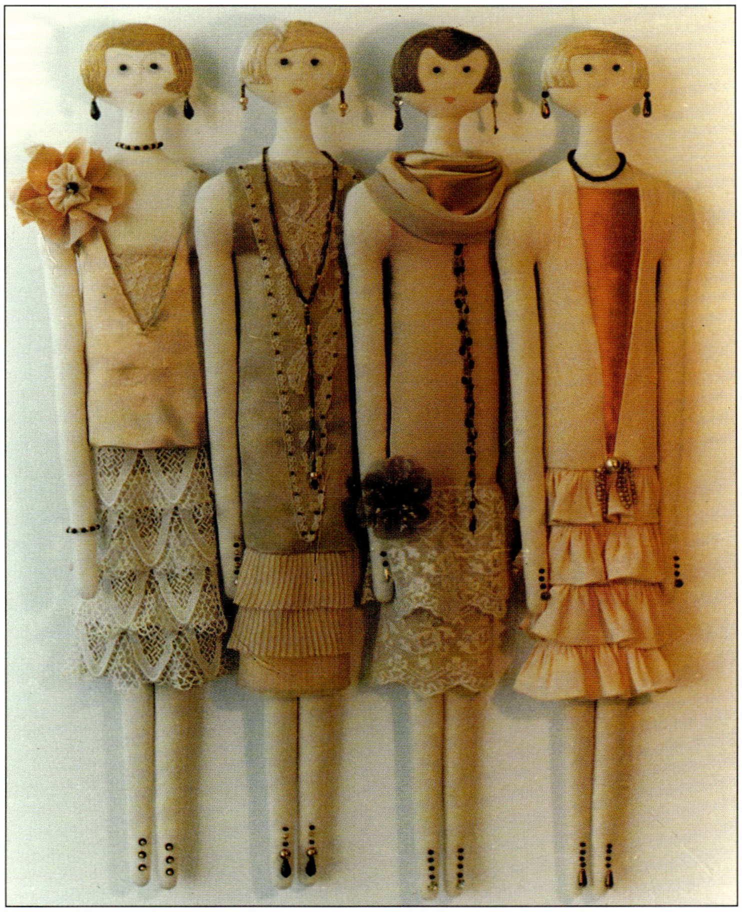

»Ein Abend im Maxim«, verschiedene Stoffe, 60 cm

Präsentationen
Doris Lommel-Leßau stellte bisher in mehreren deutschen Städten aus. Seit 1993 haben ihre Puppen mehrere Auszeichnungen gewonnen, darunter 1994 einen Preis der Global Doll Society beim Vierten Weltkongreß für Puppensammler und Puppenkünstler in Paris. Dort wurde die Künstlerin außerdem für den »Jumeau-Award« in der Kategorie Erwachsenen- und Dekorationspuppen nominiert.

Carin Lossnitzer

Ursprünglich war Carin Lossnitzer Restauratorin für alte Puppen und zeigte ihre umfangreiche Sammlung im In- und Ausland. Bereits Ende der siebziger Jahre entstanden ihre ersten Puppen in Holz- oder Keramikmasse, Fimo und dem damals noch selten gebrauchten Cernit, dem sie bis heute treu blieb. Seit 1990 gestaltet die Künstlerin auch Büsten aus unterschiedlichen Materialien und Halbreliefs aus Gips, seit 1992 modelliert sie auch naturalistische Tierfiguren. Carin Lossnitzer ist Mitbegründerin des Verbandes europäischer Puppenkünstler.

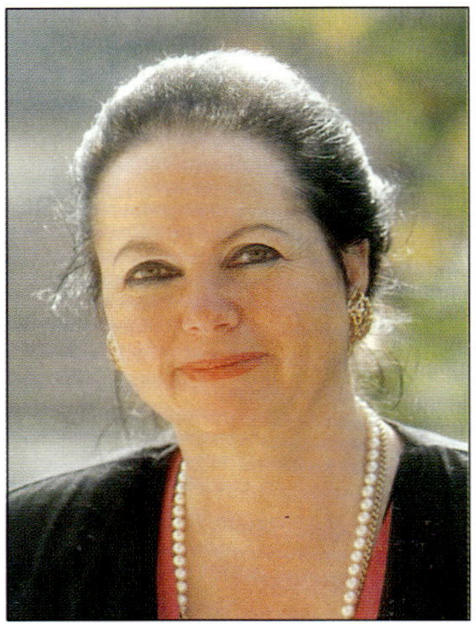

»Ich will mit meinen Puppen einfach Freude machen.«

Die Puppen
Carin Lossnitzer will weiche, anschmiegsame, lebensecht schwere Puppenkinder schaffen. Sie zeigt glückliche, zufriedene Babys und Kleinkinder – mitunter auch kleine Trotzköpfe wie den abgebildeten »Jacob«. Ihr Markenzeichen sind nach wie vor die »Carlos-Sabber-Babys«, die anfangs selbstgehäkelte Hauben und Lätzchen trugen, 20 bis 30 cm maßen und in eigens ausstaffierten Körbchen präsentiert wurden. Eine Besonderheit war das 1985 entstandene, neun cm kleine Baby »Eine Handvoll«. Gleichzeitig modellierte Carin Lossnitzer ihre ersten, 50 cm großen »Sabber-Babys« und Kleinkinder aus aller Welt, die bis zu 80 cm maßen. Die Künstlerin stellte ausschließlich Unikate her, bis sie sich aufgrund großer Nachfrage Mitte der achtziger Jahre zusätzlich zur Kooperation mit Götz-Puppen in Rödental entschloß. Damit leisteten Firma und Künstlerin Pionierarbeit, denn damals waren hochwertige »Künstlerpuppen« als eigene Produktlinie noch nicht üblich. Seit 1989 gibt es »Carlos«-Porzellanpuppen in den Größen 28, 30 und 58 cm.

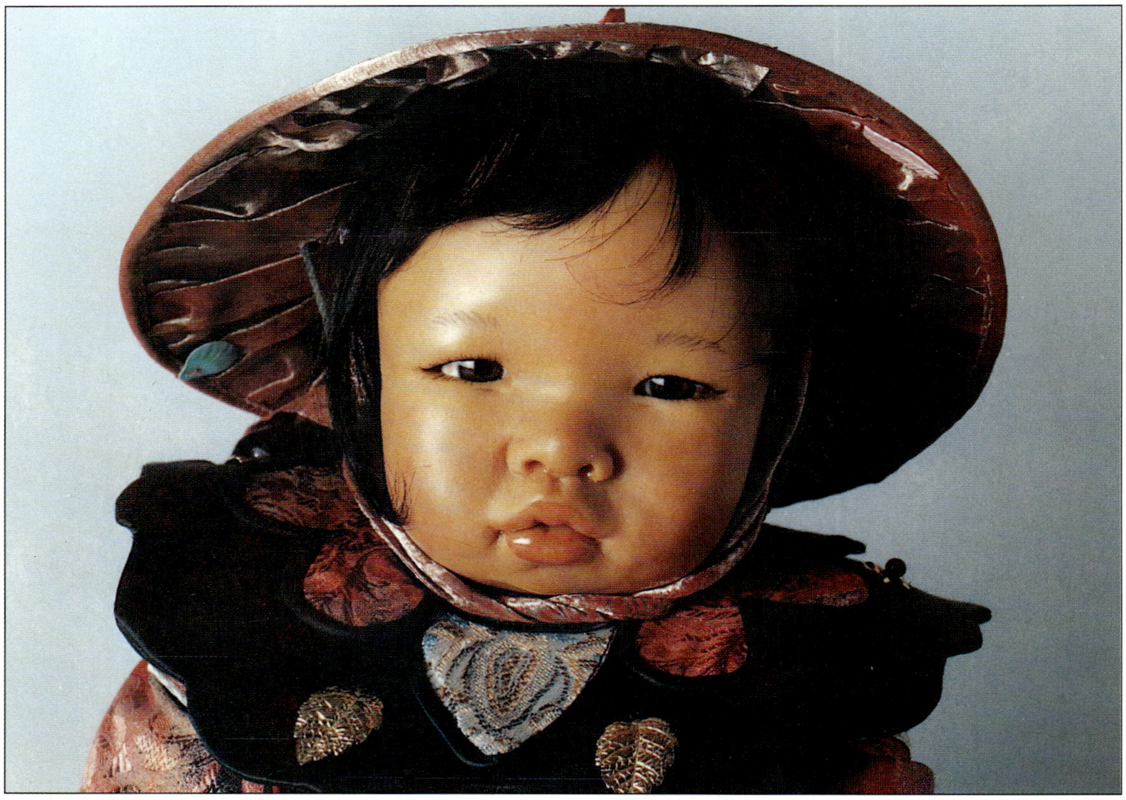

»Fu-Shung«,
Cernit, 50 cm

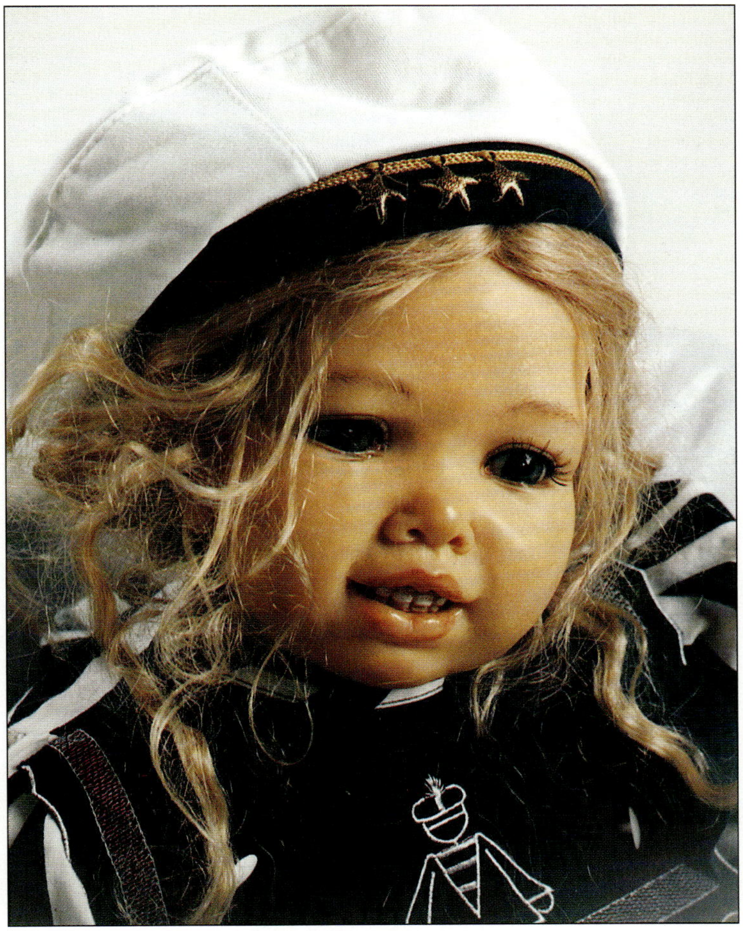

»Brigitte«, Cernit, 65 cm

Material und Ausstattung

Carin Lossnitzer modelliert überwiegend in Cernit, da sie mit diesem Werkstoff am besten realistisch arbeiten kann. Bei ihren Unikaten verwendet sie ausschließlich mundgeblasene Kristallaugen und Echthaar.
Da die Künstlerin der Bekleidung ihrer Puppen großes Gewicht zumißt, entwirft und näht sie jedes Stück selbst. Kleidung und Beiwerk der nichteuropäischen Puppenkinder entstehen nach sorgfältigen völkerkundlichen Recherchen und werden einfühlsam stilisiert.

Präsentationen

Seit 1976 hat sich Carin Lossnitzer an 35 größeren Ausstellungen im In- und Ausland beteiligt oder diese selbst veranstaltet. Die wichtigsten waren die »infa« Messe Hannover (1977), Badisches Landesmuseum Karlsruhe (1977), Badisches Landesmuseum Schloß Bruchsal (1982), Stadtmuseum Rapperswil/Schweiz (1983), Galerie Gaisbock/Zürich (1984), Albgaumuseum Schloß Ettlingen, GEDOK-Jahresausstellung (1984), Bayerischer Kunstgewerbeverein, München (1986), Museum Roybet-Fould/Paris (1986), ITB Messe, Berlin (1989), Hansa-Viertel Hamburg (1991), Disney World/Orlando, USA (1991) und Galerie Neubert/Hirschaid bei Bamberg (1992).
Ihre Puppen gewannen internationale Anerkennung, darunter zweimal Gold der Global Doll Society und einen »One-of-a-Kind«-DOTY-Award des Doll Reader Magazins. Eine Vinylpuppe der Firma Götz wurde für den DOTY nominiert. Lossnitzer-Künstlerpuppen sind in Museen in New York, Stein am Rhein/Schweiz, Haihara/Finnland, Baden-Baden und Coburg zu sehen.
Als Expertin für antike Puppen baute sie ihr eigenes Puppenmuseum in Coburg auf, wo sie ihre Sammlung mit 800 Exponaten zeigt. 1994 veröffentlichte die Künstlerin das Handbuch »Puppen sammeln, Puppen spielen, Puppen machen« im Verlag Puppen und Spielzeug.

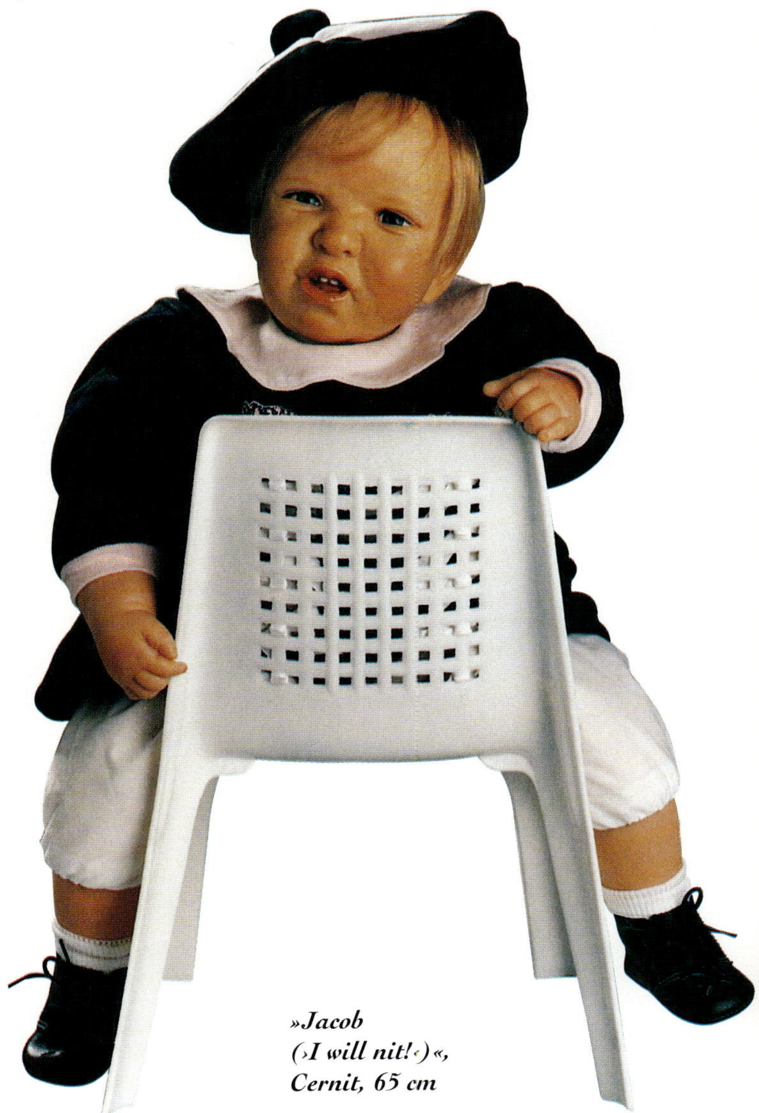

»Jacob (›I will nit!‹)«, Cernit, 65 cm

Axel Lukas

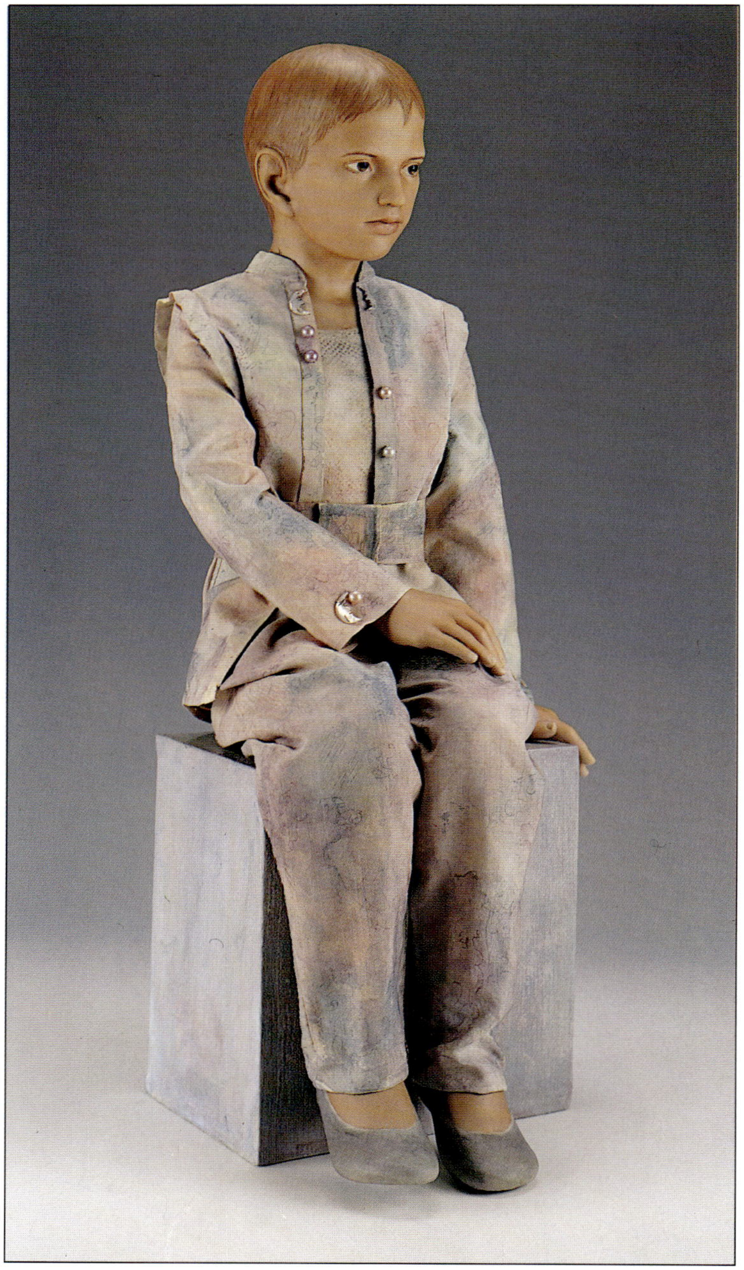

»Ohne Titel«,
Ganzporzellan,
60 cm

»Ohne Titel«,
Porzellan/Papiermaché,
46 cm

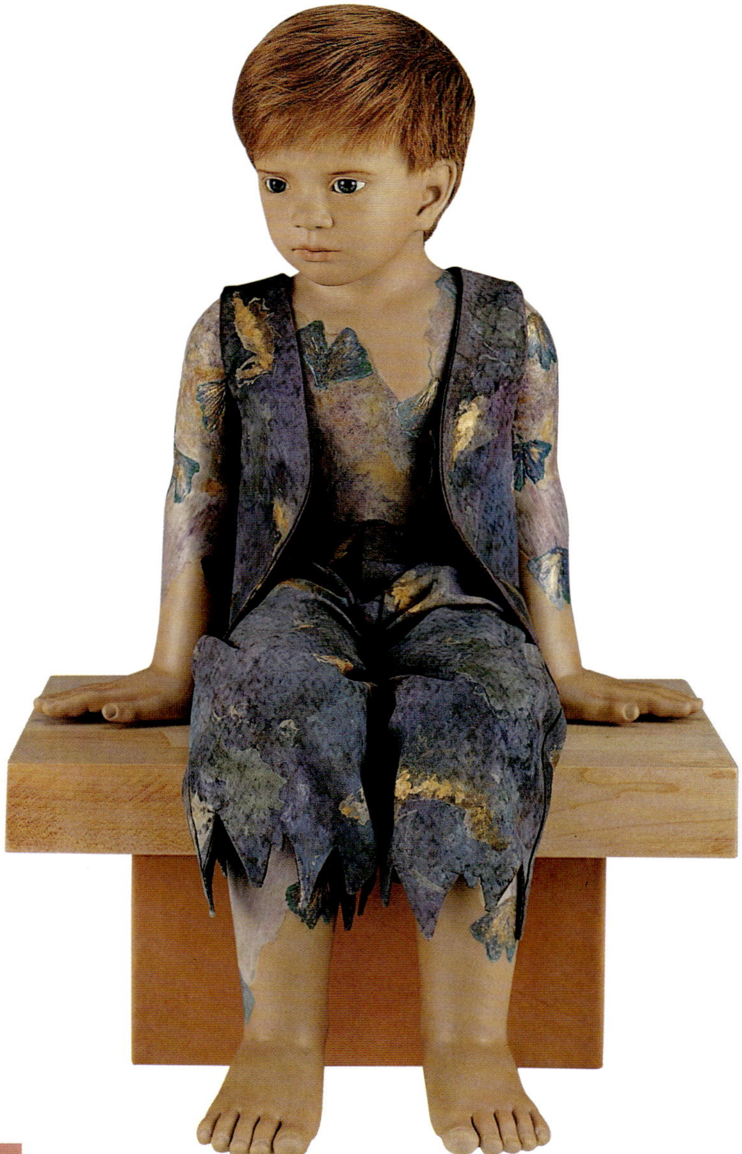

Auf ein bestimmtes Sujet will sich Axel Lukas nicht festlegen. Thematische Vielfalt ist ihm genauso wichtig wie das Experimentieren mit dem Werkstoff Porzellan. Er selbst klassifiziert seine Arbeit nicht.

Porzellan, Papiermaché und Stoff werden als Gestaltungsmittel kombiniert. Die Unterkleidung wird nach dem Guß auf den Körper modelliert.

Alle Arbeitsschritte vom Modellieren über das Perückenknüpfen bis hin zum Nähen und Bemalen der Seidenkleidung erledigt Axel Lukas selbst.

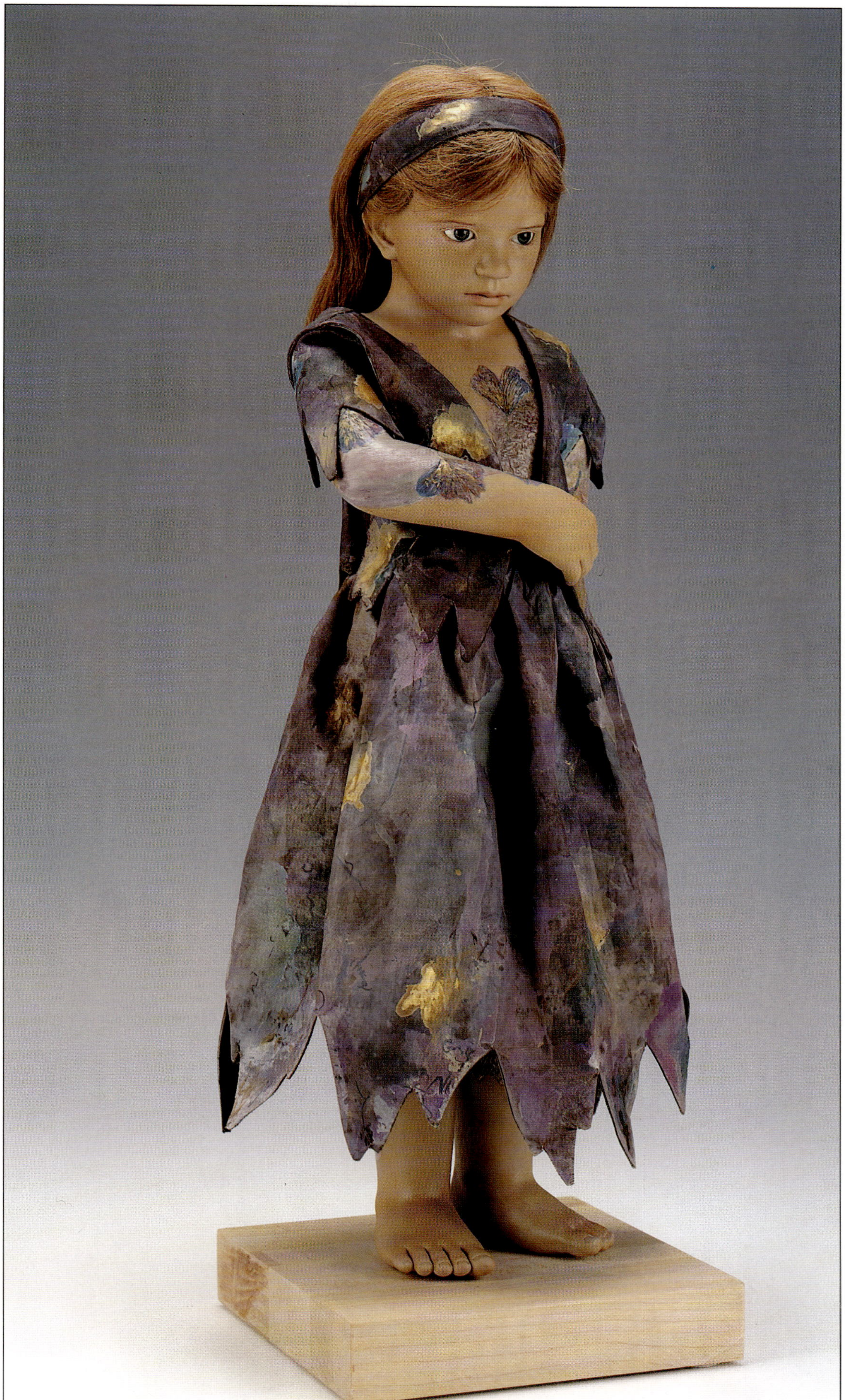

»Ohne Titel«, Porzellan/Papiermaché, 60 cm

Christa Mann

Christa Mann Okt. 95

Christa Mann wuchs in Sonneberg/Thüringen auf. Die Spielzeugstadt mit ihrem Heimarbeitermilieu prägte sie von Kindheit an, eine »Puppenmacherin« zu werden. Nach einigen Jahren als Schauwerbegestalterin arbeitete sie als Puppendesignerin in der damaligen »volkseigenen« Spielzeugindustrie. In ihrer Freizeit entstanden Puppen, die aus Baumwolltrikot und Filz geformt wurden. In den achtziger Jahren schuf Christa Mann mit Papiermaché-Drükermasse eigener Herstellung die »Kunigunden und Paulinen«. 1988 siedelte die Künstlerin in die Bundesrepublik über.

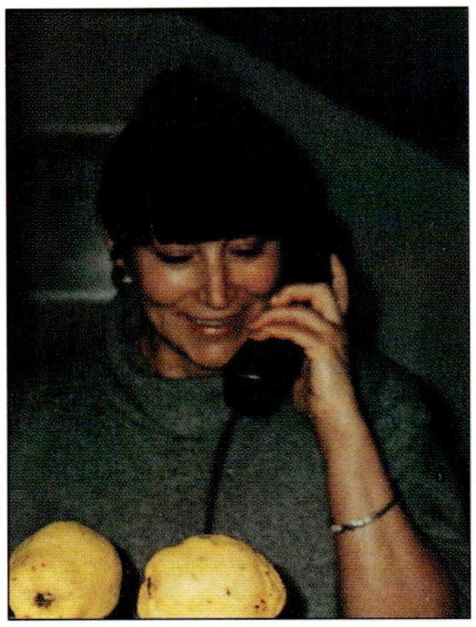

»Die Thematik meiner Puppen ist von klein auf in mir programmiert. Tagträume eines Kindes, eine 'Elfen-Zwergen-Fantasie-Welt', die nun endlich Formen angenommen hat und den Betrachter in die eigene Kindheit zurückführt.«

Die Puppen
Verschmitzte Zwerge, Elfen, die »Kichererbse«, »Sonnenscheinchen«, »Tröpfchen« und weitere Kleinpuppen sind mit ihrer liebenswerten Bilderbuchromantik das Markenzeichen der Künstlerin. Die Fantasiegeschöpfe entstehen als Unikate oder Kleinserien bis 15 Stück. Die »Lebkuchenkinderl«, »Engelchen« und Bären werden in Sonneberg als handgearbeitete Sammlereditionen gefertigt, die auf jeweils 500 Stück pro Modell limitiert sind.

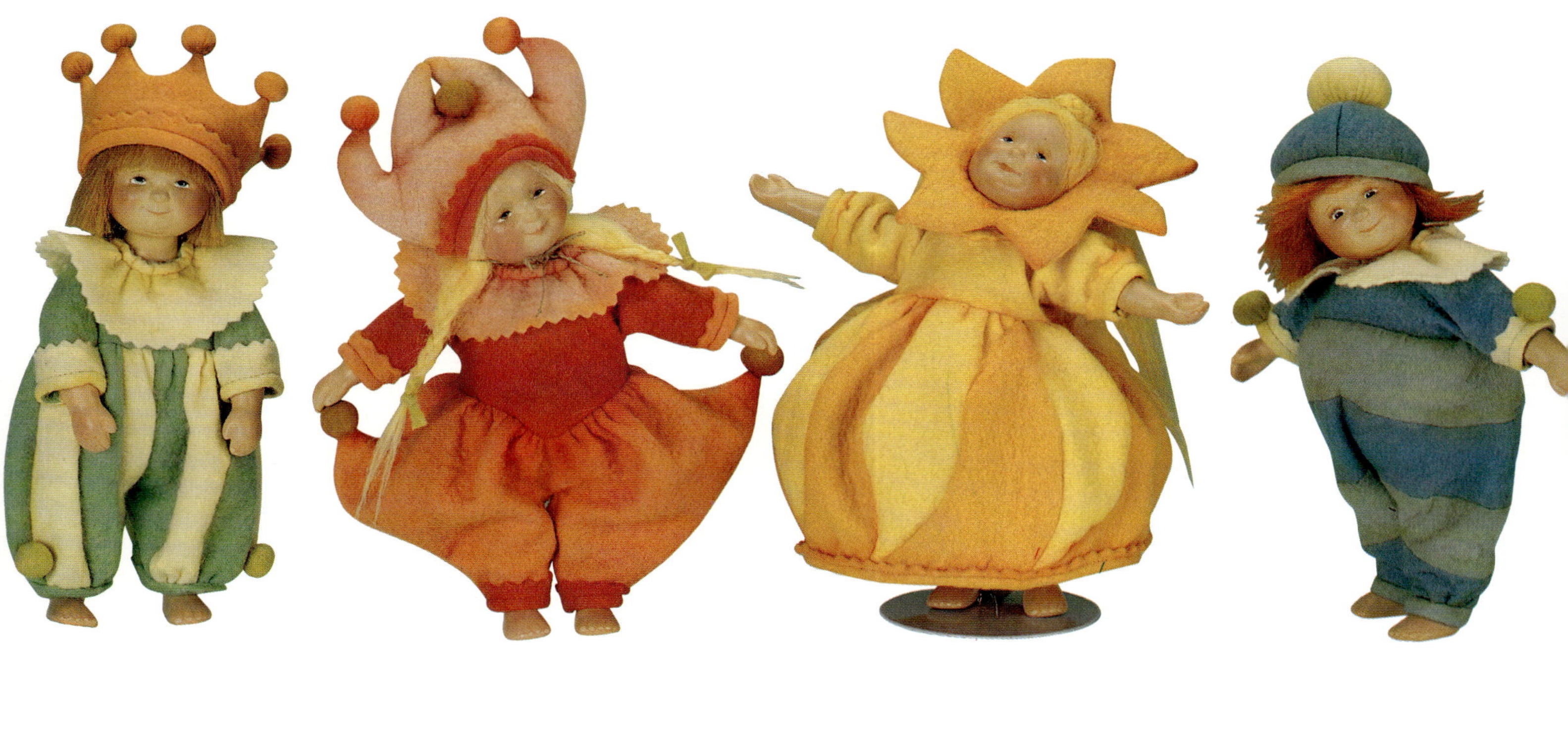

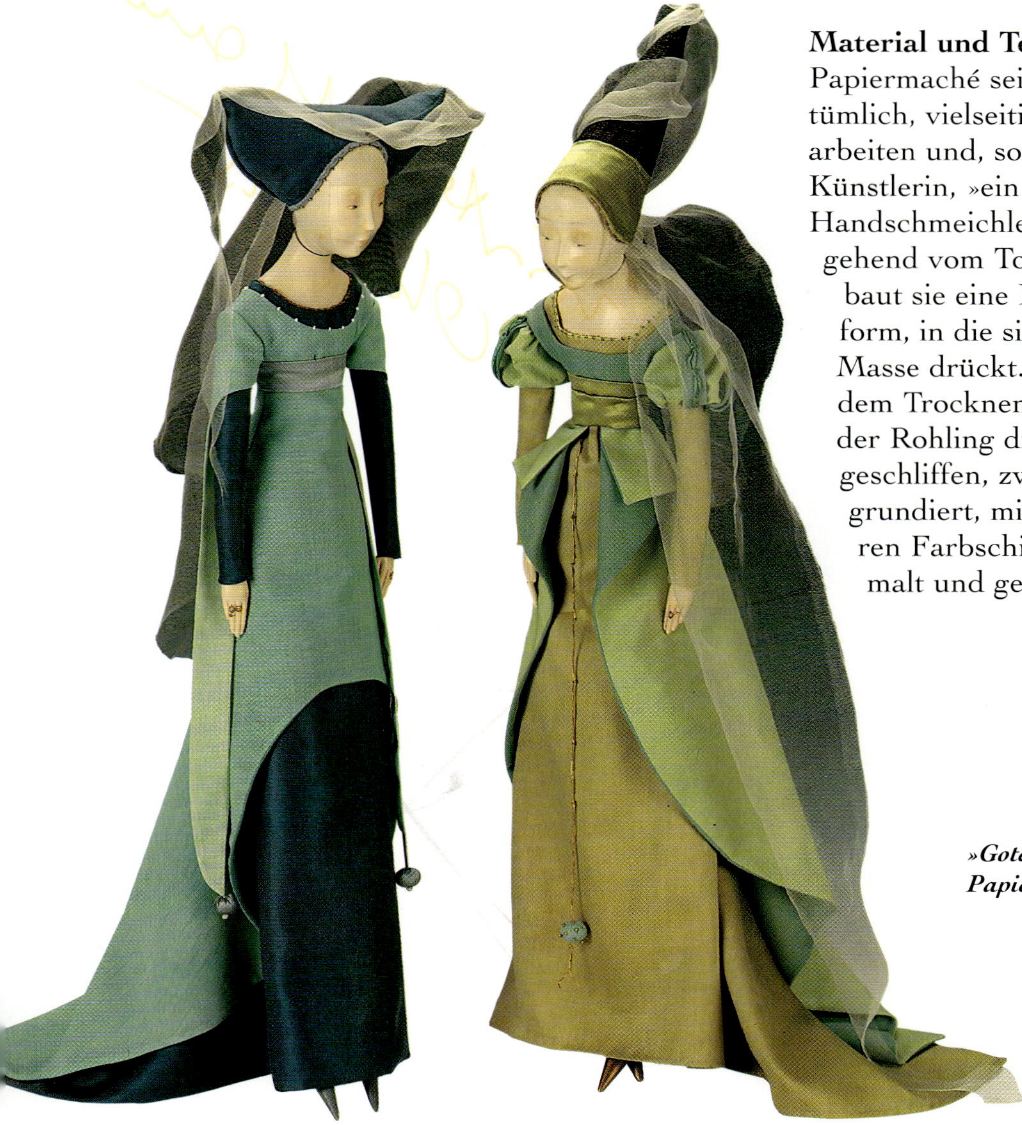

Material und Technik
Papiermaché sei volkstümlich, vielseitig zu verarbeiten und, so die Künstlerin, »ein richtiger Handschmeichler«. Ausgehend vom Tonmodell baut sie eine Negativform, in die sie die Masse drückt. Nach dem Trocknen wird der Rohling dreimal geschliffen, zweimal grundiert, mit mehreren Farbschichten bemalt und gewachst.

Genausogern formt Christa Mann Filz, oder sie kombiniert beide Materialien. Die Frisuren der Puppen sind aus Mohair oder feinem Plüsch. Für die biegsamen Körper werden Papiermachéteile auf ein Drahgerüst gedrückt, mit Filzstreifen umwickelt und vollständig mit Baumwolltrikot überzogen.

»Gotelind und Kunigunde«, Papiermaché, je 60 cm

»Kleiner König, kleine Närrin, Sonnenscheinchen und Kügelchen Dickundrund« aus der Serie der »Sieben Fröhlichen«, Papiermaché auf Drahtgestell, je 18 cm

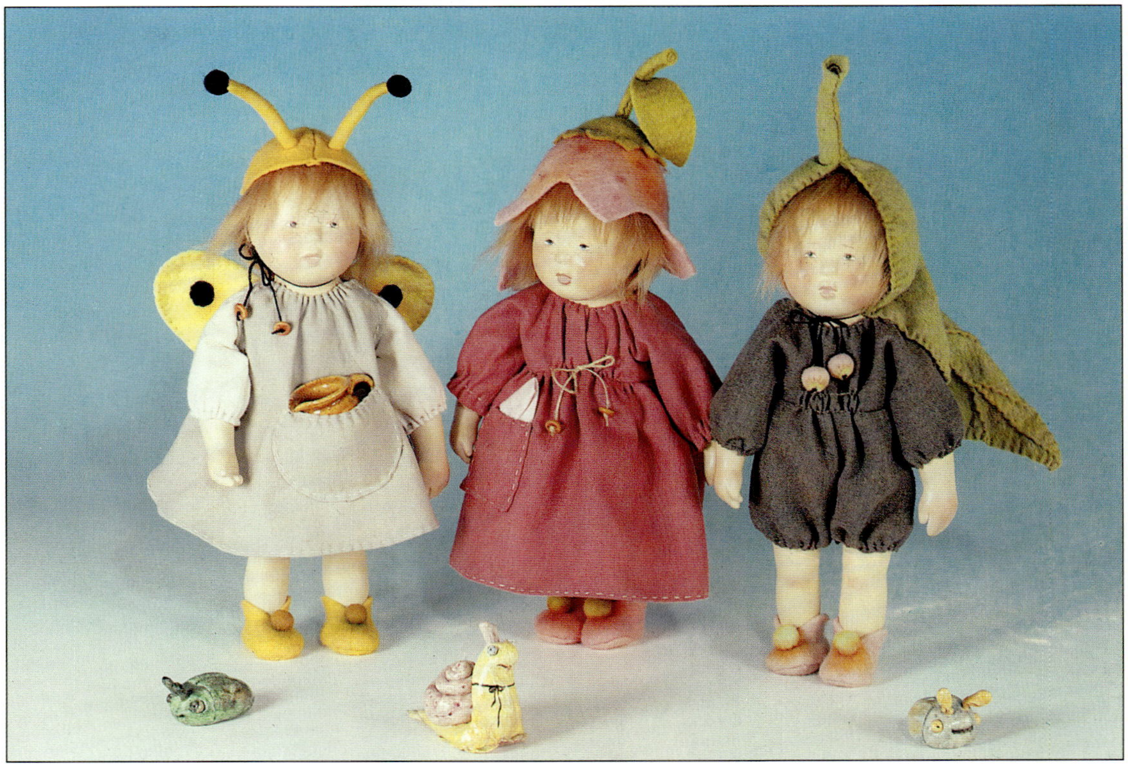

»Das Blatt, kleiner Falter und Glockenblümchen« aus der Urmodellserie, Papiermaché, Stoffkörper, je 26 cm

Ausstattung
Die Filz- und Leinenbekleidung aller Puppen, häufig an Naturformen angelehnt und symbolisch stilisiert, charakterisiert ihre Träger.

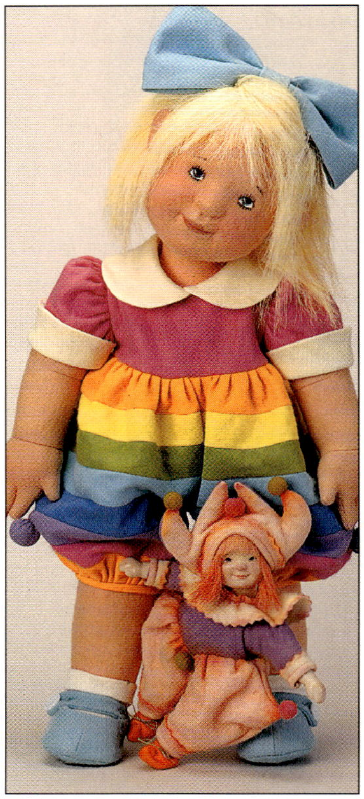

»Milly« im Regenbogenkleid, Filz auf Papiermachémaske, 45 cm, mit »Kleiner Närrin«, Filz, 18 cm

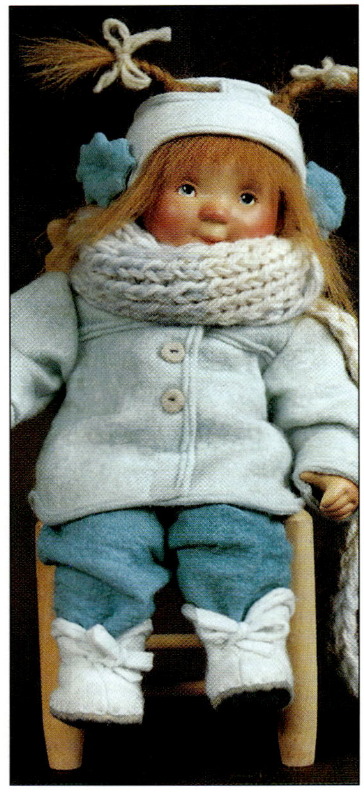

»Wally« aus der Serie »Winterkinder«, Papiermaché, Kurbelkopf, Brustplatte und bewegliche Gelenke, 33 cm

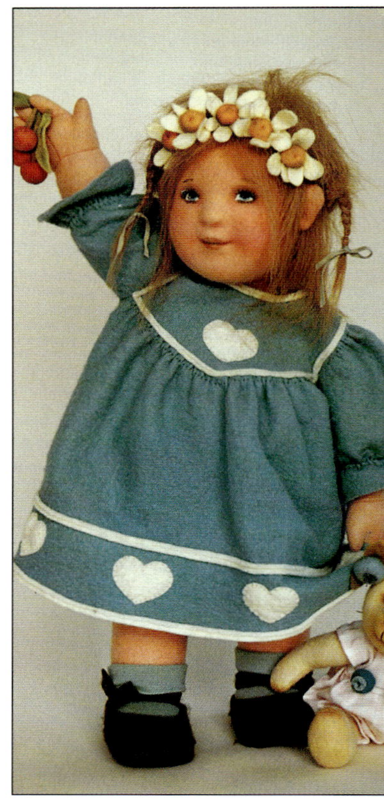

»Mädchen mit Wiesenblumen und ›beerigem‹ Bär», Filz, 45 und 20 cm

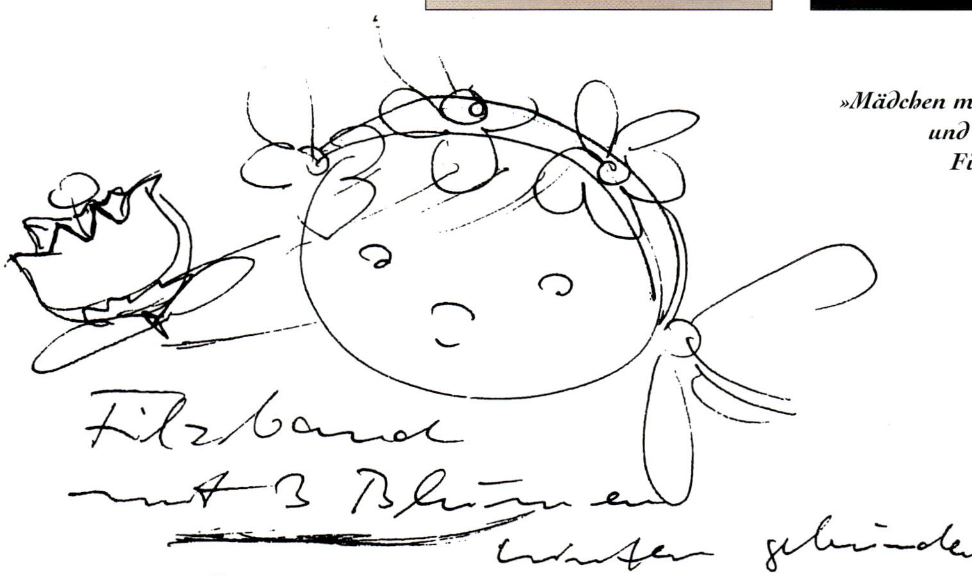
Filzband
mit 3 Blumen
hinten gebunden

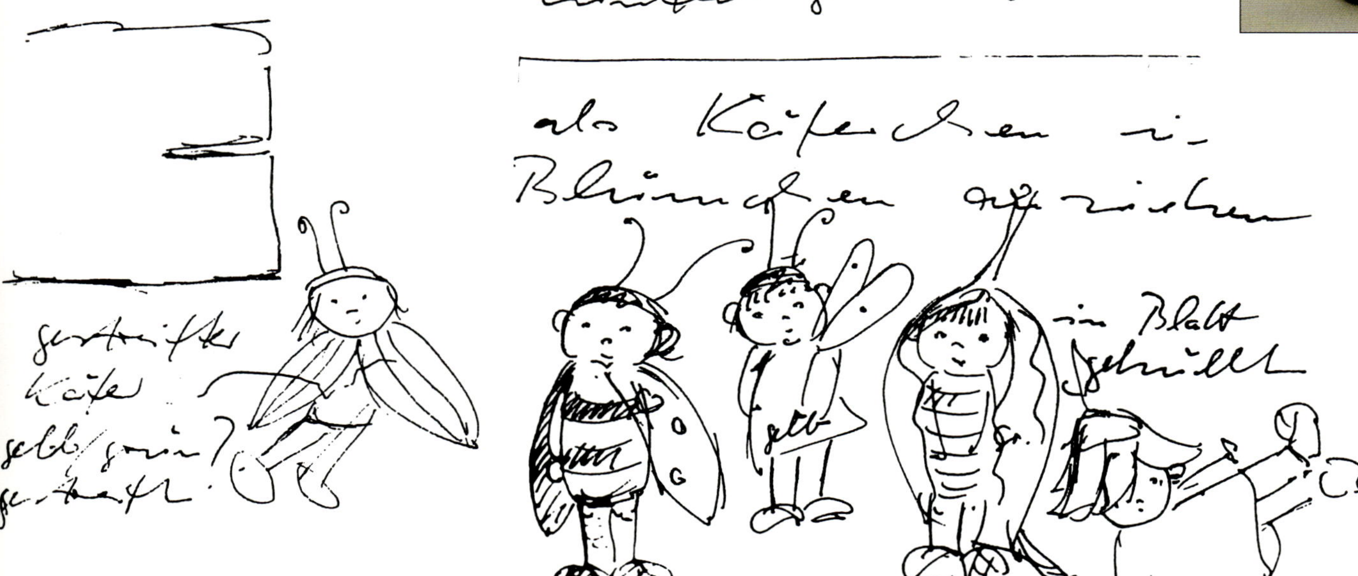
als Käferchen in
Blümchen anziehen
gestreifter
Käfer
gelb/grün?
gestreift
gelb
in Blatt
gehüllt

Entwurfsskizzen, 1986

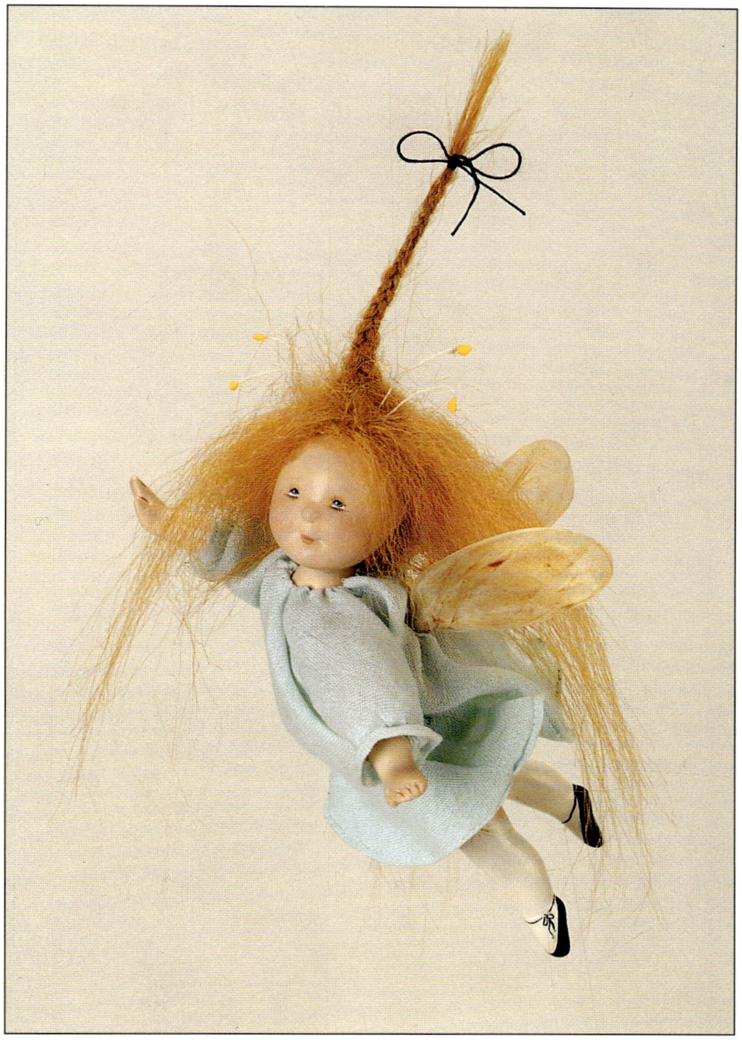

Biegepuppe »Zwölflein«, Papiermaché auf Drahtgestell, 13 cm

Präsentationen
Seit drei Jahren nimmt Christa Mann an Ausstellungen teil. 1992 und 93 zeigte sie ihre Puppen auf der »Doll Art« in Frankfurt. 1994 war sie bei der Sonderausstellung »Von der Puppe zum Kunstobjekt« im Neustädter Museum der Deutschen Spielzeugindustrie vertreten. Das Spielzeugmuseum in Rothenburg ob der Tauber und das neue Rügener Puppenmuseum in Putbus zeigen ganzjährig einige ihrer Exponate.

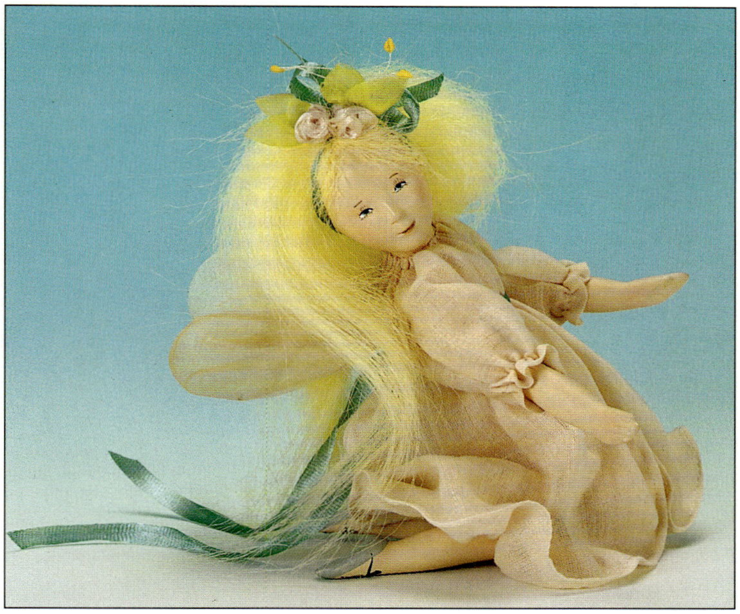

»Elflein«, Biegepüppchen, Papiermaché auf Drahtgestell, 16 cm

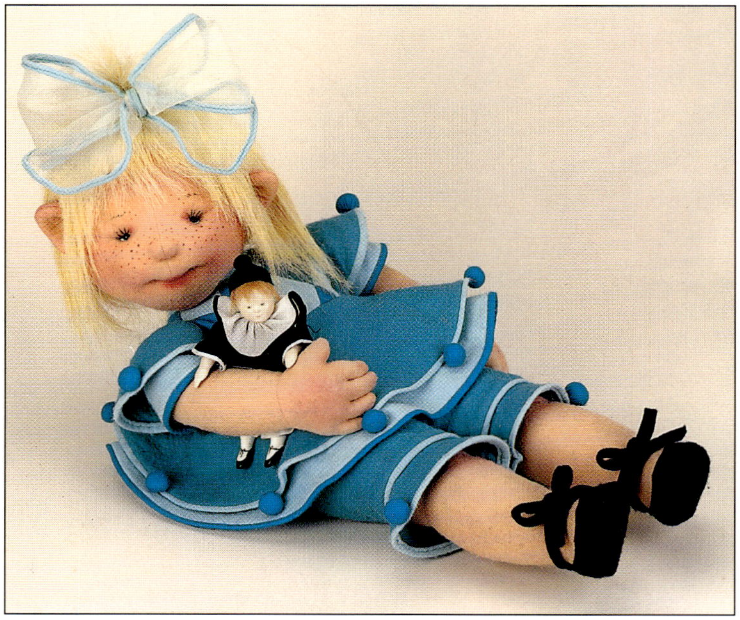

»Blue Betty«, Filz, 53 cm, und »Kleiner Pierrot«, Papiermaché, 15 cm

Jan McLean

Die kometenhafte Karriere der gelernten Krankenschwester und Keramikerin begann 1983: mit dem Repro-Porzellanpuppenkurs eines Sammlervereins, der sie mangels eigener Antikpuppensammlung zunächst nicht aufnehmen wollte. Als sie 1991 in New York erstmals an die Öffentlichkeit ging, verkaufte sie innerhalb einer Stunde alle 23 Puppen, die sie aus Neuseeland mitgebracht hatte.

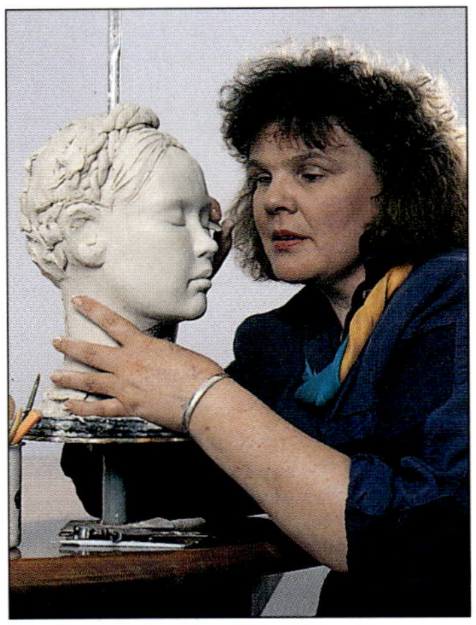

»Ich öffne eine Gußform – und eine Puppe sieht mich an. Immer wieder öffne ich die Büchse der Pandora – es ist meine Leidenschaft.«

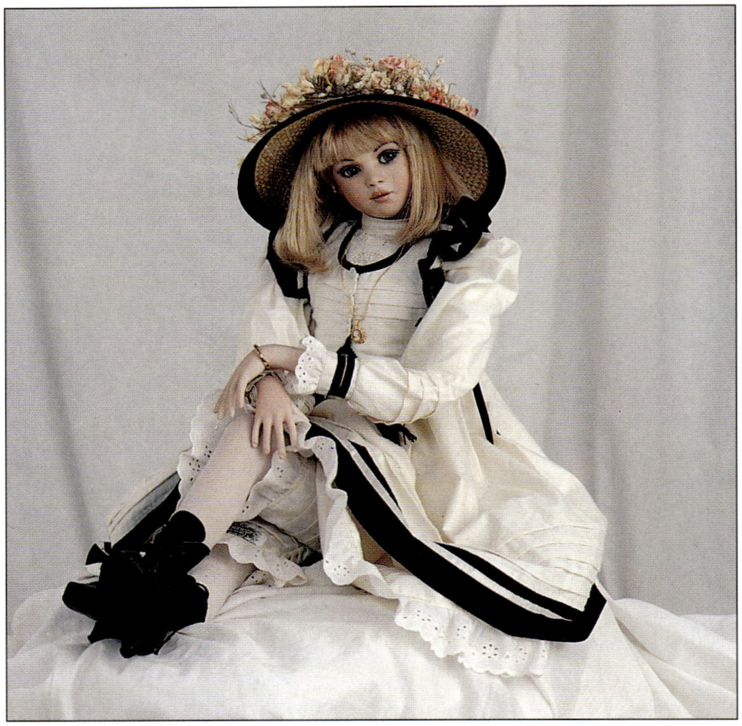

»Marilou«, Porzellan, sitzend 46 cm

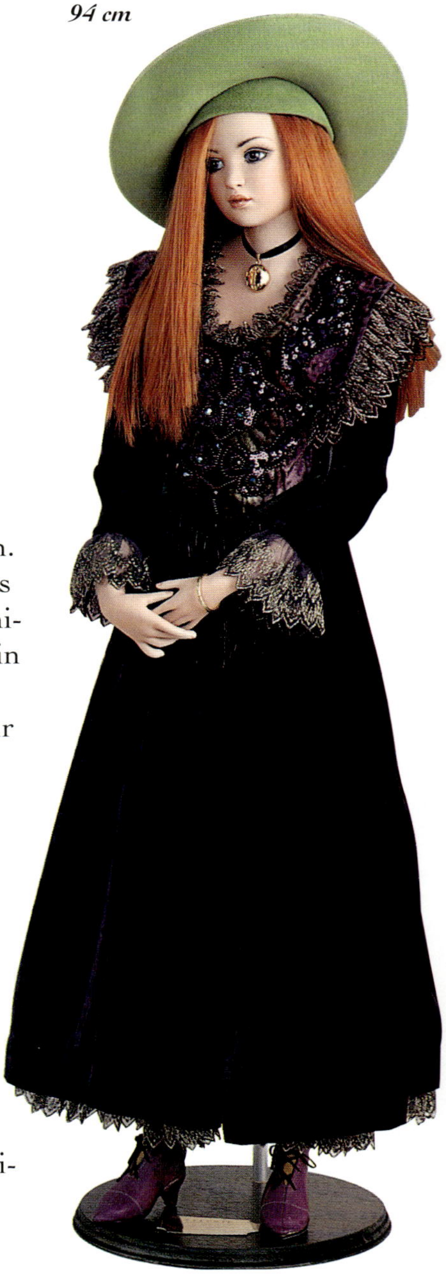

»Celeste«, Porzellan, 94 cm

Die Puppen
Das Repertoire der Künstlerin reicht von kleinen Lolitas, die den Betrachter mit aufreizendem Augenaufschlag, sinnlichem Mund und koketter Pose erobern wollen, bis hin zu nostalgisch gekleideten Mädchen eines eher klassisch-schönen Typs, die Anmut und Eleganz ausstrahlen. Europäische Zeitschriften, ihre Tochter, Fotos, Fantasie und nicht zuletzt ihre Liebe zu Menschen, Mode, Farben und Stoffen liefern die Anregungen. Fünf Editionen, jeweils auf 100 Exemplare limitiert, sind gleichzeitig in Arbeit, so daß Jan McLean wenig Zeit für Varianten bleibt. Trotzdem gestaltet sie jedes Jahr einige Puppen außer der Reihe, etwa eine »Dracula-Puppe«, die sie für einen prominenten Autor schuf. Künftig will die Künstlerin ihre Editionen auf 20, 25 und 50 Puppen verkleinern und zunehmend Unikate gestalten.

Material und Technik

Jan McLean arbeitet Köpfe, Brustplatten und Glieder in Porzellan: Bezeichnend für ihre Puppen sind die detailliert gestalteteten, kapriziösen Hände. Formenbau und Guß erledigt ein Mitarbeiter, doch alle Feinarbeiten, vor allem das Grundieren und Bemalen in verschiedenenTechniken, übernimmt die Künstlerin selbst. Die Puppen erhalten Glasaugen und Stoffkörper, jede Naturhaarperücke wird individuell frisiert, gefärbt oder gelockt.

»Celeste«, Porzellan, 94 cm

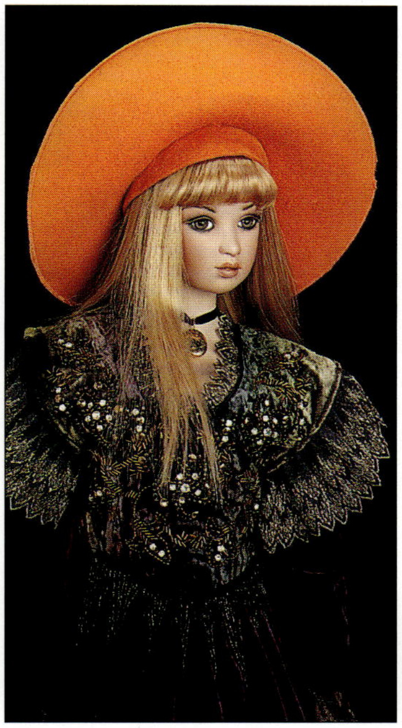

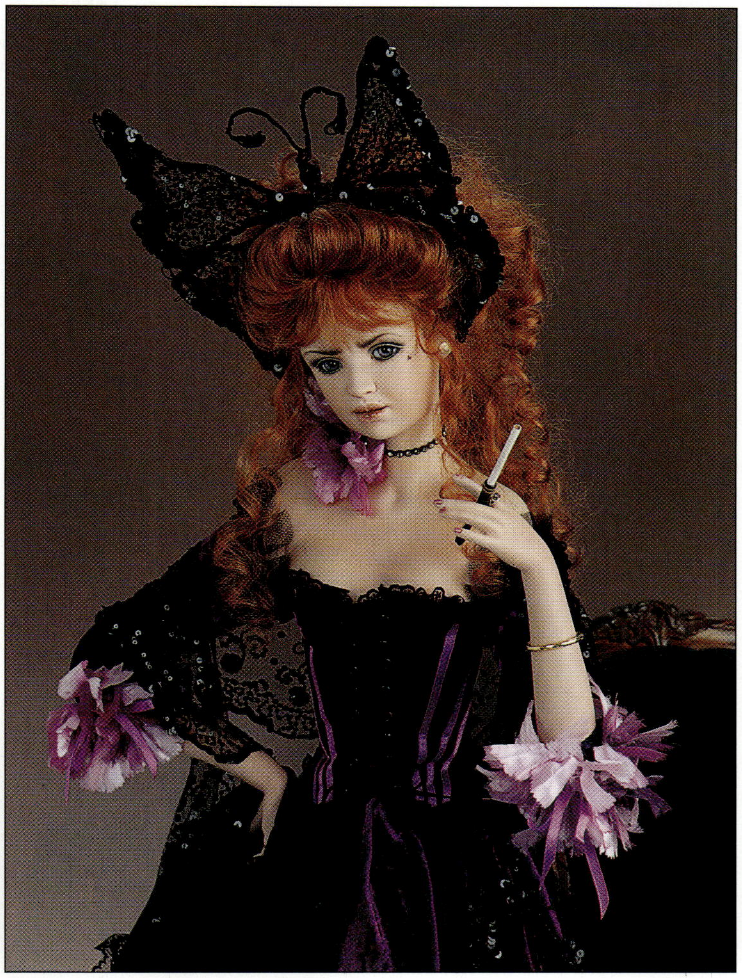

»Sapphire«, Porzellan, 97 cm

»Fuchsia und Petunia«, Porzellan, je 81 cm

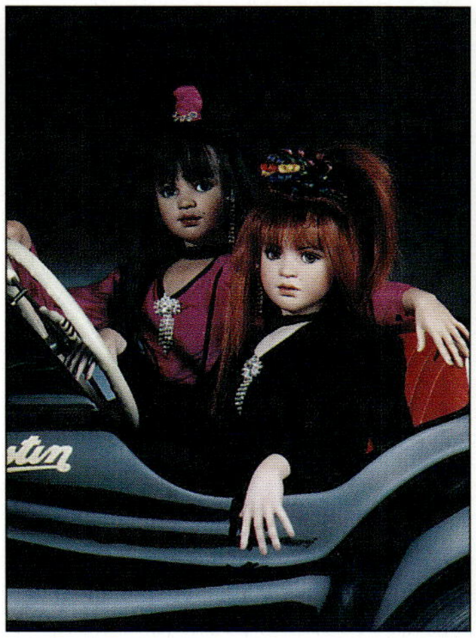

Ausstattung

Antike und neue Stoffe, die oft handgefärbt sind, Spitzen und Bordüren sowie Perlenstickereien liefern das Material für die eleganten Kleider und Accessoires der Puppen. Bis hin zu Liebestötern und Petticoats wird alles detailgenau geschneidert. Jan McLean hat ein Faible für ausgefallene Hüte: Aus ihrem Fundus von derzeit fünftausend antiken Modellen wählt sie typgerechte Stücke aus, die eigens für die Puppen umgearbeitet werden. Auch modische Schuhe, Ringe, Broschen, Halsketten im Kleinformat und Miniaturmöbel läßt die Künstlerin nach ihren Entwürfen von Spezialisten an ihrem Wohnort anfertigen.

Präsentationen

1991 stellte Jan McLean in »Disney World« aus, daneben gab es zahlreiche Ausstellungen in Galerien und ausgewählten Händlern in den USA. Seit 1991 beteiligte sich Jan McLean alljährlich auf der »Toy Fair« in New York, 1994 präsentierte sie ihre Puppen anläßlich der Frankfurter »Doll Art« erstmals in Deutschland. 1991, 92 und 94 waren ihre Puppen für den »Award of Excellence« nominiert; 1991 gewann Jan McLean den begehrten Preis, dem weitere folgten. Unter anderem erhielt sie 1992 zweimal den Publikumspreis der IDEX California.

Anna Meyer

Als ihre Kinder sich vor rund vier Jahren Puppen wünschten, fertigte Anna Meyer ihre ersten Kasperlefiguren. Die Begeisterung, immer neuen Wesen Gestalt zu geben, hat sie seitdem nicht mehr losgelassen.

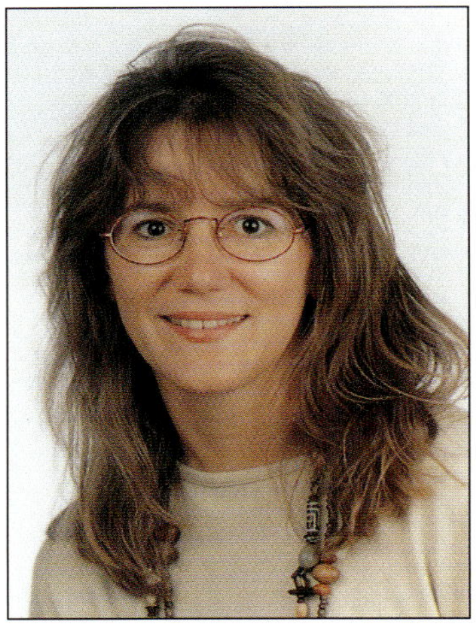

»Das Puppenmachen läßt mich den Zauber und die Grenzenlosigkeit der Fantasiewelt erleben. In meinen Puppen kann ich mich von zarter Verträumtheit bis hin zum skurrilen Humor ausdrücken.«

Material und Technik
Für ihre erdverbundenen Kobolde und Trolle bevorzugt Anna Meyer die »wärmere« Holzmehl-Modelliermasse, die auch nach dem Trocknen nachbearbeitet wird. Für Köpfe, Hände und Füße zarterer Puppen nimmt sie eine feinere, ebenfalls lufttrocknende Masse, die sich glatter modellieren läßt.
Nach dem Schleifen werden die Glieder und Gesichter (auch die Augen) mit Acryl- oder Aquarellfarbe bemalt.
Die Körper bestehen aus Nessel oder Trikot und sind mit Schaf- oder Baumwolle gestopft.
Für die Haare werden Echthaarperücken, Mohair, Hanf oder Fellreste verwendet.

Die Puppen
Fabelwesen sind das derzeit bevorzugte Thema; daneben gestaltet Anna Meyer Charakterpuppen, Clowns und Marionetten. Sie will bewußt vielseitig bleiben, um sich laufend weiter zu entwickeln. Alle Puppen sind Unikate und zwischen 20 und 70 cm groß.

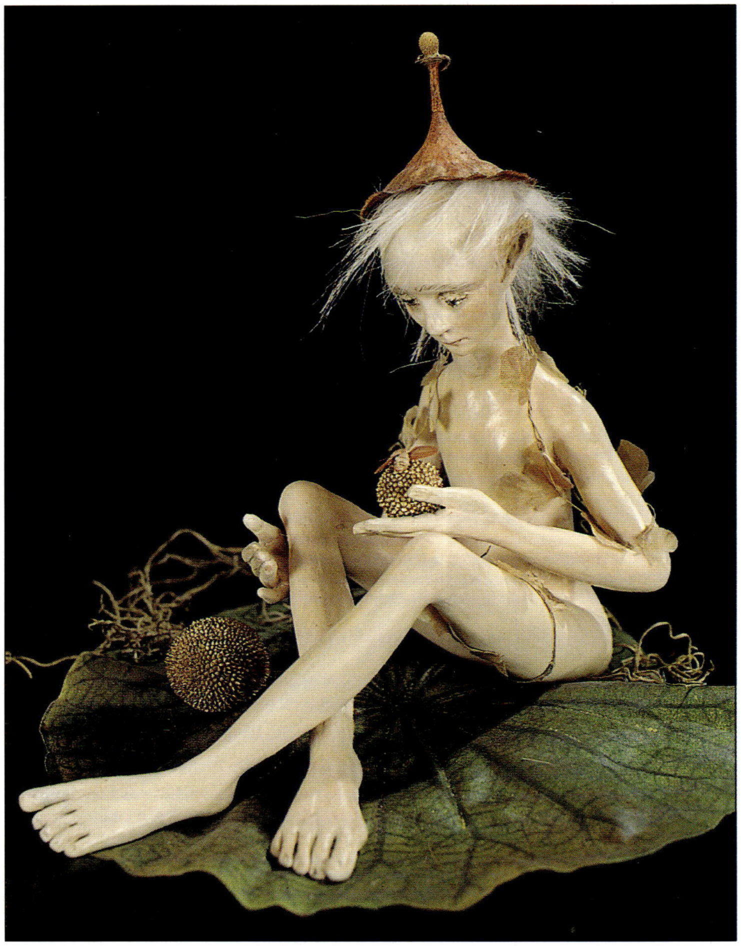

»Waldelb«, keramische Modelliermasse, 25 cm

Ausstattung
Aus ihrem Fundus an handgefärbten Stoffen, alten Spitzen und Borten vom Flohmarkt, Leder und Fellen sucht Anna Meyer die passenden Materialien für die Bekleidung heraus. Sie entwirft und näht selbst, das Stricken übernehmen Mutter und Schwiegermutter. Die Künstlerin geht mit offenen Augen durch die Natur, sammelt Federn, Wurzeln und weitere Dinge, um sie irgendwann zu verwerten. Oft inspirieren diese Fundstücke zur Idee der nächsten Puppe.

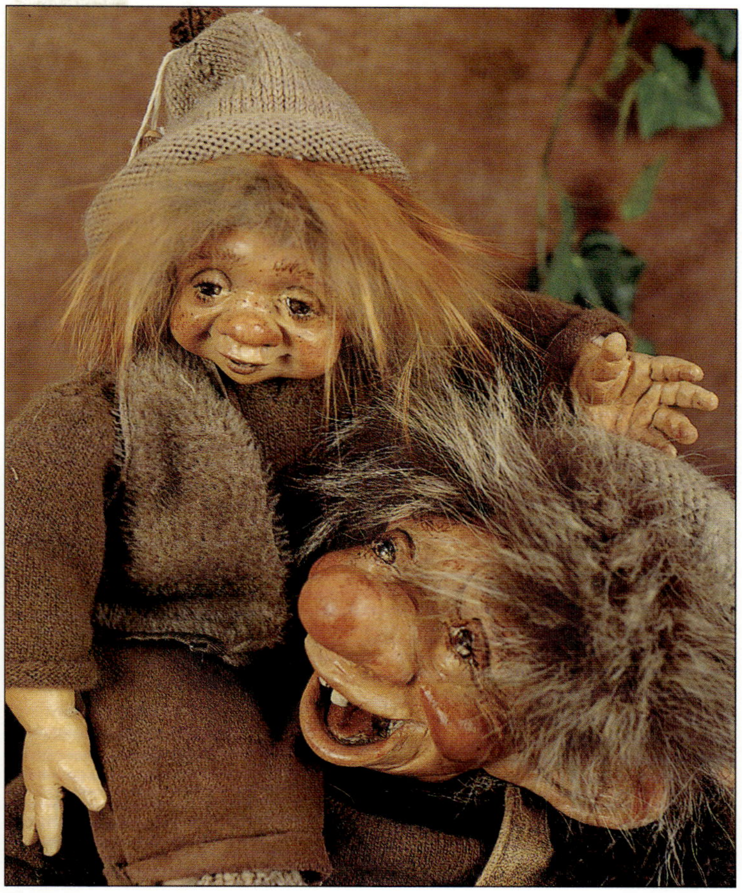

»Troll mit Kind«, Holzmasse, 40 und 25 cm

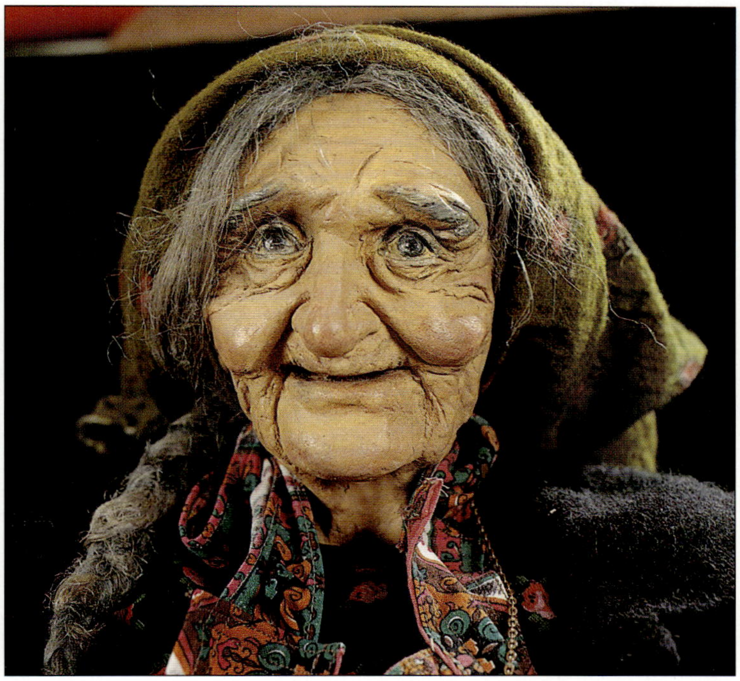

»Alte Bäuerin«, Holzmasse, 70 cm

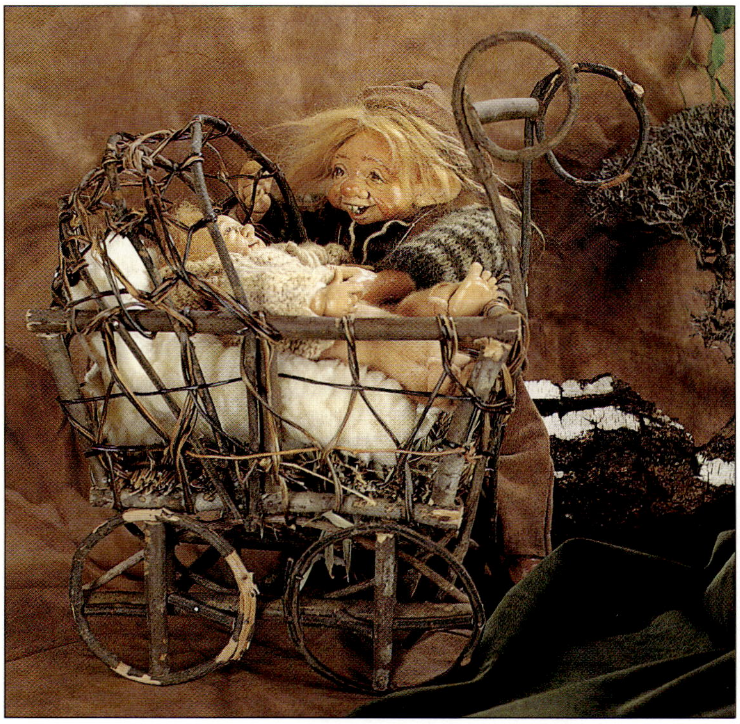

»Trollgeschwister«, Holzmasse, 30 und 20 cm

Präsentationen
Anna Meyer zählt zu den jungen Talenten in der Puppenszene. In den letzten beiden Jahren beteiligte sie sich an verschiedenen Puppenbörsen, der Puppenausstellung in Schloß Farrach/ Österreich und dem 12. Jahreskongreß der Global Doll Society in Rothenburg ob der Tauber, bei dem sie 1994 einen ersten Preis gewann.

Yvonne Middelkoop

Yvonne Middelkoop, Newcomer in der Puppenszene, eignete sich die Technik des Puppenmachens autodidaktisch an. Ihre langjährige Berufserfahrung in der Kosmetikbranche förderten anatomisch genaues Modellieren, das Gespür für feine Farbnuancen und Betonen individueller Besonderheiten.

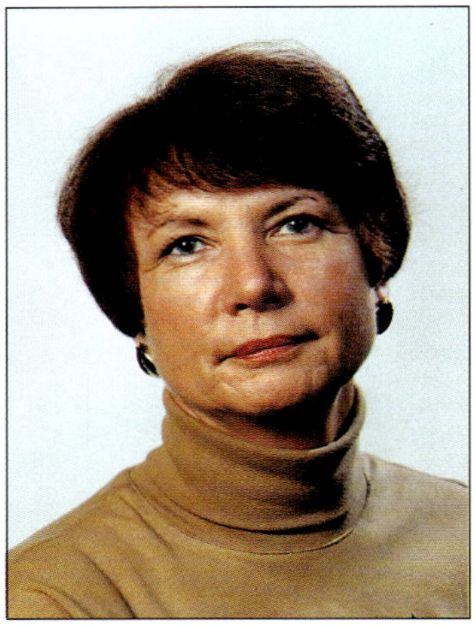

»Puppenmachen ist für mich ein Weg, das tägliche Alltagsleben in eine Welt der Fantasie zu übersetzen. Die Kulturen der Völker liefern mir eine unerschöpfliche Quelle an Ideen and Themen.«

»Nokou«,
Modelliermasse, 60 cm

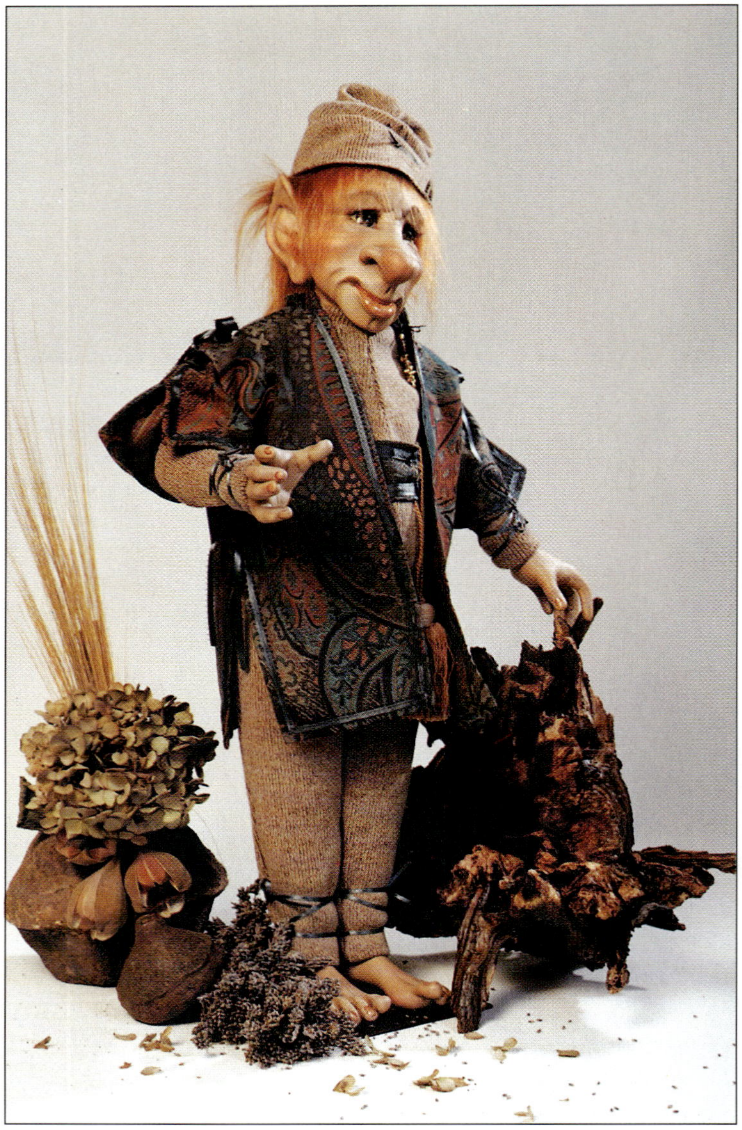

Die Puppen

In markanten Gesichtern, die ihr im Alltag, auf Fernreisen oder auch in klassischer Literatur und Märchen begegnen, sieht Yvonne Middelkoop den Anstoß für viele ihrer Puppen. Ihre ersten Figuren vor rund 15 Jahren waren noch 25 bis 30 cm klein. Nach eigenen Angaben hat die Künstlerin ihren eigenen Stil in den letzten vier Jahren gefunden und die Maße der Puppen auf durchschnittlich 50 bis 70 cm vergrößert. Dieses Format habe sich für sie, so Yvonne Middelkoop, als ideal für künstlerischen Ausdruck, Kleidung und Accessoires erwiesen.

Mitunter weicht sie vom Größenschema ab, etwa beim gewaltigen »Genius« oder den wesentlich kleineren Puppenkindern von Puppeneltern in Standardgröße. Jede Puppe ist ein Unikat, jährlich verlassen höchstens 15 bis 20 Exemplare ihr Atelier.

Präsentationen

Nach Ausstellungen in niederländischen Galerien zeigte Yvonne Middelkoop 1994 ihre Puppen erstmalig auf der »Doll Art« in Frankfurt. Beim 12. Jahreskongreß der Global Doll Society in Rothenburg ob der Tauber gewann sie einen ersten Preis.

Material und Technik
Alle Puppen sind aus lufthärtender Modelliermasse hergestellt: Kopf, Hände und Füße werden modelliert, getrocknet und nach mehrmaligem Schleifen mit Acrylfarbe bemalt. Für die Endbehandlung hat Yvonne Middelkoop eine eigene Technik entwickelt: Sie überzieht die bemalten Teile mit einer Schicht Ölfarbe, die anschließend gefirnißt wird. Für die Augen verwendet sie kleine Holzkugeln, die sie mit Ölfarbe bemalt. Der Körper besteht aus einem Stoffbalg, der mit Granulat oder Wolle ihrer hauseigenen Schafe gefüllt wird.

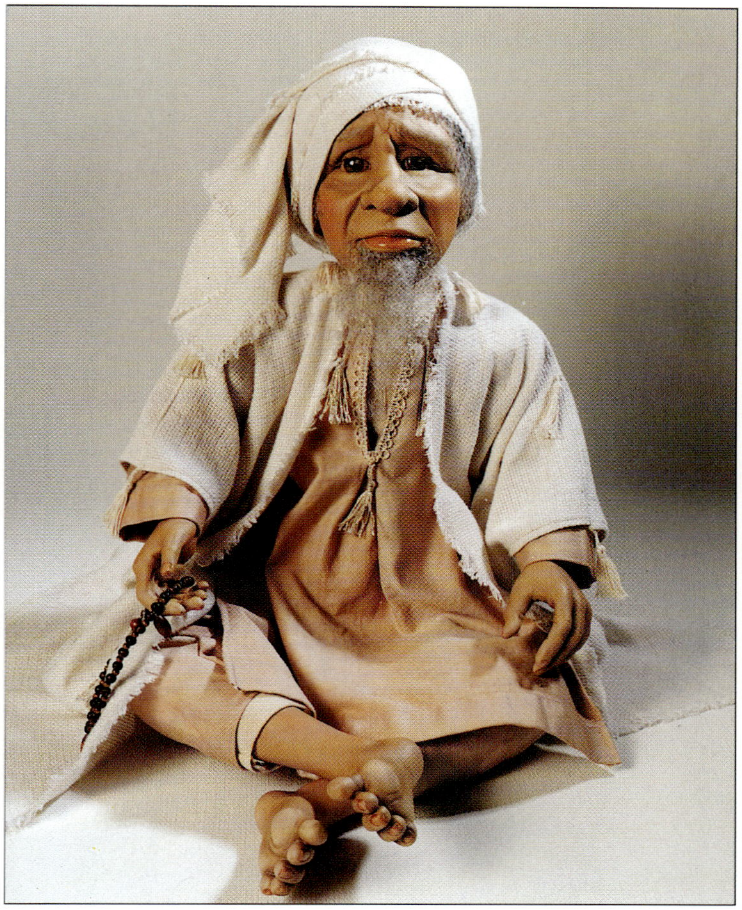

»Jousef«, Modelliermasse, 45 cm Sitzhöhe

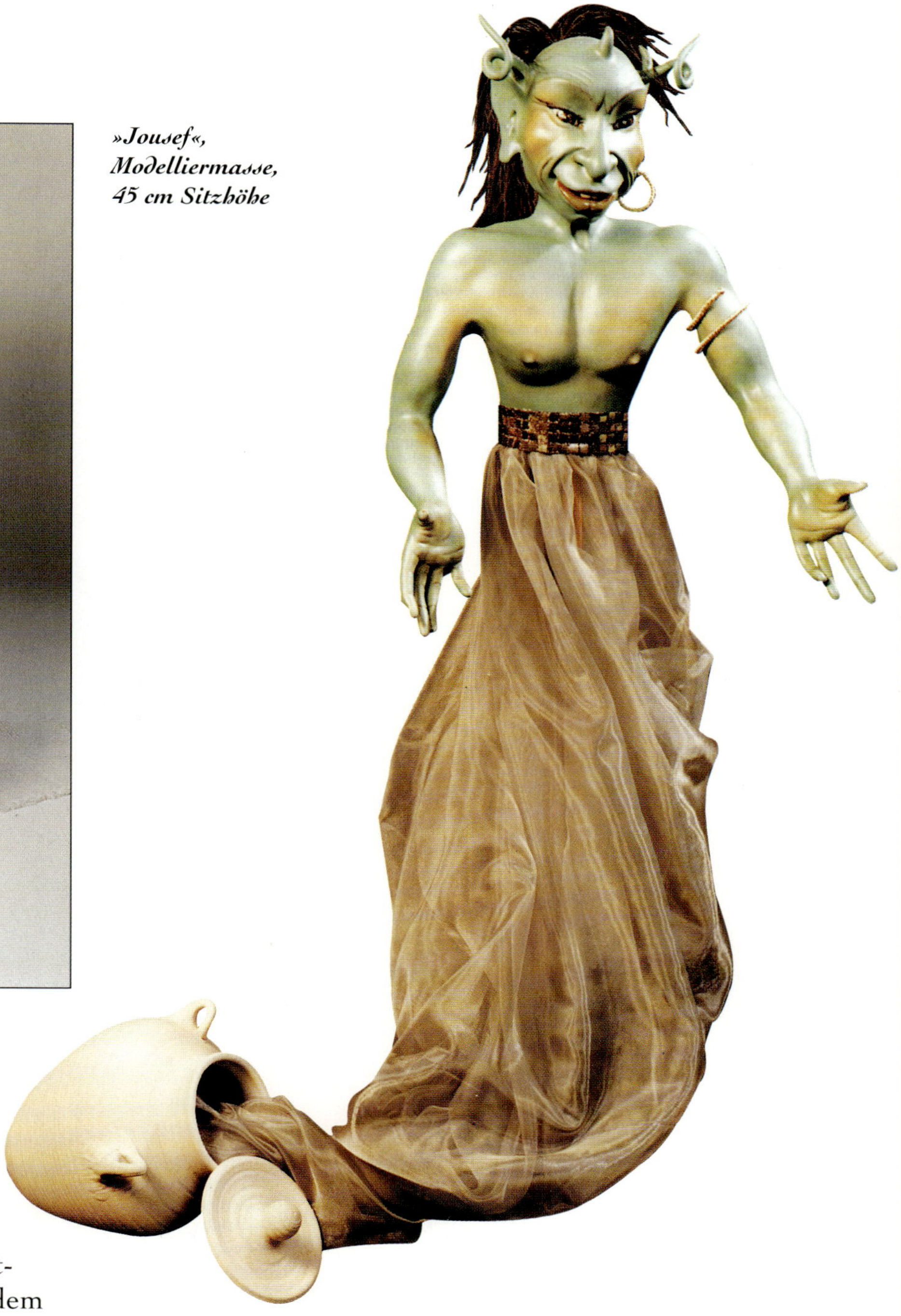

»Genius«; Modelliermasse, 150 cm

Ausstattung
Für Bekleidung und Accessoires ihrer Puppen hat die Künstlerin einen Vorrat an Stoffen und Zierat gesammelt. Die Naturmaterialien variieren von Seide bis Leinen. Da Yvonne Middelkoop sich ihre eigene Garderobe seit mehr als 20 Jahren selbst schneidert, macht sie auch die Puppenkostüme selbst. Alle Modelle sind ein wichtiger Bestandteil der Gesamtaussage und bieten dem Betrachter oft aufschlußreiche Details über den Charakter der frei gestalteten Fantasiefiguren.

Monika

Monika Mechlings erste Puppe entstand 1979 als Spielzeug für ihre Tochter. Neun Jahre lang fertigte sie einfache Stoffpuppen, dann entdeckte sie das Porzellan – und damit ihren heutigen Stil.

»Meine Puppen sind mein Lied, meine Musik. Ich habe sie geschaffen, damit sie meine Geschichte erzählen: Wer meine Puppen kennt, kennt auch mich.«

Die Puppen
Schönheit, Grazie, Weiblichkeit und Leidenschaft des Frauenbildes aus der Kunst des Jugendstils und der Präraffaeliten spiegeln sich in Monikas Puppen. Manchmals glaubt sie, wie sie sagt, ihre Seele lebe in einer längst vergangenen Zeit, denn es gebe nur wenig Zeitgenössisches, zu dem sie einen ähnlich intensiven Bezug habe. Bis vor neun Jahren stand die Künstlerin bei Ashton Drake Galleries unter Vertrag, heute gestaltet sie nur noch Unikate und Kleinserien mit einer Auflage von 35 Puppen.

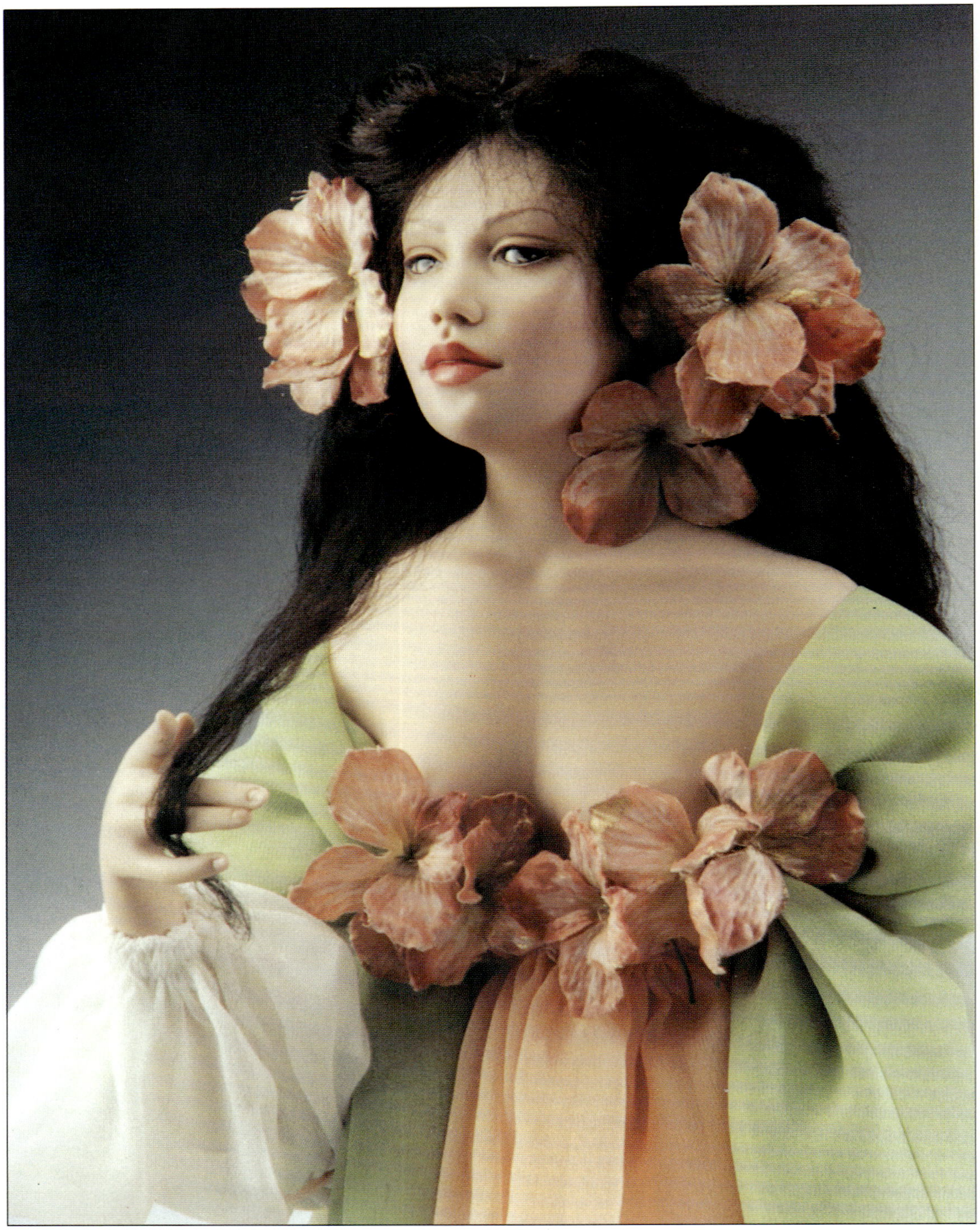

»Lilianna«, Porzellan, 53 cm

Material und Technik
Das feine, zerbrechliche Porzellan bietet der Künstlerin die idealen Voraussetzungen zum Verwirklichen ihrer Ideen. Köpfe, Brustplatten, Arme bis zum Ellbogen und Beine bis über die Knie sind modelliert und mit einem drahtverstärkten Stoffkörper verbunden. Monika-Puppen haben gemalte Augen, tragen zarte Mohairperücken und sind im Durchschnitt 35 cm groß.

Präsentationen
1994 beteiligte sich Monika am »One-of-a-Kind Salon« in New York, der »International Doll Art« in Chicago, der »Doll Art« in Frankfurt und der Ausstellung »Angels« des »Rosalie Whyel Museum of Doll Art« in Seattle. Seit 1992 gewann Monika zweimal den »Award of Excellence«. Alle hier gezeigten Puppen wurden 1994 jeweils mit einem »IDEX Gallery of Dolls Award« beziehungsweise »Award of Excellence« ausgezeichnet.

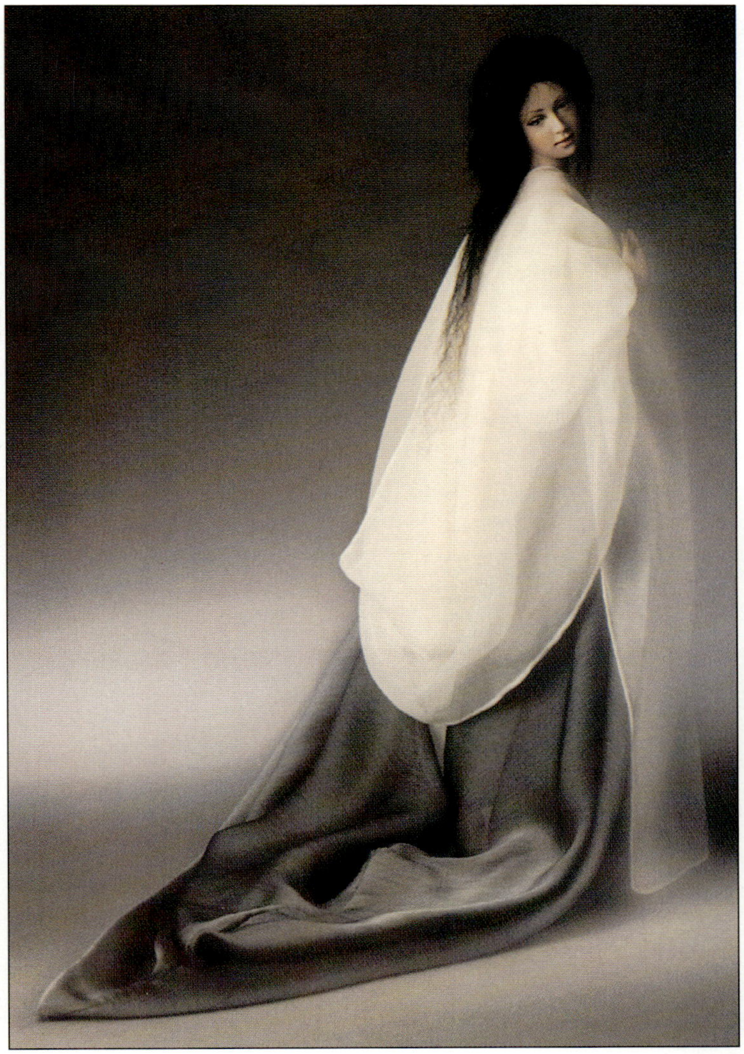

»Lisabet«, Porzellan, 48 cm

»Daphne«, Figur und Säule aus Porzellan, sitzend 36 cm

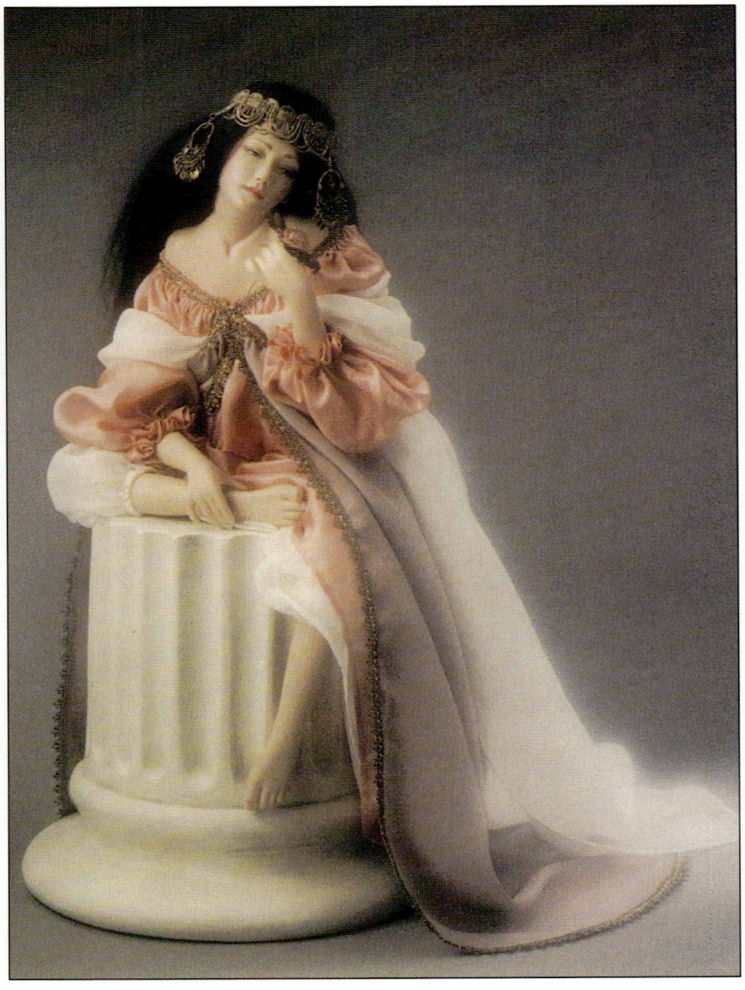

Ausstattung
Passend zu den romantisierten Frauengestalten wählt die Künstlerin antike Stoffe und Spitzen für die Kleider. Eine Assistentin schneidert nach Monikas Entwürfen aufwendige Roben aus fließenden Seiden und Chiffon, die der Mode des 19. Jahrhunderts entlehnt sind, vor allem der viktorianischen Ära und dem Regency-Stil.

Sylvia Natterer

Als Kunsterzieherin und Lehrbeauftragte für Künstlerisches Gestalten in Lausanne/Schweiz beschäftigte sich Sylvia Natterer ab 1970 intensiv mit Marionettenbau und -spiel. 1975 modellierte sie die erste Spielpuppe für ihre Tochter; bis 1982 folgten Hunderte von Unikaten aus Holzmehlmasse. Damals begann sie, mit Porzellan zu experimentieren; 1981 machte sie das Puppenmachen zum Beruf.

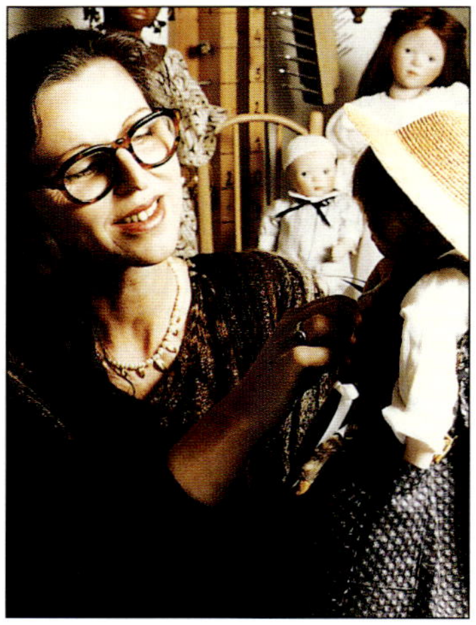

»Meine Puppen sollen Puppen sein und bleiben. Sie lassen Kindern und Sammlern die Möglichkeit, eigene Fantasien und Stimmungen durch die Puppe auszuleben. Für mich ist das Herstellen einer Künstlerpuppe die Übung für immer bessere Spielpuppen.«

Die Puppen
Sylvia Natterer entwirft sowohl Sammlerpuppen als auch Spielpuppen für die Industrie, unter anderem ihre Hartvinylserie »Fanouche« (1989) und ein Baby aus Holz (1994), beide von der Firma Götz hergestellt. Ein Entwurf für die industrielle Fertigung

»Kinder aus Tirol«, Ganzporzellan und Porzellan mit Nesselkörper, 16 bis 53 cm

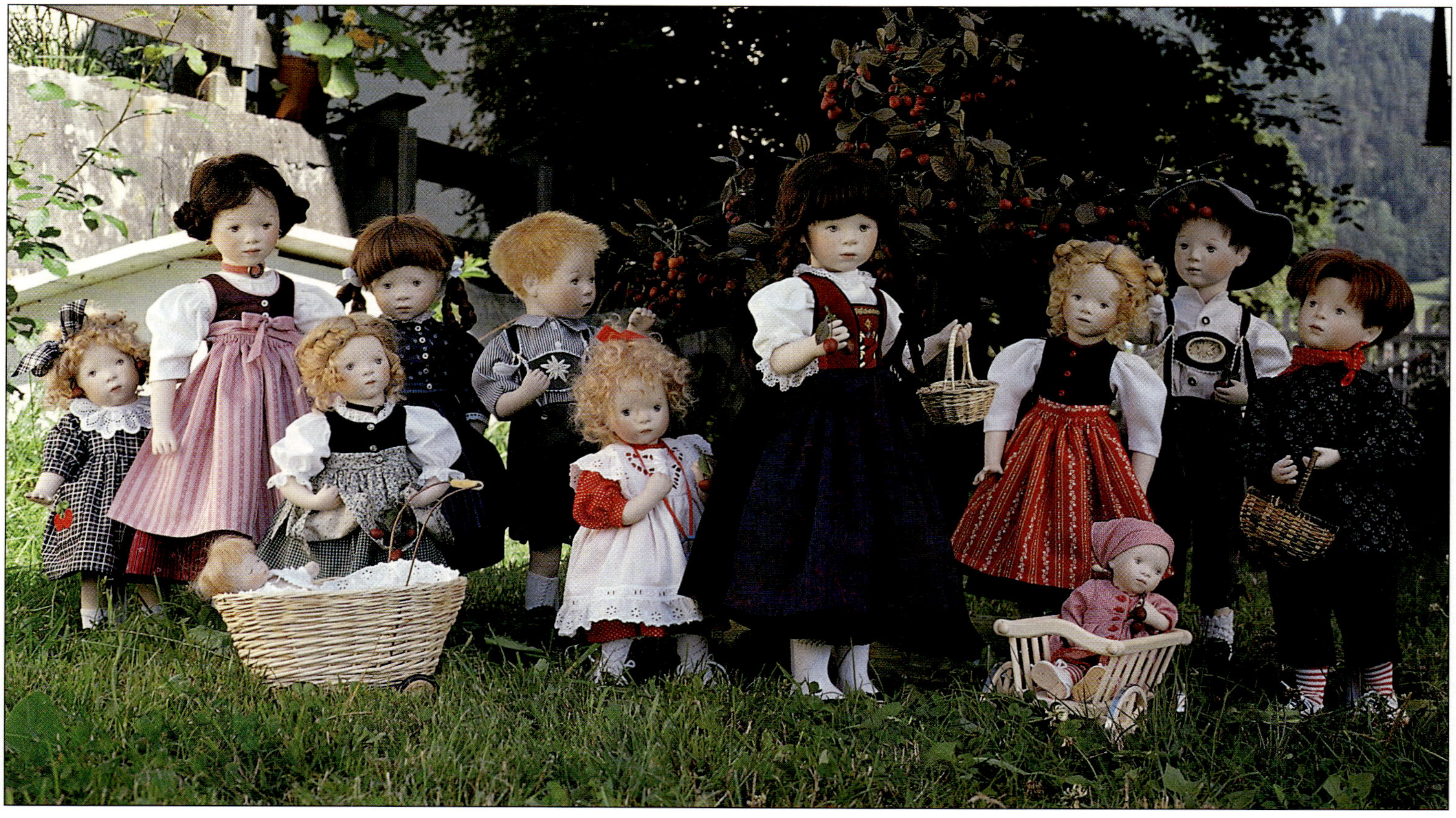

»Viola«, Porzellan, 53 cm

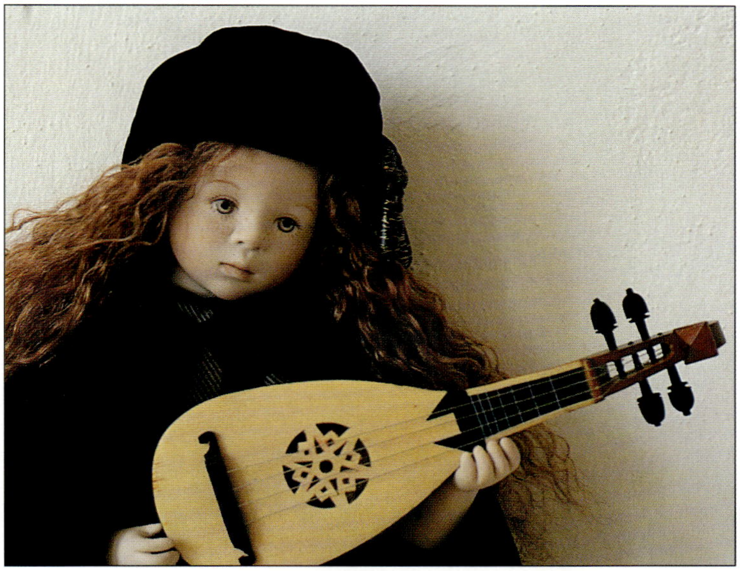

»Colomba, Lina und Pierrot«, Ganzporzellan, 50 und 25 cm

Material und Technik
Alle Puppen, seien sie aus Porzellan, Vinyl oder Holz, haben gemalte Augen und sind voll beweglich. Einige Modelle haben Ganzporzellankörper, manche erhalten festgestopfte Stoffkörper mit Scheibengelenken.

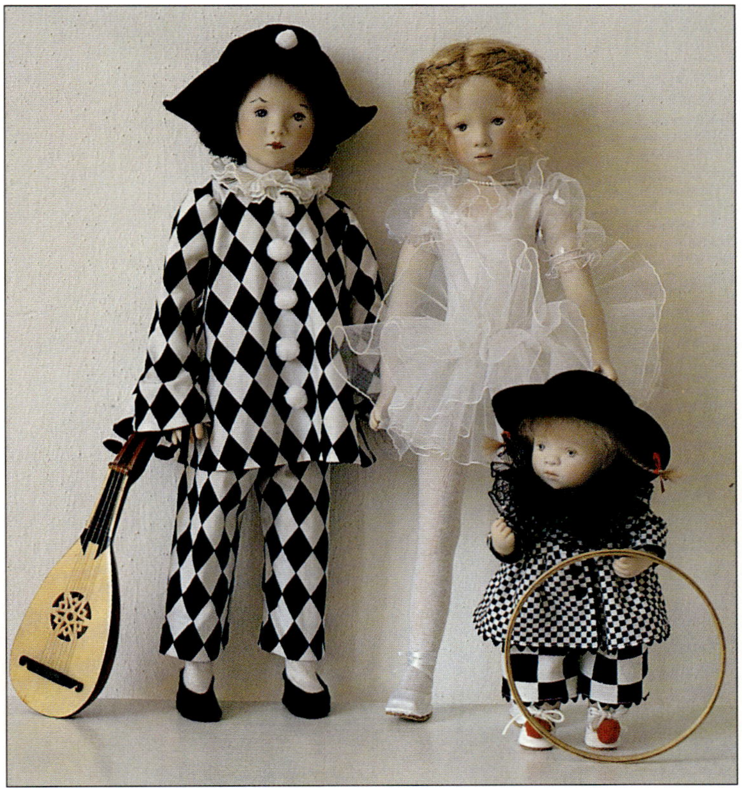

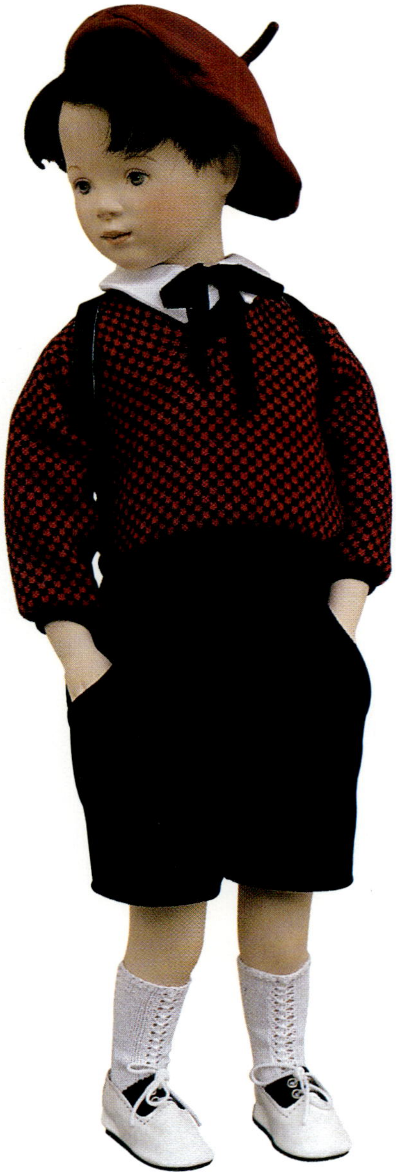

»Leonard«, Porzellan, 53 cm

erfordere, so Sylvia Natterer, äußerste Sorgfalt: Die geringste Asymmetrie, die bei einem Unikat lebendig und interessant wirke, werde bei einer tausendfach reproduzierten Puppe unerträglich. Das Ziel der Künstlerin sind in diesem Bereich wohlproportionierte, ansprechende Puppen, mit denen Kinder spielen können. Die Sammlerpuppen aus Porzellan, von denen einige hier abgebildet sind, stellt sie eigenhändig in Auflagen von 10 bis 30 Stück her. Natterer-Puppen sind 16 bis 55 cm groß.

Ausstattung
Der jeweiligen Mode angepaßt, wählt Sylvia Natterer unifarbene oder kleingemusterte Baumwoll- und Seidenstoffe für ihre Spielpuppen. Die Sammlerpuppen sind aufwendiger gekleidet: mit spitzenverzierter Unterwäsche, handgestrickten Strümpfen, selbstgemachten Schuhen und Hüten. Die Kleider erhalten zusätzlich Borten, Perlen und Knöpfe aus dem häuslichen Fundus. Da das Gesicht immer dominierend bleiben soll, sind jedoch auch hier alle Entwürfe schlicht und zurückhaltend. Beim Nähen – wie beim Stopfen, Schleifen und Montieren helfen sechs Frauen aus Vils.

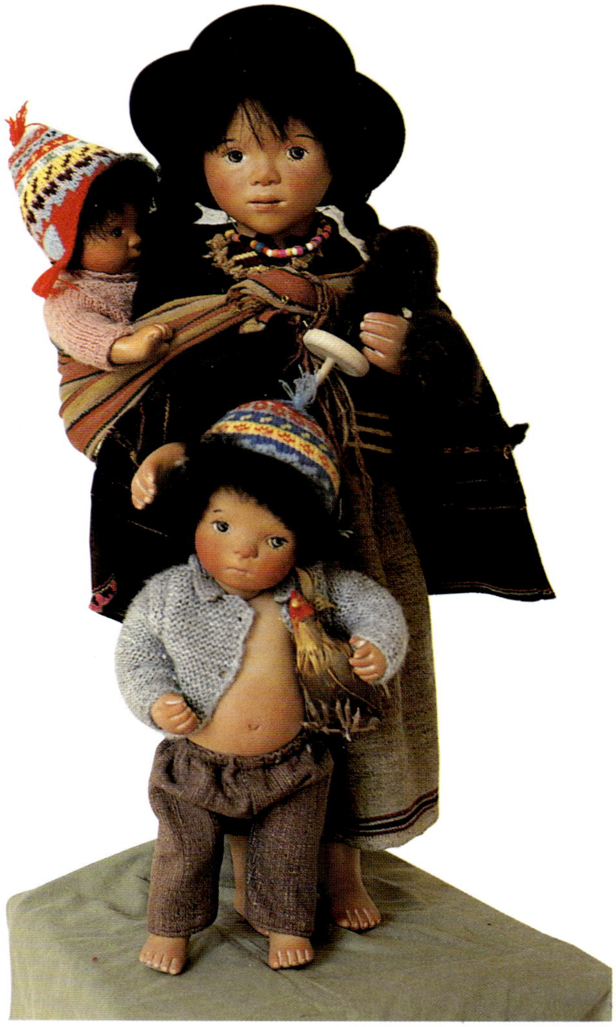

»Maria, Pipo und Pedro«, Ganzporzellan und Porzellan mit Nesselkörper, 53, 24 und 30 cm

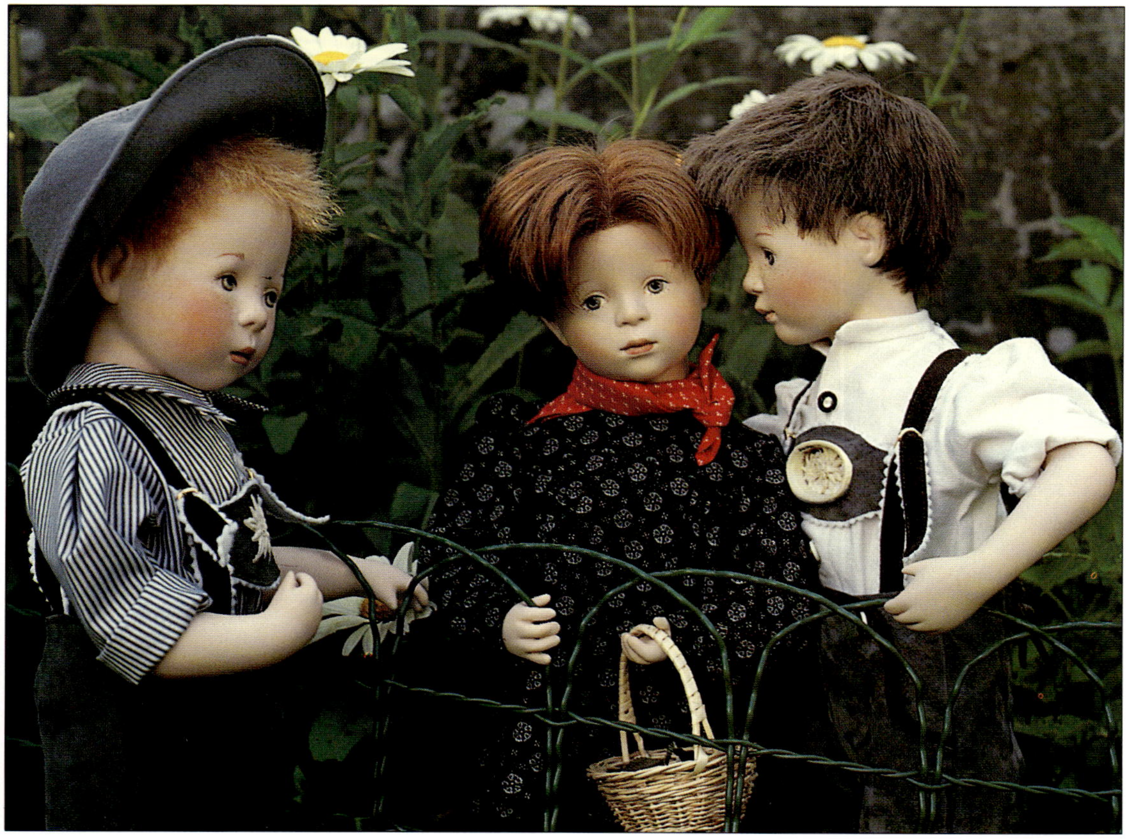

Präsentationen
Sylvia Natterer ist seit 1980 Mitglied im Bayerischen Kunstgewerbeverein und dem österreichischen Künstlerinnenverein »Effi Briest«. Dem Verband europäischer Puppenkünstler in Neustadt gehört sie seit seinem Gründungsjahr 1994 an. Seit 1977, als Sylvia Natterer mit ihren Puppen im »Musée des Arts Décoratifs« in Lausanne erstmals an die

»Johann, Griseldis und Leonhard«, Porzellan, je 53 cm

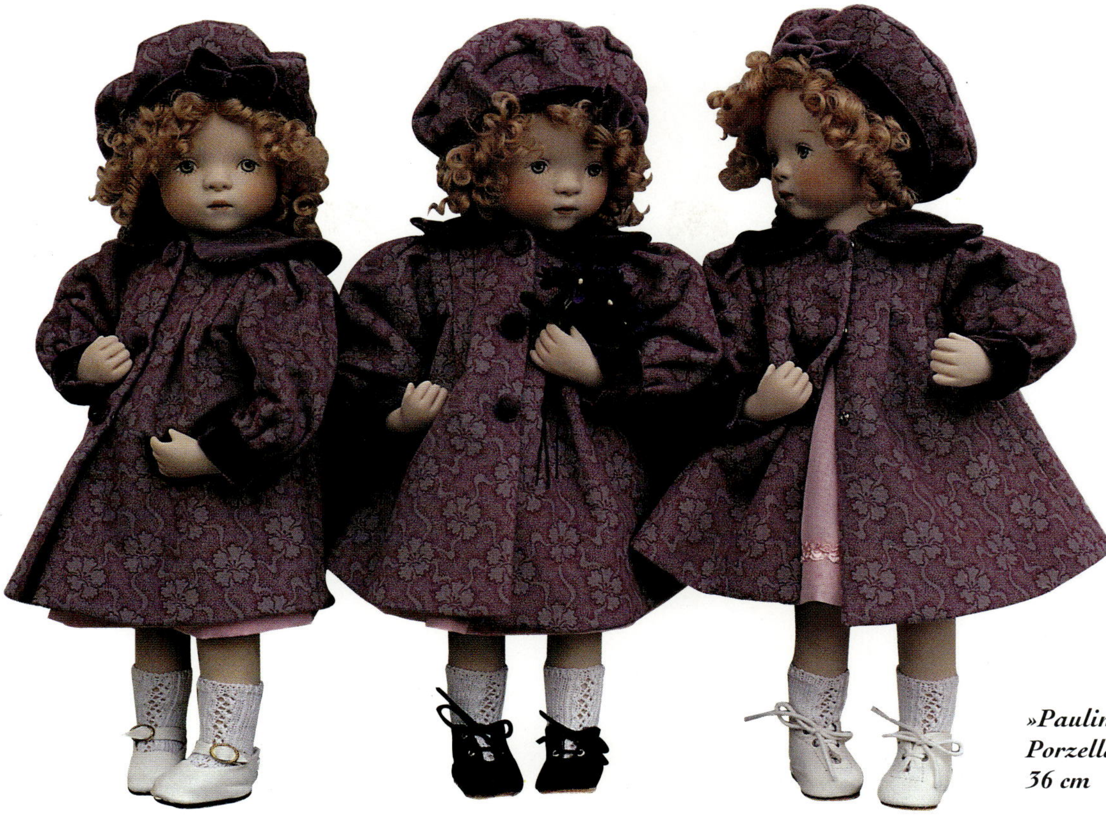

»Pauline«, Porzellan, 36 cm

Öffentlichkeit ging, nimmt sie regelmäßig an großen Ausstellungen in Deutschland, Frankreich und der Schweiz teil. Seit vielen Jahren ist sie alljährlich auf der Frankfurter Frühjahrs- und Herbstmesse vertreten, seit 1992 sind ihre Puppen auf der Nürnberger Spielwarenmesse zu sehen. Eine ständige Ausstellung mit Natterer-Puppen gibt es im Louvre und dem »Musée Roybet Fould« in Paris sowie den Puppen- und Spielzeugmuseen in Sonneberg, Coburg, Trier, Angera/Italien und Stein am Rhein/Schweiz. 1993 eröffnete Sylvia Natterer in ihrem Haus, einer ehemaligen Schule aus der K.u.K-Zeit, eine Galerie für zeitgenössische Kunst. An Wettbewerben nimmt die Künstlerin grundsätzlich nicht teil. Der »Fanouche«-Serie wurde das Warenzeichen »spiel gut« verliehen.

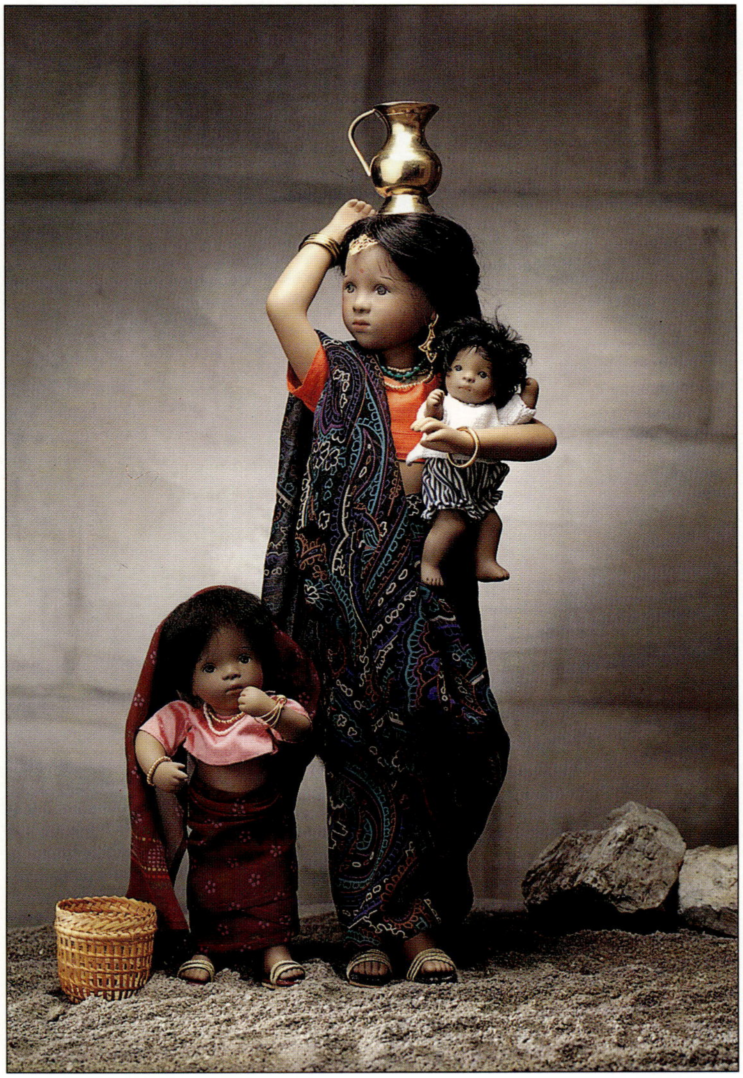

»Sunita, Baby und Shila«, Ganzporzellan, 50, 16 und 28 cm

Tamara Neumann

Unter der Anleitung ihrer Mutter, einer Kunstmalerin, modellierte Tamara Neumann vor über 12 Jahren ihre erste Puppe. Erste Erfolge mit eigenen Krippenfiguren für ein Kloster motivierten die Künstlerin zu kleinen Hirtenmädchen. Diese Figuren, zu denen die jüngere Schwester Modell stand, waren die Urform der heutigen »Tamara-Puppen«.

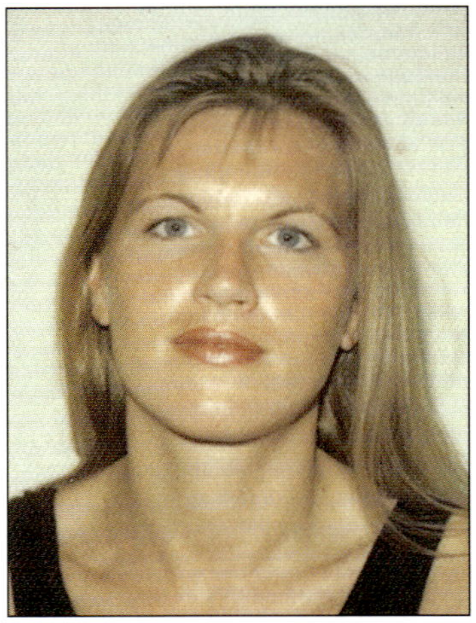

»Meine Puppen sind eigene Persönlichkeiten: Darum ist es mir wichtig, sie in ihrer Kleinheit perfekt zu gestalten. Sie spiegeln für mich eine ›heile Welt‹ voller Feinheit und kindlicher Unschuld, die der 'Erwachsenenwelt' trotzt.«

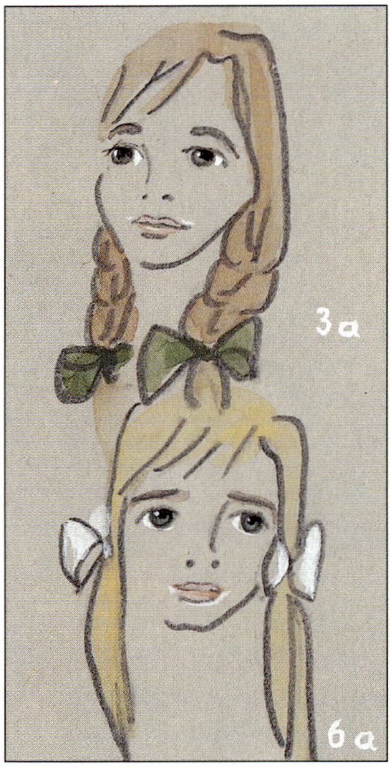

Aquarellierte Zeichnung.

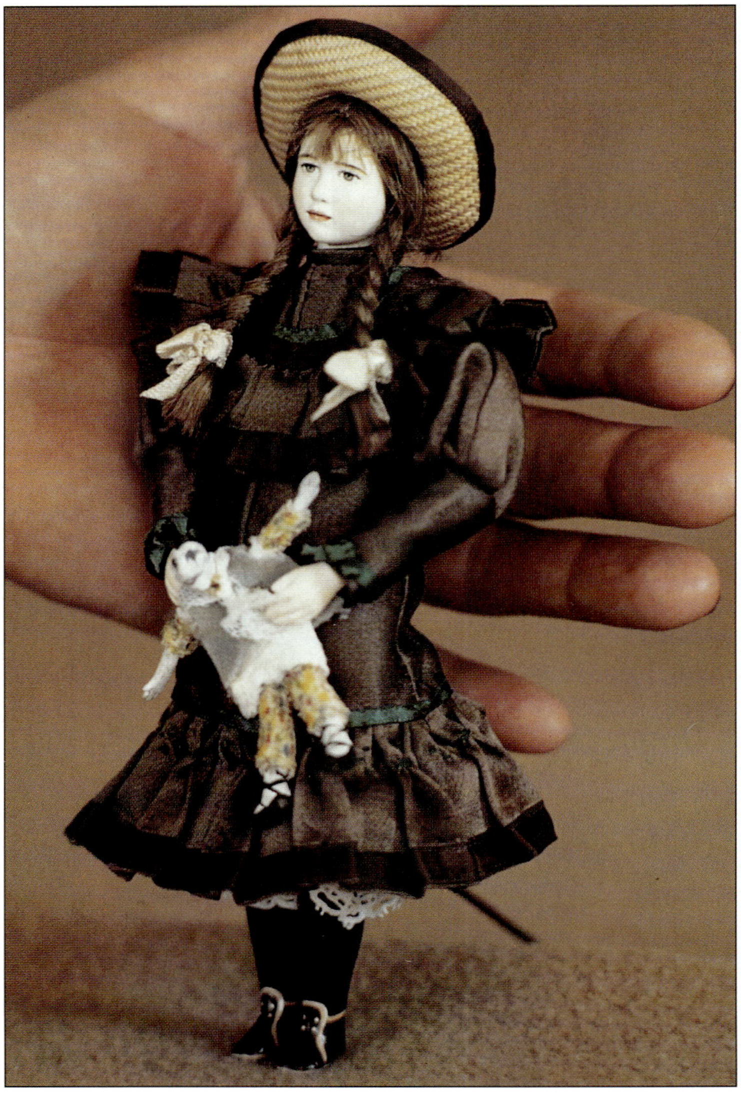

»Lilly«, Porzellanmasse, 18 cm

Die Puppen
Die typische »Tamara-Puppe« ist 18 cm groß: Dieses »Däumelinchen-Format« fordert feinste Modellierung und Bemalung. Pro Jahr stellt Tamara Neumann höchstens vierzig Puppen in unterschiedlicher Ausstattung her.

Material und Technik
Aus einem Wachsmodell von Kopf, Armen und Beinen hat die Künstlerin eine Gußform hergestellt, die den Rohling für alle Tamara-Puppen liefert. Durch Schleifen, Schnitzen und Nachmodellieren der lufthärtenden Porzellanmasse erhält jede Puppe ihren individuellen Ausdruck. Anschließend wird grundiert und bemalt; dabei sind die Augen für Tamara Neumann das wichtigste Ausdruckselement. Mit speziell getrimmten Pinseln arbeitet sie mehrere Stunden an einem Augenpaar. Kopf und Glieder werden mit einem stoffumwickelten Drahtskelett, das den Porportionen eines 14- bis 16jährigen Mädchens nachgebildet ist, verbunden. Die Echthaarperücken näht und frisiert Tamara Neumann selbst.

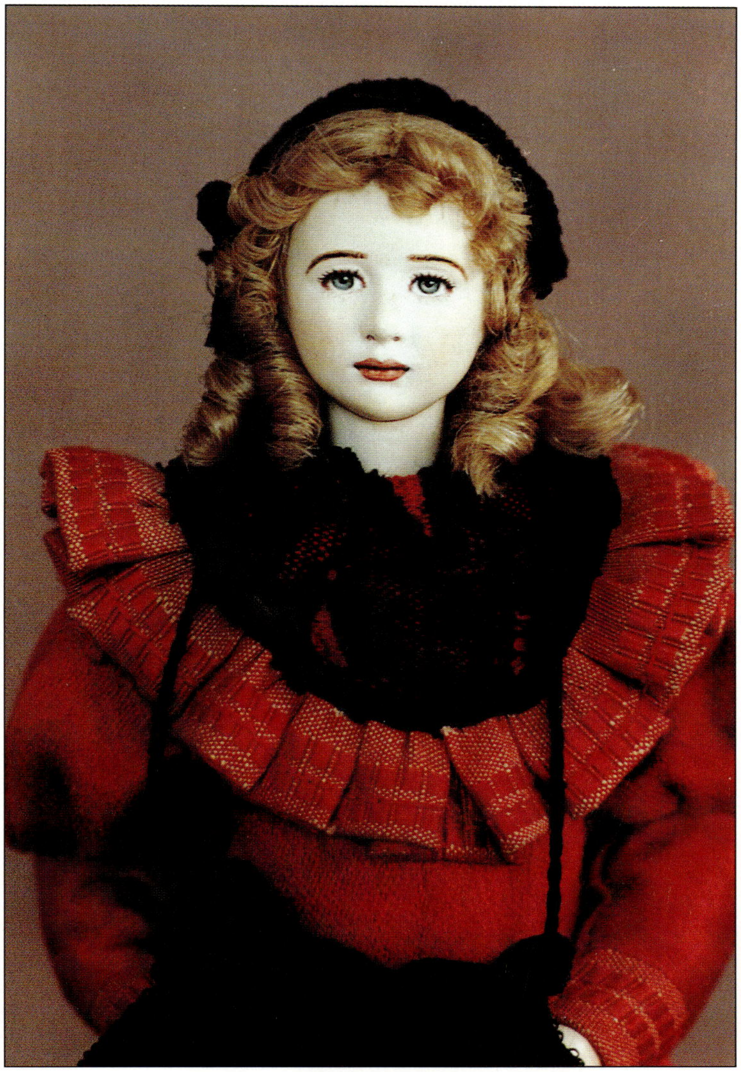

»Theresa«, Porzellanmasse, 18 cm

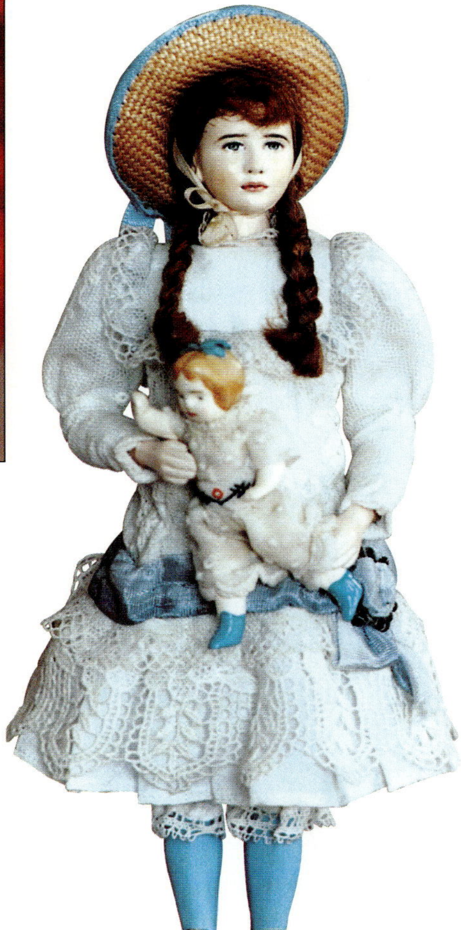

»Julia«, Porzellanmasse, 18 cm

Ausstattung
Ideen für Schnitt und Stoffe der Kleider holt sich die Künstlerin am liebsten aus alten Kinderbüchern. Sie verwendet alte Spitzen und Stoffe, die sie auf Flohmärkten sammelt. Die Stiefel oder Schuhe sind direkt auf die Füße gemalt. Manche Puppen bekommen Accessoires wie Miniaturteddys, Puppen, Muffs oder Schlitten, auch selbstgemachte Strohhüte sind

Präsentationen
Seit 1982, als Tamara Neumann ihre Puppen erstmals im Weihnachtshaus des Münchner Kaufhauses Beck präsentierte, nahm die Künstlerin unter anderem an folgenden Ausstellungen teil: Puppenmuseum Stein am Rhein/Schweiz, Galerie Calico/Essen sowie Präsentationen in Tokio und Yokohama. Seit 1991 sind Tamara-Puppen in Ingeborg Riessers Pariser Galerie »Poupée Tendresse« sowie im »Atelier Puppenfee« von Frau Schimpf-Mussoni in München zu sehen.

Lynne und Michael Roche

Ursprünglich führten die Roches einen kleinen Laden, in dem sie antike Puppen verkauften, restaurierten und Reproduktionen anfertigten. Inspiriert von Käthe Kruse, den alten deutschen Charakter- und Wachspuppen und vor allem durch ein Kinderfoto der französischen Schriftstellerin Colette entstand 1982 die erste eigene Kreation. Der Erfolg war so groß, daß die Roches in kurzer Zeit aufs Puppenmachen umsattelten.

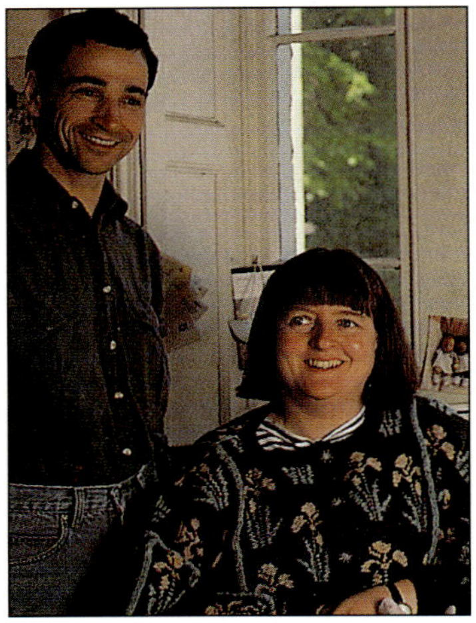

»Unsere Puppen sollen Puppen bleiben, das heißt man soll sie in die Hand nehmen und damit spielen können.«

Die Puppen

»Typisch englisch«, so beschreiben Liebhaber und Sammler Roche-Puppen, die meist kleine Mädchen und Jungen darstellen. Doch nicht nur Kinder aus der Umgebung inspirieren das Ehepaar. Gemälde aus der Pionierzeit Amerikas regten die Puppenmacher zu einer limitierten Serie von sechs Kindern an, die in alten Stoffen eingekleidet wurden. Aus ihrer Erfahrung mit Reproduktionen erkannte das Ehepaar, daß ein Gesicht sich verändert, wenn man die gleiche Puppe in verschiedenen Größen herstellt. Daher gibt es ihre Puppen in drei verschiedenen Größen mit unterschiedlichen Körpern - jede hat ihren eigenen Ausdruck. Wenn es die Zeit erlaubt, geben die Roches jedes Jahr eine limitierte Edition in bestimmter Ausstattung heraus. Insgesamt verlassen jährlich etwa tausend Puppen ihre Werkstatt, dreihundert davon mit Holzkörper, jeweils mit den Signaturen der beiden Künstler an Kopf und Körper.

»Lily und Amy« auf Bank, Porzellan und Holz, je 18 cm

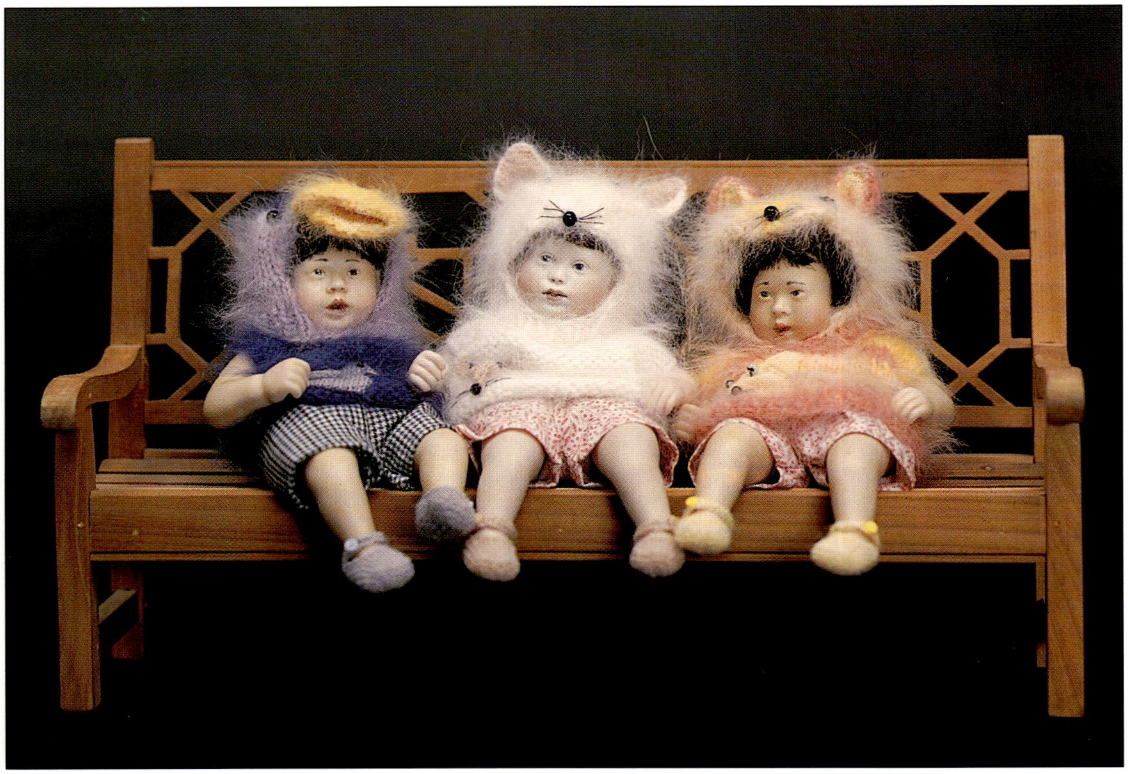

Material und Technik
Kopf und Hände sind aus Porzellan. Die Gliederkörper der größeren Puppen sind aus Lindenholz, bestehen aus neun Teilen und können in viele lebensechte Positionen bewegt werden. Kleinere Puppen haben meist einen Porzellankörper mit Kugelgelenken aus Holz. Neuerdings gibt es auch Wachspuppen, die wie alle Roche-Puppen mit Glasaugen und Echthaarperücken ausgestattet sind. Beim Gießen, Schleifen und weiteren Arbeitsschritten helfen fünf Mitarbeiter/innen. Bemerkenswert ist die wechselseitige Zusammenarbeit der Roches: Meist hat Lynne eine Idee und beginnt, einen Kopf zu modellieren; irgendwann kommt Michael dazu und setzt das Werk fort. Während sie die Nasen modelliert, sind Ohren und Hände seine Spezialität. Auch für Formenbau und Körper ist Michael zuständig; Lynne wiederum fürs Augeneinsetzen, Bemalen und Einkleiden.

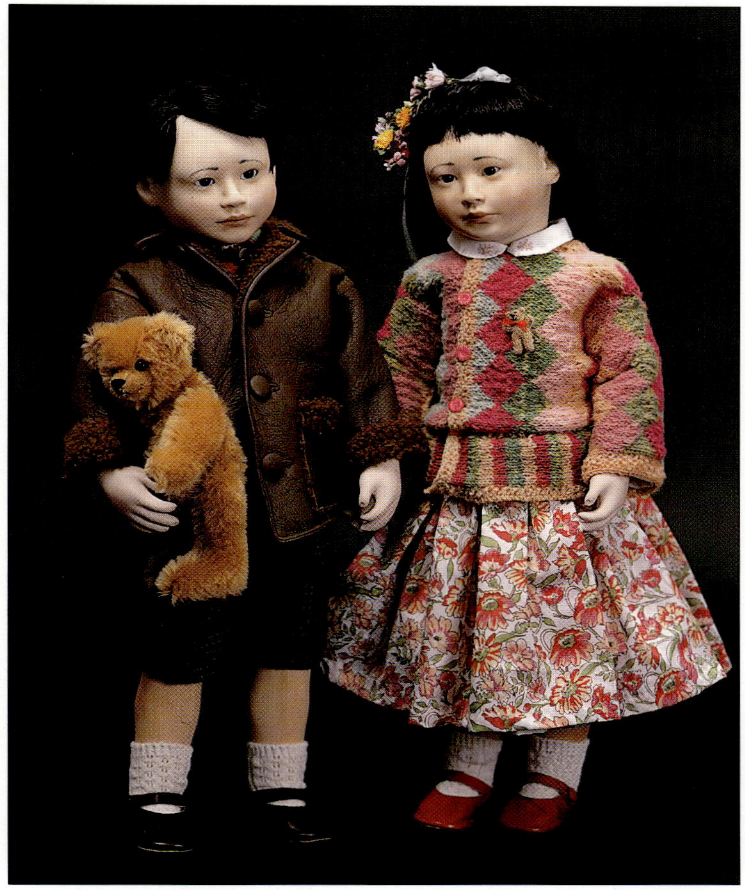

»Sam und Violet«, Porzellan, mit Lindenholzkörpern, je 53 cm

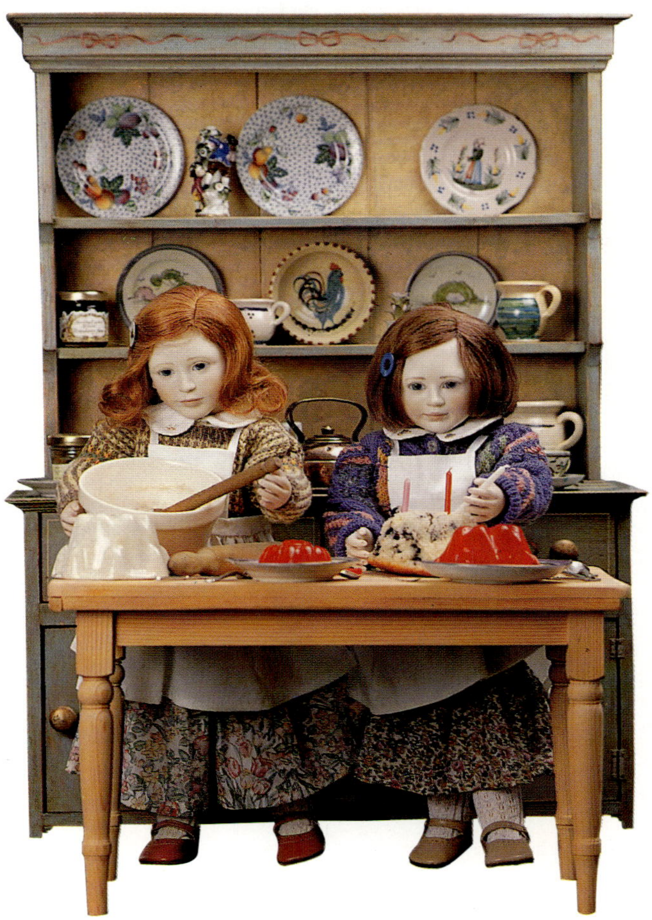

»Emily und Mary«, Porzellan und Holz, 48 und 46 cm

Ausstattung
Liebevoll durchgestylte Outfits sind kennzeichnend für Roche-Puppen. Aus Baumwolle und Wolle werden Dufflecoats, Lederjacken und andere Kinderkleider bis ins Detail nachgebildet. Manche Puppen tragen handgestrickte Pullover oder Kleider, die mit Handsmokarbeit verziert sind. Häufig liefern die Roches ihre Modelle mit kleinen Accessoires, beispielsweise einem Miniaturteddy. Zusätzlich bieten sie jährlich eine Kollektion mit Puppenkleidern an.

Präsentationen
Seit 1980 beteiligen sich Lynne und Michael Roche an Ausstellungen und Messen, unter anderem im »Musée des Arts Décratifs« im Pariser Louvre, der Nürnberger Spielwarenmesse, der »American Toy Fair« in New York und der »Doll Art« in Frankfurt. 1991 erhielten die Künstler anläßlich der »British Toymakers' Guild Fair« den »Tiridias Cup«. Die Spielzeugmuseen in Worthing/England und Josselin/Frankreich besitzen einige ihrer Puppen.

Regina und Abhinavo Sandreuter

Regina und Abhinavo Sandreuter haben 1981 gemeinsam ihre ersten Puppen entworfen. Seit 1986 entstehen Puppen aus Holz, seit 1992 auch Porzellanpuppen.

»Unser Ehrgeiz ist es, Puppen zu machen, die man immer wieder mit Freude anschaut, die man aber auch gern in die Hand nimmt, die man bewegen und in immer neue Haltungen bringen kann.«

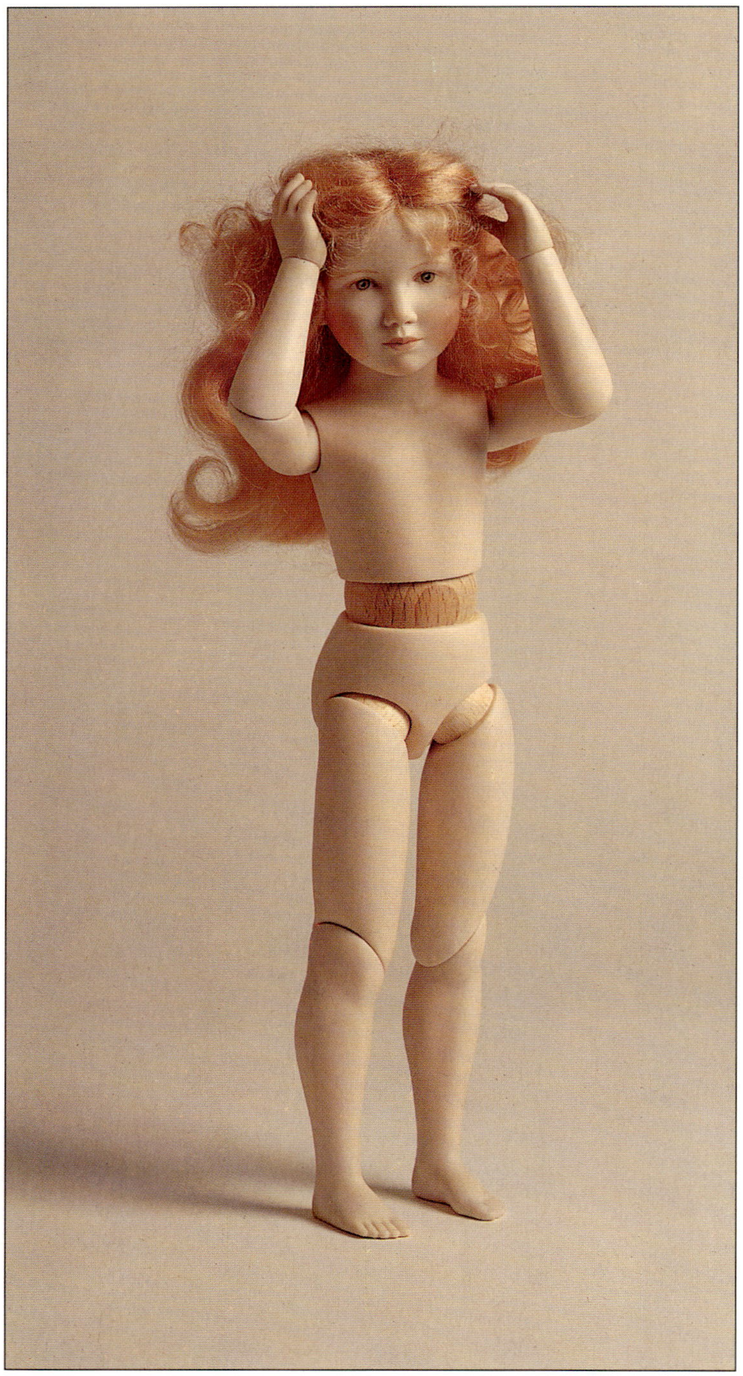

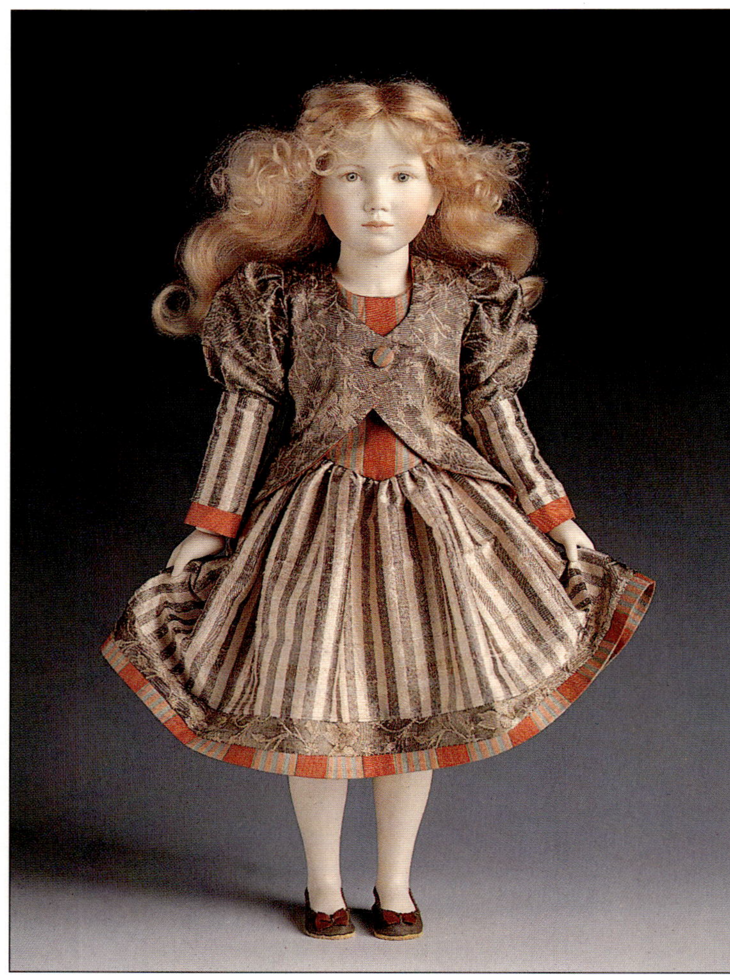

»Ylona«, Porzellan, 42 cm

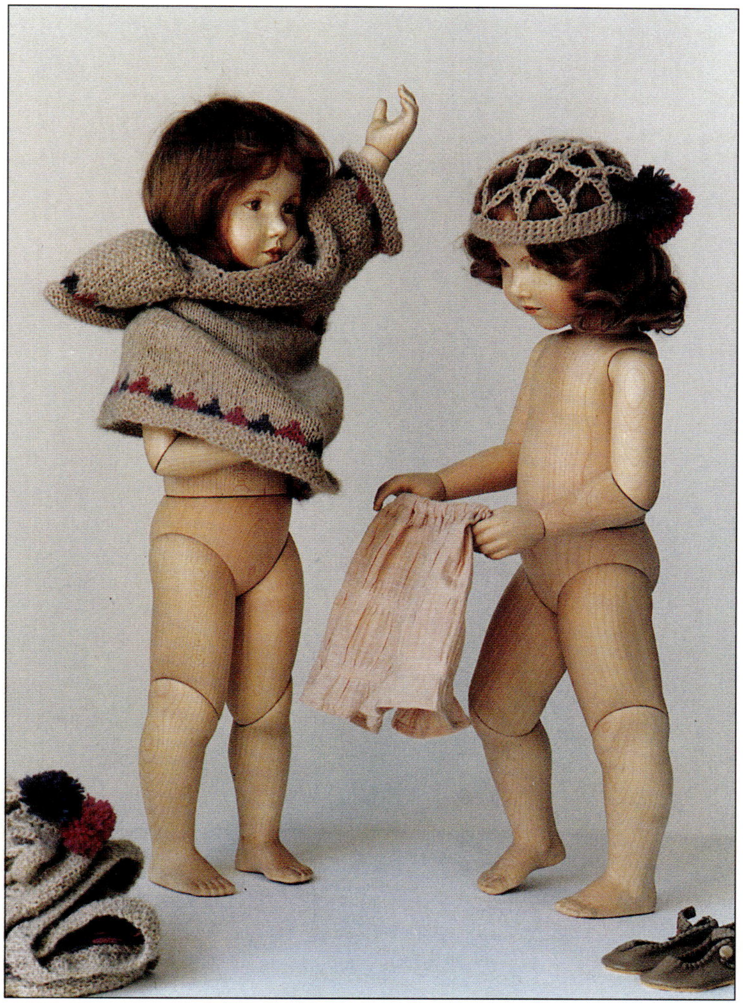

»Fiona 2«, Holz, 45 cm

Die Puppen
Der Ausdruck der Gesichter ist neutral und ruhig gehalten. Gefühlsregungen sind höchstens angedeutet, um dem Betrachter Raum für Interpretationen zu lassen. Alle Porzellanpuppen und alle abgebildeten Holzpuppen haben die hier gezeigten Original-Sandreuter-Puppenkörper, die es erlauben, daß die Puppen ihre Arme beugen und Accessoires halten.

Die Holzkörper haben die Proportionen eines Kleinkindes, die Porzellankörper die eines größeren Kindes. Sandreuter-Puppen gibt es in limitierten Kleinserien ausschließlich aus dem eigenen Atelier.

»Marco« und »Miriam«, Holz, je 45 cm

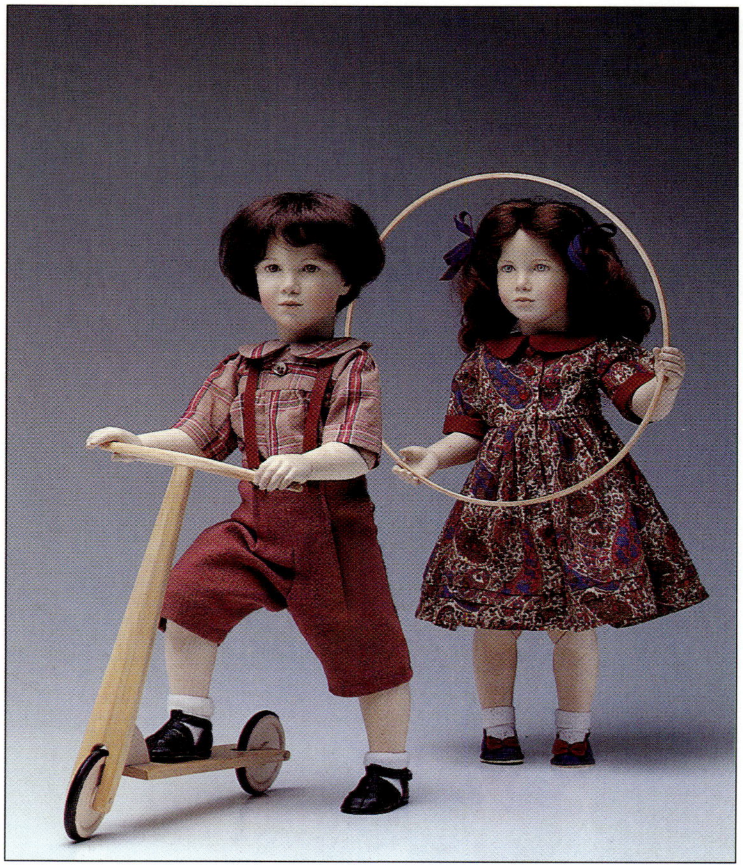

Material und Technik
Alle Puppen haben gemalte Augen und Mohairperücken. Kopf und Körper sind jeweils aus demselben Material. Die Holzpuppen aus Ahorn haben einen Kurbelkopf und 12 Gelenke; bei den Porzellanpuppen – ebenfalls mit 12 Gelenken – wird der Kopf oben auf dem Hals bewegt (sog. IGODI-Gelenk).

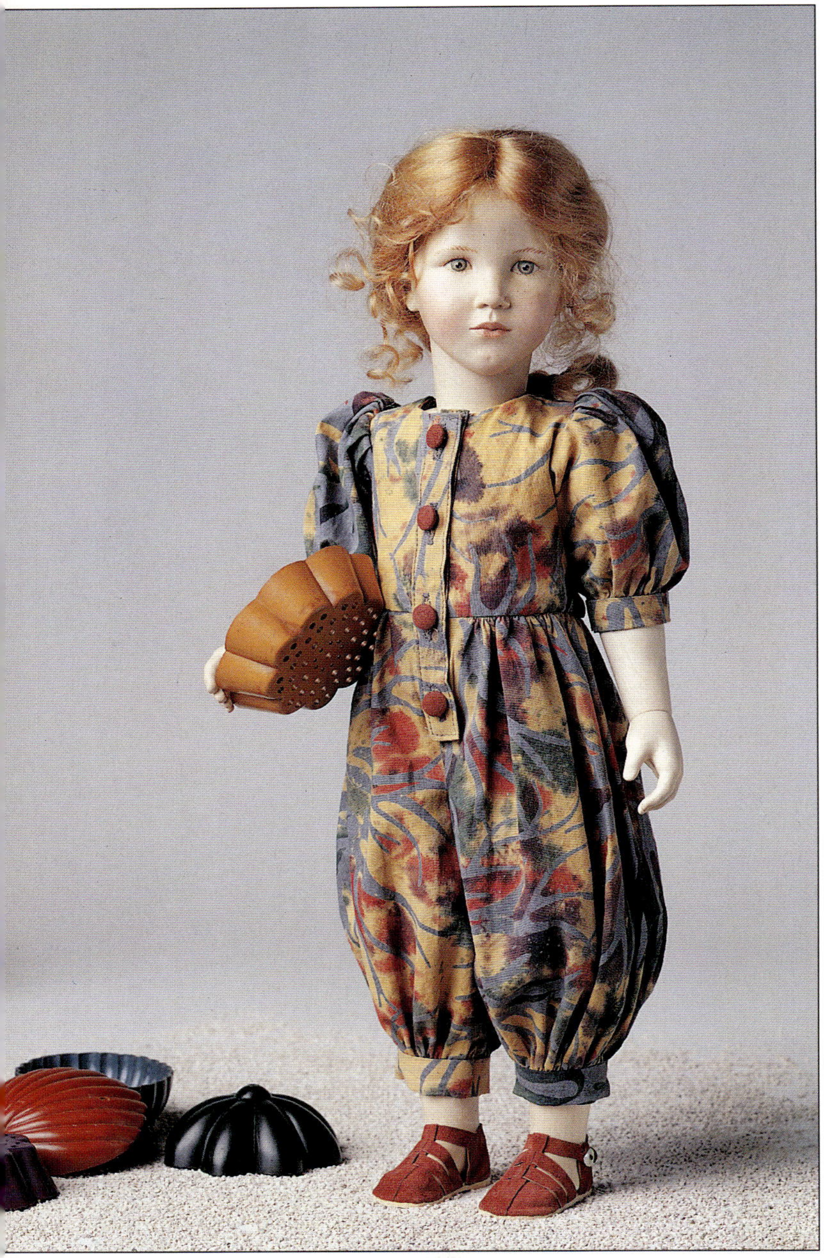

»Monika«,
Holz, 45 cm

Einige Modelle werden mit eigenen Accessoires ausgestattet. So bekommt »Marco« einen Roller und »Miriam« einen Holzreifen, jede »Yvette« trägt ein Citrinkettchen, und zu »Monika« gehört ein farblich abgestimmtes altes Bakelitförmchen. Zwar können alle Puppen frei stehen; für die Porzellanpuppen liefern Sandreuters jedoch, weil sie keine Puppenständer mögen, eine selbstentworfene Bank mit.

Auszeichnungen
Sandreuter-Puppen aus Holz und Porzellan haben internationale Anerkennung bekommen, so auch die hier gezeigten: »Zarah« erhielt 1993 den von einer Fachjury in den USA vergebenen DOTY- Preis »Doll Design Concept of the Year«; »Victoria« gewann 1994 den Internationalen Puppenpreis »Gläserner Feenstab«.

Ausstattung
Die Outfits sollen keine genau datierbare Mode darstellen, die Puppenkünstler spielen lediglich mit Bezügen auf gestern und heute. Der Ausgangspunkt für ein Modell ist in der Regel ein Stoff oder eine Kombination von Stoffen. Die Bekleidung, auch handgestrickte Kleider und Mützen aus Alpakawolle, Lederschuhe und Miniaturschmuck lassen die Künstler nach eigenen Entwürfen in Handarbeit herstellen.

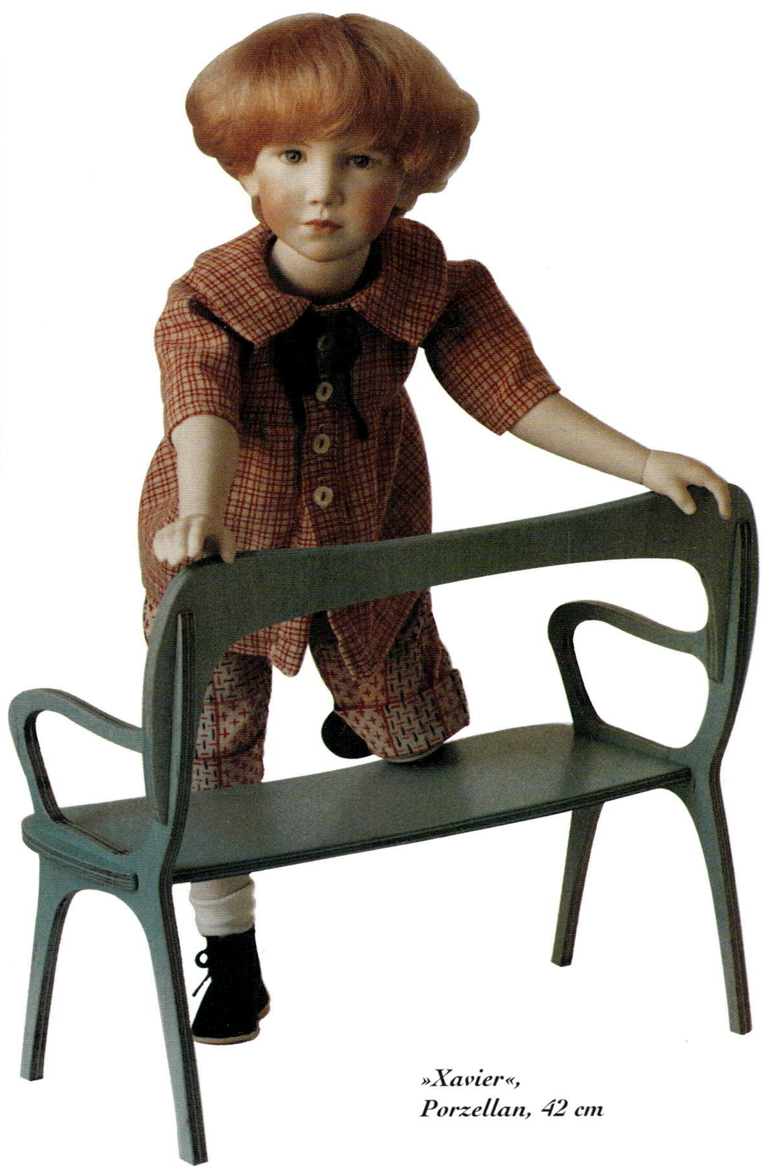

»Xavier«,
Porzellan, 42 cm

»Yvette«,
Porzellan, 42 cm

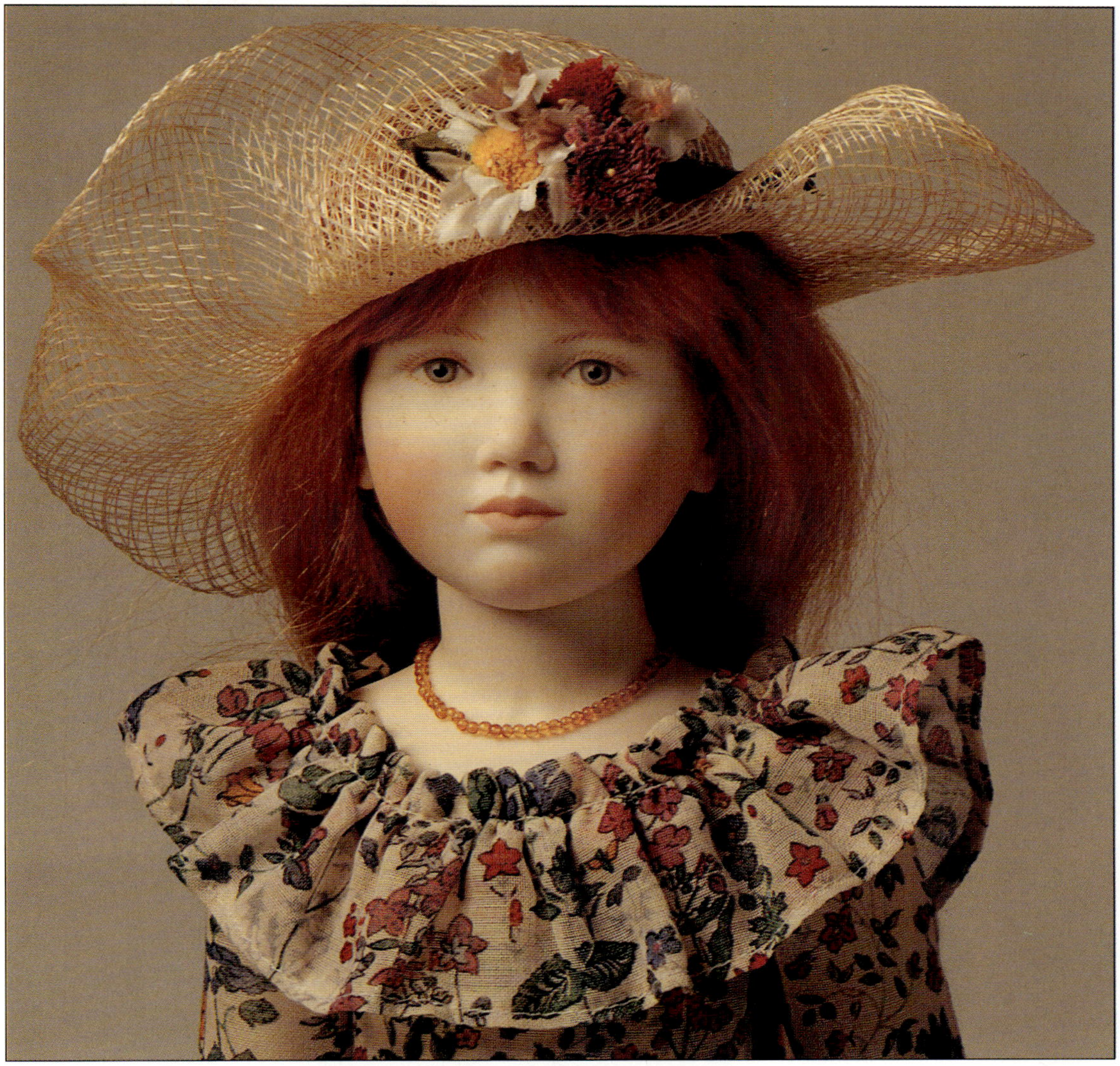

Ausstellungen
1994: »Kinderwelt – Sammlerglück«, Maximilianpark, Hamm; »Manege frei«, Schloß Farrach/Österreich; Einzelausstellung im Wallach-Haus, München.
1993: »8ème festival international de la miniature«, Montélimar/Frankreich;
1991: »Les jolies poupées«, Rowlands Castle/England; »Poupées d'hier – créations d'aujourd'hui«, Musée des Arts Décoratifs, Paris.
1990: »Cercando il volto«, Museo della bambola, Rocca Borromeo/Italien.
1988: »Die nackte Puppe«, Bayerischer Kunstgewerbeverein, München .

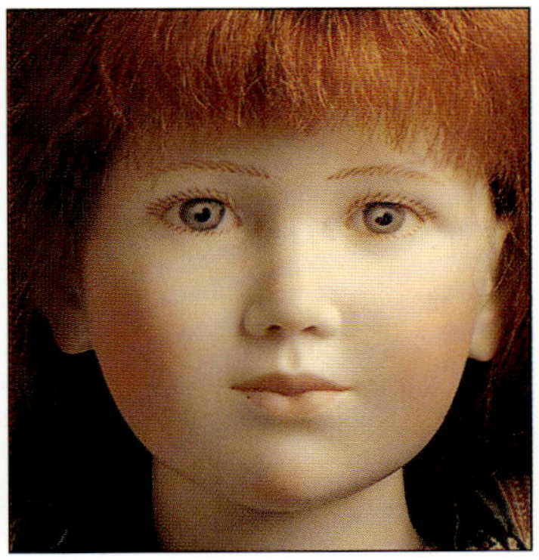

»Zarah«,
Porzellan, 42 cm

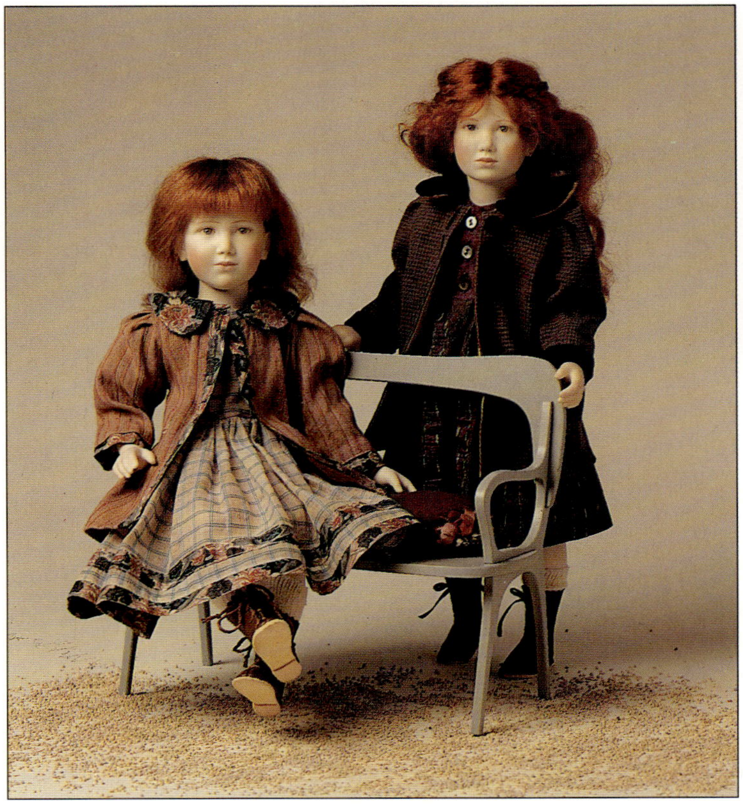

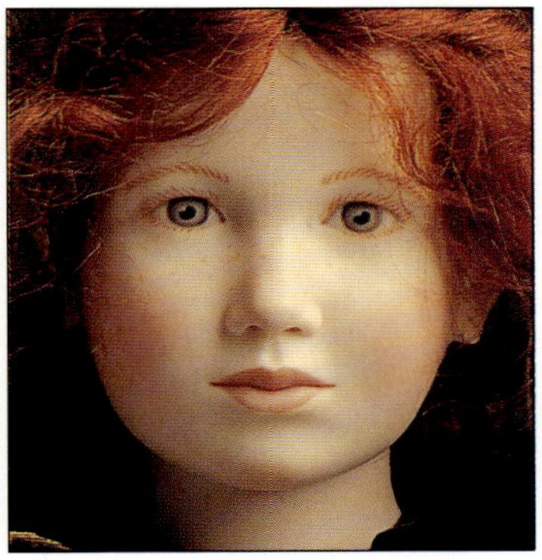

»Victoria«,
Porzellan, 42 cm

Gerda Schaarman-Rijsdijk

Als die Modedesignerin nach neuen Wegen künstlerischen Ausdrucks suchte, kam sie per Zufall an ein Stück Fimo und modellierte ihren ersten Troll. Gerda Schaarman-Rijsdijk experimentierte mit Cernit, fand schnell den Weg zum Porzellan und sattelte beruflich aufs Puppenmachen um. 1989 gründete sie ihre holländische Firma »G.S.R. Art Dolls«.

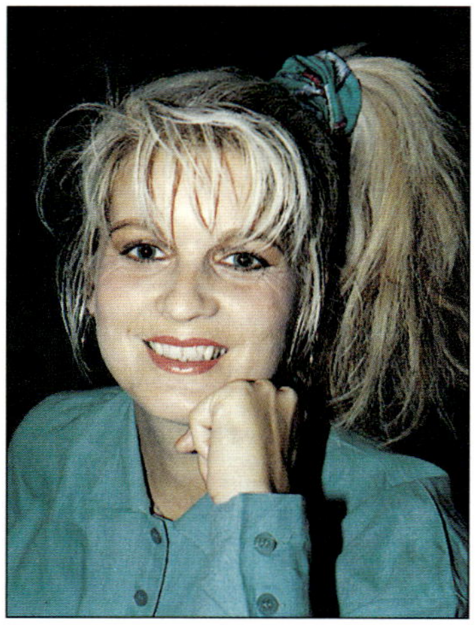

»Meine Puppen leben irgendwo zwischen der vertrauten Wirklichkeit und der Sphäre unseres Strebens nach Harmonie und Vollkommenheit.«

»Oesha und Bären«, Porzellan, 40 cm

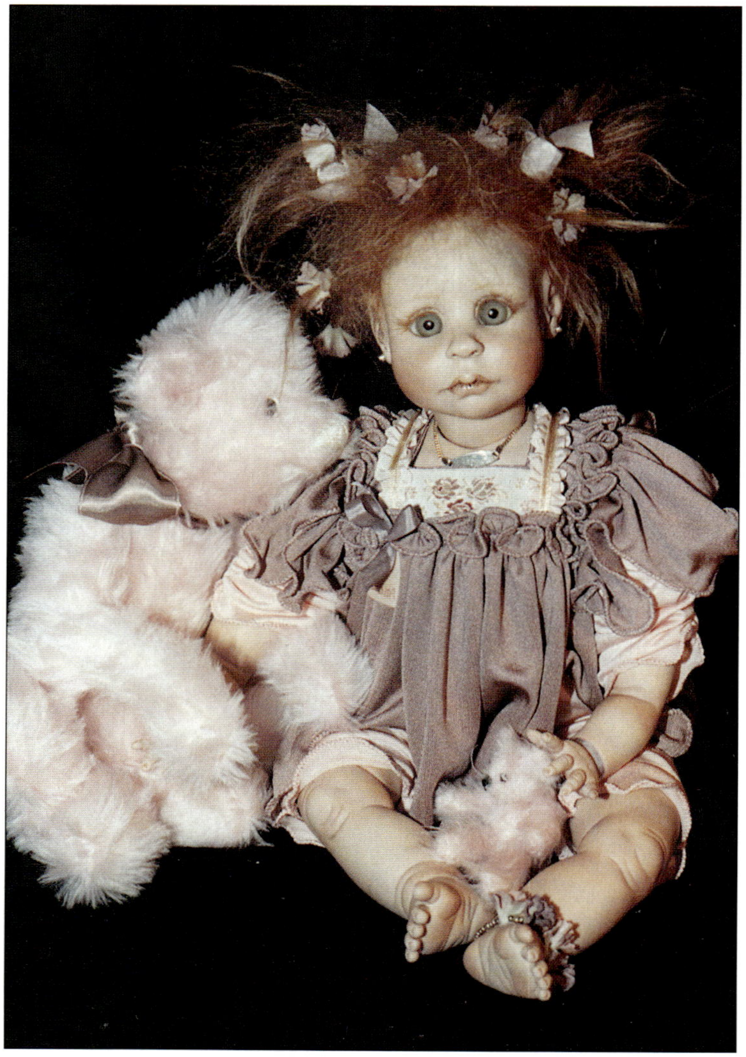

Die Puppen
Liebenswerte Geschöpfe, deren kindliche Züge humorvoll übersteigert und ins Märchenhafte stilisiert sind, werden als Unikate oder Varioserien mit höchstens zehn Exemplaren hergestellt. Die Puppen sind 23 bis 65 cm groß. Für den amerikanischen Formenbauer IMSCO entwarf die Künstlerin drei Puppen. 1993 gestaltete sie die Sammlerpuppe »Patouche« aus hochwertigem Vinyl. Die fantasievollen Namen ihrer Puppen erfindet Gerda Schaarman-Rijsdijk oft selbst, manchmal stöbert sie in ihrer Liste mit interessanten und ausgefallenen Namen aus aller Welt, die sie seit vielen Jahren notiert und sammelt.

Material und Technik
Gerda Schaarman-Rijsdijk arbeitet in Porzellan. Alle Gußformen sind bewußt schlicht und neutral gehalten, damit die lederharten Rohlinge individuell nachmodelliert werden können. Auch die Naturhaarperücken stammen – wie sämtliche Details der Puppen mit Ausnahme der Glasaugen – aus ihrer Hand.

Ausstattung
Den Kontrast von Erdhaftem und Ätherischem will die Künstlerin in den Kleidern ihrer Puppen ausdrücken. Die Kleider stehen nicht für sich selbst, sondern sind Teil der Persönlichkeit ihrer Träger. Gerda Schaarman-Rijsdijk kombiniert gern alte Stoffe und Spitzen mit ungesponnener Rohseide oder alten Seidenblumen.

Präsentationen:
Seit 1991 nimmt Gerda Schaarman-Rijsdijk alljährlich an der »Doll Art« in Frankfurt und der »Toy Fair« in New York teil. 1994 stellte sie auf dem vierten Kongreß für Puppensammler und Puppenmacher in Paris aus. »Patouche« wurde 1994 für den »Dolls Award of Excellence« nominiert.

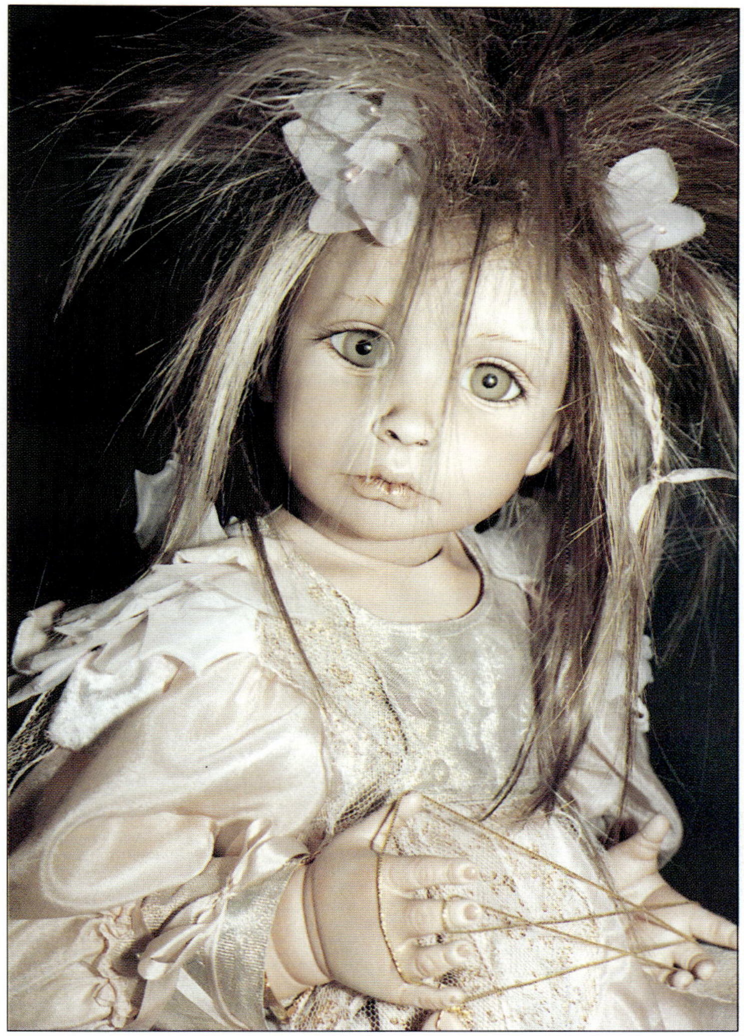

»Shauni und Chezia«, Porzellan, 60 cm

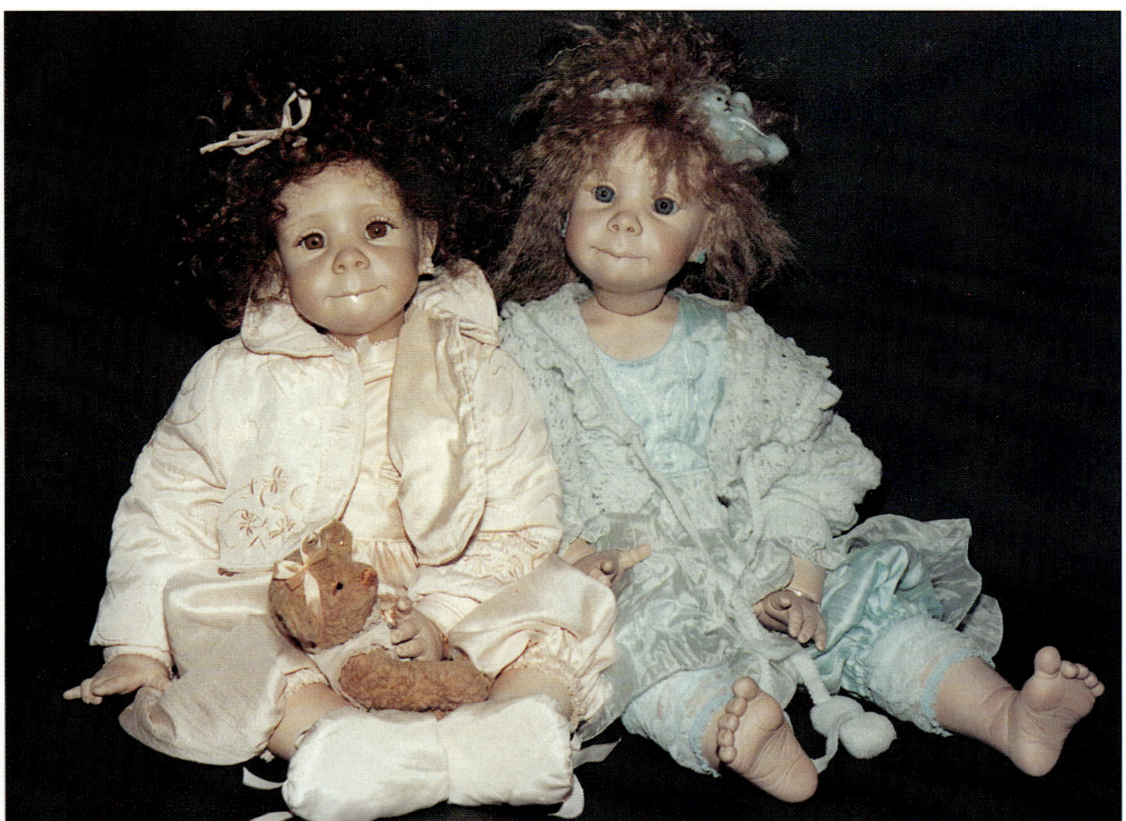

»Aoléon«, Porzellan, 60 cm

Gisela Scheper

Gisela Scheper, ausgebildete Kauffrau, entdeckte nach verschiedenen kunsthandwerklichen Kursen 1987 ihre Liebe zum Puppenmachen. 1994 wurde sie in den VeP aufgenommen.

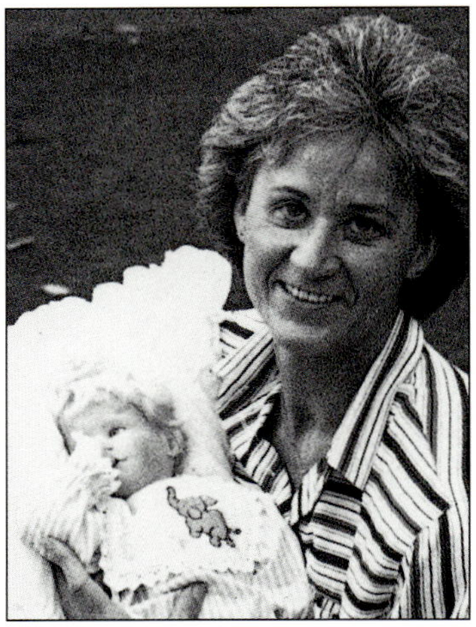

»Meine Puppen sollen für sich sprechen.«

»Lisann«, Porzellan, 70 cm

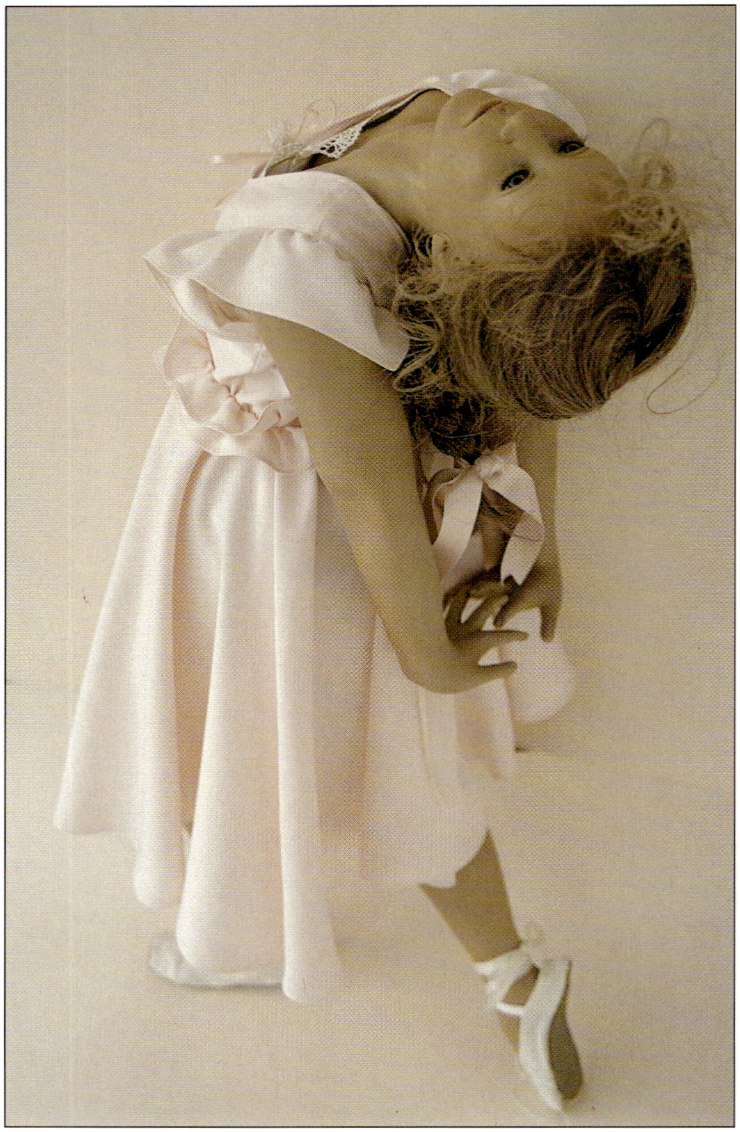

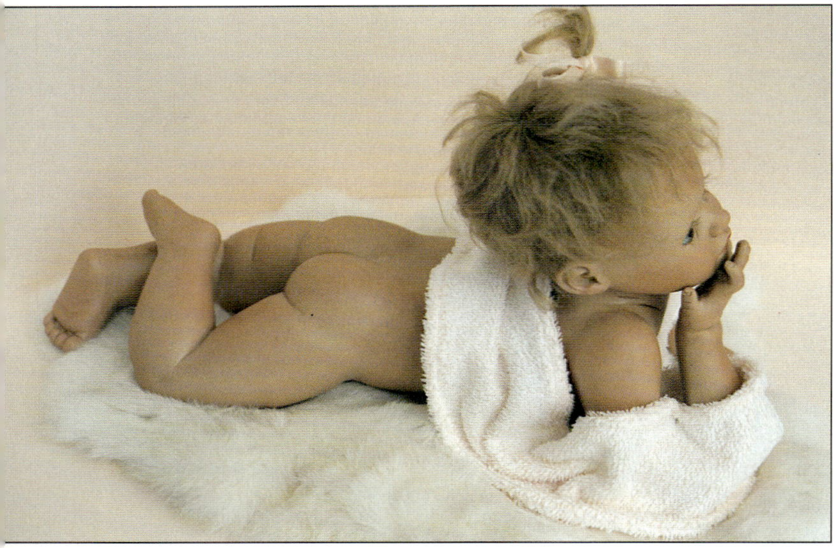

»Johanna«, Porzellan, 45 cm

Die Puppen
Gisela Schepers lebensechte Puppen porträtieren Babys, Kinder und junge Mädchen von heute. Kennzeichnend für ihren Stil sind schnappschußartig eingefangene Haltungen, die hohe Anforderungen an den Bau der Gußformen und das Brennen stellen.

Material und Technik
Köpfe, Brustplatten, Arme und Beine sowie sichtbare Teile des Körpers werden in Porzellan gefertigt. Je nach Pose wird ein Schnitt für den Nesselkörper entworfen, der durch ein Drahtgerüst verstärkt und mit Füllwatte oder Granulat gestopft wird. Kristallaugen und eine Naturhaar- oder Mohairperücke machen die Puppe komplett.

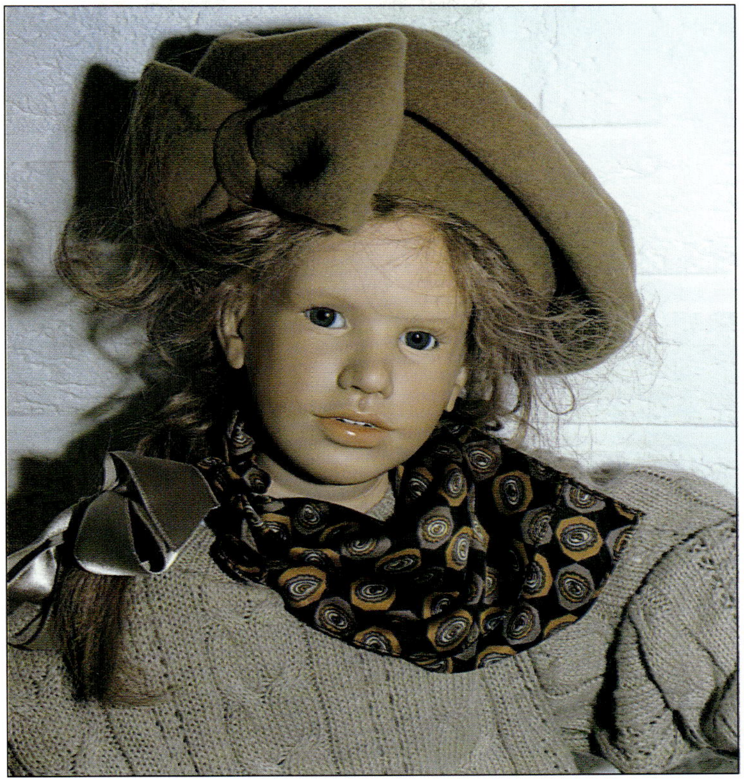

»Eva«,
Porzellan, 85 cm

Ausstattung
Die Künstlerin entwirft, näht, strickt und gestaltet alle Kleidungsstücke und Accessoires – beispielsweise Schuhe und Schmuck – selbst. Wie die Puppen, so ist auch das Outfit realistisch und der aktuellen Mode entlehnt. Auch nostalgische, verspielte Modelle kommen vor. Dennoch soll sich die typgerecht zusammengestellte Kleidung der Puppenpersönlichkeit unterordnen.

Auszeichnungen
Seit 1988 beteiligt sich Gisela Scheper an internationalen Wettbewerben und hat zahlreiche Preise gesammelt, darunter Medaillen und Jurypreise der Global Doll Society, einen »Rolf Ericson's Award« und einen »Toni Award« der Doll Artisan Guild. Als erste Künstlerpuppen-Macherin bekam sie die Auszeichnung »Diamond Dollmaker« von der Gobal Doll Society. Beim Vierten Weltkongreß der Puppenmacher und Puppensammler in Paris gewann sie eine Silbermedaille. Auf dem Puppenfestival in Neustadt/Coburg 1994 erhielt »Madita« den Publikumspreis der Stadt und den ersten Jurypreis der Museen.

Ausstellungen
Seit 1992 ist Gisela Scheper alljährlich auf der »Doll Art« in Frankfurt vertreten; im letzten Jahr nahm sie unter anderem teil an den Ausstellungen »Von der Puppe zum Kunstobjekt« im Museum der deutschen Spielzeugindustrie in Neustadt/Coburg, der »One-of-a-Kind Doll Show« in New York und dem vierten Weltkongreß für Puppenmacher und Puppensammler in Paris. Ihre bisher größte Einzelausstellung hatte die Künstlerin auf der »Münsterland-Schau« in Münster.

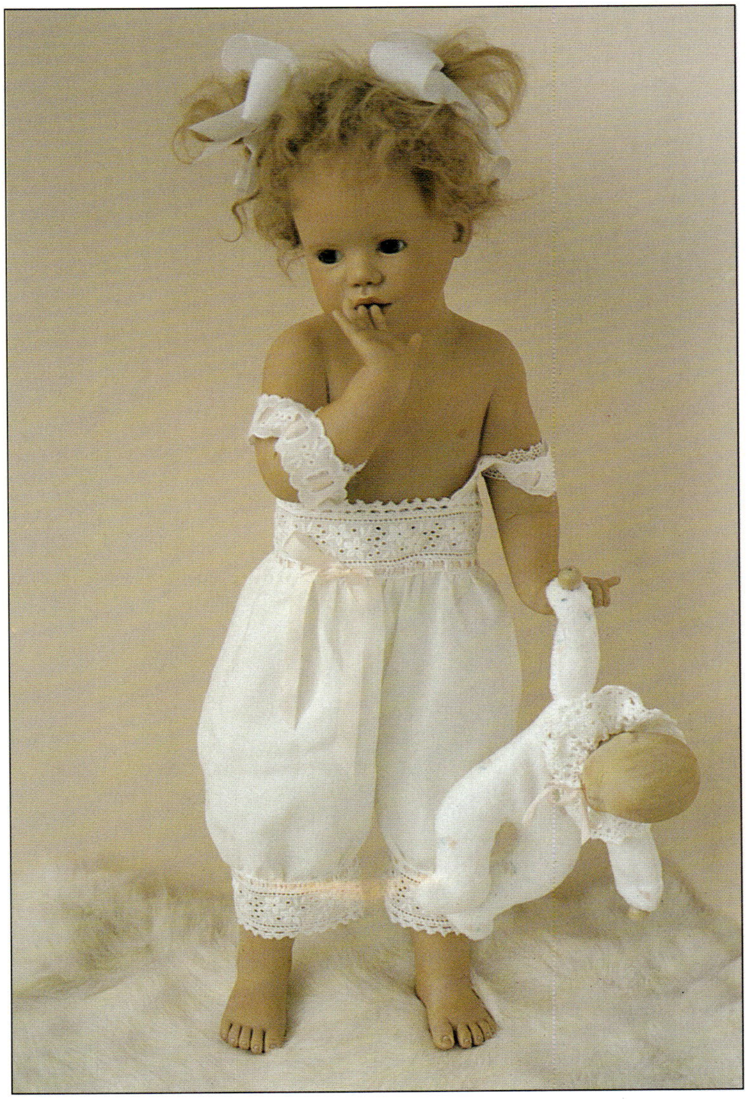

»Madita«,
Porzellan, 45 cm

Gaby Schlotz

Von 1981 bis 93 leitete Gaby Schlotz kunsthandwerkliche Kurse an der Volkshochschule Schorndorf. 1983 und 84 besuchte sie verschiedene Porzellanpuppen- und Modellier-Seminare.

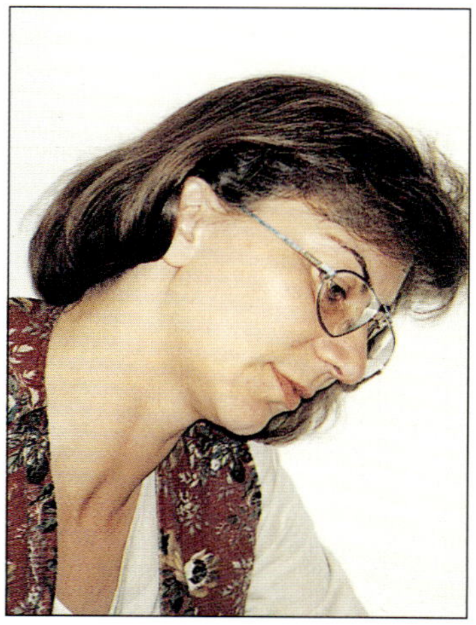

»Das Gefühl, perfekt zu sein, würde mir keine Möglichkeit der Steigerung mehr geben. Damit wäre der Reiz an meiner Arbeit für mich verloren.«

»Bär Archibald und Tim«, Puppe aus Porzellan 38 cm

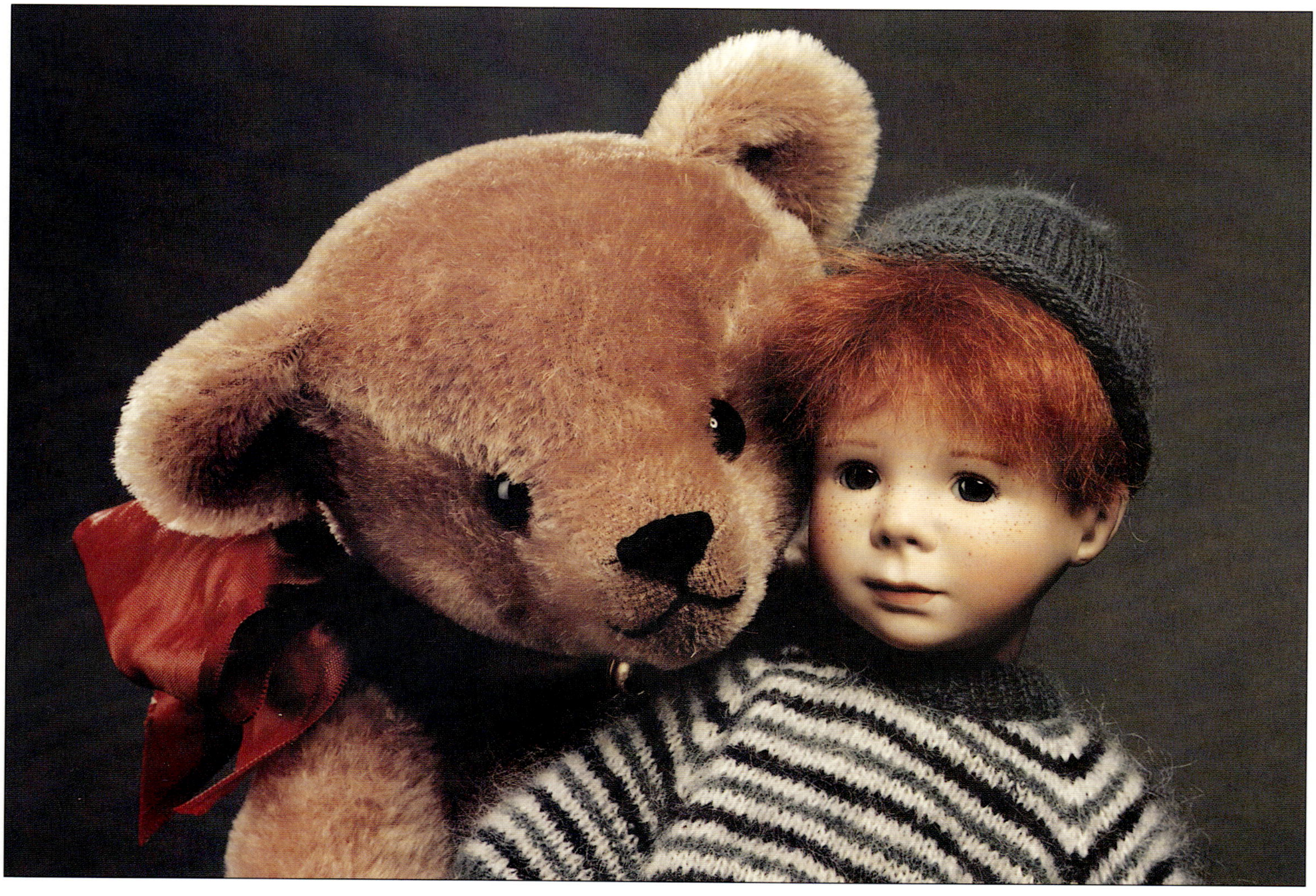

Die Puppen
Kinder mit sanftem, liebenswürdigen Gesichtsausdruck sind das Thema der Künstlerin. Die Puppen sind 38 bis 60 cm groß und entstehen in limitierten Auflagen bis 50 Exemplaren, die unterschiedlich ausgestattet werden. Manche erhalten einen kleinen Teddy, ebenfalls aus eigener Produktion. Pro Jahr verlassen etwa fünf Modelle ihre Werkstatt, in der sie von zwei Mitarbeiterinnen unterstützt wird. Künftig will Gaby Schlotz ihre Editionen verkleinern, um mehr Puppen machen zu können. Durch die Begegnung mit Sonja Hartmann ermutigt, entwirft sie seit 1994 auch Puppen und Teddybären für Firmen in den USA.

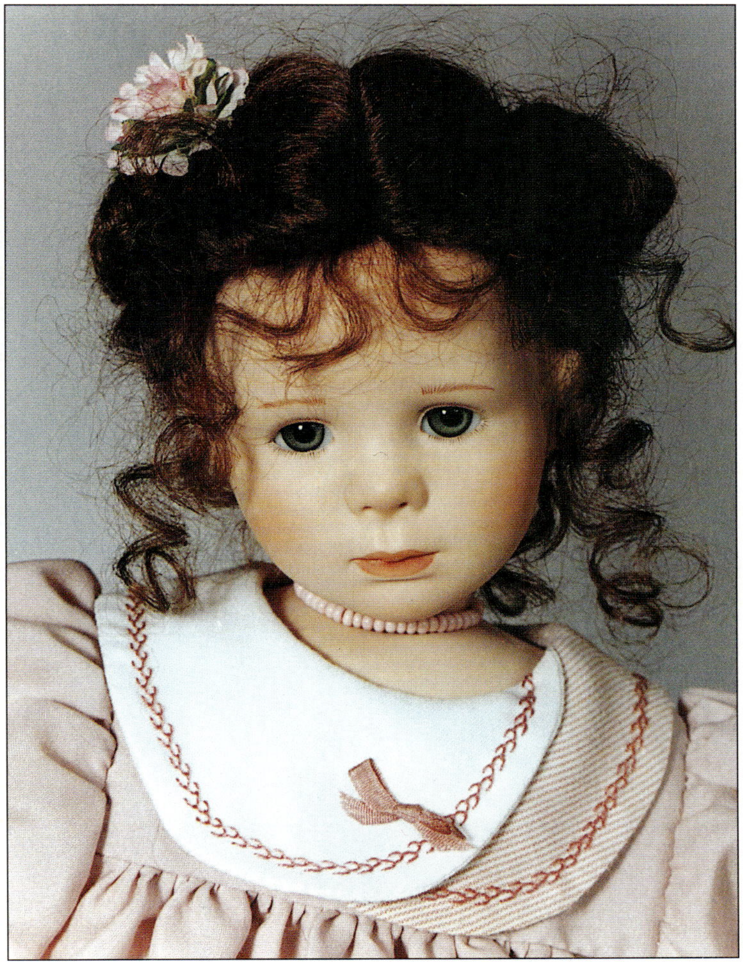

»Rose-Red«, Porzellan, 38 cm

Präsentationen
Seit 1993 präsentiert Gaby Schlotz ihre Puppen auf der »Doll Art«, die jährlich von der Firma Wanke in Frankfurt veranstaltet wird. In den letzten zwei Jahren stellte sie in Schloß Reinbek bei Hamburg und Schloß Urbach aus. Zusammen mit dem Korsch-Verlag gibt sie seit 1993 den Kalender »Puppen aus Künstlerhand« heraus. 1994 wurden zwei ihrer Teddybären und eine Puppe mit jeweils einem »Eurodoll« ausgezeichnet.

Material und Technik
Gaby Schlotz' Vorliebe für Porzellan wurde durch ihren Großvater, einen Porzellanmaler, geprägt. Die Körper werden aus Drahtgestell, Watte und Nesselstoff gearbeitet. Alle Puppen erhalten Perücken aus Naturhaar oder Mohair. In der Regel sind die Augen aus Glas, nur selten gemalt.

Ausstattung
Bei ihren Unikaten verwendet Gaby Schlotz am liebsten kostbare alte Stoffe, bei größeren Auflagen verarbeitet sie neue Stoffe aus Baumwolle, Seide, Wolle und Leinen. Angeregt von den Kleidern und Aussteuerstücken vergangener Jahrhunderte, verziert sie ihre Modelle mit zierlichen Grätenstichen oder stickt per Hand kleine Motive auf. Die vorwiegend im nostalgisch-romantischen Stil gehaltenen Kleidungsstücke werden in ihrer Werkstatt geschneidert.

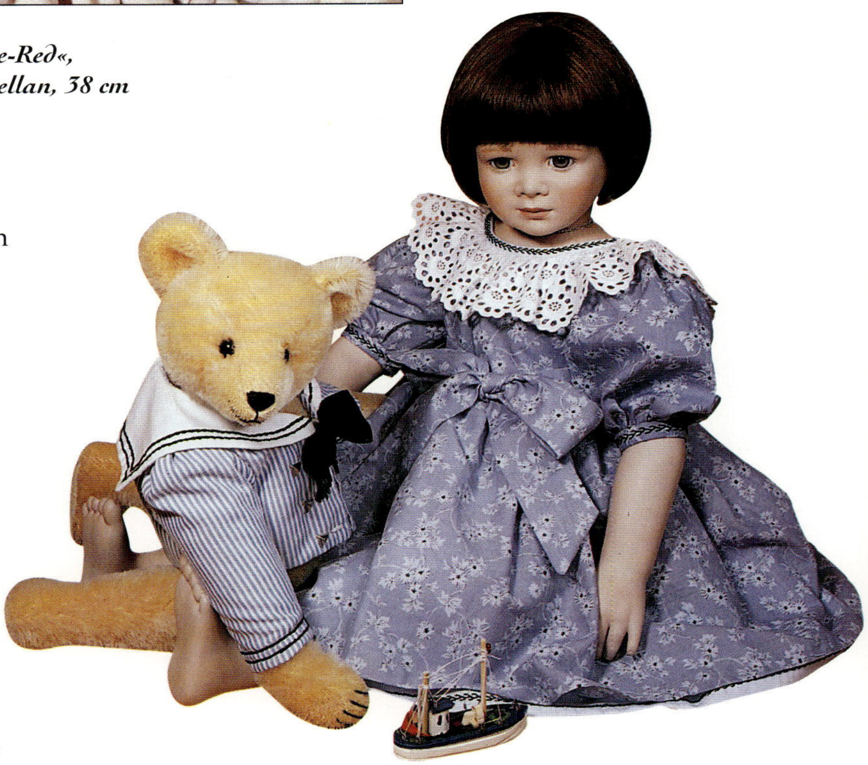

»Julie mit Bär Sebastian«, Porzellanpuppe, 60 cm

Karin Schmidt

Über die Quelle ihrer Kreativität sagt die Künstlerin: »Meine ganz persönliche ›Tankstelle‹ habe ich in der täglichen Meditation. Ein Freiraum, den ich mir schaffe, der hilft, Probleme klar zu sehen und Ideen zu bekommen für das nächste Modell. Außerdem schöpfe ich Kraft aus meiner Arbeit selbst, mit der ich meinen Traumberuf gefunden habe«.

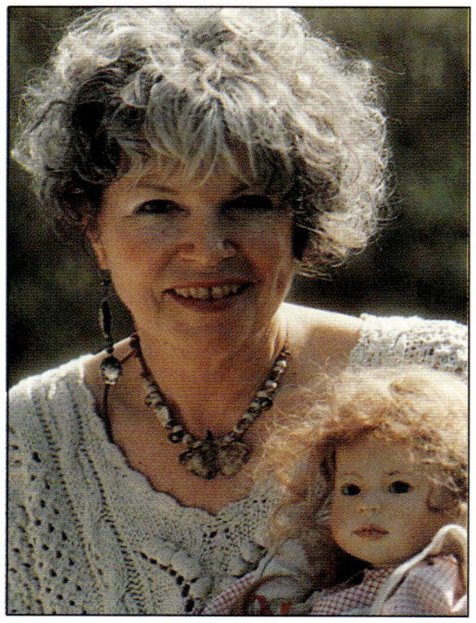

»Ich möchte Puppenkinder gestalten, in deren Ausdruck sich kindliche Natürlichkeit und Lebendigkeit wiederfinden. Sie sind Beispiele für eine intensive Auseinandersetzung mit fremdländischen Porträtstudien.«

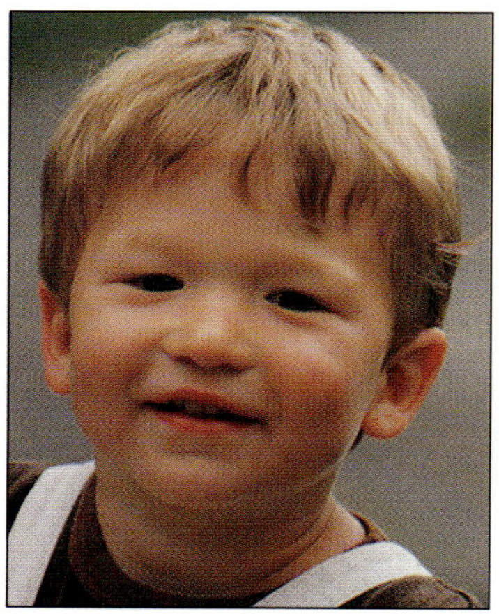

Kinderfoto Jens

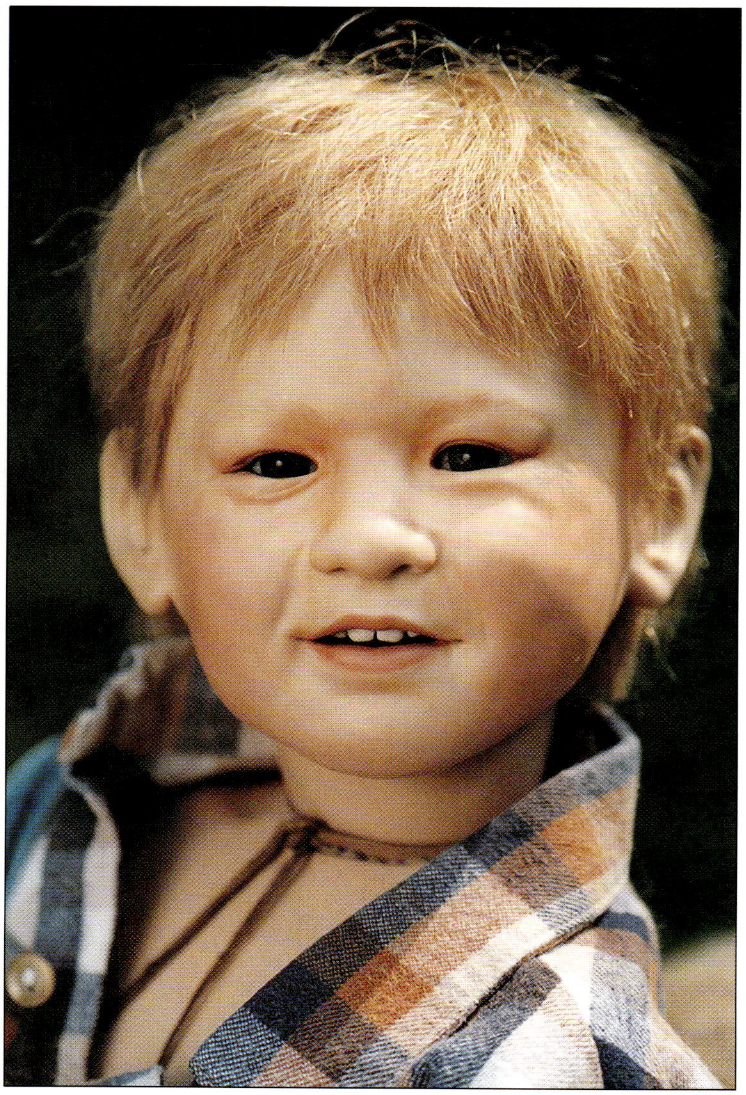

»Jens«, Porträtpuppe, Porzellan, 75 cm

Die Puppen

Karin Schmidt macht realistische Kinderpuppen und Porträtpuppen, die im Durchschnitt 45 bis 80 cm groß sind. Fasziniert von der Ursprünglichkeit und Naturverbundenheit fremder Völker, war sie eine der ersten Puppenmacherinnen, die Kinder aus aller Welt porträtierten. Daneben sieht sie es immer wieder als Herausforderung, ein Kind nach einem Foto mit seiner ganzen Persönlichkeit naturgetreu in Porzellan wiederzugeben. Seit 1993 entwirft Karin Schmidt für die Götz-Puppenfabrik, die limitierte Reproduktionen ihrer Künstlerpuppen herstellt.

Material und Technik
Die hier gezeigten Porzellanpuppen sind vom Scheitel bis zur Sohle aus Naturmaterialien gearbeitet. Kopf, Brust, Arme und Beine, die oft bis übers Knie modelliert werden, sind beweglich. Der Körper besteht aus Ziegenleder, Leinen oder Seide, gestopft mit Schafwolle. Die Perücken sind aus Echthaar oder Mohair, ihre Puppen bekommen mundgeblasene Kristallaugen. Karin Schmidts Puppen sind überwiegend Unikate.

Ausstattung
Da Karin Schmidt schon immer gern Mode entwarf und schneiderte, gestaltet sie auch das Outfit ihrer Puppen selbst. In fernen Ländern und auf Flohmärkten sammelt sie die Materialien, die sie für Bekleidung und Accessoires braucht: von antiken Stoffen, Spitzen und Borten bis hin zu handgesponnenen und -gewebten Alpakastoffen aus den Anden und Perlenschmuck aus Namibia.

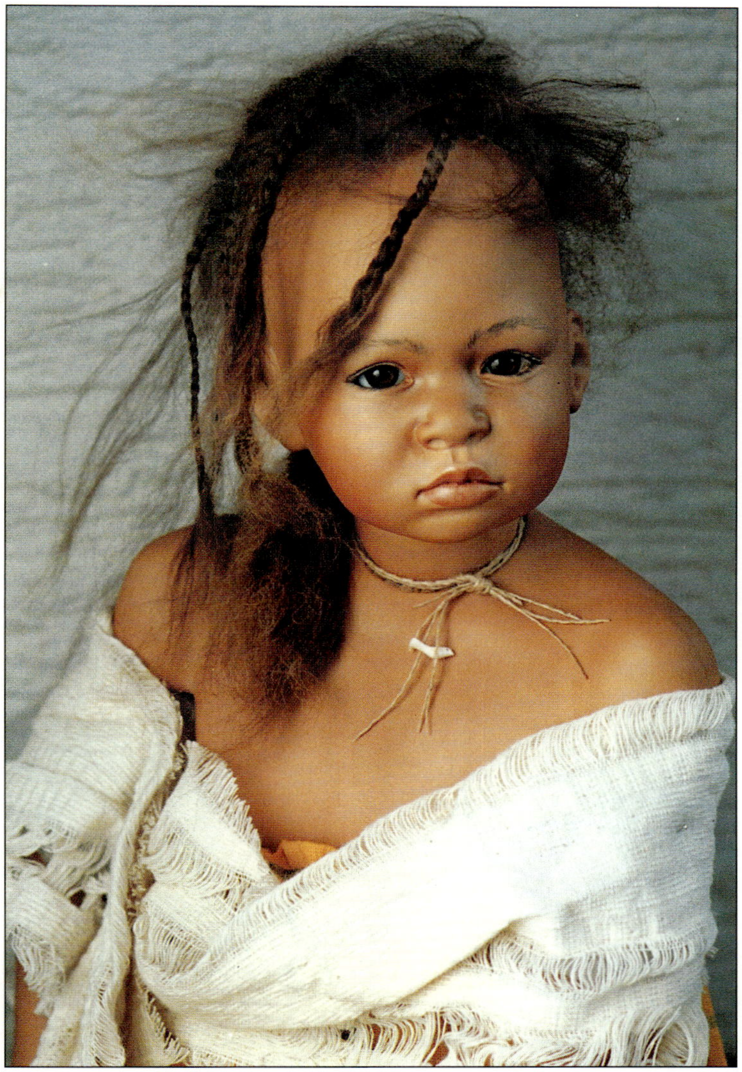

»Tamala«, Porzellan, 65 cm

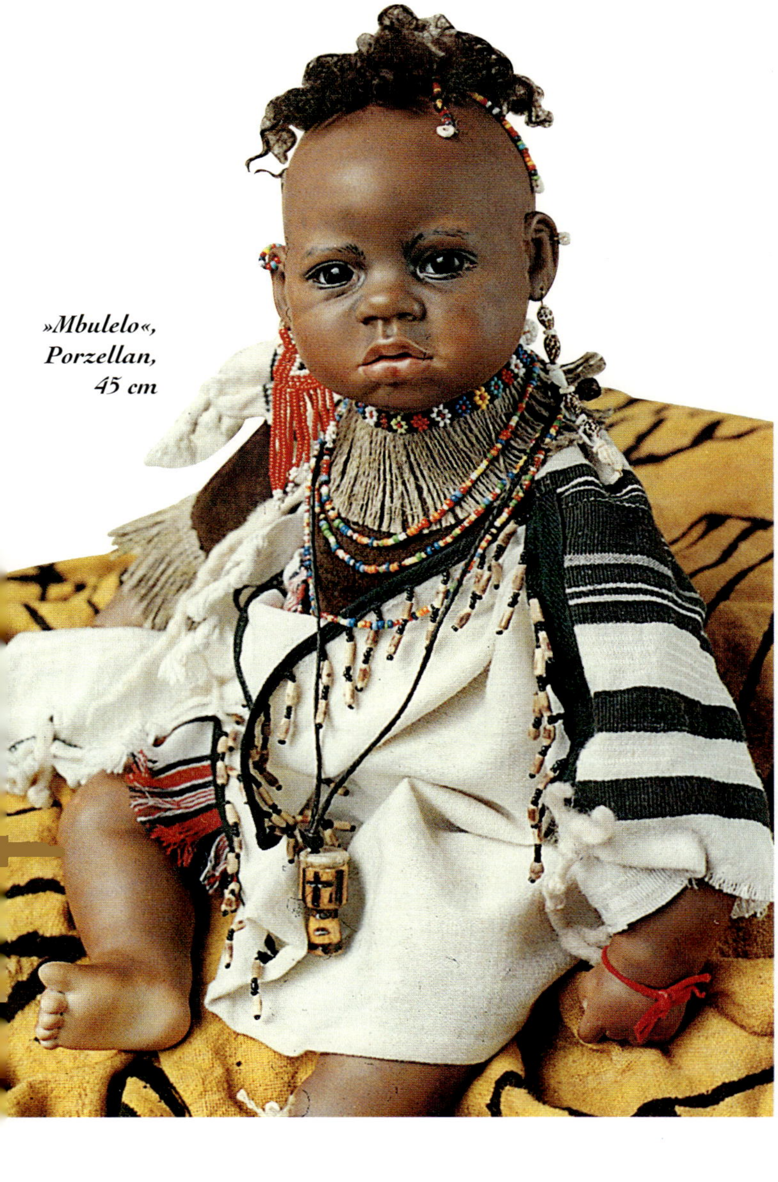

»Mbulelo«, Porzellan, 45 cm

Präsentationen
1986 zeigte die Künstlerin in der Festung Rüsselsheim ihre Puppen erstmals der breiten Öffentlichkeit. Seitdem ist sie bei Ausstellungen, Galerien und Museen in Deutschland, Belgien, der Schweiz und den USA vertreten, unter anderem in der Galerie Calico in Essen, Galerie Young Classics/Reutlingen, »Sobrie's Gallery«/Gent, dem Museum der Deutschen Spielzeugindustrie/Neustadt und dem »One-of-a-Kind-Salon« in New York. Eine ständige Ausstellung ist im Haus der Künstlerin zu sehen. Sie beteiligt sich an der »Doll Art«/Frankfurt und der »Toy Fair« in New York. Ihre Puppen gewannen mehrere Auszeichnungen der Global Doll Society, beim Internationalen Gildewettbewerb in Amsterdem und dem Doll Artisan Guild in der Schweiz, wo sie mit dem »Rolf Ericson's Award« ausgezeichnet wurde.

Vera Scholz

Vera Scholz hatte sich ursprünglich der Malerei verschrieben; sie stellte in Galerien aus und leitete eine private Malschule. Vor etwa acht Jahren erwachte ihr Interesse am Puppenmachen. Wie viele ihrer Kolleginnen eignete sie sich damals Formenbau und Porzellanverarbeitung autodidaktisch an.

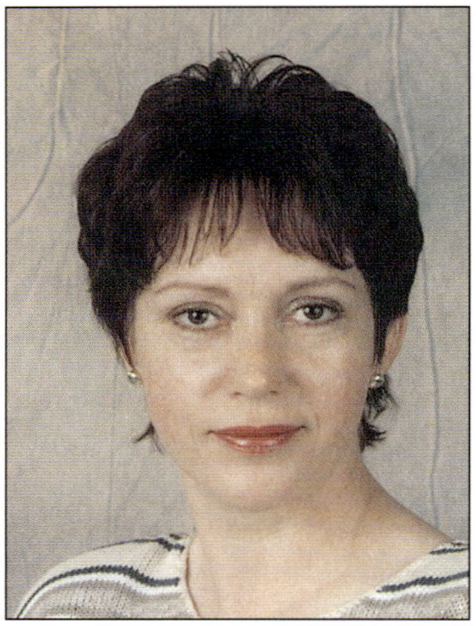

»Kinder haben eine ganz besondere Schönheit, die ich zum Ausdruck bringen möchte.«

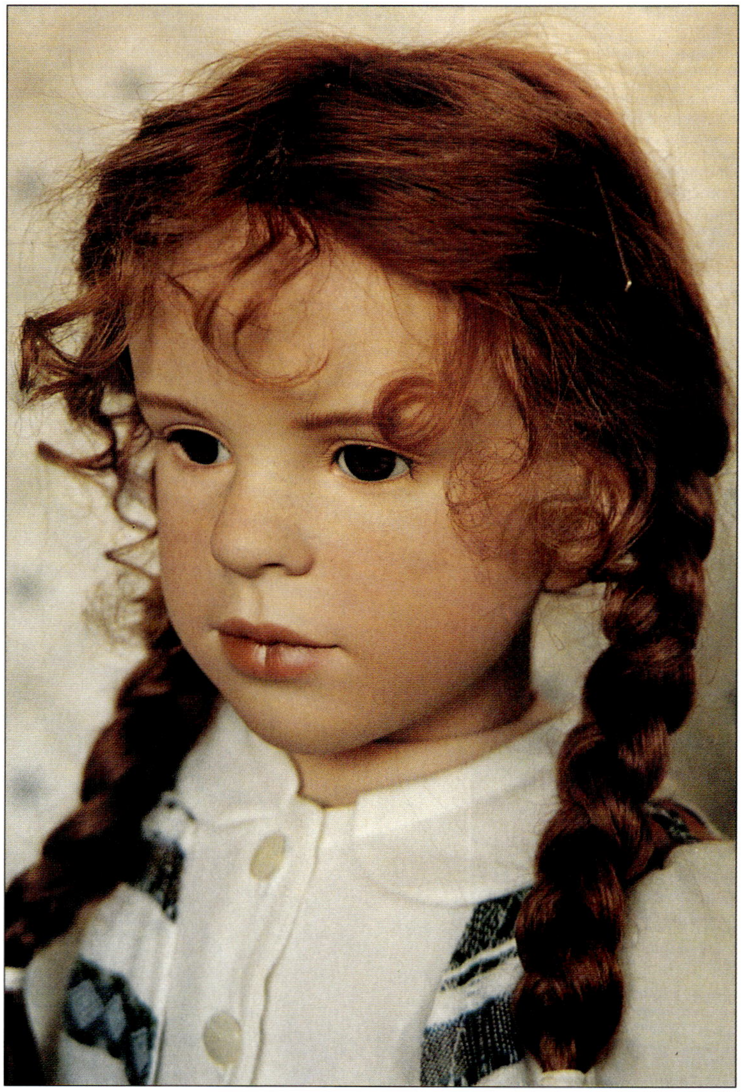

Puppe aus der Serie »CO«, Porzellan, 82 cm

Die Puppen

Zur Zeit modelliert Vera Scholz kindliche Puppen mit leicht angedeutetem Gefühlsausdruck, die dem Betrachter Spielraum für eigene Interpretationen lassen.
Ab und zu benutzt sie Kinderfotos als Vorlagen, am liebsten modelliert Vera Scholz jedoch frei.
Seit 1992 entwirft sie auch Modelle für die Waltershäuser Puppenmanufaktur, die limitierte Sammlerserien aus dem Material Biggidur fertigt.

Präsentationen
Vera Scholz nahm bisher nur einmal an einem Wettbewerb teil und wurde mit dem Titel »Gildemeister« ausgezeichnet. 1993 waren ihre Puppen in »Sobrie's Gallery« in Gent/Belgien zu sehen.

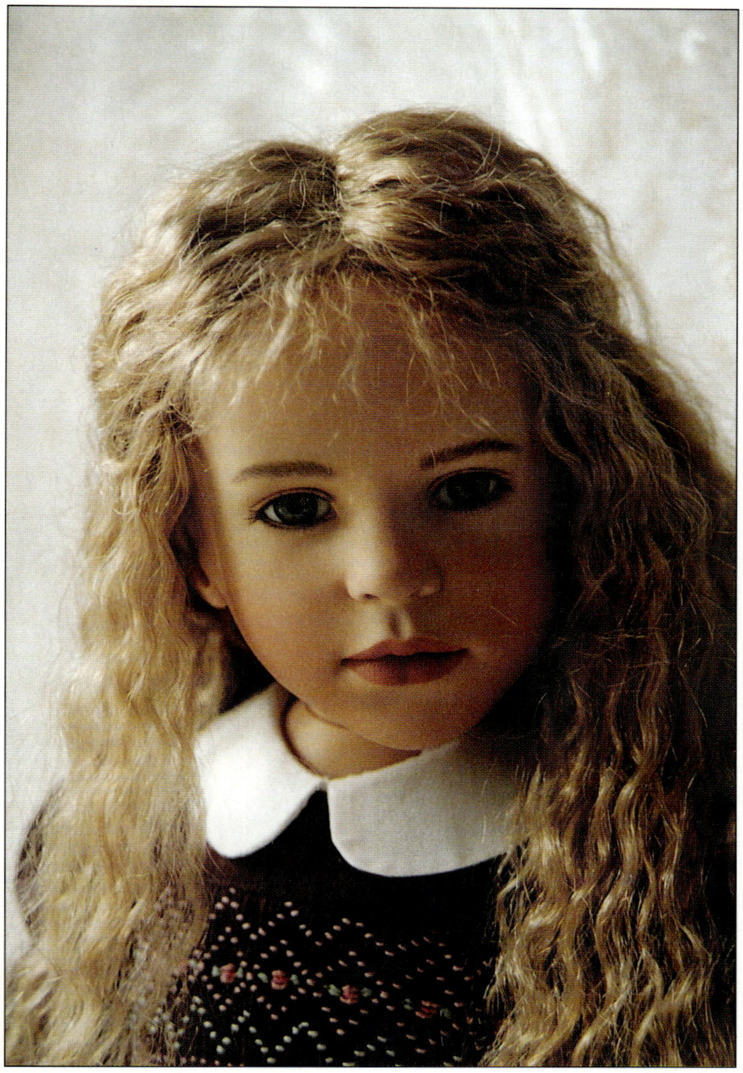

Puppe aus der Serie »CL«, Porzellan, 82 cm

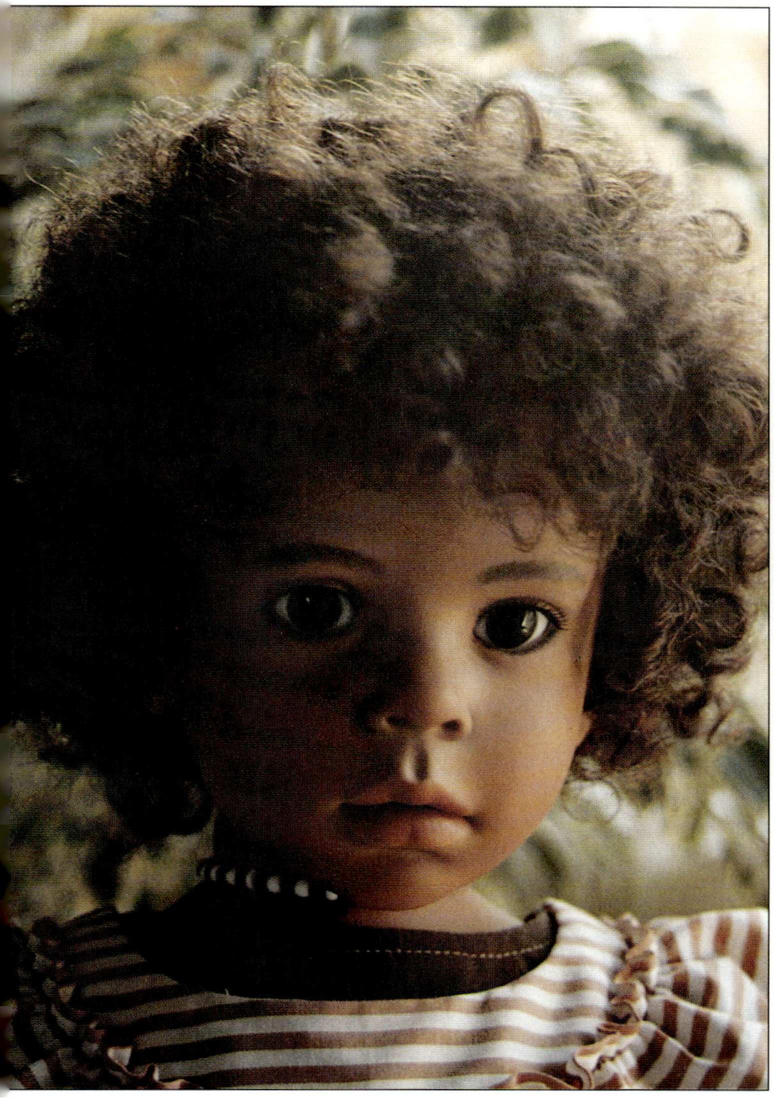

Puppe aus der Serie »SU«, Porzellan, 82 cm

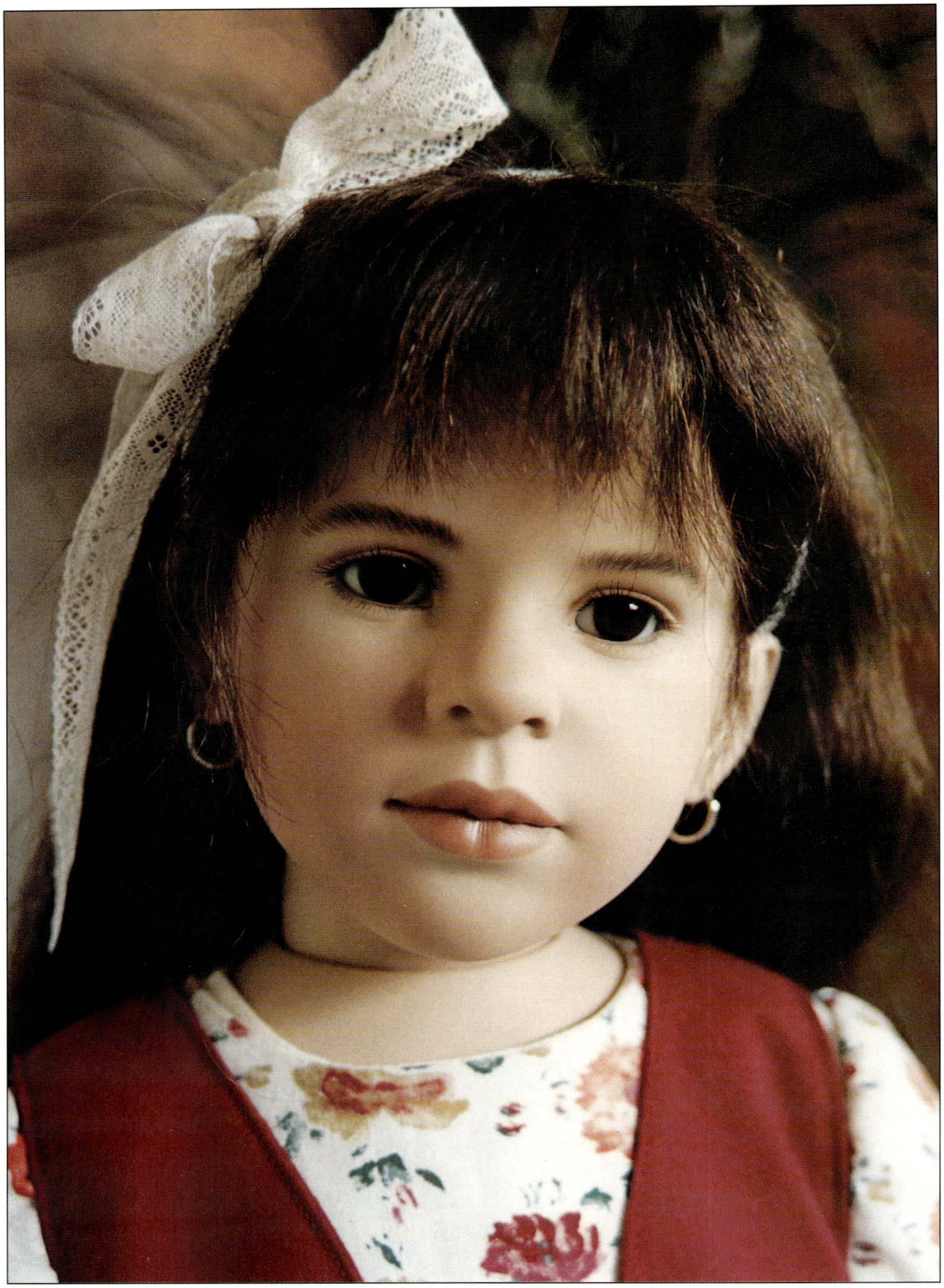

Puppe aus der Serie »CO«, Porzellan, 82 cm

Material und Ausstattung

Die Künstlerin arbeitet ausschließlich in Porzellan. Bei ihren limitierten Varioserien von höchstens zehn Exemplaren modelliert sie jeden Rohling individuell nach. Da auch Augen, Frisuren und Bemalung jedesmal geändert werden, entstehen zehn verschiedene Puppen. Jeden Arbeitsschritt vom Modellieren bis zum Einkleiden übernimmt Vera Scholz selbst. Da sie nicht unter Zeitdruck arbeiten will, fertigt sie manchmal nur eine oder zwei Puppen im Monat.

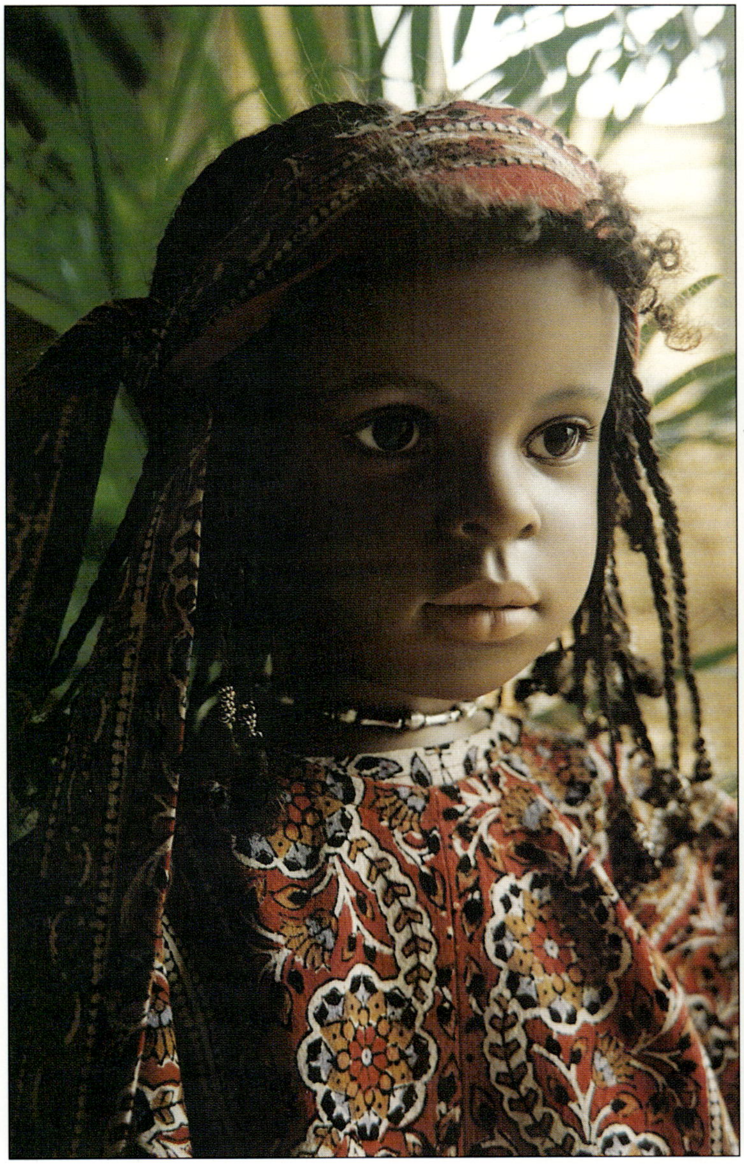

Puppe aus der Serie »AF«, Porzellan, 82 cm

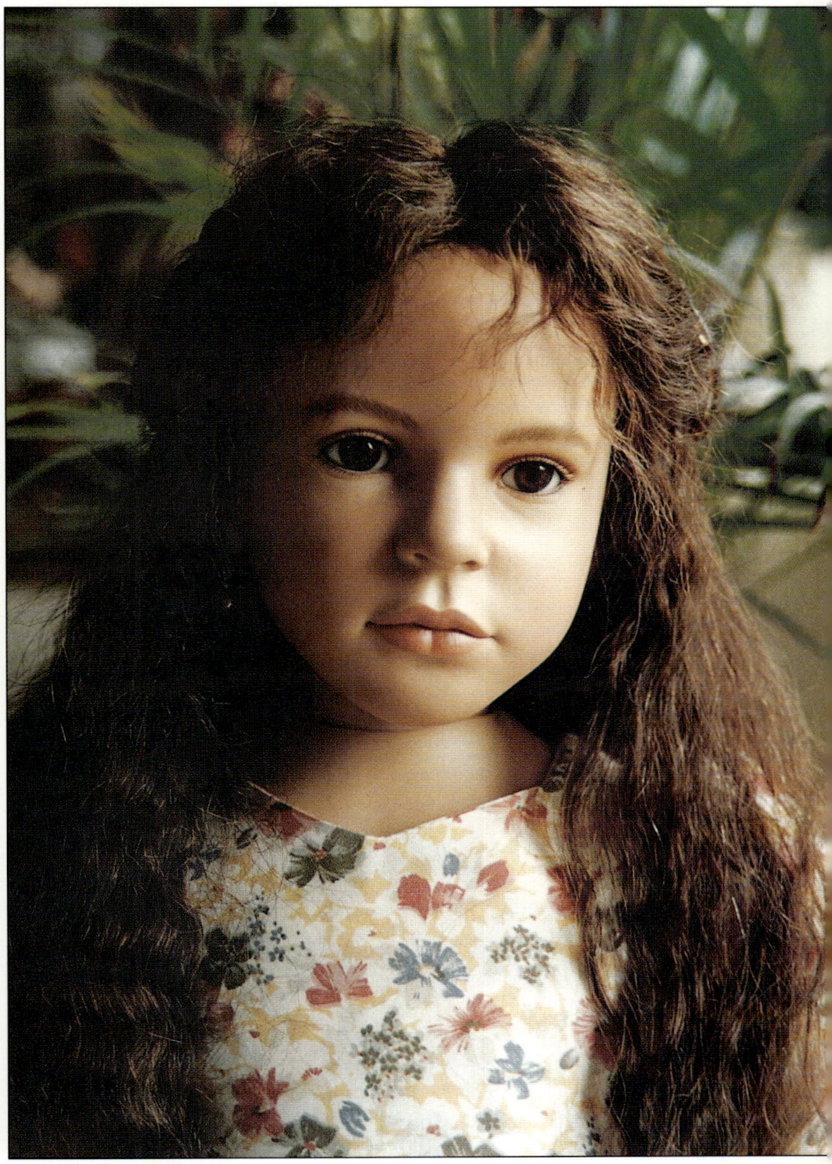

Puppe aus der Serie »SW«, Porzellan, 94 cm

Rotraut Schrott

Rotraut Schrott, die ihre erste Puppe 1980 modellierte, gilt heute als eine der großen Puppenmacherinnen der ersten Stunde. Von ihrem Vater, so die Künstlerin, habe sie nicht nur die Begabung geerbt, sondern verdanke ihm auch, daß er sie mit konstruktiver Kritik gefördert und aufgebaut hat.

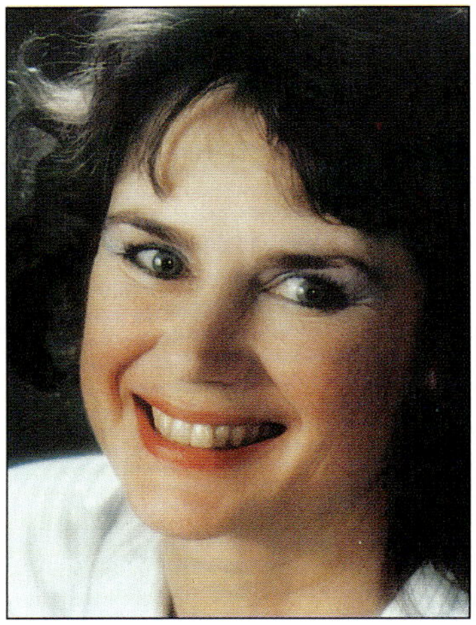

»Ich möchte Kindergesichter formen mit den 'weichen Linien' und der Ausstrahlung der alten Meister wie Rembrandt, Murillo oder Velasquez.«

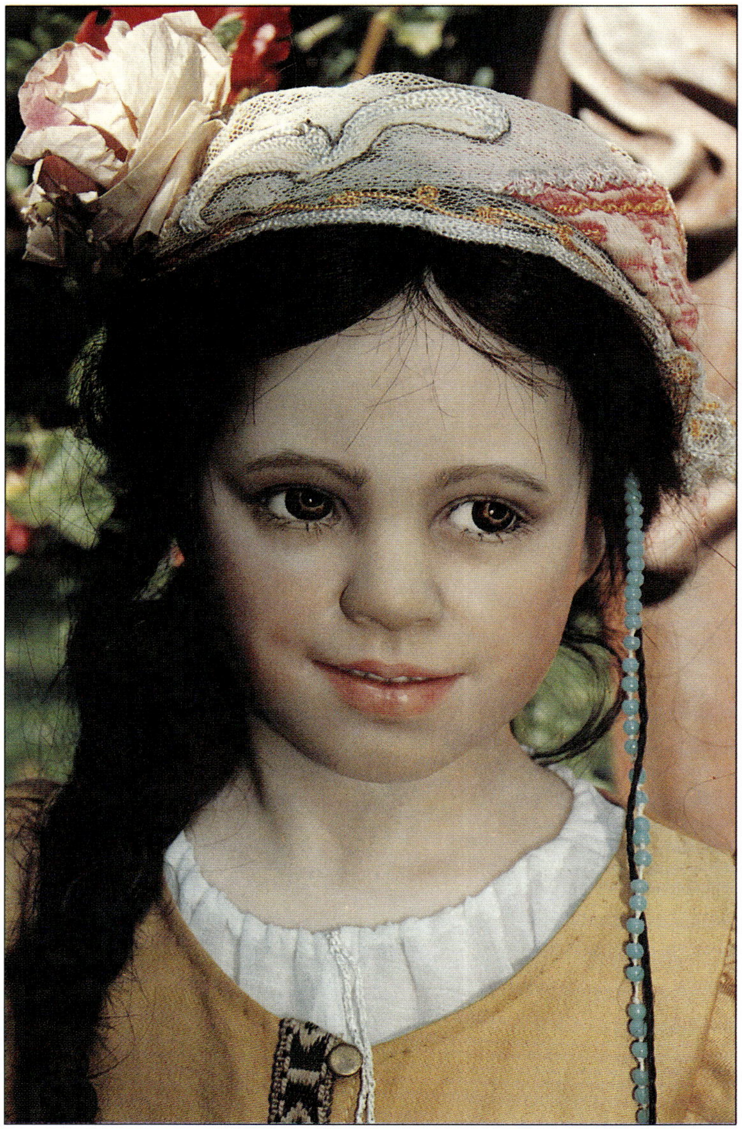

»Sophia«, Cernit, 78 cm

Die Puppen
Zwar erwecken Rotraut Schrotts Puppen den Eindruck, sie seien lebendige Geschöpfe, die sich jederzeit von ihrem Stuhl erheben könnten. Doch die Künstlerin begnügt sich nicht mit genauem Nachempfinden der Wirklichkeit, sondern verleiht ihren Puppen zusätzlich einen romantisierenden, warmen Ausdruck: »Oft betrachte ich die Bilder der alten Meister und bin immer wieder ergriffen vor deren Können, ein Gesicht mit solcher Einfühlsamkeit, Feinheit und zarter Farbgebung zu malen. Ich möchte gern, daß meine Puppen ein wenig davon widerspiegeln« (Rotraut Schrott). Das Repertoire umfaßt neben naturalistischem, freien Modellieren besonders Porträtaufträge, Kinder aus aller Welt und Figuren aus

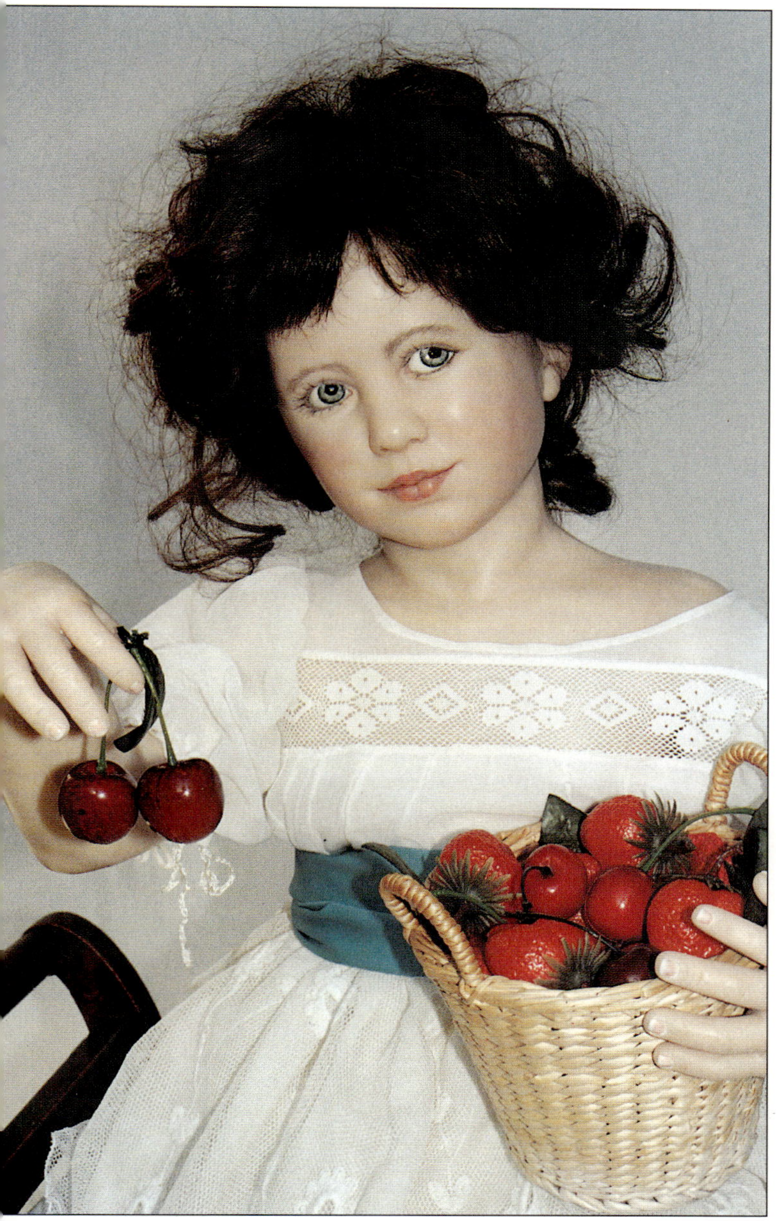

»Cherie«,
Cernit, 75 cm

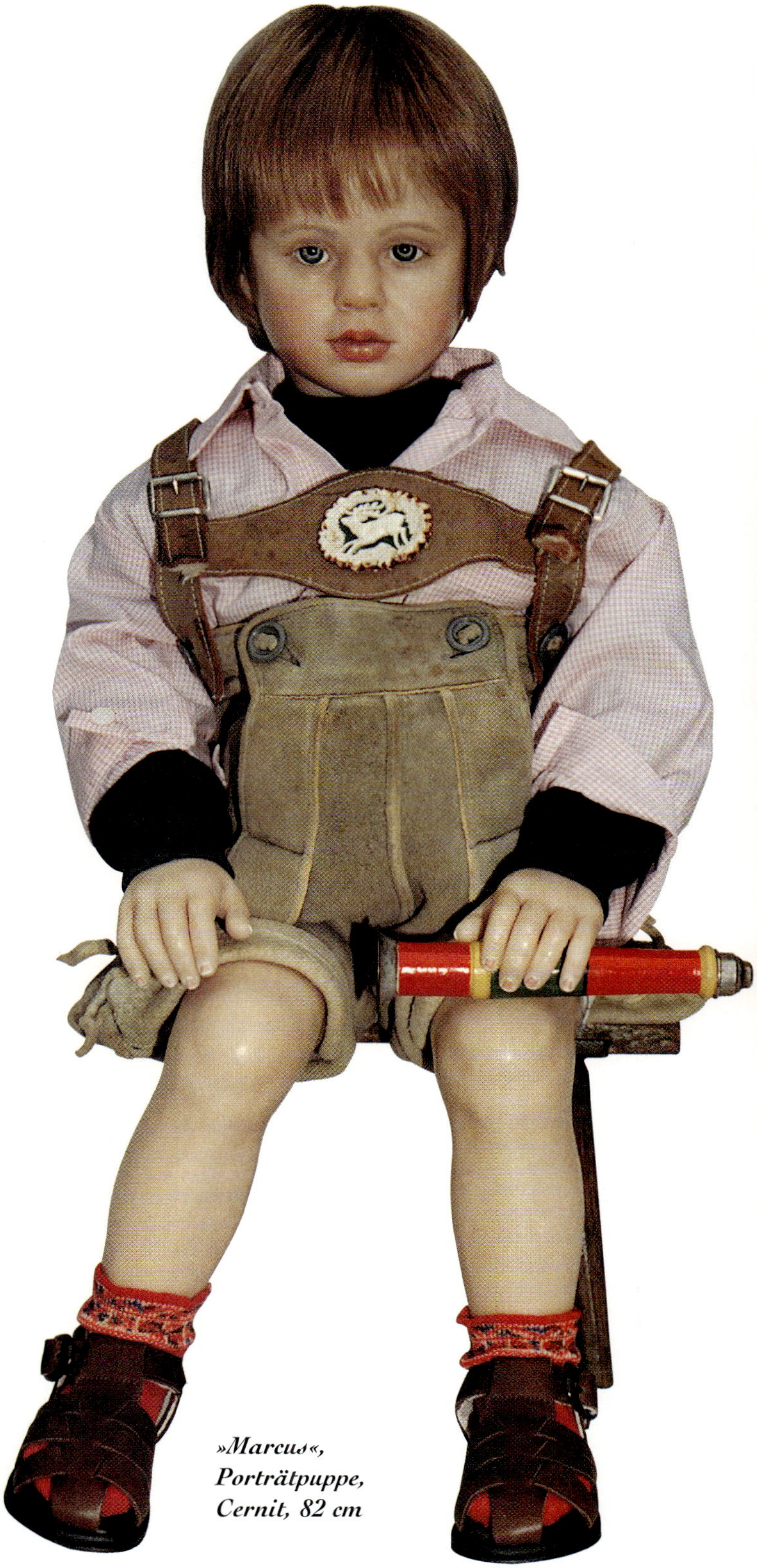

»Marcus«,
Porträtpuppe,
Cernit, 82 cm

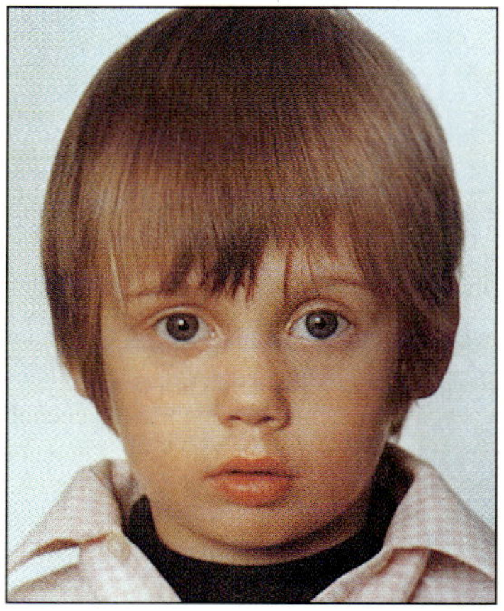

Kinderfoto Marcus

Literatur und Geschichte. Die Unikate sind in der Regel 73 bis 84 cm groß. Seit 1988 produziert »The Great American Doll Company« (GADCO) Porzellan- und Hartvinylpuppen nach Rotraut Schrotts Entwürfen. Da das Unternehmen sehr sorgfältig arbeite, stehe sie »voll und ganz hinter diesen Puppen« (Zitat Rotraut Schrott).

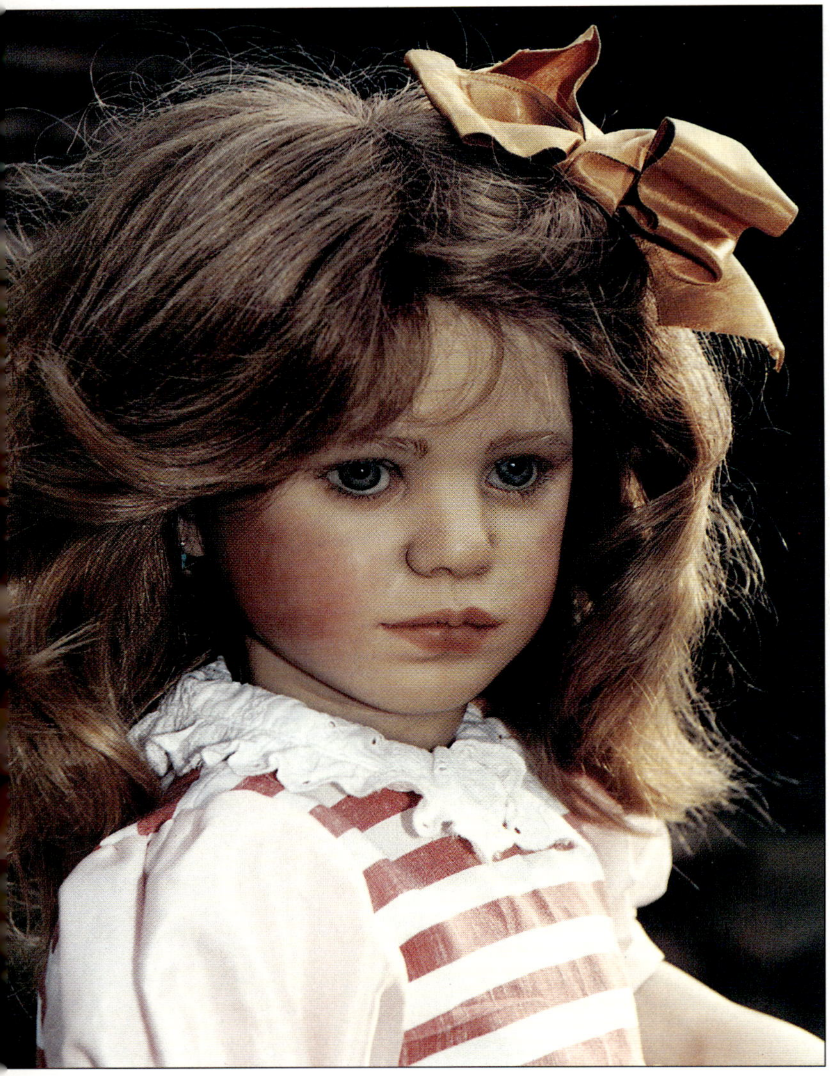

»Kari«, Cernit, 84 cm

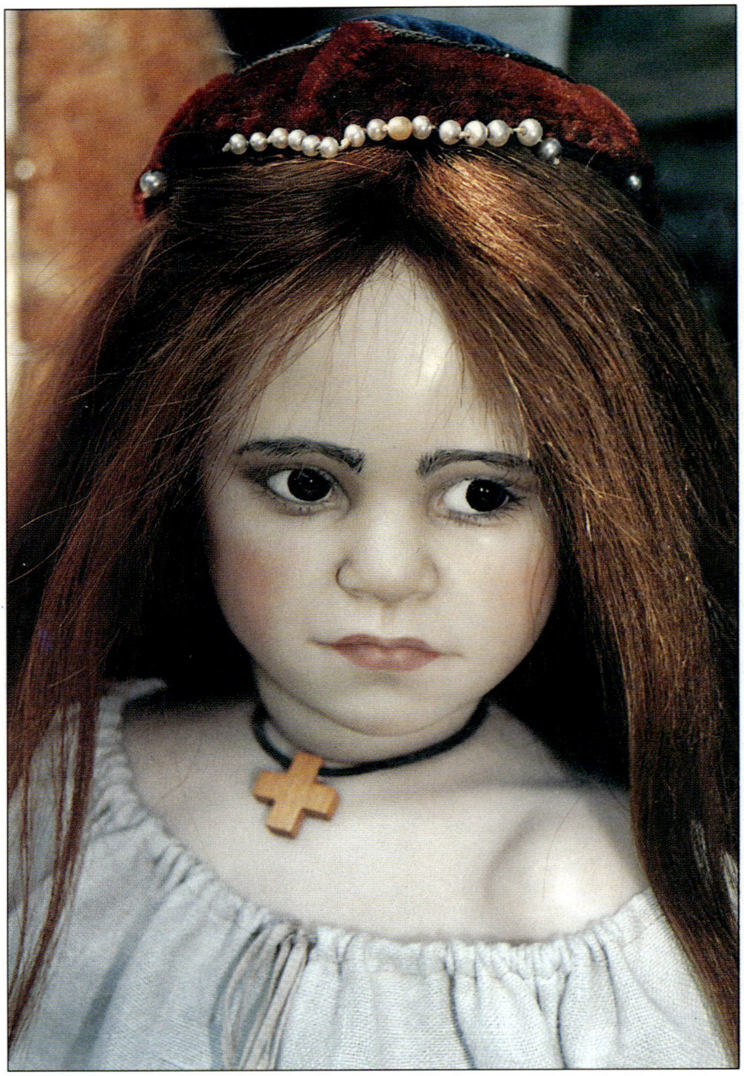

»Young Cosette«, aus dem Musical »Les Misérables«, Cernit, 75 cm

Material und Technik
Von Anfang an hat sich Rotraut Schrott auf Cernit spezialisiert, da dieses Material nach ihrer Auffassung die Wärme und Lebendigkeit ihrer Puppen unterstreicht. Köpfe, Brust-Schulterpartien, Arme und Beine werden anatomisch exakt modelliert und für jede Puppe in einer neuen Pose entworfen. Kennzeichnend für Rotraut Schrotts Stil sind die gemalten Augen, deren Tiefe die Künstlerin mit mehreren Schichten glänzender Transparentfarbe herausarbeitet.

Ausstattung
Für jede Puppe entwirft und näht Rotraut Schrott eigenhändig ein individuelles Outfit, am liebsten durchstöbert sie ihren umfangreichen Textilfundus mit alten Stoffen und Kleidern, kostbaren Spitzen und Bändern. Täschchen, Schuhe und Hüte werden eigens angefertigt.

Ausstellungen
Seit 1981, als ihre Puppen im Weihnachtshaus des Münchner Kaufhauses Ludwig Beck zu sehen waren, ist Rotraut Schrott bei renommierten Ausstellungen und Wettbewerben im In- und Ausland vertreten. 1994 beteiligte sie sich am New Yorker »One-of-a-Kind-Salon« und der Sonderausstellung »Von der Puppe zum Kunstobjekt« im Museum der Deutschen Spielzeugindustrie in Neustadt/Coburg. Die Reutlinger Galerie »Young Classics« zeigte Rotraut Schrott 1994 in zwei Ausstellungen. Die Puppenmuseen in Coburg, Stein am Rhein, Washington und Germantown/Tennessee haben einige ihrer Puppen angekauft. 1991 veröffentlichte die Künstlerin beim Augustus Verlag/Augsburg ihren Band »Künstlerpuppen und Porträtpuppen«, der neben ihrer Technik auch das breite Spektrum ihres Schaffens dokumentiert.

Auszeichnungen
Seit Rotraut Schrott 1983 mit dem ersten Preis der Global Doll Society ausgezeichnet wurde, gewinnt sie regelmäßig internationale Anerkennung. Unter anderem erhielt sie 1988 und 1992 den »Award of Excellence«. Besonders wichtig ist ihr der »DOTY«/«The Doll Design Concept of the Year«: einer der international wichtigsten Preise, den sie 1992 für ihr Selbstporträt als Porzellanpuppe »Rotraut« erhielt. 1993 wurde »Kari« als beste Künstlerpuppe des Jahres mit dem »DOTY« ausgezeichnet. »Sophia« wurde 1994 für den »DOTY« nominiert.

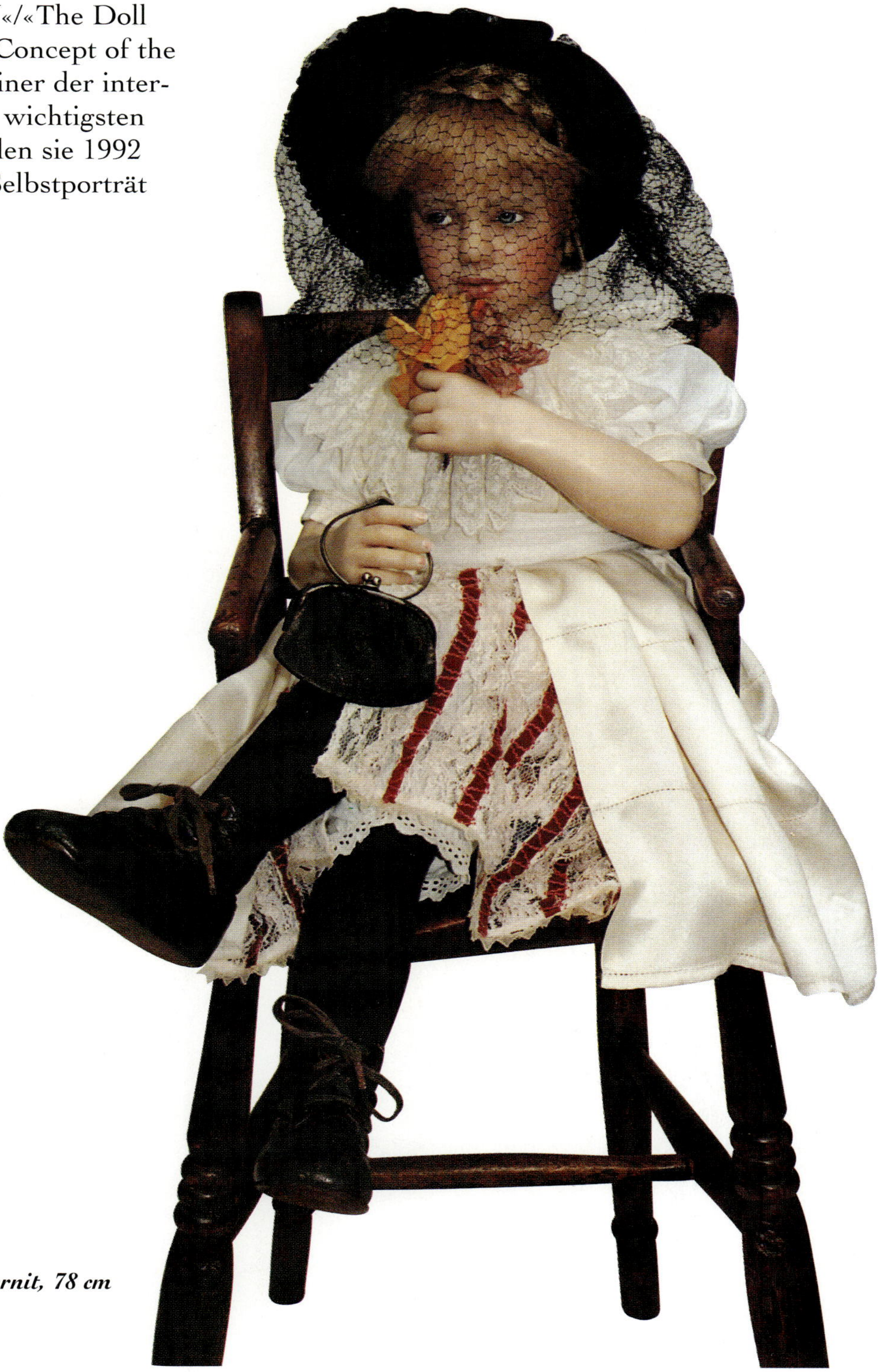

»Maja«, Cernit, 78 cm

Beate Schult

Von 1961 bis 66 absolvierte Beate Schult Glasmalerei und Mosaik an der Werkkunstschule Krefeld; in den vier folgenden Jahren studierte sie Malerei an der Akademie der Bildenden Künste in Nürnberg. Die ersten Puppen entstanden 1971, in dieser Zeit setzte sich die Künstlerin außerdem mit Kinderporträts, Grafik- und Modedesign auseinander. Ab 1975 fertigte Beate Schult verschiedene Typen und Größen in nostalgisch-romantischem Stil, experimentierte mit Marionetten, Traumtänzern und Theaterfiguren. Die freischaffende Künstlerin ist Mitglied im Bayerischen Kunstgewerbeverein, der GEDOK München und dem Bundesverband Kunsthandwerk in Frankfurt.

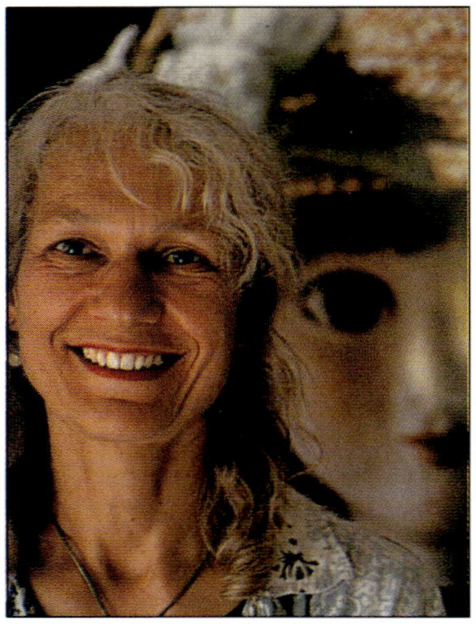

»Puppen sind wie Feen, sie können Dich verzaubern, wenn Du es zuläßt, und in wundersame Träume und Welten entführen – Sie können unter Deinen Augen ein Eigenleben entfalten und Dir Geschichten erzählen – Öffne ihnen Dein Herz, und Du wirst vieles erfahren – über Dich…«

»Kleine Lederpuppen«, 40 cm

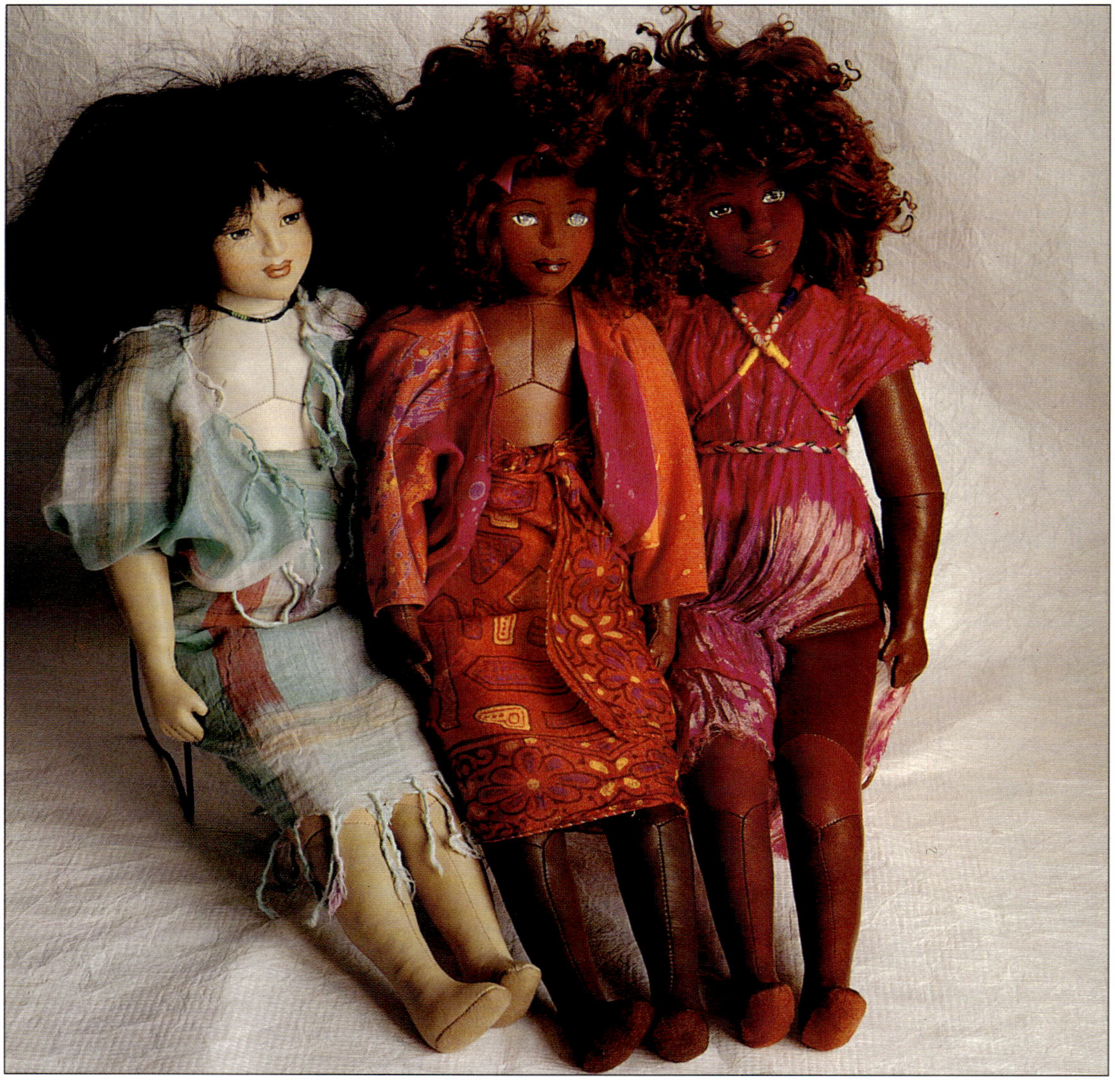

Ausstattung
Sofern ihre Puppen Kleider tragen, lassen diese im allgemeinen viel »Leder-Haut« sehen. Beate Schult reduziert die Schnitte auf einfachste Grundformen und Drapierungen, häufig färbt sie Baumwollstoffe und Seiden selbst. Auch antike Weißwäsche und Borten werden verwendet.

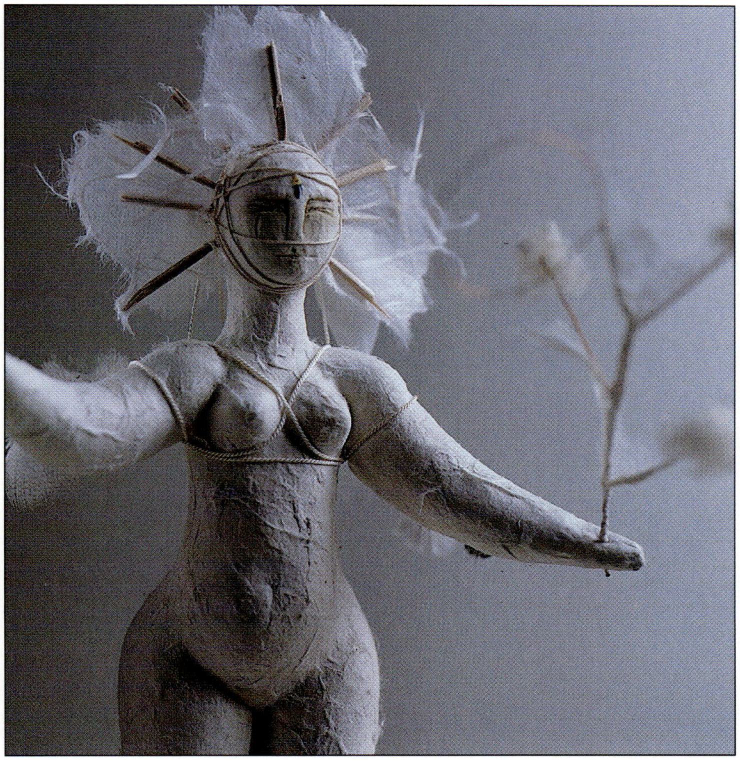

»Arcovenada«, Holzmasse, mit Papier kaschiert, 33 cm mit Podest

Präsentationen
1982 zeigte Beate Schult ihre Lederpuppen erstmals im Weihnachtshaus des Münchner Kaufhauses Ludwig Beck. Seitdem beteiligt sie sich an Austellungen im In- und Ausland, unter anderem: »Die nackte Puppe«, »Puppen aus Märchen dieser Welt«, »Fetisch Puppe«, alle veranstaltet vom Münchner BKV; »Puppen von gestern – Schöpfungen von heute« im Musée des Arts Décoratifs/Louvre, Paris; »Von der Puppe zum Kunstobjekt« im Museum der Deutschen Spielzeugindustrie in Neustadt/Coburg; »Kinderwelt – Sammlerglück« im Museum Haus Löwenberg und Maximilianpark Hamm. Jährlich sind die Puppen der Künstlerin auf der Nürnberger Spielwarenmesse, der Internationalen Frankfurter Herbstmesse und der Internationalen Handwerksmesse in München zu sehen. Das »Musée des Arts Décoratifs« in Paris und das Puppenmuseum in Stein am Rhein haben Beate-Schult-Puppen erworben. 1994 wurde Beate Schult mit dem »Gläsernen Feenstab« der Zeitschrift »Puppen und Spielzeug« ausgezeichnet.

Die Puppen
Beate Schults Spektrum umfaßt derzeit Lederpuppen, Objekte und Figurinen. Die Lederpuppen, die es seit zehn Jahren gibt, fertigt sie aus hochwertigem, schmeichelnden Material, mit einem stilisierten, ästhetischen Körper, »bei dem die Nacktheit zur außergewöhnlichen Kleidungsform wird«. Gleichzeitig entstehen in ihrem Atelier Plastiken, mit denen sie den Betrachter einlädt zu einer »Reise in andere Welten, die in uns allen schlummern und geweckt werden wollen« (Zitate Beate Schult).

Material und Technik
Die Lederpuppen sind vollständig aus feiner Lamm- oder Ziegenhaut genäht. Bei den Körperschnitten bildet Beate Schult, soweit dies nähtechnisch möglich ist, die menschliche Anatomie nach. Die Arme sind durch Laschen mit dem Körper verbunden und daher beweglich. Die Gesichter werden mit einer Maske aus Modelliermasse unterlegt und bemalt; für die Frisuren verwendet die Künstlerin Mohair, Lamm- oder Hasenfell. Gleichzeitig macht sie Puppen und Objekte aus Stoff, Papier, Mischmasse, Holzmasse, Federn, Stein, Metall und anderen Werkstoffen.

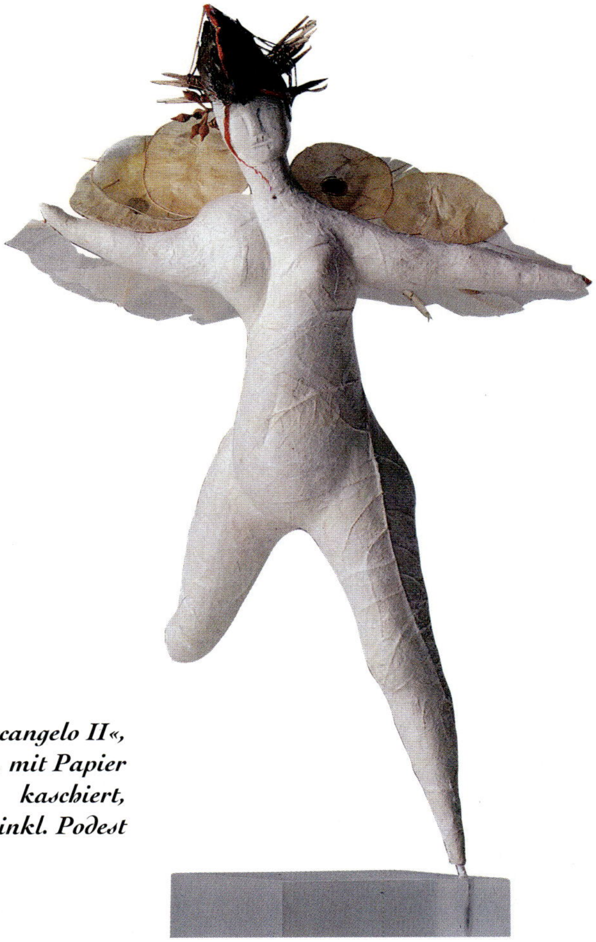

»Arcangelo II«, Holzmasse, mit Papier kaschiert, 33 cm inkl. Podest

Inge Spiegel

Die gelernte Kinderkrankenschwester stellte Reproduktionen antiker Puppen her, bis sie vor sieben Jahren ihre erste Künstlerpuppe modellierte. Um sich nach autodidaktischen Studien den letzten Schliff anzueignen, besuchte Inge Spiegel die Kunstschule Nürtingen.

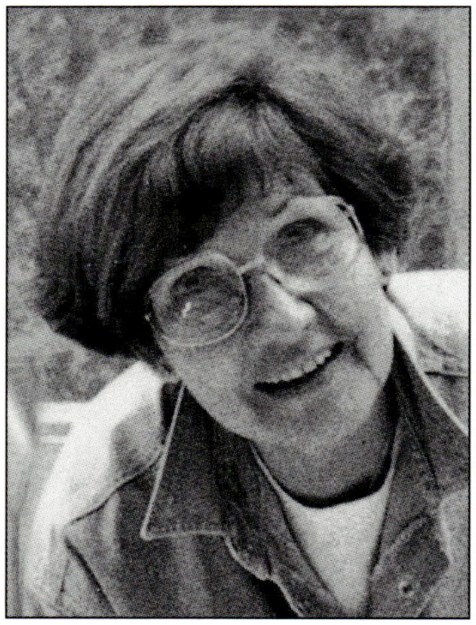

»Mit jedem einzelnen meiner Geschöpfe identifiziere ich mich während des Schaffens. Deshalb liegt es mir nicht, zweimal das gleiche Gesicht auszuarbeiten. Was ich möchte, sind Kindergesichter, deren Seele ich erspüren kann.«

»Felix Schadow«, Porträtpuppe nach einem Gemälde von Wilhelm Schadow, Porzellan, 84 cm

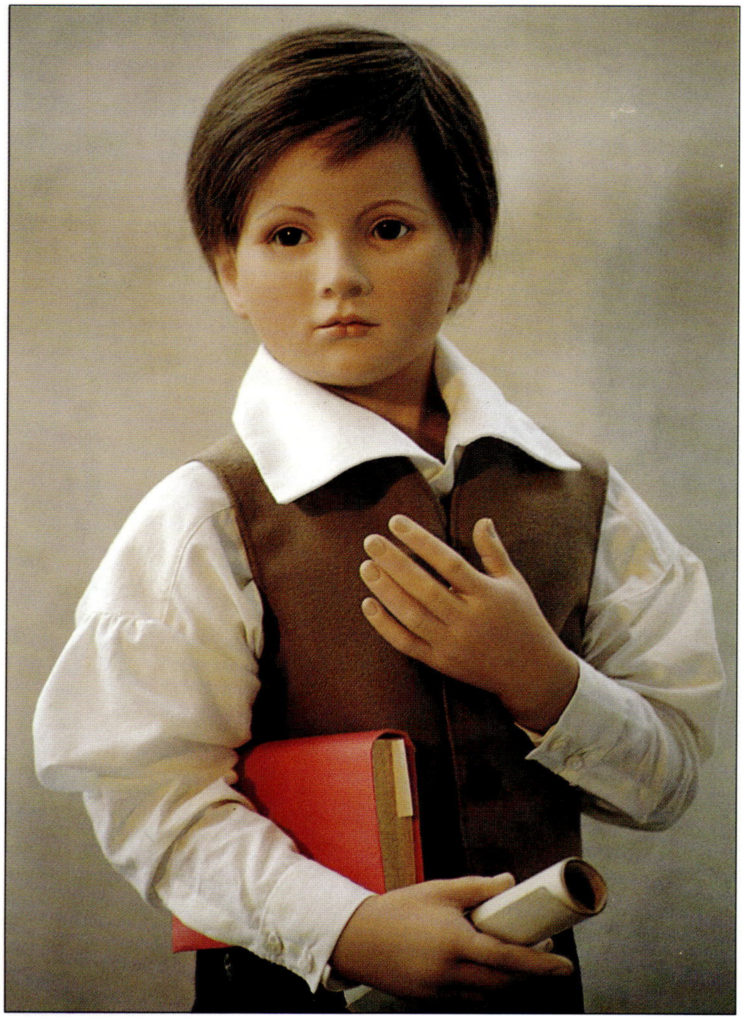

Die Puppen

Kindergesichter, in denen sich Charakter und Stimmung spiegeln, sind das Thema der Künstlerin. Die Kinderporträts entstehen derzeit ausschließlich als Unikate. Inspirieren läßt sich Inge Spiegel von Kindern, die ihr im Alltag begegnen, aber auch von Gemälden, in denen die Kultur- und Sozialgeschichte der Kindheit im Lauf der Jahrhunderte dokumentiert wird.

Material und Technik

Häufig haben die Porzellanpuppen Inge Spiegels anmodellierte Brustplatten, die hohe Anforderungen an Formenbau und Brennen stellen. Außerdem modelliert sie naturgetreue Glieder bis über Ellbogen oder Knie und näht Lederkörper, die auch ohne Kleider vorzeigbar sein sollen. Für Formenbau und weitere handwerkliche Tätigkeiten ist Gerhard Spiegel zuständig. Alle Puppen bekommen mundgeblasene Glasaugen und europäische Naturhaarperücken, die meist individuell angefertigt werden.

»Die Bettlerin am Wege«, Porzellan, 68 cm, nach einem Gemälde von E. Davis aus dem Jahr 1856

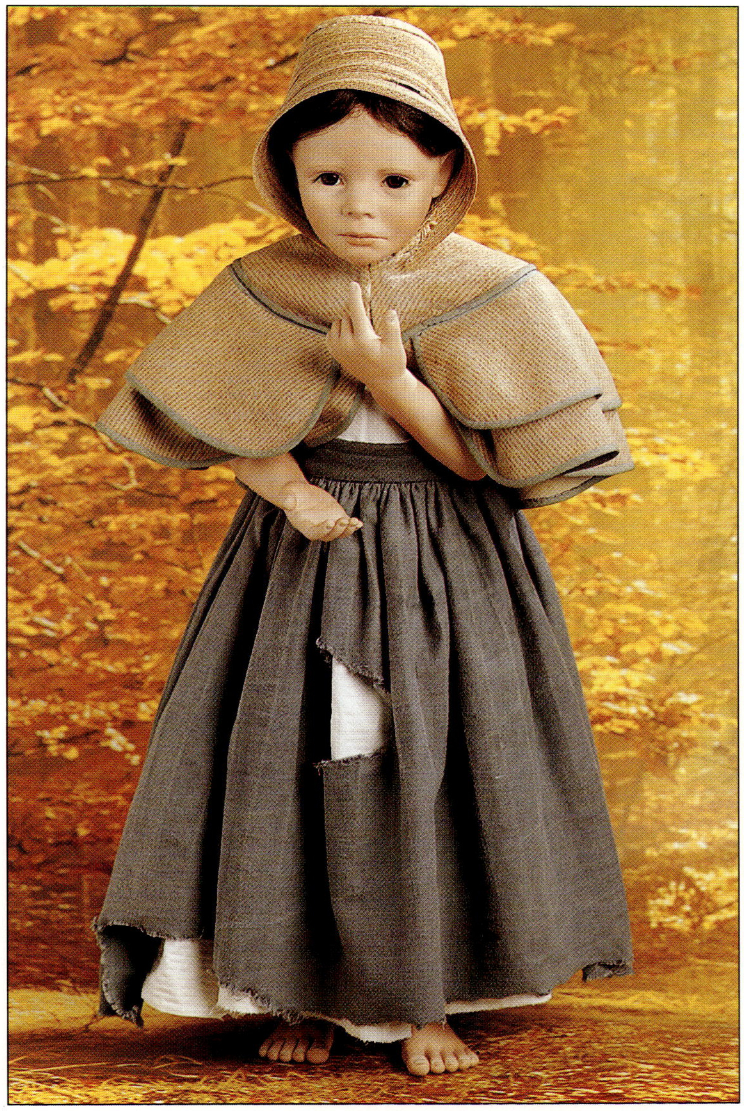

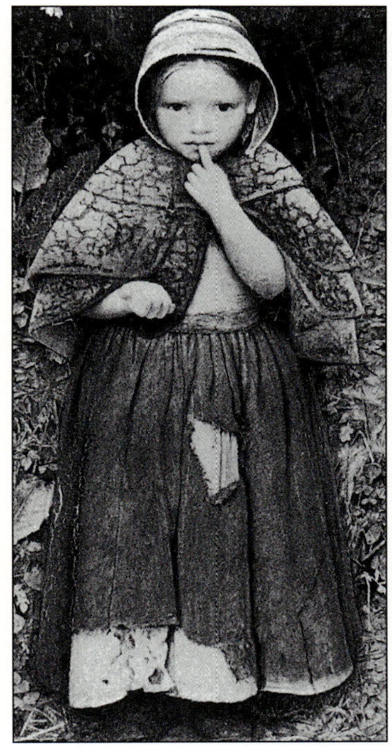

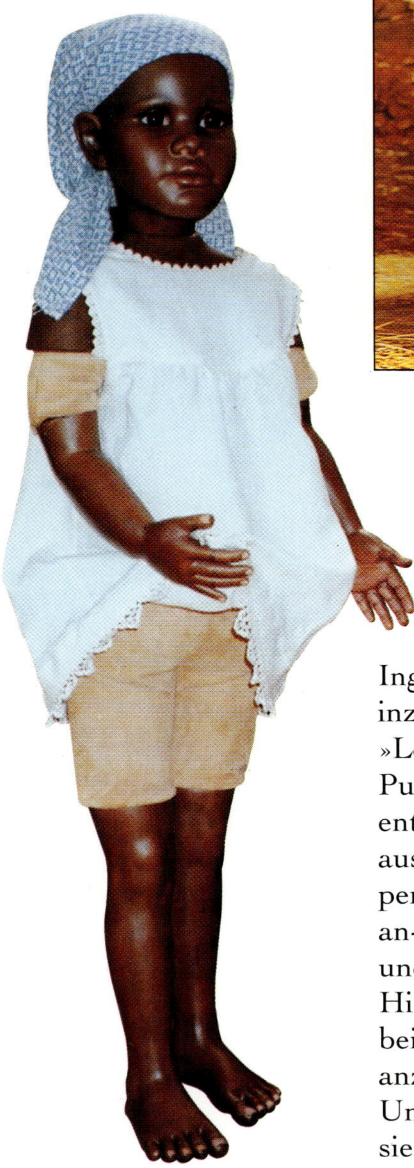

»Ivy«, Porzellan, 76 cm

Ausstattung
Inge Spiegel, Autorin des inzwischen vergriffenen »Lehrbuchs der Puppenschneiderei«, entwirft und näht Kleider aus Naturfasern, die perfekt sitzen sollen, sich an- und ausziehen lassen und waschbar sind. Historische Modelle, beispielsweise Matrosenanzüge oder nostalgische Unterwäsche, schneidert sie ebenso wie Jeansmode von heute. Wie bei Kinderkleidern werden nähtechnische Details gearbeitet, sei es das Futter eines Mantels oder der stilgerechte Verschluß an einem Schnürmieder.

Präsentationen
Seit 1990 gewinnt Inge Spiegel in Wettbewerben regelmäßig Auszeichnungen, unter anderem wurden »Ivy« und »Dat«, das Porträt ihres vietnamesischen Pflegesohns, in Aachen mit Goldmedaillen der »Doll Artisan Guild« prämiert.

Rosl Spiegel

In den siebziger Jahren gestaltete Rosl Spiegel Spielpuppen aus Strumpfgewebe, später modellierte sie Terrakotten, doch Ton war ihr als alleiniger Werkstoff zu kalt. So fertigte sie vor etwa zehn Jahren ihre erste Puppe aus Zellulose – diesem Material ist sie bis heute treu geblieben.

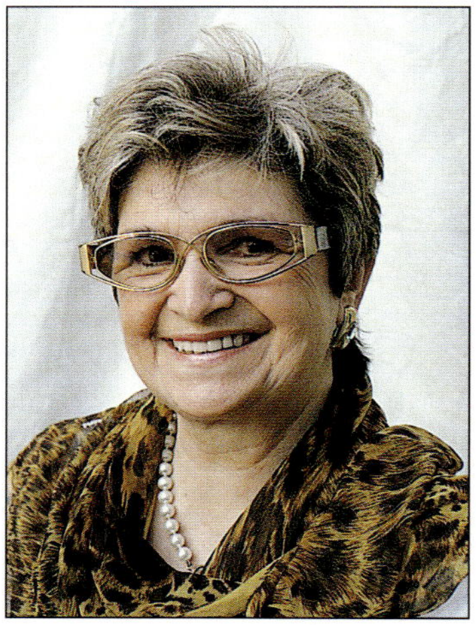

»Ich will Puppen mit warmer, natürlicher Ausstrahlung, individuellem Charakter und einer Portion Nostalgie. Uniformität und Massenproduktion lehne ich ab.«

Annegret,
Zellulose, 25 cm

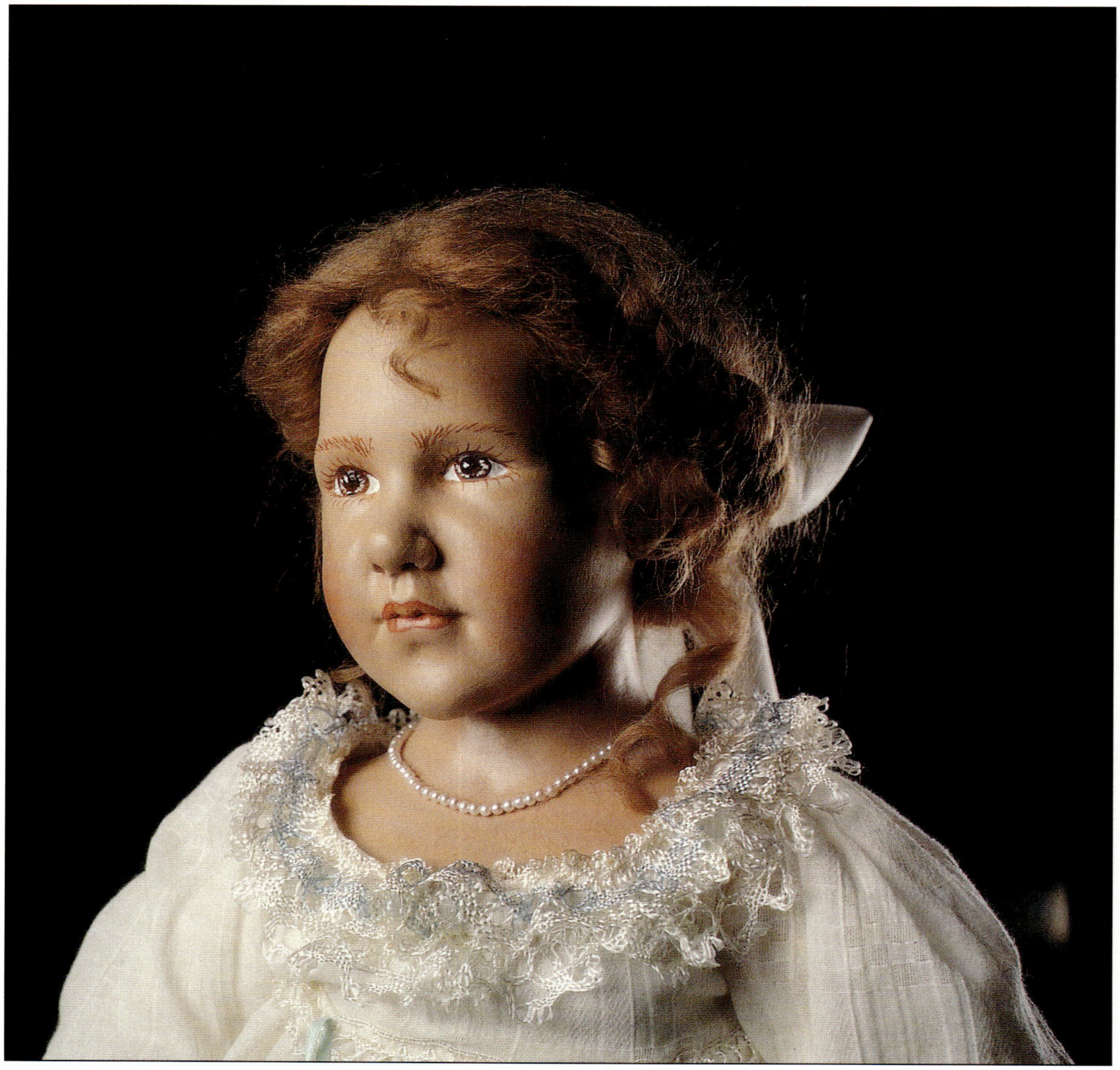

Die Puppen
Rosl Spiegel verfügt über ein breites Repertoire: Das Dorfleben aus der Rhön, das ihr bis heute in Erinnerung geblieben ist, wird in liebenswerten Kinderpuppen dokumentiert. Ein weiteres Thema sind Puppen, die das reiche alpenländische Brauchtum spiegeln. Dazu zählen Krippenfiguren und vor allem die »Fatschenkinder« mit modelliertem Wachsköpfchen, die das liegende, fest in breite Stoffbänder (»Fatschen«) eingewickelte Christuskind zeigen. Daneben gestaltet Rosel Spiegel Puppen in alten deutschen Trachten, Marionetten sowie Figuren aus Märchen und Kinderbüchern. Die Freude am Schönen zeigt sich besonders in den neueren Terrakotta-Porträts und Babypuppen.

Material und Technik
In Rosl Spiegels Werkstatt entstehen ausschießlich Unikate, da die Künstlerin jede Puppe mit den Fingern und einem Holzstäbchen aus Zellulosemasse modelliert, grundiert, bis zu fünfmal schleift und anschließend bemalt. Seit einigen Jahren macht sie auch Terrakotten, die mit Wachs überzogen werden, und Porzellanpuppen. Die Augen sind gemalt oder aus Glas.

Ausstattung
Mit alten, getragenen Kleidern, Spitzen und Nachthemden, aus denen sie die Puppenkleider selbst näht, will Rosl Spiegel den nostalgischen Eindruck ihrer Figuren betonen. Die Trachten schneidert sie vorbildgetreu aus Samt, Tüll, Seide und Moiré, die zusätzlich mit Blumenmustern und Perlen bestickt werden. Nahezu alle weiblichen Trachtenpuppen tragen Ohrringe. Aus vergoldetem Draht und Miniaturpaletten entstehen die breiten Träger der Oberelsbacher Rhöntrachten und die Krone der Tölzer Kindertracht. Für originalgetreue Stilmöbel ist Ehemann Stefan zuständig, der von Beruf Holzschnitzer ist.

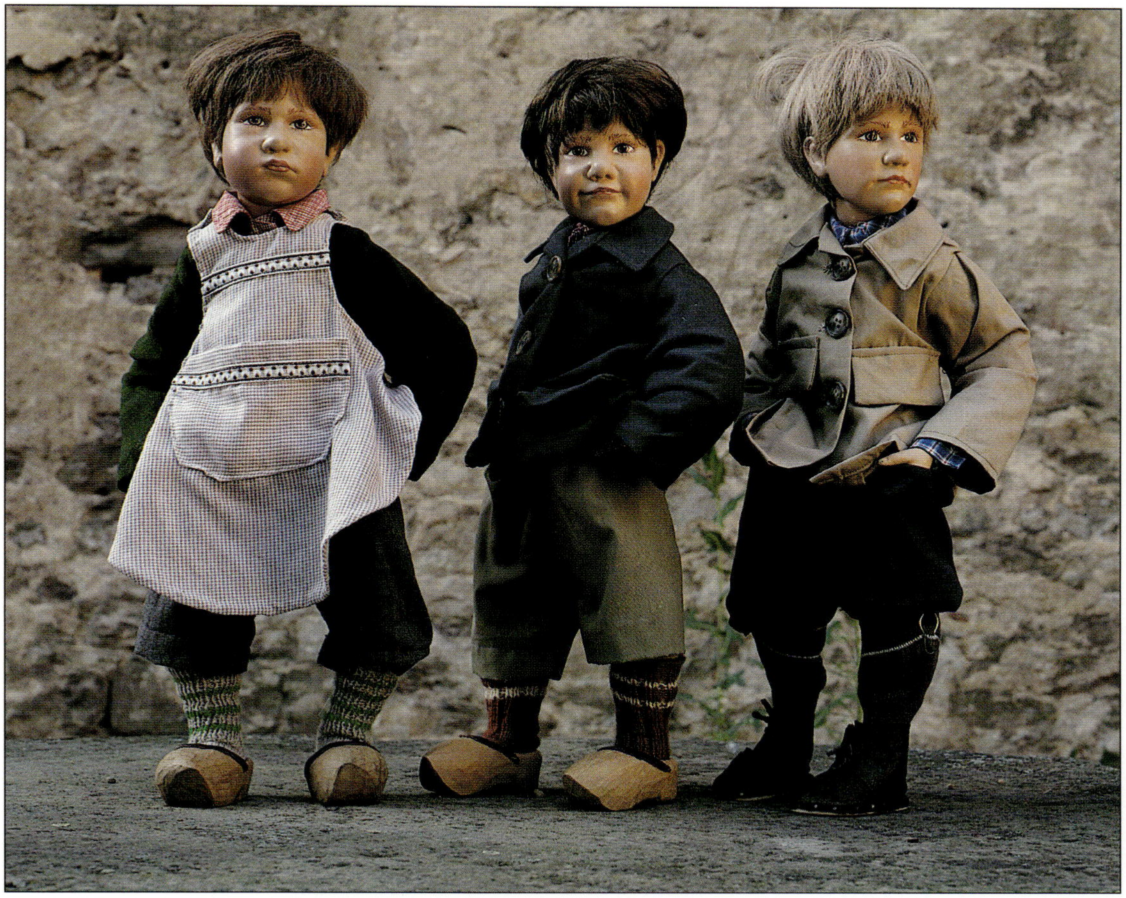

»Hubert, Florian und Wendelin«, Rhönkinder aus den 30er Jahren, Zellulose, je 40 cm

Präsentationen
Seit ihrer ersten Ausstellung in der Galerie »Ochsenfurter Tor«/Eibelstadt hatte die Künstlerin Einzelausstellungen in zahlreichen Galerien, vorzugsweise im Würzburger Raum. 1986 eröffnete Rosl Spiegel ihre Galerie im »alten Dokterschhaus« im unterfränkischen Künstlerort Sommerhausen, wo ihre Werke ganzjährig ausgestellt waren. Seit 1994 führt sie auf Schloß Sommerhausen ihre Galerie »Die kleine Welt der Puppen«.

»Zenta, Fridolin und Ziege«, Zellulose, Figuren je 40 cm, Ziege 18 cm

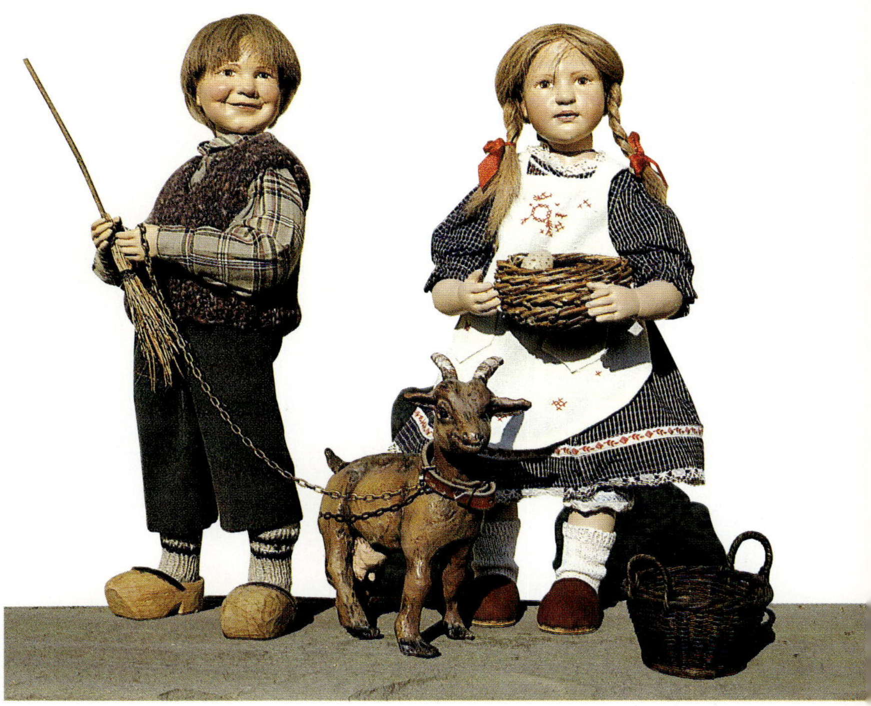

Willemijn van der Spiegel

Willemijn van der Spiegel probierte zahlreiche Gestaltungsformen, bis sie sich für textile Werkstoffe entschied und vor etwa fünfzehn Jahren die Puppenkunst für sich entdeckte. In dieser Zeit begann sie, noch ganz naturalistisch, mit Holzpulver zu modellieren; allmählich reduzierte sie die Formen auf das Wesentliche. Seit 1994 ist sie Mitglied des »Verbandes Europäischer Puppenkünstler«.

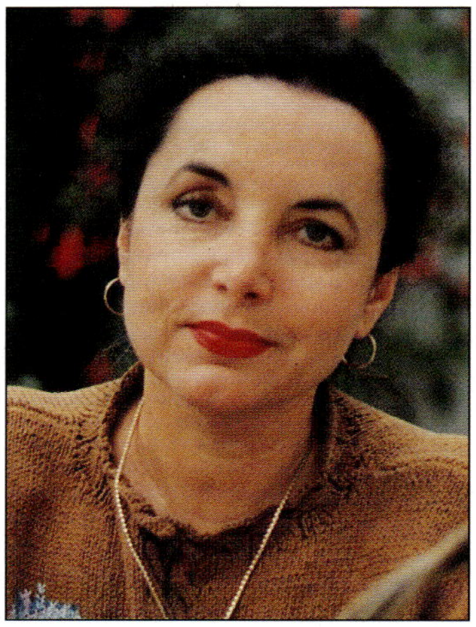

»Herauszufinden, was möglich ist im Bereich der Puppengestaltung, ist für mich ein wesentlicher Lebensbedarf.«

»Luftikusse«, imprägnierter Stoff, 30 cm

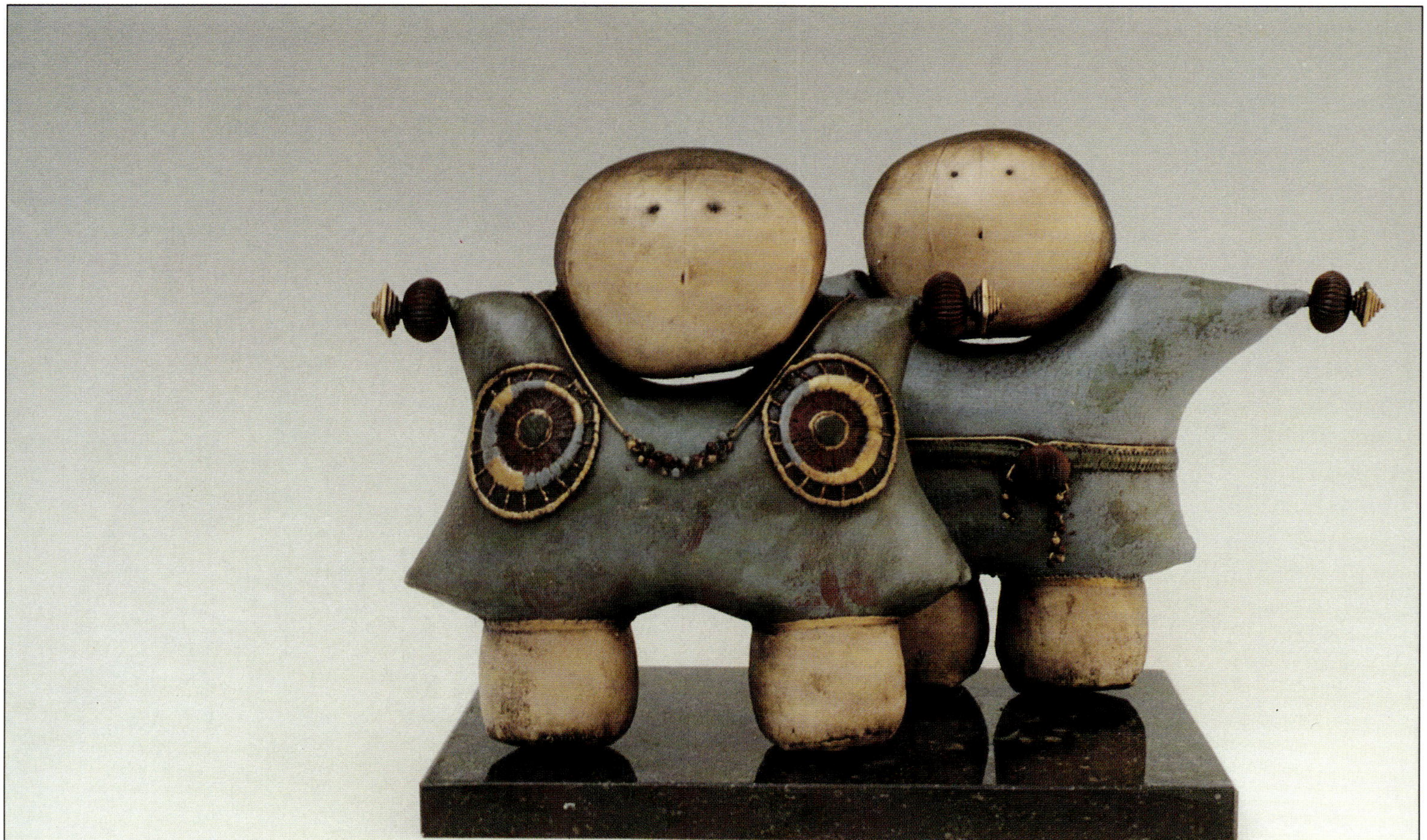

Die Puppen
Willemijn van der Spiegels Themen reichen von humorvoll-skurrilen Fantasiefiguren bis zu abstrakten Textilcollagen, von Bronzeskulpturen bis zu Bären. Mal läßt sich die Künstlerin durch Themen wie Pflanzen, Mittelalter oder moderne Kunst inspirieren, mal ergibt sich das Thema spontan während des schöpferischen Prozesses. Nie will Willemijn van der Spiegel auf einer Stufe stehenbleiben. Im Experiment sieht sie eine Notwendigkeit, um sich künstlerisch weiterzuentwickeln.

Material und Technik
Auf den ersten Blick sehen van der Spiegels Puppen wie Terrakotten aus, doch sie sind in einer individuellen Technik mit Holzpulvermasse modelliert oder aus Stoff gemacht. Zunächst fertigt die Künstlerin je nach ihrer Vorstellung von Figur, Haltung und Größe der Puppe ein Papiermuster an. Erst wenn dieser Entwurf stimmt, wird der Leib aus ungebleichter Baumwolle genäht und mit Kapok fest gestopft. Nun werden sechs Farbschichten aufgetragen, die den Stoff härten und ihm seine keramische Optik verleihen. Die Puppen sind so ausbalanciert, daß sie stehen oder sitzen können.

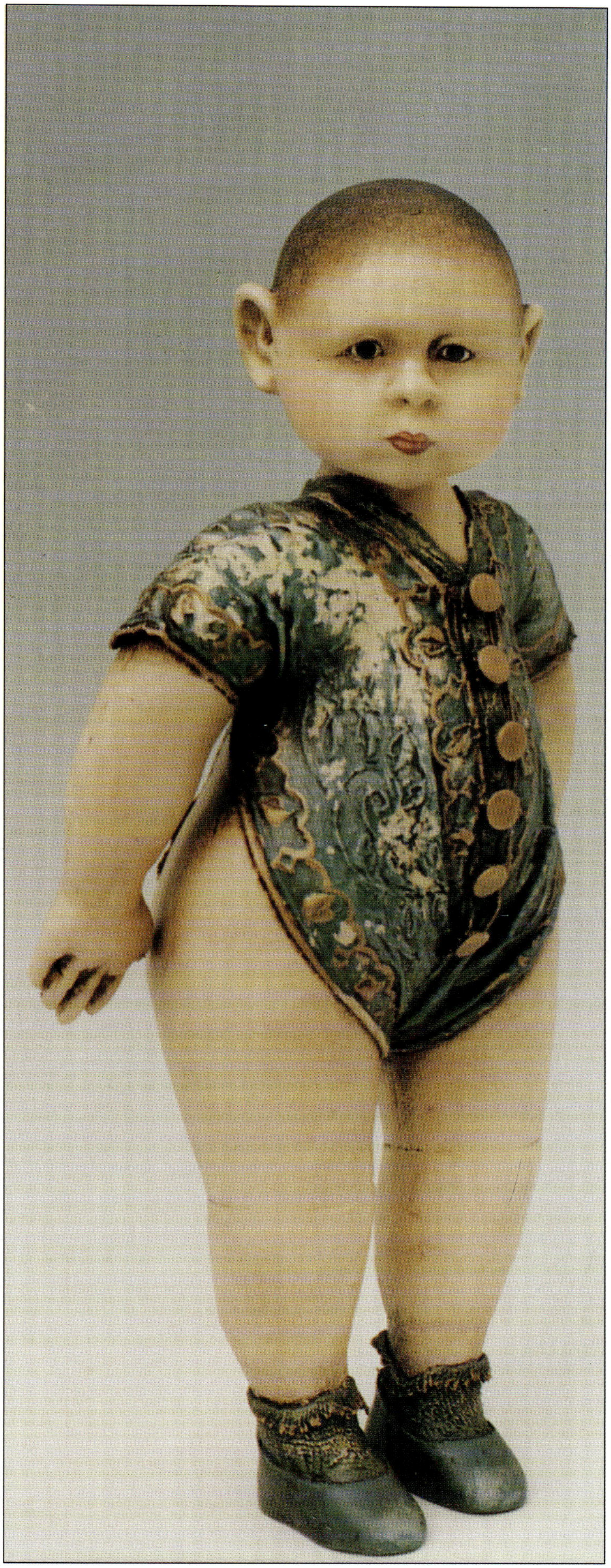

»Prinzchen«, Kopf aus Holzpulver, Körper und Kleidung aus imprägniertem Stoff, 35 cm

Ausstattung
Für die Kleidung werden Naturmaterialien verwendet. Neben dem Nähen, Stricken und Häkeln mit handgefärbten Garnen macht es der Künstlerin Spaß, auch die Garderobe mit Farben zu imprägnieren, so daß sich wie beim Körper leder- und keramikähnliche Effekte ergeben.

»Adelberth van Gelre«, Sammlerbär, imprägnierter Stoff, 40 cm

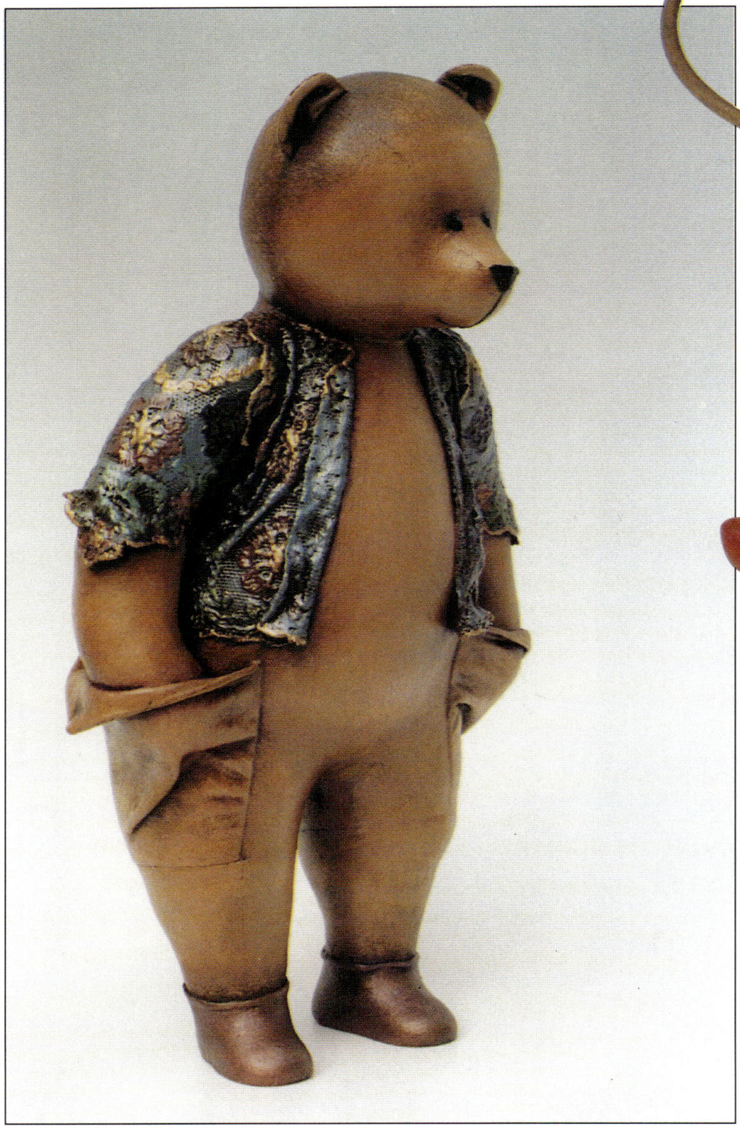

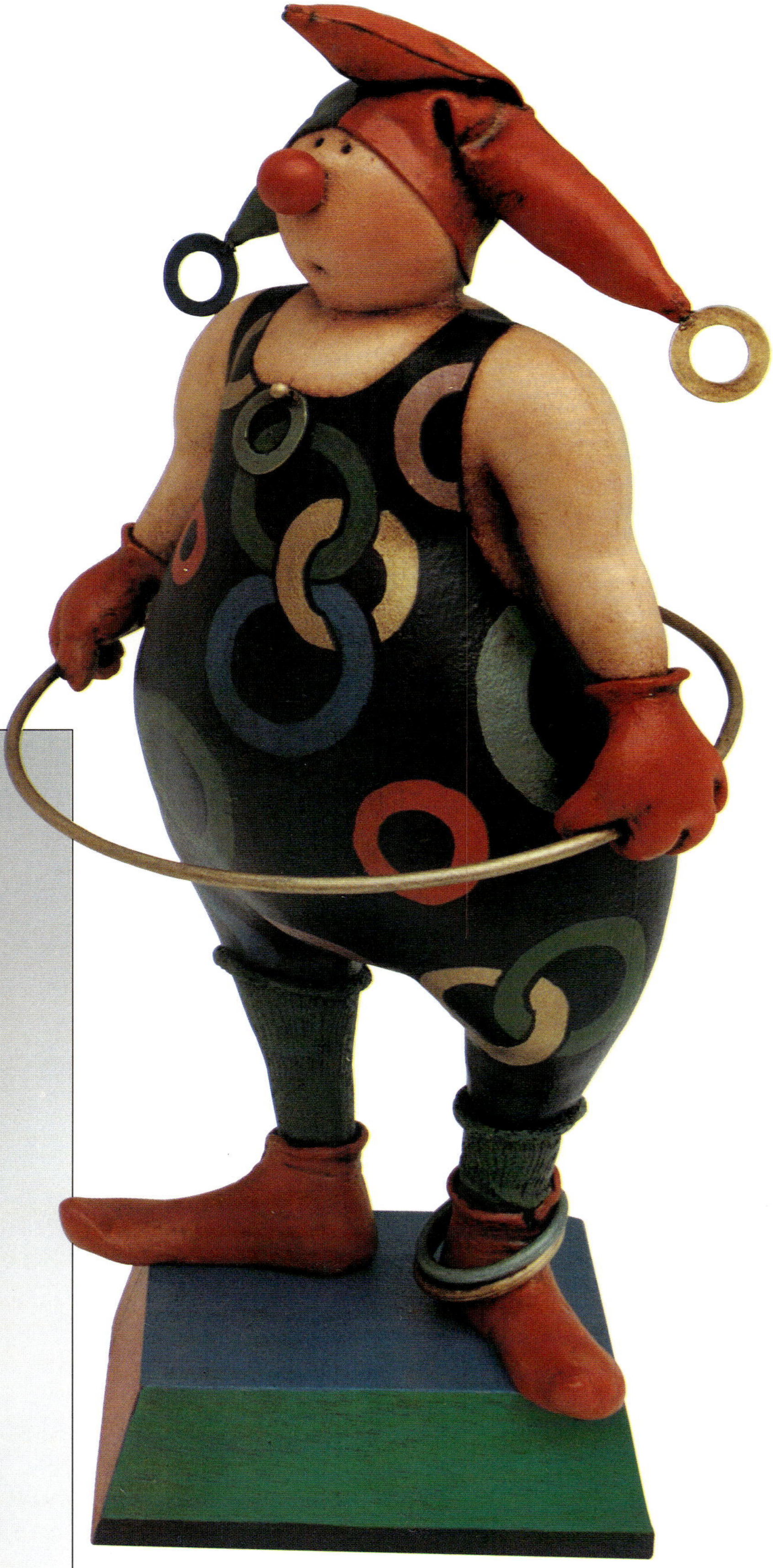

»Im Bann des Rings«, imprägnierter Stoff, 25 cm

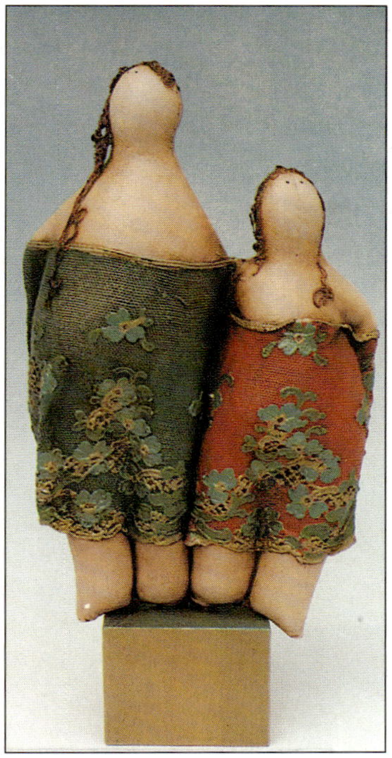

*»She Looks Like Her Mother«,
imprägnierter Stoff,
25 cm*

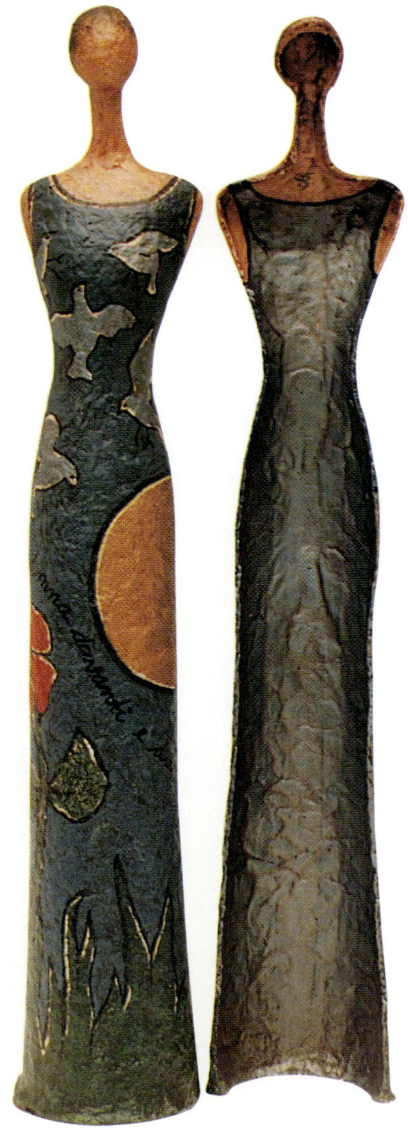

*»Back To Front«,
mit Acrylfarbe bemaltes
Holzpulver, 50 cm*

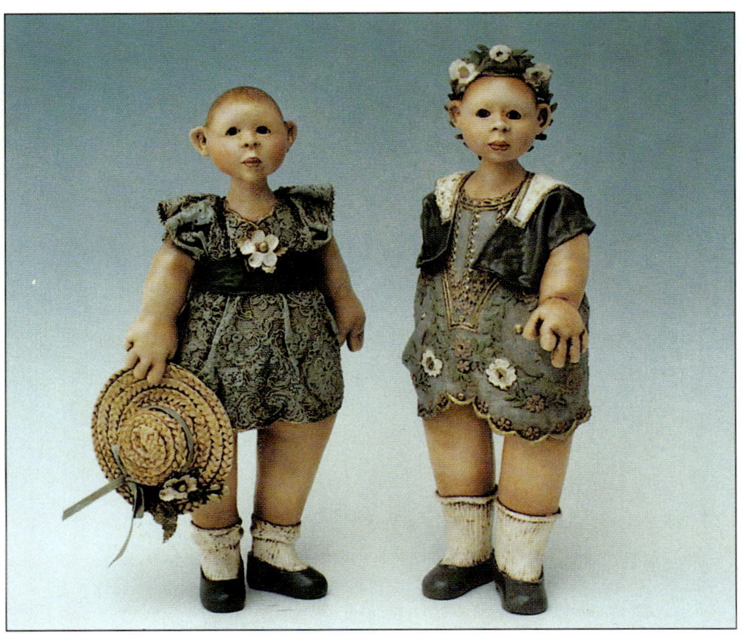

*»Nostalginchen«,
Kopf aus Holzmasse, Körper
und Kleidung aus
imprägniertem Stoff, 25 cm*

Präsentation

An Wettbewerben beteiligt sich Willemijn van der Spiegel grundsätzlich nicht. Ihre Werke wurden in zahlreichen Ländern ausgestellt, einige »Collectors Bears« haben bereist im »Teddy Bear Museum« in Florida/USA ein Zuhause gefunden. 1994 waren ihre Figuren in Ingeborg Schiborrs Galerie »Calico« in Essen zu sehen. Eine ständige Ausstellung gibt es in der Galerie »Spiegelbeeld« in Doesburg bei Arnheim, nahe der deutsch-niederländischen Grenze. Willemijn van der Spiegel veröffentlichte mehrere Bücher über ihre Puppen im niederländischen Cantecleer Verlag.

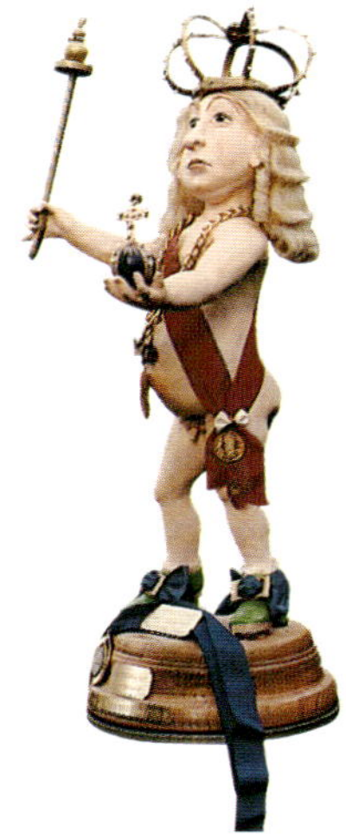

Ingrid Tilmann

Mit über 20 Jahren Engagement in der Puppenszene zählt Ingrid Tilmann zu den Puppenmacherinnen der ersten Stunde. Sie hielt Vorträge über die Kulturgeschichte und Entwicklung der Puppen, erwarb Lehrdiplome und leitete Seminare im In-und Ausland. Ihre Entscheidung für die Familie war nur ein Grund für immer wiederkehrende Schaffenspausen: Durch einen Einbruch in ihren Ottobrunner Laden »Im Puppenwinkel«, bei dem vor vier Jahren 86 ihrer Puppen gestohlen wurden, erlitt sie einen Rückschlag, von dem sie sich nur langsam wieder erholt.

»Ich modelliere aus dem Gefühl heraus, ohne bestimmtes Ziel vor Augen – eher wie ein Kind, das selbstvergessen spielt, einfach irgendetwas anfängt und sich dann freut, was sich daraus entwickelt.«

»Des Kaisers neue Kleider« war Ingrid Tilmanns Beitrag zur Ausstellung »Die nackte Puppe« im Bayerischen Kunstgewerbeverein, München 1988. Die rund 80 cm große Figur aus lufthärtender Masse wurde zum Markenzeichen der Künstlerin.

»Annegret«, Mischmasse, 70 cm

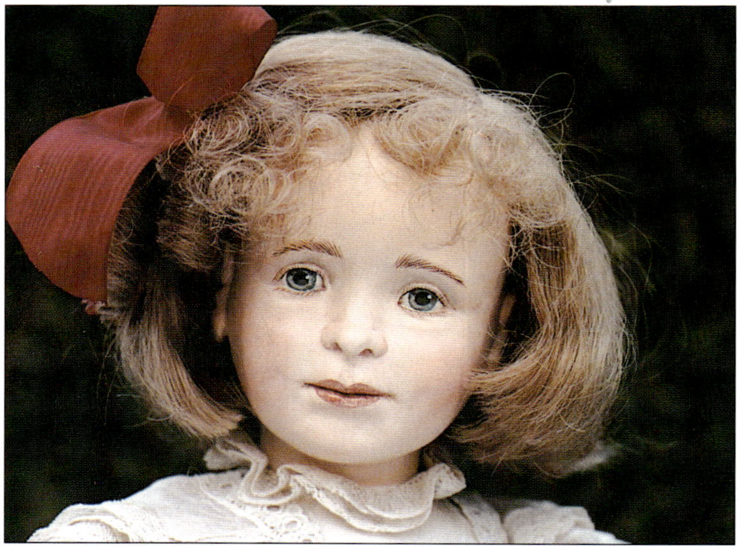

Die Puppen
Ingrid Tilmanns Repertoire reicht von adretten Kindern bis zu skurrilen Karikaturen; auch Porträtpuppen nach Jugendfotos als Geschenk für Jubilare kommen aus ihrer Werkstatt. Naturgetreues Modellieren ist ihr wichtig. Dennoch will sie mit ihren Kinderpuppen kein detailgenaues Abbild eines bestimmten Menschen zeigen, sondern zeitlos schöne, also klassische Künstlerpuppen mit zarten, harmonischen Gesichtszügen.

Material und Ausstattung
Durch jahrzehntelange Erfahrung im Restaurieren - sie arbeitete unter anderem auf Empfehlung der Firma Käthe Kruse - beherrscht die Künstlerin den Umgang mit den verschiedenen Materialien von Papiermaché über Wachs bis hin zu Cernit und lufttrocknenden Massen. 1978 modellierte sie die ersten »Tille-Puppen« aus Holzmehlmasse. Derzeit ist ihr Schwerpunkt Porzellan; die in der Regel 40 bis 70 cm großen Puppen haben einen Stoffkörper und erhalten hochwertige Glasaugen, zuweilen auch gemalte Augen, sowie meist Echthaar- oder Mohairperücken. Soweit es die Zeit erlaubt, näht Ingrid Tilmann die Bekleidung selbst. Die ausgebildete Schnittdirektrice hat eine Vorliebe für Baumwollstoffe, -spitzen, Seiden und nostalgische Schnitte.

Der VeP
Zusammen mit Udo Leidner, Direktor des Neustädter Spielzeugmuseums, und Joachim Sauer, dem jetzigen Präsidenten des VeP, initiierte Ingrid Tilmann einen Dachverband für europäische Puppenkünstler. Im September 1993 wurde der Verein mit Sitz in Neustadt bei Coburg gegründet.
Er verfolgt »das Ziel, zeitgenössische Puppenkunst als eine eigenständige Form der Bildhauerei in der Öffentlichkeit bekannt zu machen und zu etablieren. (...) Der Verband will Puppenkünstler zusammenführen, den Meinungsaustausch untereinander pflegen

und vertiefen, das Zusammengehörigkeitsgefühl fördern und deren Interessen schützen.
Er fördert und betreut ausschließlich talentierte, qualifizierte Puppenkünstler, die vollständig, eigenhändig und im stilistischen Sinne eigenständig qualitativ hochwertige Künstlerpuppen und Puppenobjekte kreieren. Er will Ansprechpartner für interessierte Sammler und Laien sein« (Auszug aus der Satzung).

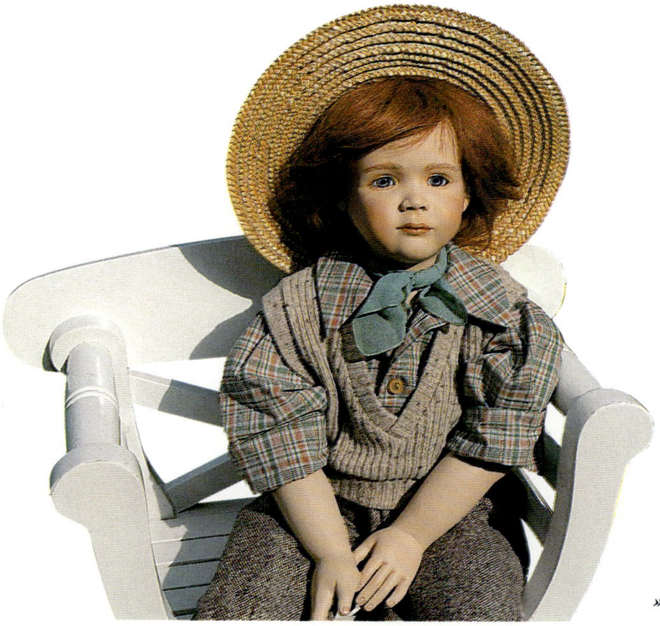

»Marcus«, Porzellan, 70 cm

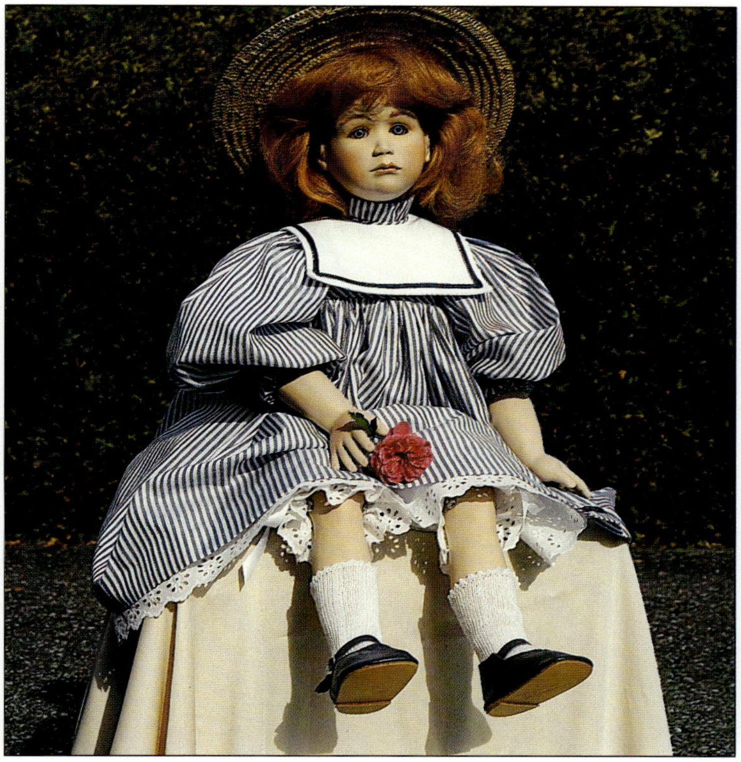

»Eloise«, Porzellan, 70 cm

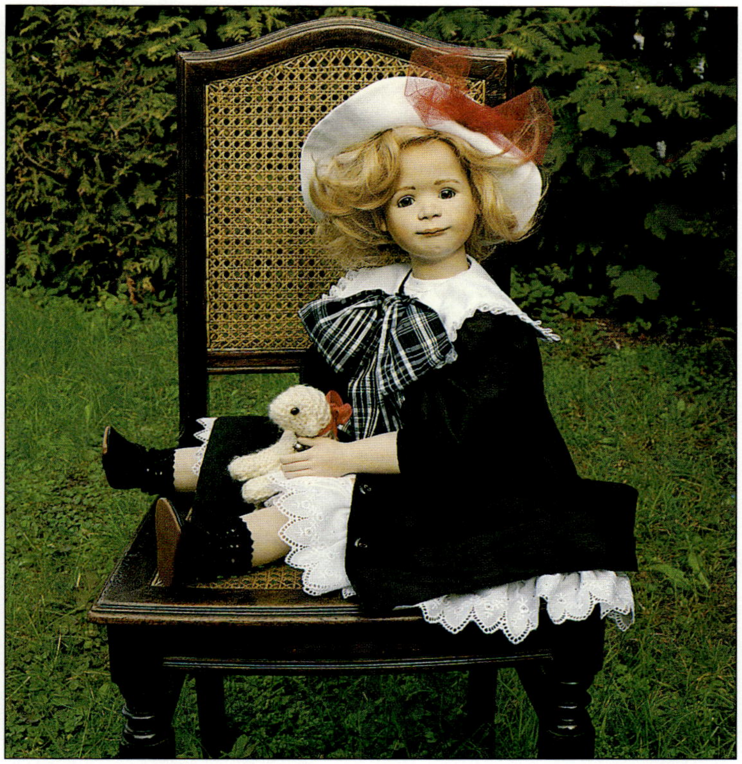

»Schnütchen«, Porzellan, 60 cm

Präsentationen
1973 stellte Ingrid Tilmann ihre Puppen erstmals in den Räumen der Firma MBB in Ottobrunn bei München aus. Im Weihnachtshaus von Ludwig Beck/-München präsentierte sie sich ab 1980 erfolgreich einer breiten Öffentlichkeit. Bereits 1983 gewann Ingrid Tilmann auf dem Ersten Weltpuppenkongreß in Frankfurt eine Silbermedaille.
Auf der ersten und zweiten »Doll Art« im Frankfurter Hotel Steigenberger und im Volkskunstmuseum Dresden war sie ebenso vertreten wie bei renommierten Galerien in Deutschland, Österreich, Schweiz, Italien, USA, Japan und Südafrika.
1993 und 94 waren ihre Puppen im Neustädter Spielzeugmuseum zu sehen. Zahlreiche Magazine, auch Radio und Fernsehen berichteten über ihr Schaffen. Ingrid Tilmann beteiligt sich regelmäßig an der Münchner Messe »Heim und Handwerk« und hat einen Stand auf der Nürnberger Spielwarenmesse. Mit ihren Künstlerpuppen gewann sie auf der »Eurodoll« 1990 viermal Silber. Sonst hat sie an keinen weiteren Wettbewerben teilgenommen.

Ruth Treffeisen

Kindheitserlebnisse und das Unbehagen an unserer einseitig rationalen Zeit weckten in Ruth Treffeisen den Wunsch, etwas Schönes und Liebevolles zu schaffen. 1978 machte sie ihre erste Porzellanpuppe.

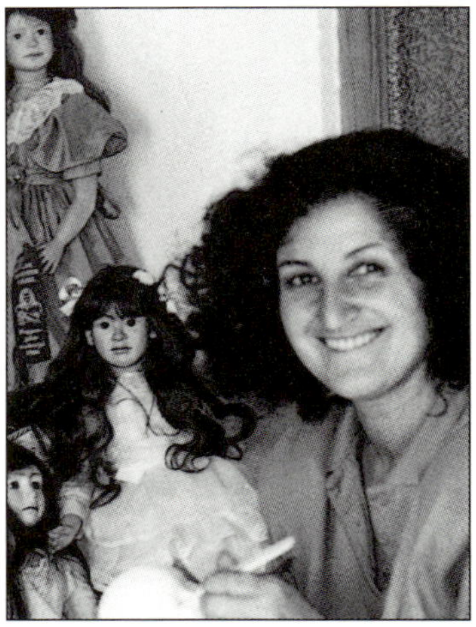

»Für mich muß eine Puppe 'schön' sein, sie soll den Betrachter durch Anmut und Charme in ihren Bann ziehen.«

»Britta«,
Porzellan, 74 cm

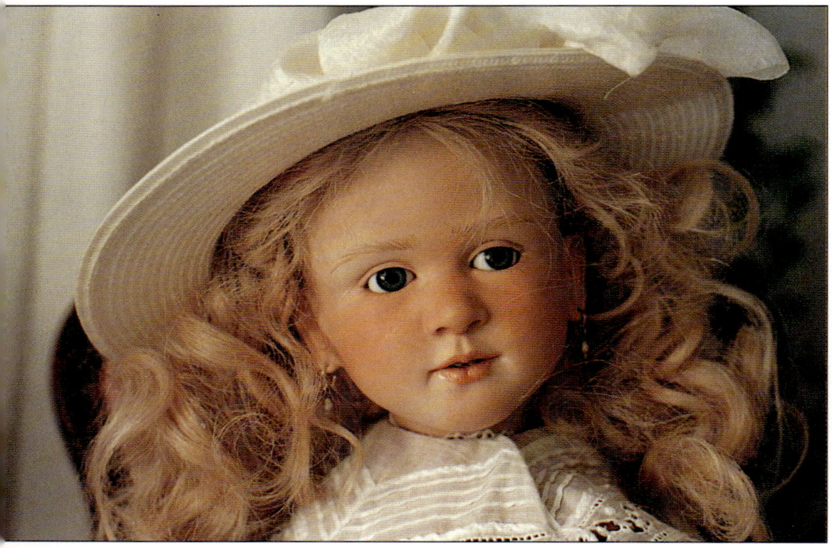

»Marguerite und Stefan«,
Porzellan, 73 und 71cm

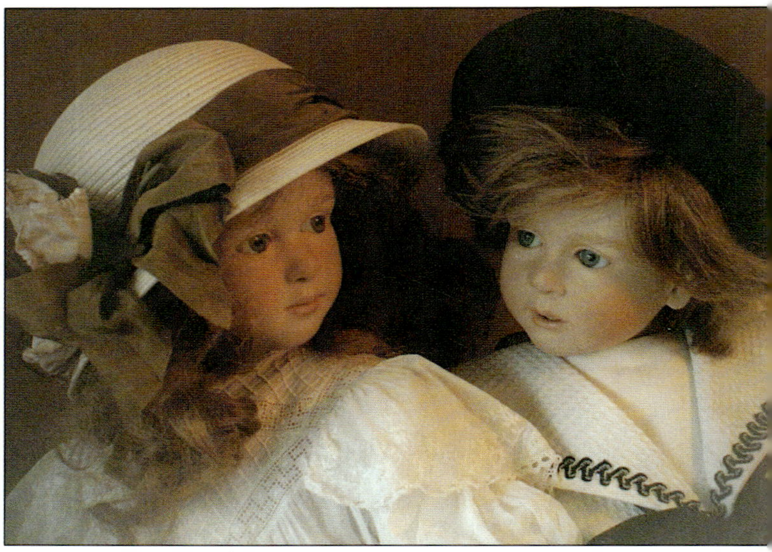

Die Puppen
Die Puppenkinder von Ruth Treffeisen haben einen sanften, oft etwas verträumten Ausdruck. Kaum ein Gesicht zeigt starke Emotionen, die Stimmung wird eher in der sorgfältig arrangierten Körperhaltung ausgedrückt. Jeder Puppe wird eine bestimmte Eigenart zugedacht, etwa die sichtbare Vorliebe der pummeligen »Lotti« für Schokolade. Die Beobachtung von Kindern liefert die Ideen für die Entwürfe.
Die Porzellanpuppen entstehen als Unikate oder in Kleinserien von zehn bis 30 Stück. Seit 1989 entwirft die Künstlerin für international renommierte Firmen; seit drei Jahren läßt Ruth Treffeisen in Spanien Vinylpuppen herstellen, deren Qualität

Ausstattung
Auf sauber verarbeitete, farblich harmonisch abgestimmte Bekleidung legt die Künstlerin großen Wert. Ruth Treffeisen entwirft die romantischen Modelle, wählt Stoffe aus, schneidet zu und läßt die Kleider dann von ihren Schneiderinnen nähen. Sie kombiniert Altes mit Neuem, dabei verwendet sie hochwertige Stoffe wie Leinen, Samt oder Seide. Nach ihren Entwürfen fertigt ein Drechsler Holzmodel für die Hüte an, auch Lederschuhe werden eigens in Handarbeit hergestellt. Viele Puppen tragen handgestrickte Seidenstrümpfe aus eigenem Atelier. Zusätzlich bietet Ruth Treffeisen alljährlich eine eigene Kollektion an Kleidern, Anzügen, Hüten, Mänteln und Schuhen für ihre Puppenkinder in Vinyl an.

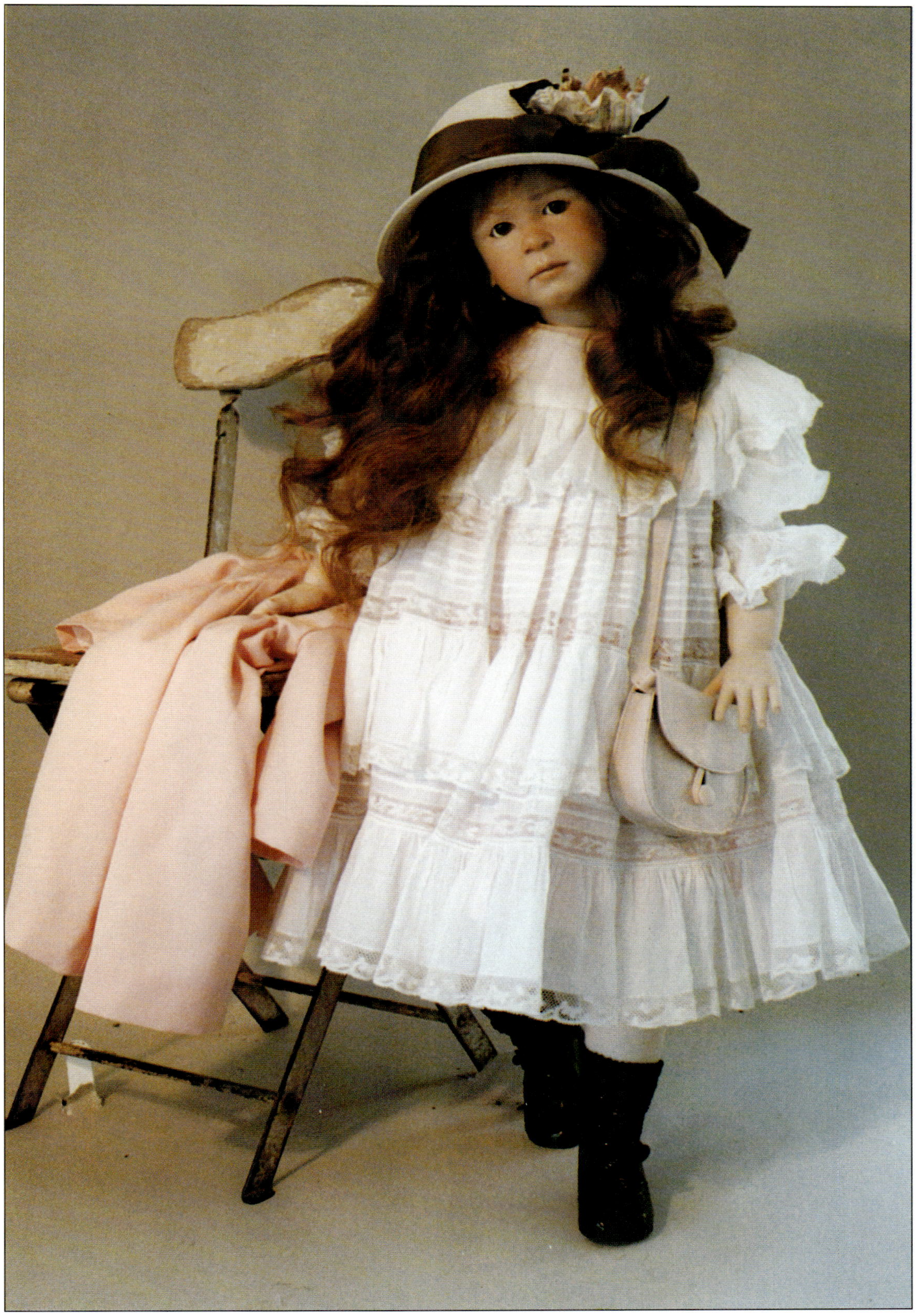

»Solange«,
Porzellan, 74 cm

sie ständig überwacht. Diese Puppen werden in Auflagen von 1.000 Exemplaren hergestellt. Im Januar 1994 wurde die Vertriebsfirma »Treffeisen USA« in Naples/Florida gegründet.

»Luise«,
Porzellan, 82 cm

»Rebecca und Sarah«,
Porzellan, 84 und 60 cm

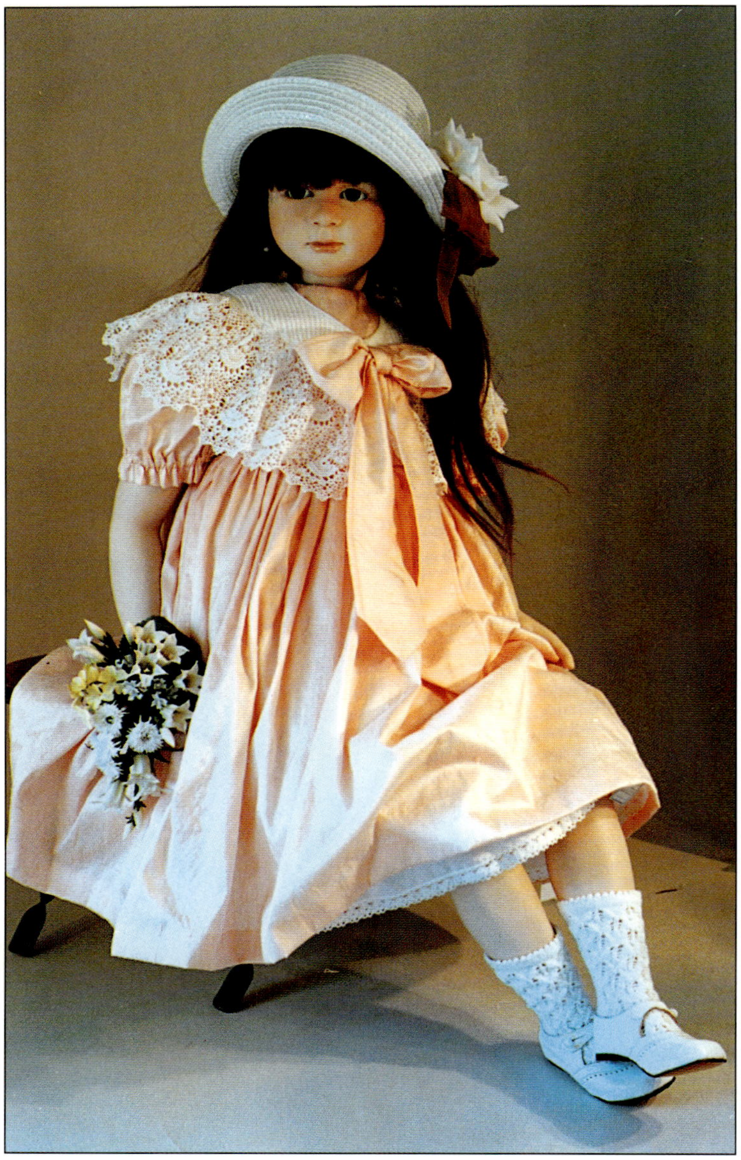

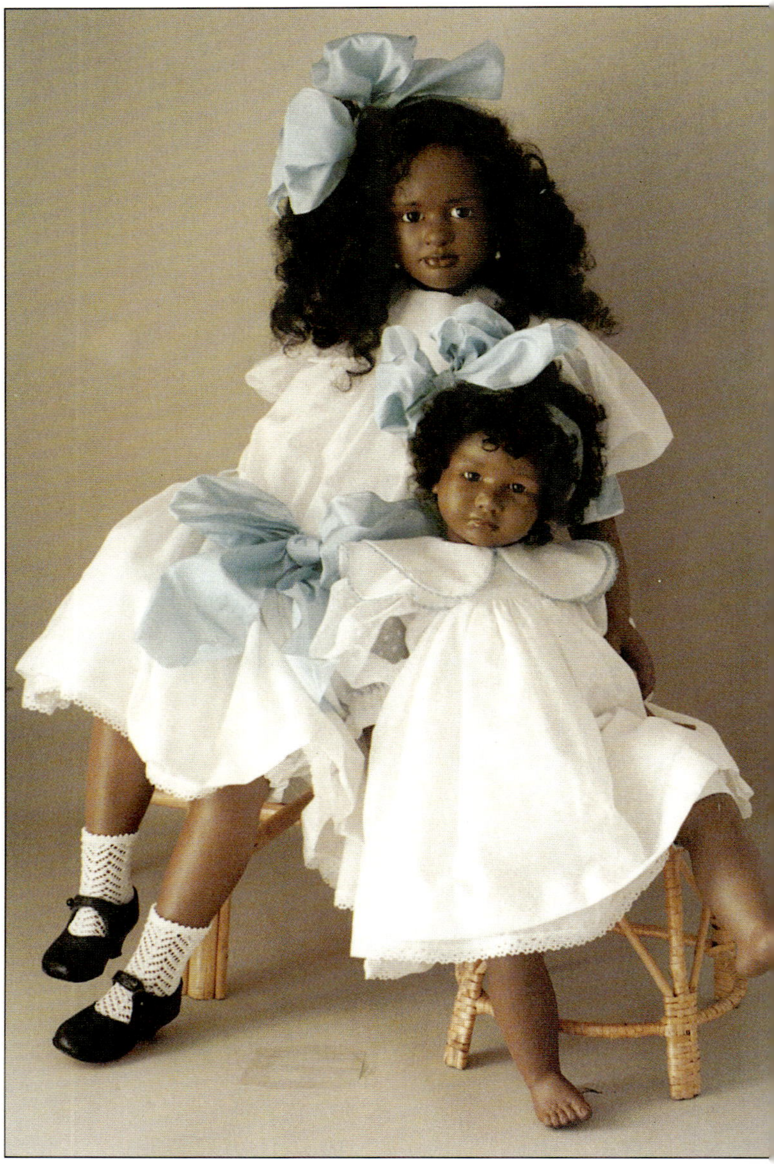

Präsentationen
Seit 1983 veranstaltet Ruth Trefffeisen eigene Ausstellungen. Sie erhielt Aufträge der UNESCO, zeigte ihre Puppen bei Pierre Cardin in Paris und beteiligte sich an weiteren wichtigen Puppenausstellungen im In- und Ausland. Ihr jährliches Puppen-Schaufenster im »Haus für Volkskunst und Tracht Wallach« in der Münchner Residenzstraße hat seit Jahren Tradition. 1994 feierte das »Atelier Ruth Treffeisen« im Allgäuer Wiggensbach sein zehnjähriges Bestehen mit einem Tag der offenen Tür. Zu diesem Anlaß hat die Künstlerin die beiden Jubiläumspuppen »Ruth« und »Susa« entworfen und den »Puppenkreis Ruth Treffeisen« ins Leben gerufen. Die Künstlerin will sich von oberflächlichem Massenkonsum distanzieren und eine gefühlvolle Gegenwelt schaffen, die sich konsequent auch im romantischen Stil ihrer Puppenfotografie, Broschüren und Kleiderkartons spiegelt. Ein alljährlich erscheinender

Kalender dokumentiert seit über zehn Jahren jeweils einen Ausschnitt ihres aktuellen Schaffens. Ruth Treffeisens Puppen gewannen mehrfach Auszeichnungen, unter anderem von der Global Doll Society, der Doll Artisan Guild und den Award »Gallery of Dolls 1993« in San José/Californien.

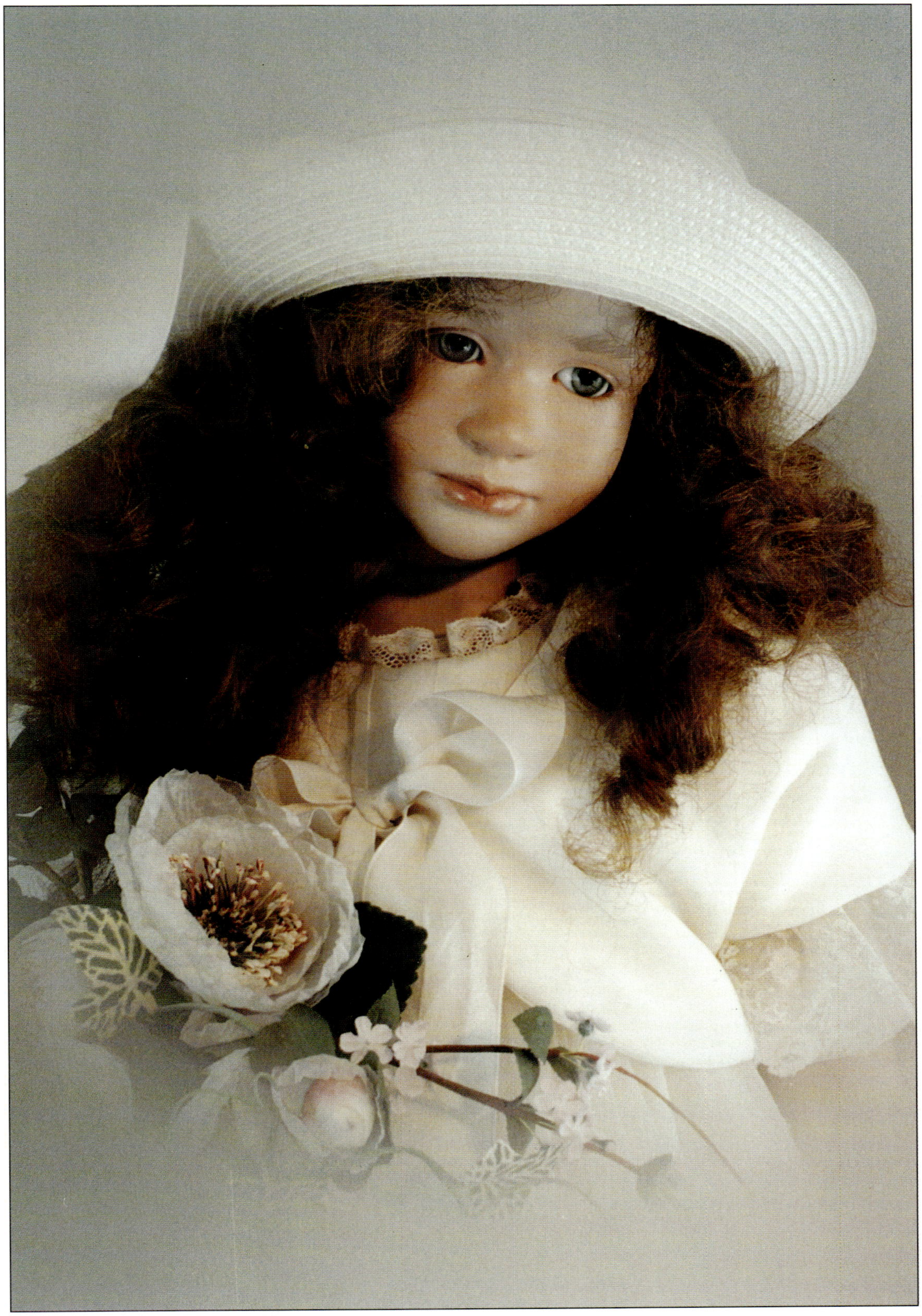

»Roberta«,
Porzellan, 82 cm

Marlaine Verhelst

Marlaine Verhelst studierte an der Königlichen Akademie fürKunst und Gestaltung in Den Bosch/Niederlande. Danach arbeitete sie als Designerin für Heimtextilien. Seit 1978 hat sie sich dem Puppenmachen verschrieben.

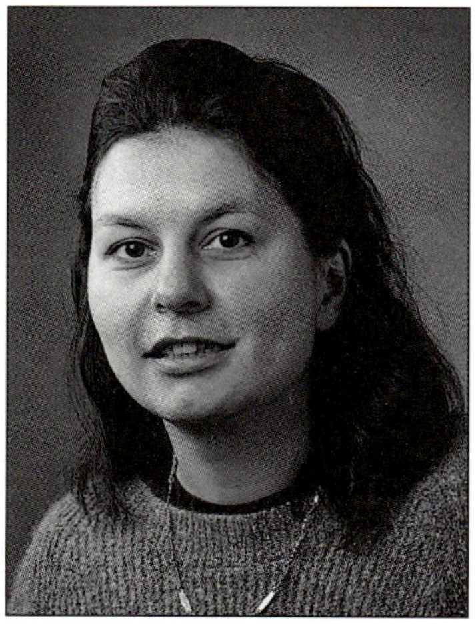

»Die meisten meiner Figuren sind männlich, weil sich die Männer im Alltag meist ziemlich grau anziehen und mir die Möglichkeit bieten, ihnen Farbe zu verleihen.«

Die Puppen
Marlaine Verhelst erfindet märchenhafte Puppen, deren Geschichten der Betrachter sich selbst ausdenken kann und soll. Dies können marionettenähnliche Hängepuppen sein, aber auch Figuren und Objekte, die frei stehen können. Seit einigen Jahren komponiert sie Puppen und Tiere zu kleinen Szenen, beispielsweise mit Fischen, Vögeln oder Fröschen.

Material und Technik
Typ, Ausdruck und Pose werden meist in einer Ideenskizze angelegt. Köpfe, Hände und Füße modelliert Marlaine Verhelst direkt in Porzellan, das bei hoher Temperatur gebrannt wird. Besonderen Wert legt sie auf den Ausdruck der gemalten Augenpartien und der oft auffällig großen Hände. Da Naturhaar ihr zu realistisch ist, fertigt die Künstlerin die Perücken lieber aus Fell oder Federn. Die Tierfiguren werden aus Holzpulvermasse um einen Styroporkern modelliert, manchmal mit Metall stabilisiert und mit Acrylfarben bemalt.

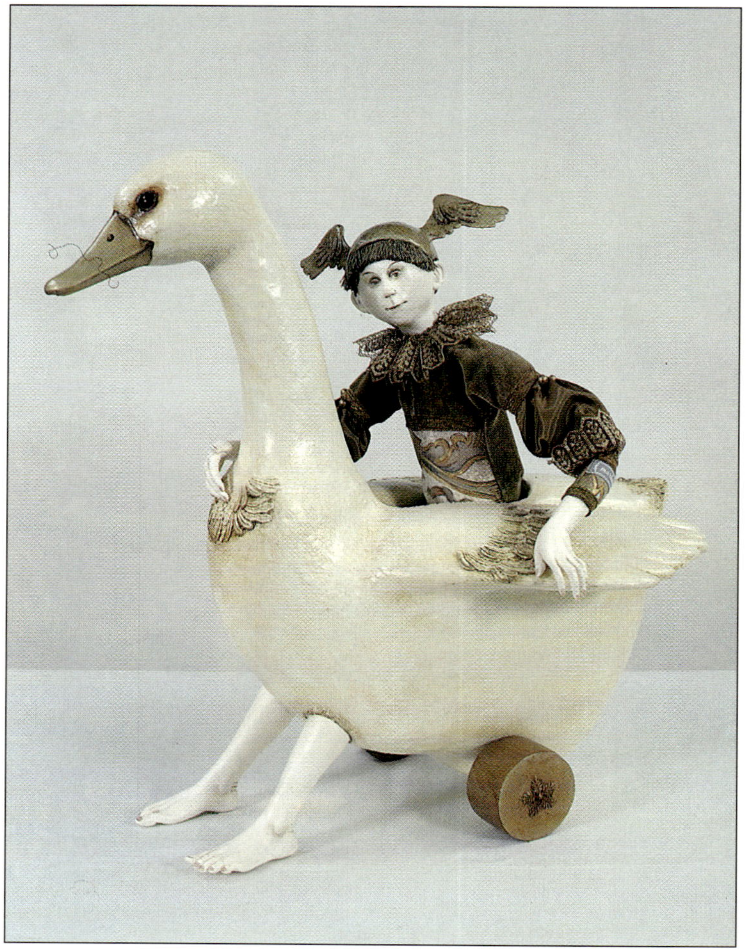

»Gänseritt«, Porzellan und Holzpuder, 60 cm

Ausstattung
Die Farben der Gesichtsbemalung wiederholen sich in der Kleidung der Figuren. Marlaine Verhelst hat eine Vorliebe für gebrochene, grauhaltige Farbtöne und Spitzen in dezentem Gold und Silber. Mit dem fantasievollen Einkleiden und Dekorieren gibt die Künstlerin jedem ihrer Geschöpfe eine eigene, unverwechselbare Note.

Präsentationen
Seit 1978 beteiligt sich Marlaine Verhelst an Ausstellungen und Messen in den Niederlanden, Belgien, Deutschland, Frankreich, Japan und den USA. Beim Vierten Weltkongreß der Puppensammler und Puppenmacher in Paris wurde sie 1994 in der Kategorie »Fantasiepuppen« für die Jumeau-Trophäe nominiert.

»Marabu-Gefängnis«,
Porzellan und Holzpuder,
160 cm

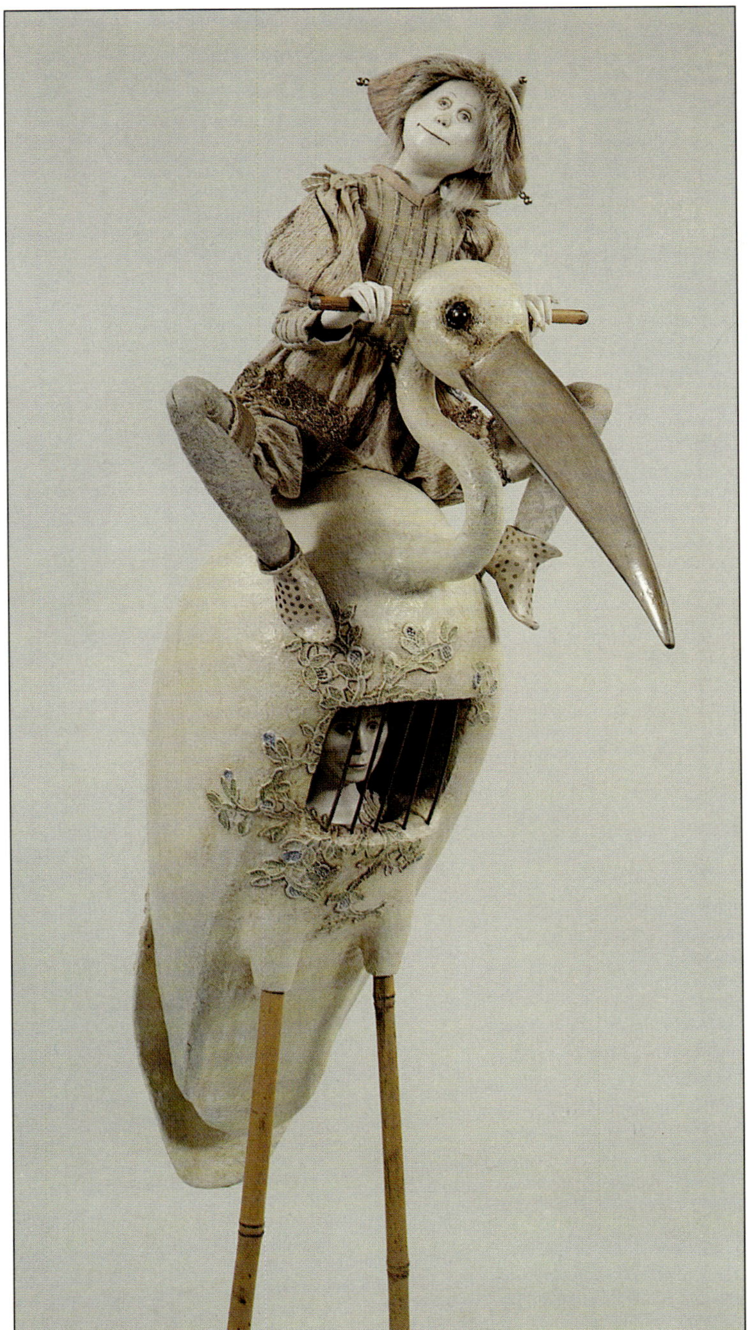

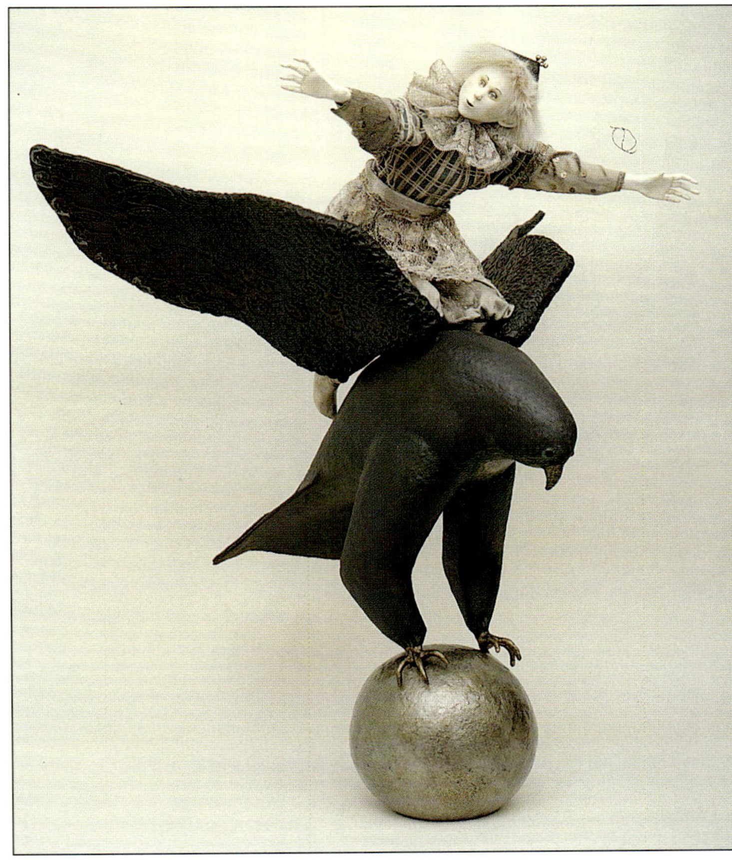

»Falke«,
Porzellan und Holzpuder,
60 cm

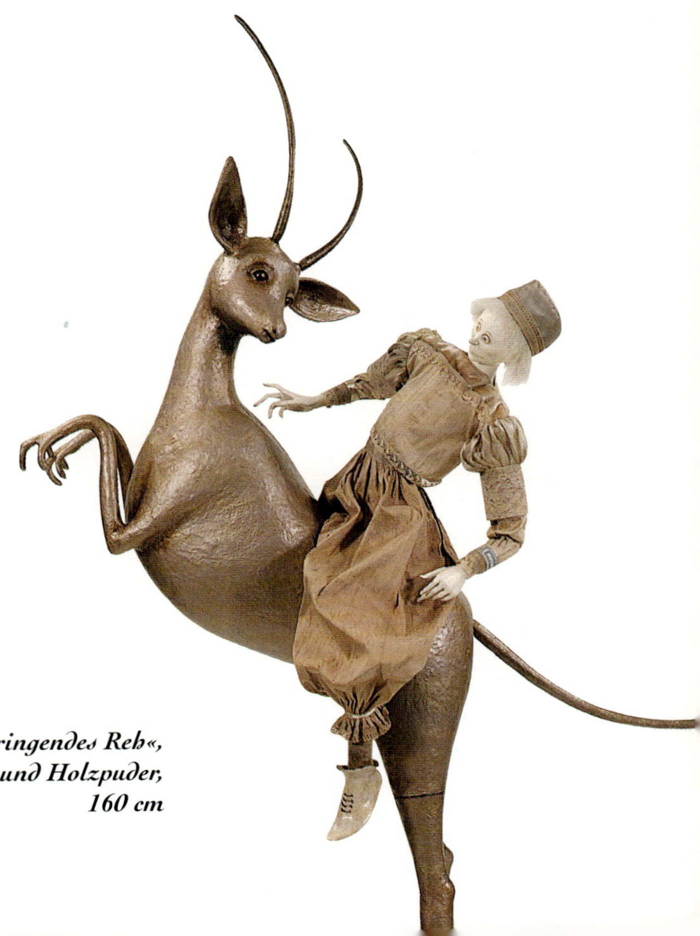

»Springendes Reh«,
Porzellan und Holzpuder,
160 cm

Ulrike Völkl-Fischer

Schon während ihrer Berufstätigkeit als Kunsterzieherin besuchte Ulrike Völkl-Fischer Seminare in Puppenbau und Puppenspiel. Seit 1987 schafft sie als freie Künstlerin Puppen, Plastiken, Objekte und Gemälde.

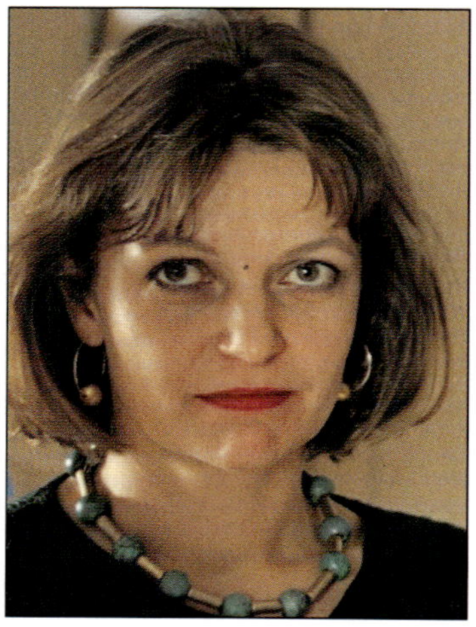

»Nicht perfekt und schön, sondern lebendig und einzigartig! Eine Puppe soll für mich etwas Eigenständiges sein; ein Wesen, das so in der Realität nicht existiert.«

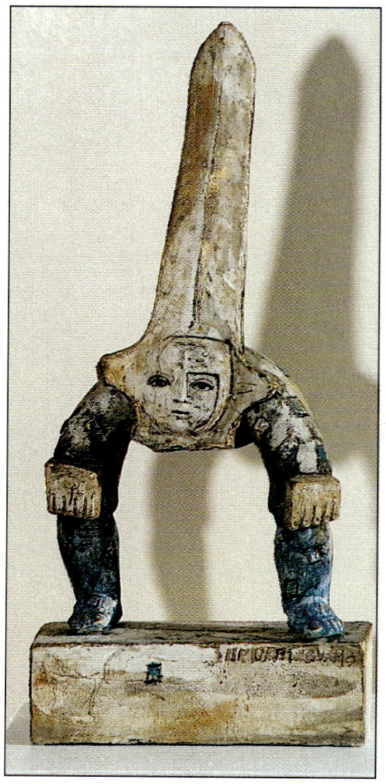

»Samurai«, Keramikmassen 45 cm

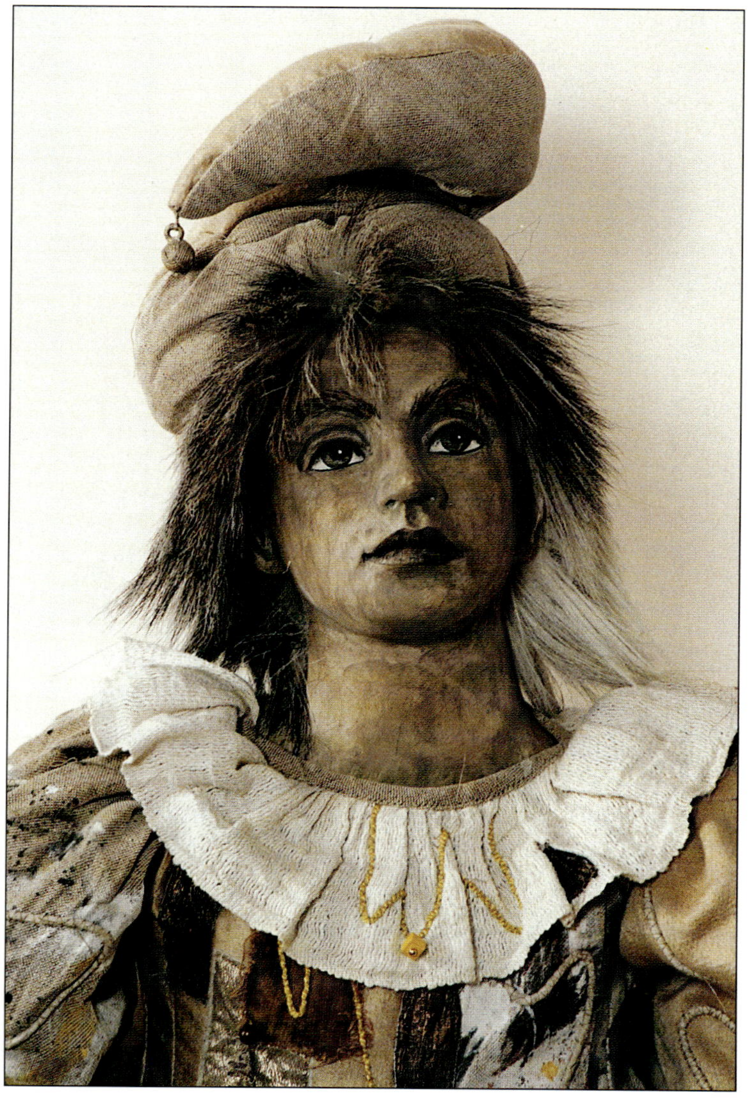

»Bajazzo«, Keramikmasse, 95 cm

Die Puppen
Die Fantasiewelten von Oper, Zirkus, Karneval, Himmel und Hölle, Faunen und Feen liefern die Ideen für Ulrike Völkl-Fischers Unikatpuppen. Doch auch pfiffige, brave oder schmollende Kinder reizen die Künstlerin. Die Puppen messen 40 bis 120 cm.

Ausstattung
Da die Puppen ruhig etwas struppig und zerzaust – eben lebendig – aussehen sollen, verwendet Ulrike Völkl-Fischer mit Vorliebe alte und bereits abgetragene Stoffe. Auch auffallende Textilien inspirieren mitunter zu einer neuen Fantasiefigur.

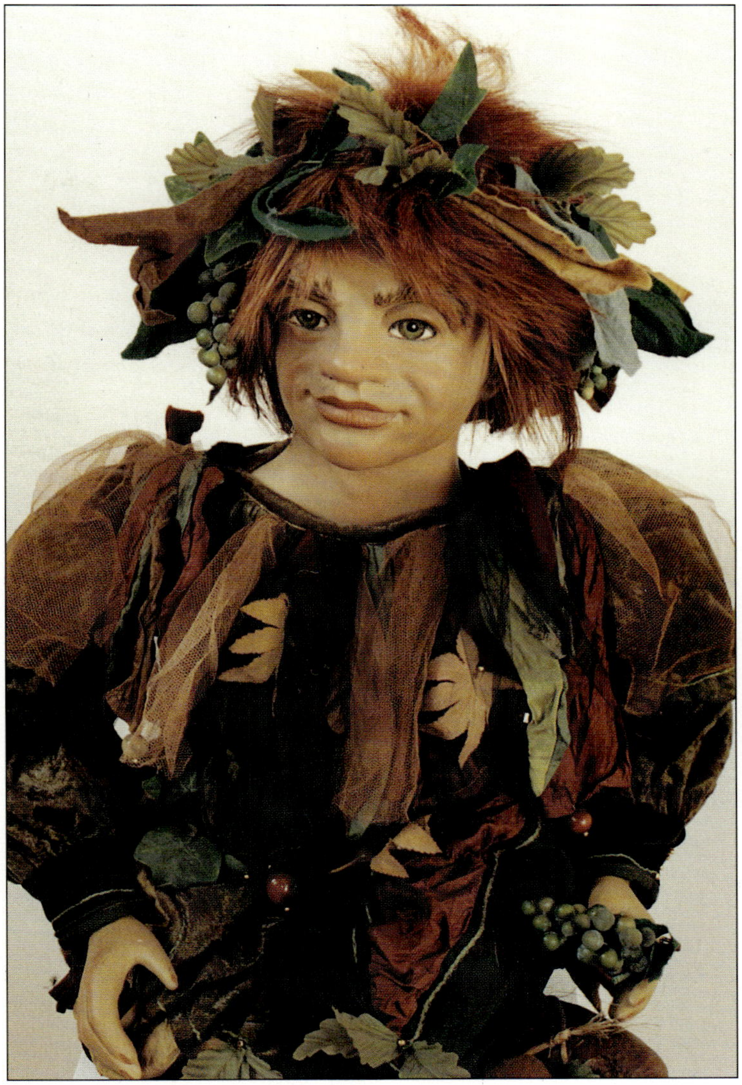

»Bacchus«,
Keramikmasse, 90cm

Material und Technik
Jeder Kopf wird einzeln aus Keramikmasse über einem Papierkern modelliert, geschliffen und bemalt. Hände und Beine sind aus bemalter Gußkeramik. Kopf und Glieder werden an einen Stoffkörper genäht. Da ihr Naturhaare zu realistisch sind, greift Ulrike Völkl-Fischer lieber zu Fellen, Federn, Gräsern und anderen Naturmaterialien, die sie in Farbe und Form verfremdet.
Die Skulpturen sind von den Klassikern der modernen Kunst inspiriert. Mal modelliert die Künstlerin frei, manchmal kombiniert sie Wurzeln, Maschinenteile, Blechdosen und andere Fundstücke mit modellierten Partien, mitunter verfremdet sie Abgüsse antiker Statuen.

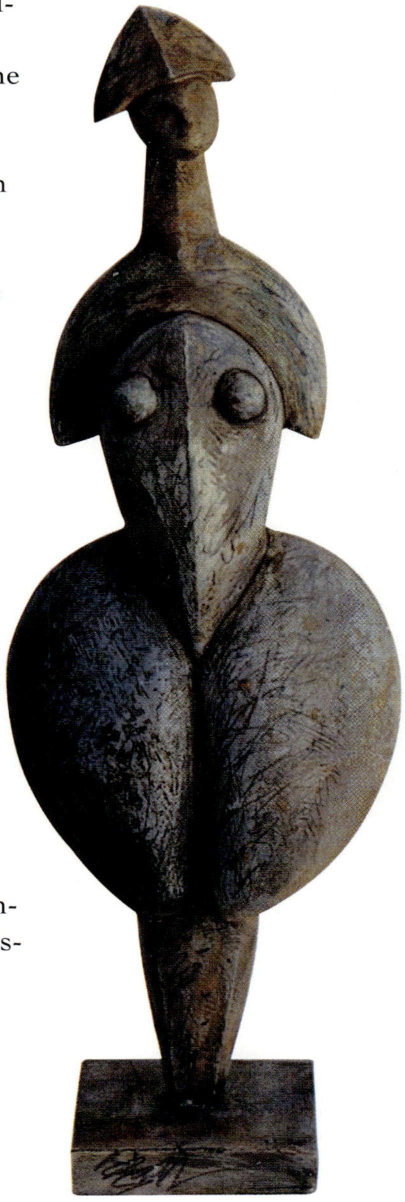

»Kolumbine«,
Keramikmasse, 37 cm

Präsentationen
Die Künstlerin zeigte ihre Werke unter anderem in folgenden Ausstellungen: »Galerie 27« in Coburg, »Die nackte Puppe« und weitere internationale Puppenausstellungen des Bayerischen Kunstgewerbevereins München, Basler Schmuckmesse, Ausstellung in Hiroshima/Japan, Schloß Farrach/Steiermark, Österreich und Elisabeth Bauchs »Galerie bei der Komödie« in Augsburg.

Sylvia Wanke

Sylvia Wanke studierte Kunsterziehung und Bildhauerei an der Kunstakademie Stuttgart und Szenographie des Figurentheaters an der Akademie der Musischen Künste in Prag. Seit 1982 gestaltet sie als freischaffende Künstlerin Skulpturen, Figurinen und Spielobjekte. Einen Lehrauftrag an der Musikhochschule Stuttgart für den Studiengang Figurentheater erhielt sie 1994.

»Als Bildhauerin stellt sich mir schon in der kleinsten Figur das Problem von Aussage und Wirkung der plastischen Form. Ich vermeide deshalb zum Beispiel jedes dekorative Beiwerk ebenso wie Textilien.«

»Künstlerisches Spielzeug«

Sylvia Wankes kleine Spielfiguren entstammen dem Zirkus- und Theatermilieu, sind Akrobaten, Artisten und Tänzerinnen. Sie sind verwandt mit den Typen der Commedia dell'Arte oder den alten deutschen und tschechischen Theaterpuppen. Es bedarf es nur des Anstoßes, und Nasentänzer, Fingersteher und weitere Figuren balancieren auf Säulen und Kugeln, Hochseilradler durchqueren den Raum auf Drahtseilen, Stehaufroller kugeln und Pferdchen springen im »Wackelzirkus«. Jede Figur ist durch eine eingebaute einfache Mechanik individuell beweglich. Vor allem bei

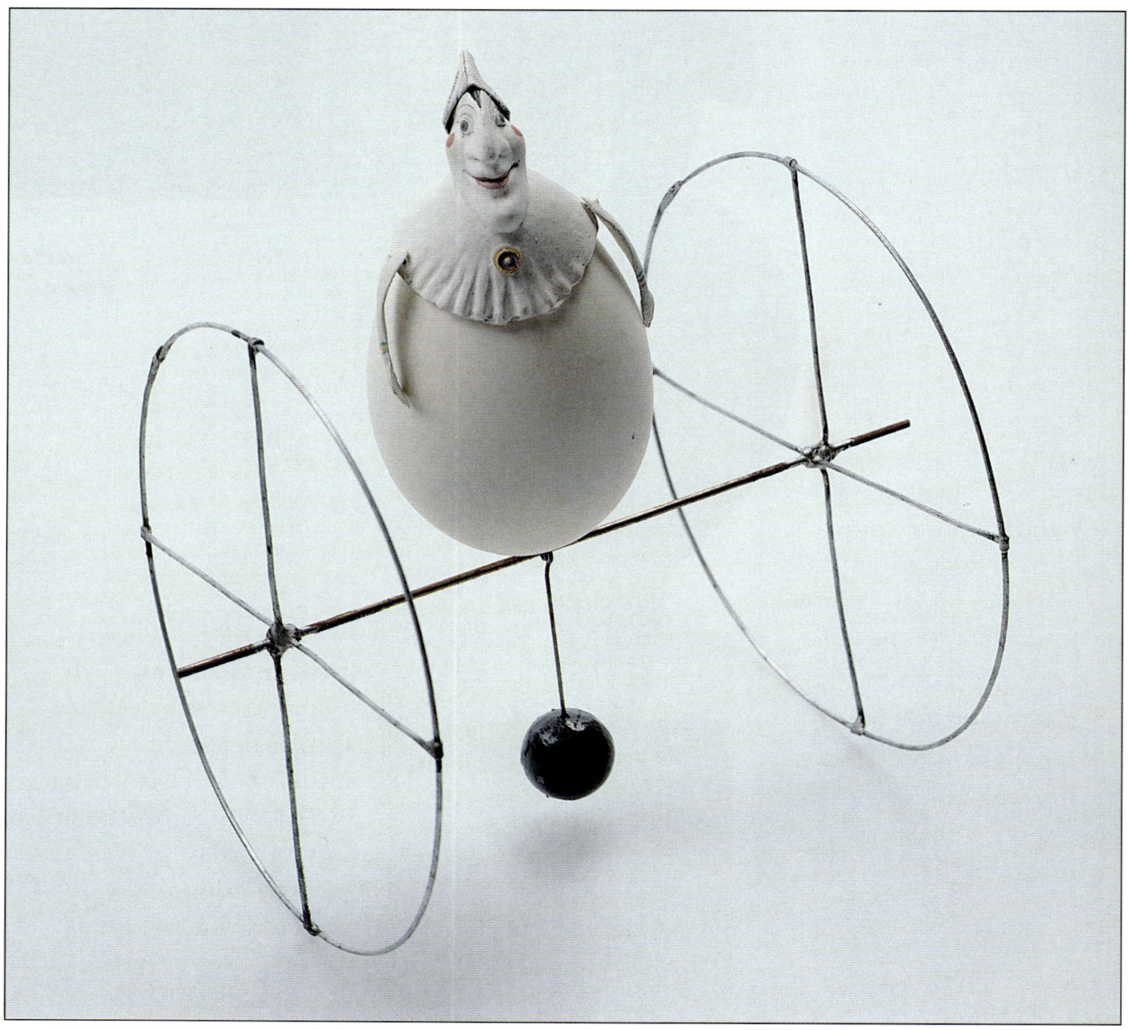

»Kleiner Balanceakt mit Ei«, Papiermaché gefaßt und bemalt, Metall, Gänseei, Höhe des Objekts 20 cm

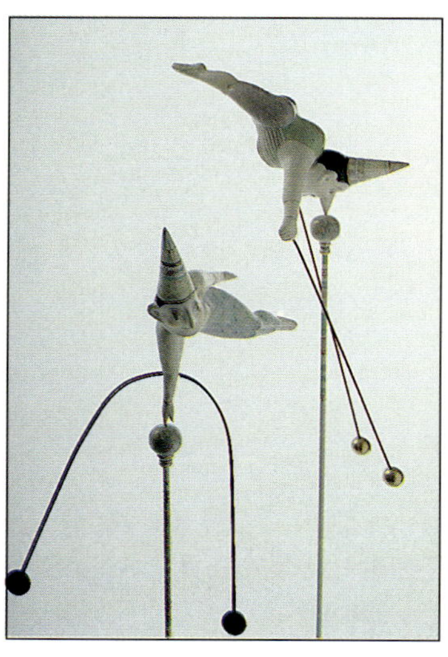

Balanceure »Nasentänzer« und »Fingersteher«, Papiermaché gefaßt und bemalt, Figuren 20 cm, Säulen 60 cm

der Gestaltung ihrer teils lebensgroßen und abstrakten Skulpturen, die hier nicht abgebildet sind, fühlt sich die Künstlerin durch das Werk des Bildhauers, Malers, Tänzers und Choreographen Oskar Schlemmer inspiriert.

Material und Technik
Sylvia Wanke hat die Papiermachétechnik der klassischen Spielzeugmacher aufgegriffen und weiterentwickelt. Die Spielfiguren werden mit Kreide überarbeitet und sparsam bemalt, oft reduziert auf »farbige Weißtöne«, wie die Künstlerin es ausdrückt.
Ihre im doppelten Sinne des Wortes »vielschichtigen« freien Objekte gestaltet sie mit dünnen Schalen, die sie frei formt oder in Negativformen drückt. Außerdem arbeitet sie in Schichttechnik mit verschieden strukturierten oder selbstgeschöpften Papieren. Industrielle Reproduktionen ihrer Unikate lehnt die Künstlerin ab.

Präsentationen
Sylvia Wanke nimmt kontinuierlich an Ausstellungen im In- und Ausland teil. Künstlerisches Spielzeug und – neuerdings getrennt davon – die Skulpturen sind in Einzelausstellungen zu sehen. An Messen, Börsen und Puppenwettbewerben beteiligt sie sich nicht.

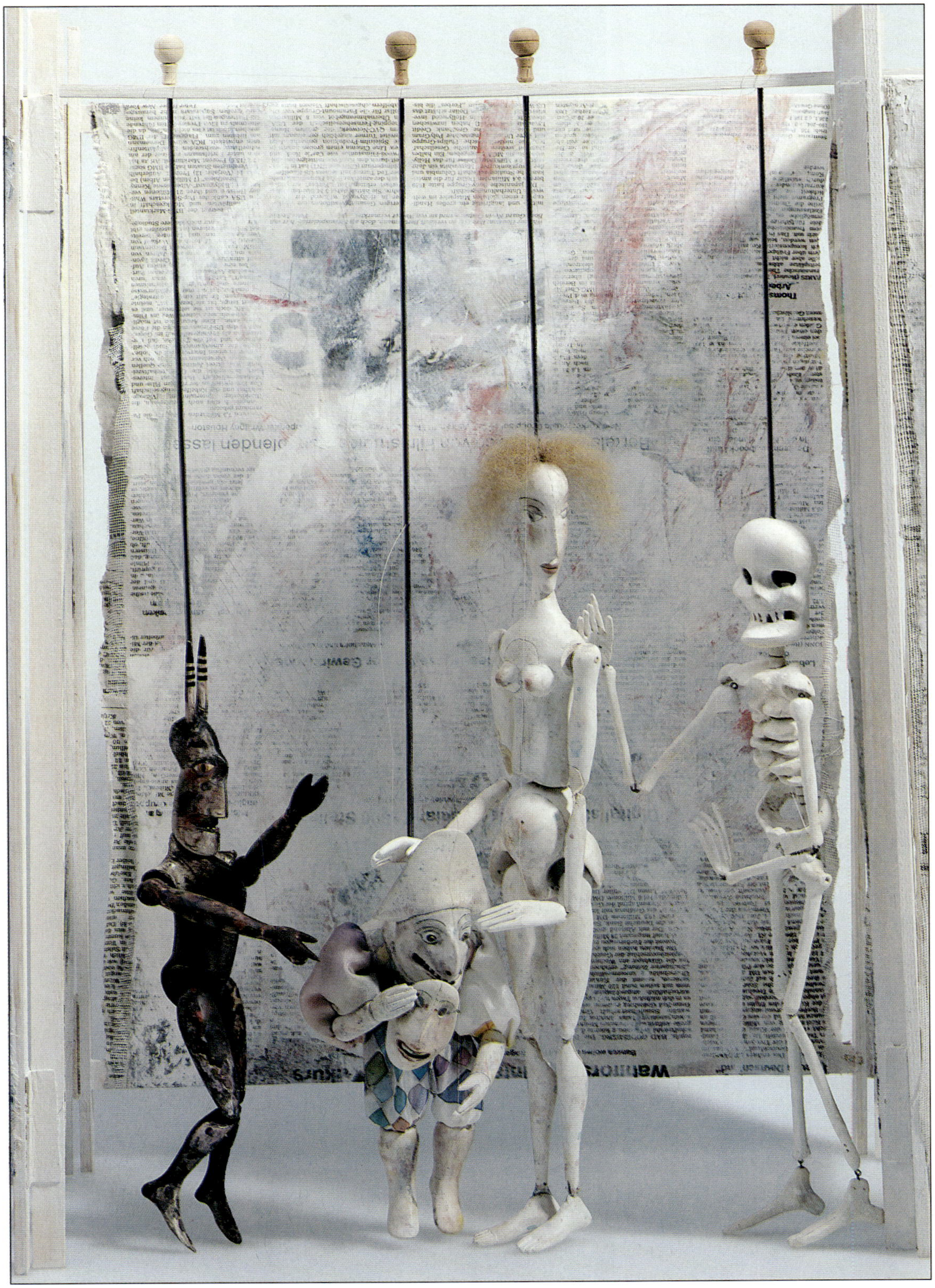

»Casparium mundi«, Szenerie mit vier Stabpuppen, Papiermaché gefaßt und bemalt, größte Figur 30 cm

Sylvia Weser

Nach ihrem ersten Reproduktions-Puppenkursen bei Inge Spiegel wollte Sylvia Weser eine eigene Künstlerpuppe machen. Bei Lothar Grössle lernte sie die Technik des Modellierens und Formenbauens und stellte ihre Puppen 1990 erstmals der Öffentlichkeit vor. Seitdem bildet sich die Künstlerin laufend fort.

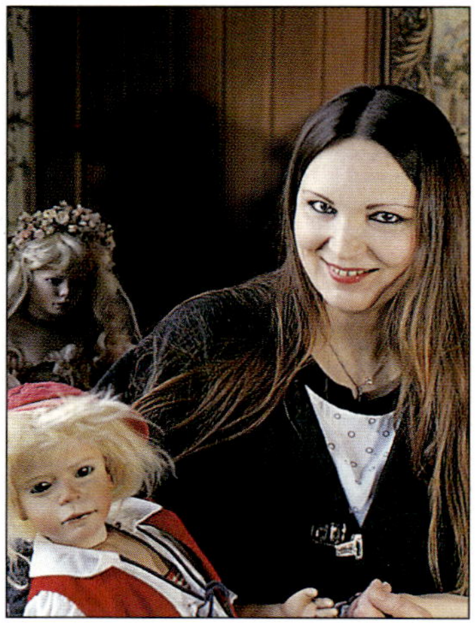

»Meine Puppen sollen den Betrachter verzaubern, ihn in die 'heile, unschuldige Welt' seiner idealisierten Kindertage zurückversetzen. Das Puppenmachen ist die künstlerische Ausdrucksform, die mir sozusagen auf den Leib geschrieben ist.«

Die Puppen
Sylvia Weser will zeitlos-anmutige, idealisierte Kinderporträts schaffen. Seit kurzem gestaltet sie auch Mädchen, deren Ausstattung sie zu Wesen aus der Welt der Märchen und Sagen macht. Neben Unikaten fertigt sie Kleinserien von drei bis zehn Stück.

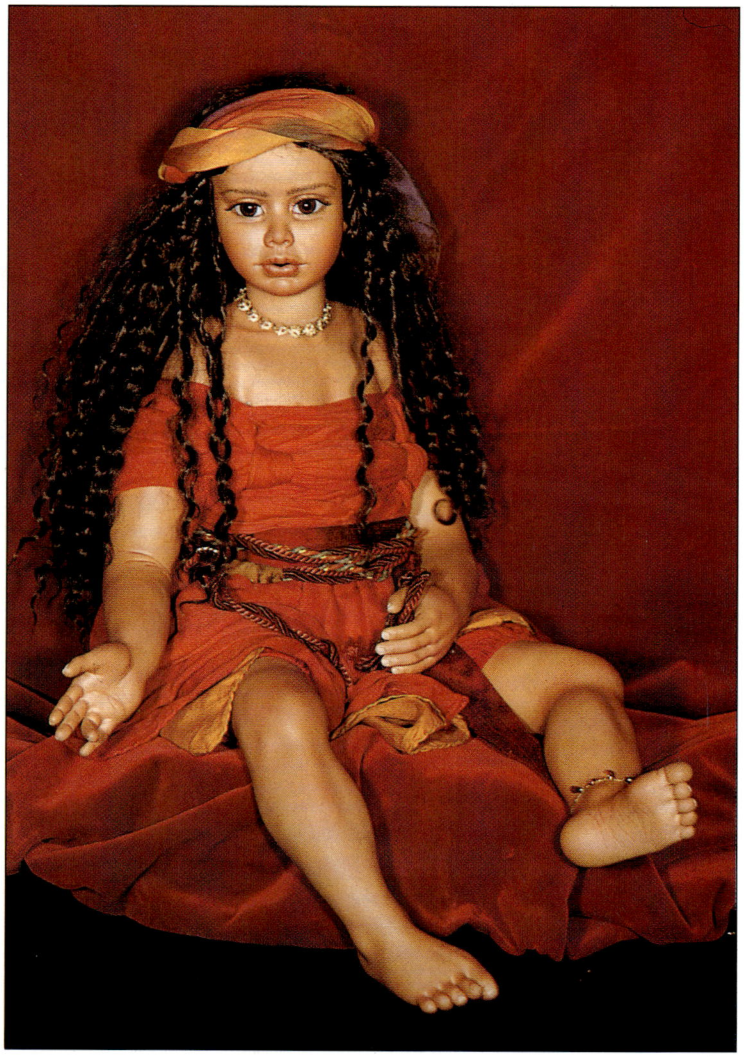

»Caprice«, Porzellan, 82 cm

Material und Technik
Ein anders Material als Porzellan kann sich Sylvia Weser derzeit nicht vorstellen. Bemerkenswert ist die naturgetreue Wiedergabe von Händen, Armen, Füßen und Beinen. Die Körper werden in klassischer Manier aus Nessel genäht und mit Schafwolle gestopft. Alle Puppen haben Glasaugen; die Perücken fertigt, färbt und frisiert die Künstlerin oft selbst.

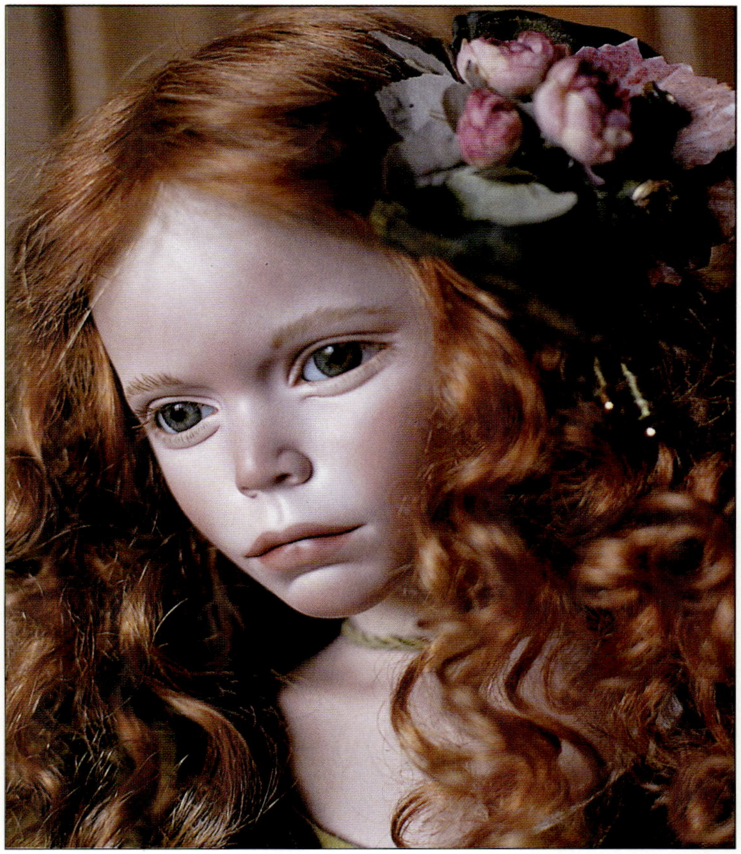

»Julia«, Porzellan, 85 cm

»Chiara«, Porzellan, 85 cm

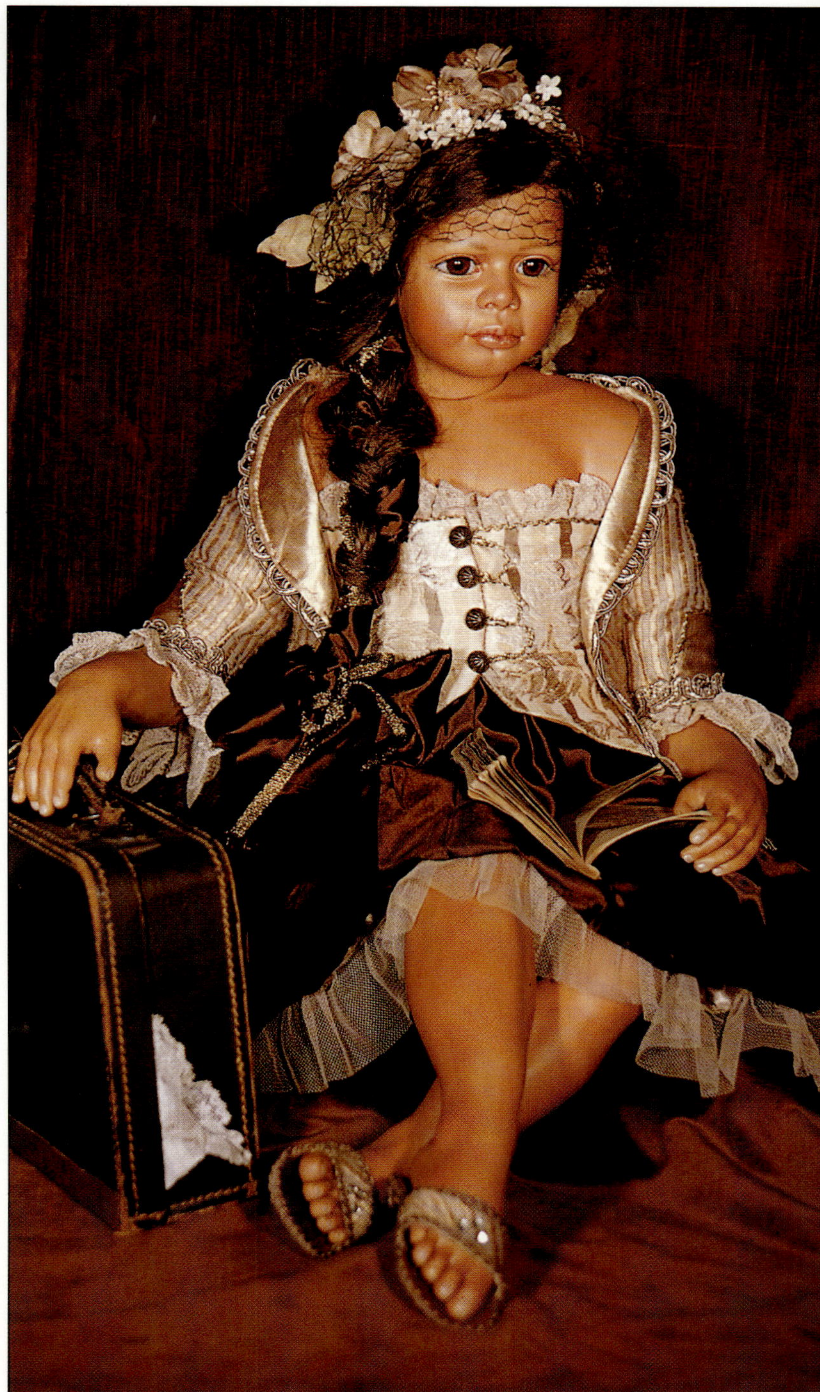

Präsentationen
Seit Sylvia Weser vor fünf Jahren von der Doll Artisan Guild ausgezeichnet wurde, ist sie regelmäßig unter den prämierten Puppenkünstlern zu finden: 1993 und 94 gewann sie weitere Preise der DAG, ebenso in mehreren Kategorien auf der »Eurodoll« in Sindelfingen.
1994 beteiligte sich Sylvia Weser an der »Doll Art« in Frankfurt, in Aachen erhielt sie den »Rolf Ericson's Award«. Im Frühjahr 1995 stellt sie bei der »Masterpieces of the World« des »One-of-a-Kind-Salons« in New York aus.

Ausstattung
Die Bekleidung wird von Sylvia Weser entworfen und hergestellt. Am liebsten verwendet sie seltene alte Stoffe und ausgesuchte Accessoires.

Ingrid Winter

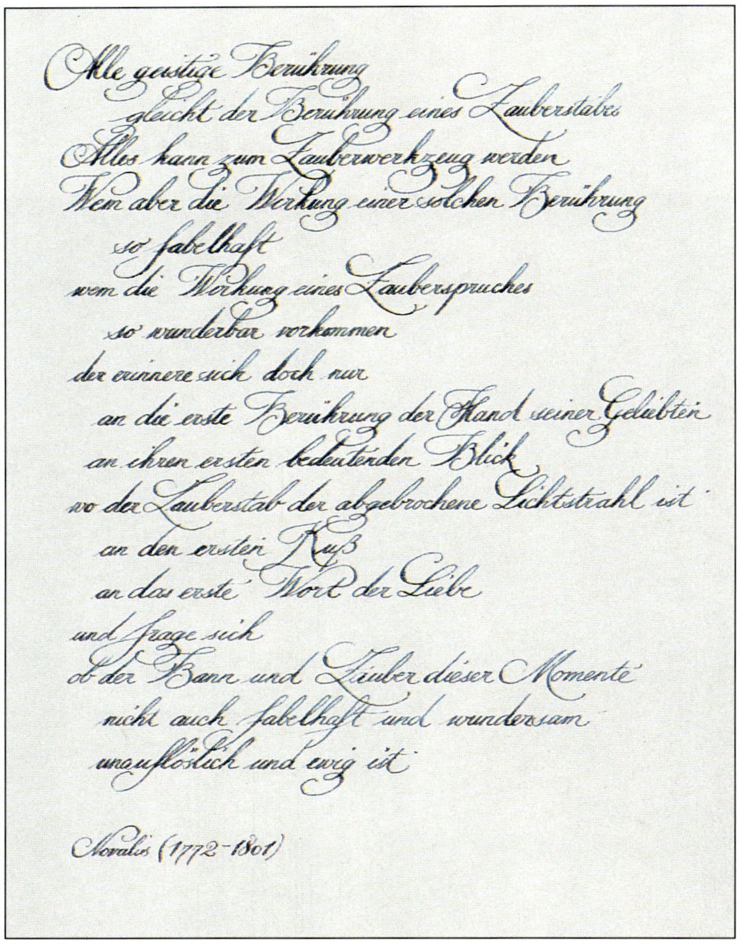
Alle geistige Berührung
gleicht der Berührung eines Zauberstabes
Alles kann zum Zauberwerkzeug werden
Wem aber die Wirkung einer solchen Berührung
so fabelhaft
wem die Wirkung eines Zauberspruches
so wunderbar vorkommen
der erinnere sich doch nur
an die erste Berührung der Hand seiner Geliebten
an ihren ersten bedeutenden Blick
wo der Zauberstab der abgebrochene Lichtstrahl ist
an den ersten Kuß
an das erste Wort der Liebe
und frage sich
ob der Bann und Zauber dieser Momente
nicht auch fabelhaft und wundersam
unauflöslich und ewig ist

Novalis (1772–1801)

Kalligraphie von Ingrid Winter

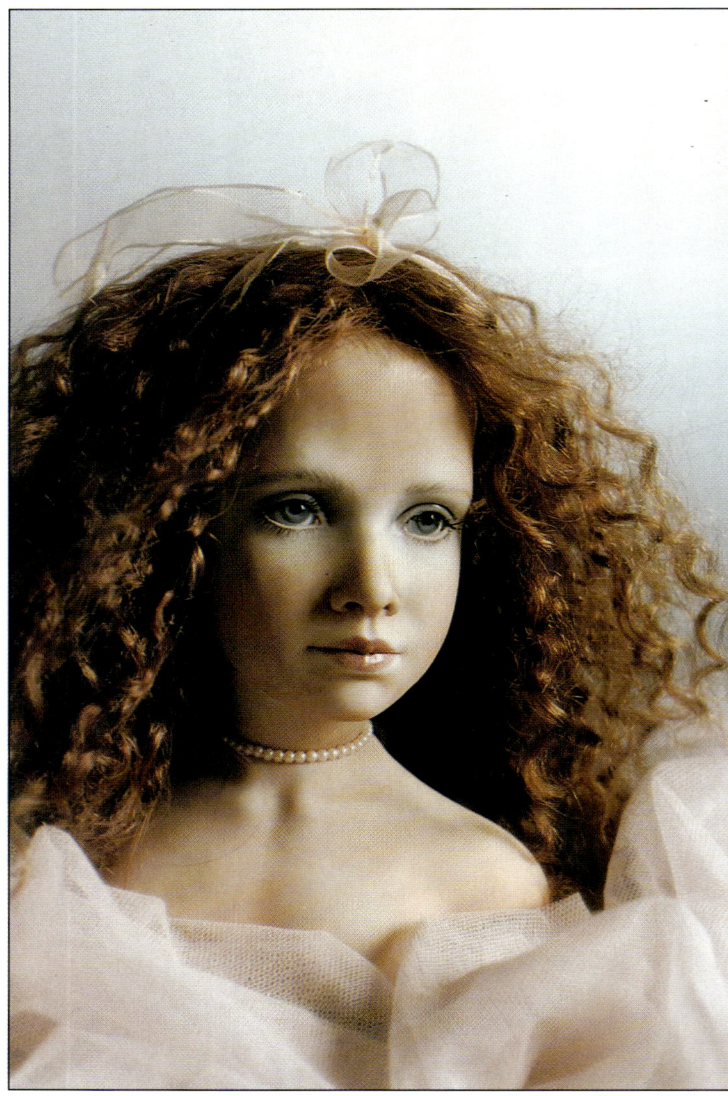

»Le Lis«, weißes Porzellan, mundgeblasene Glasaugen, Echthaar, 70 cm

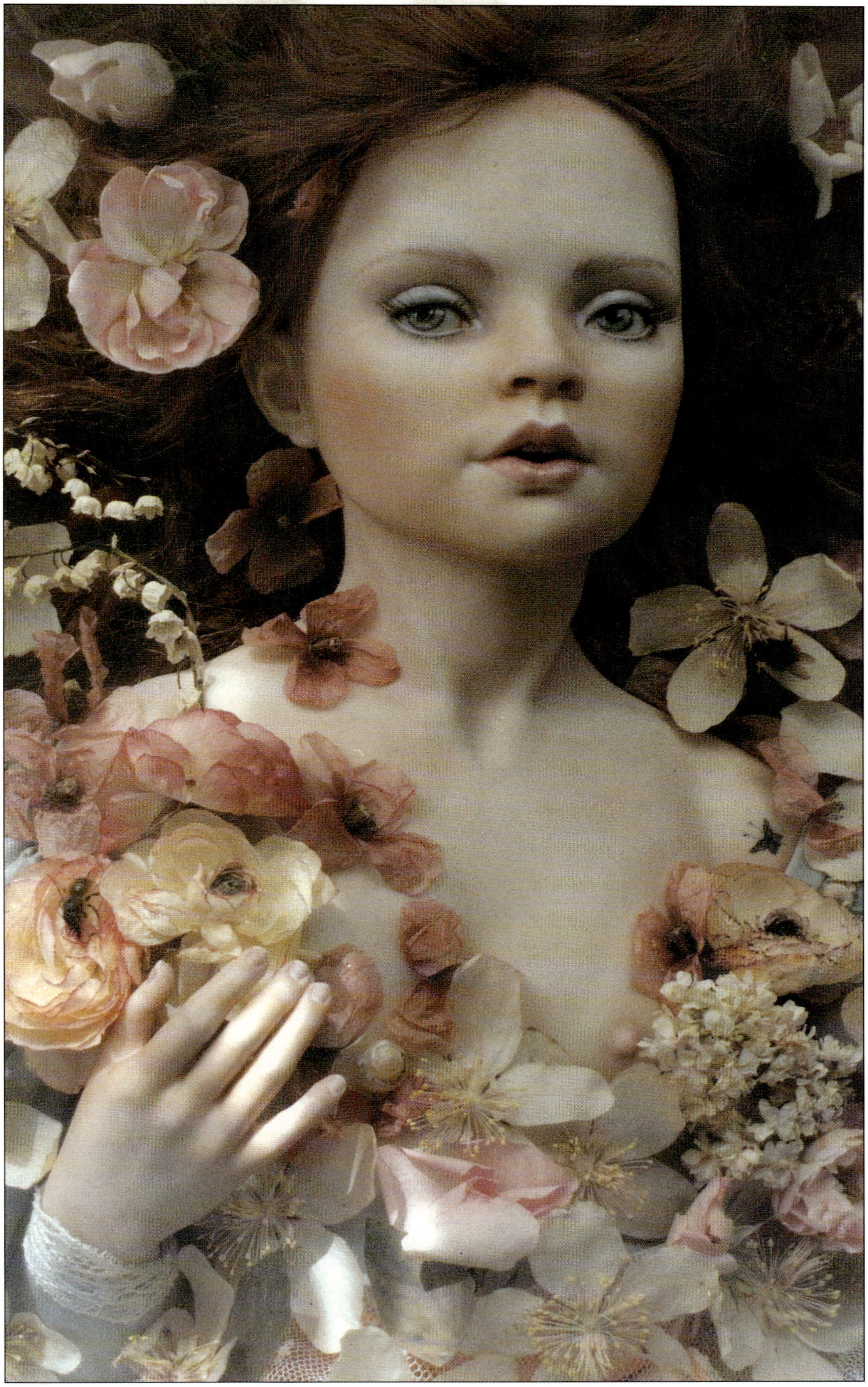

»Le rêve d'été«,
Porzellanbüste, 25 cm

Peter Wolf

Peter Wolf wollte als Modedesigner Karriere machen. Doch als er seine ersten Puppen gefertigt und verkauft hatte, wählte er den Weg als Puppenmacher. So kann Peter Wolf seine Interessen und Hobbys in einem Objekt vereinigen: die Freude am künstlerischen Schaffen ebenso wie das Sammeln von kostbaren Stoffen, Edelsteinen, Antiquitäten und Modeaccessoires.

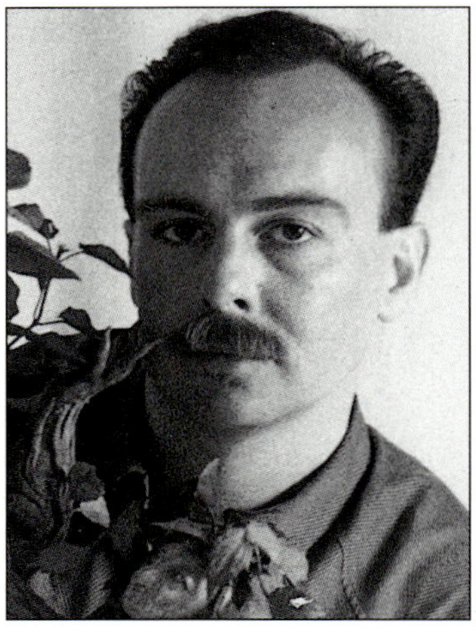

»Meine Puppen sehe ich als ›geistiges Spielzeug für Erwachsene‹, mit denen verschüttete Träume, Gefühle und Ideen neu entstehen können. Der Betrachter soll seine persönlichen Assoziationen frei von vorgegebenen Interpretationen entwickeln.«

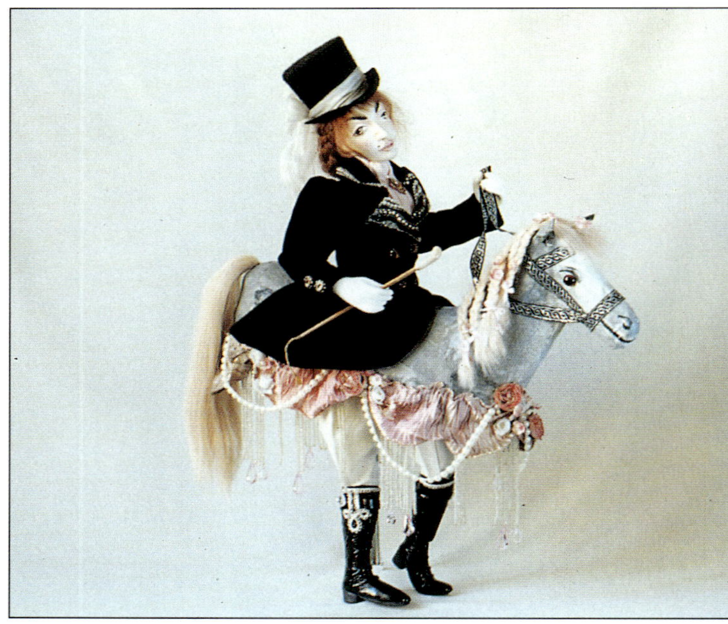

»Wiener Hofreitschule«, Modelliermasse, 46 cm

»Pegasus«, Modelliermasse, 50 cm

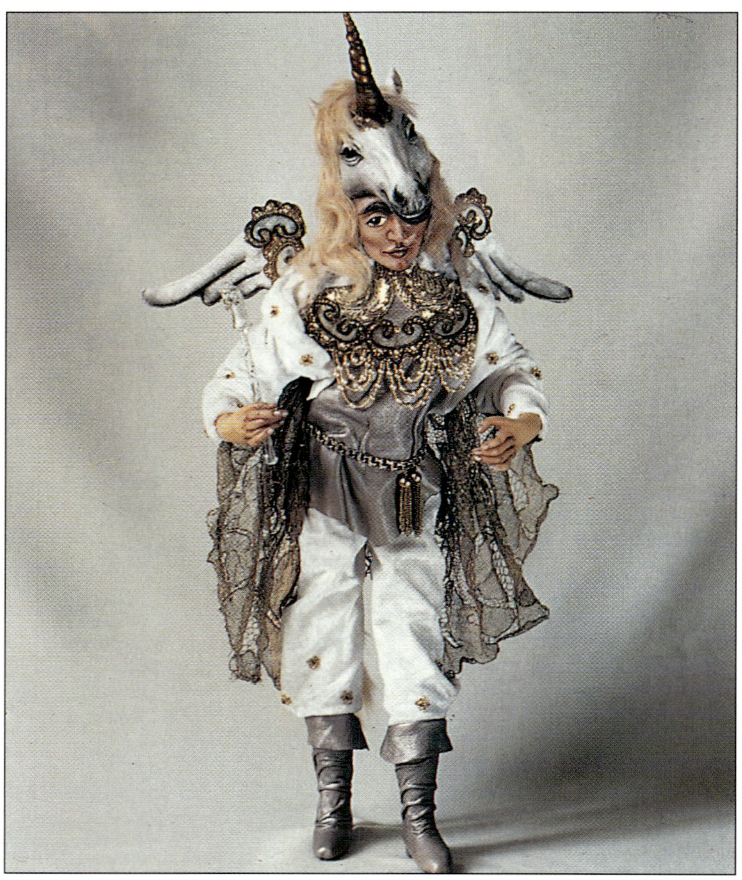

Die Puppen
Erwachsene Menschen von gestern und heute, in prunkvollem Ornat und mitunter augenzwinkernd oder mit bühnenreifer Geste porträtiert, sind die Spezialität des Künstlers. Dabei gibt es neben »Solo-Auftritten« häufig Arrangements als Paar oder Gruppe. Das

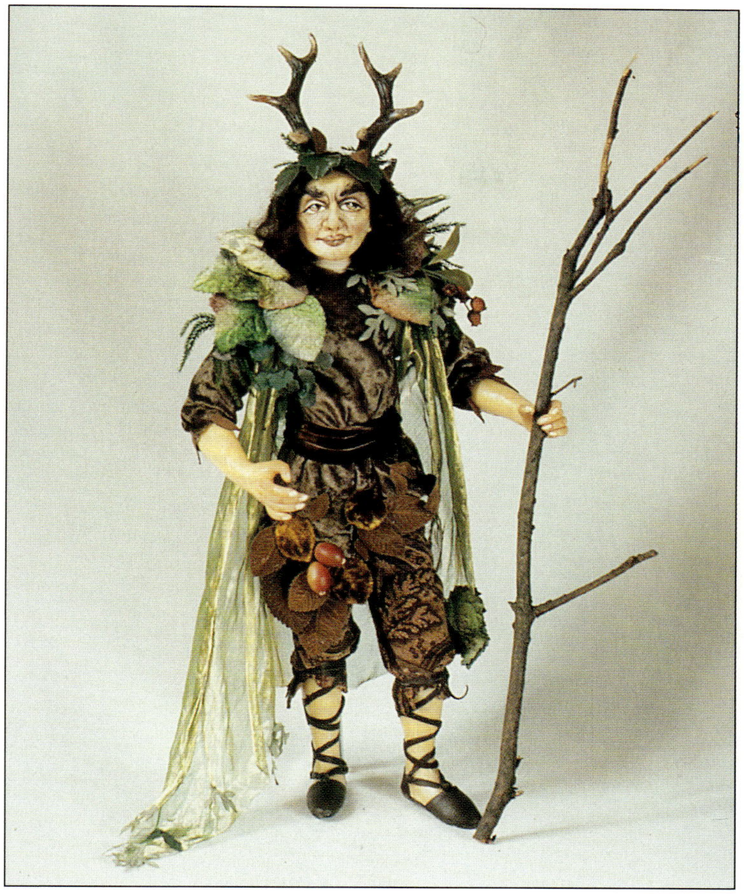

»Oberon«,
Modelliermasse, 50 cm

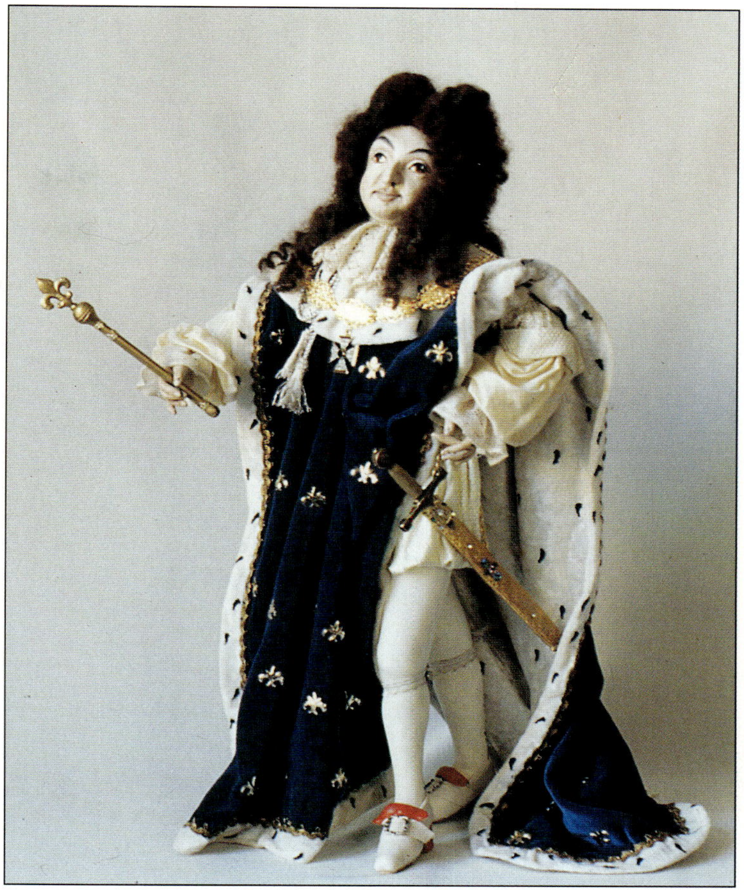

»Der Sonnenkönig
Ludwig XIV.«,
Modelliermasse, 43 cm

»Pan und Blumennymphe«,
Modelliermasse, je 46 cm

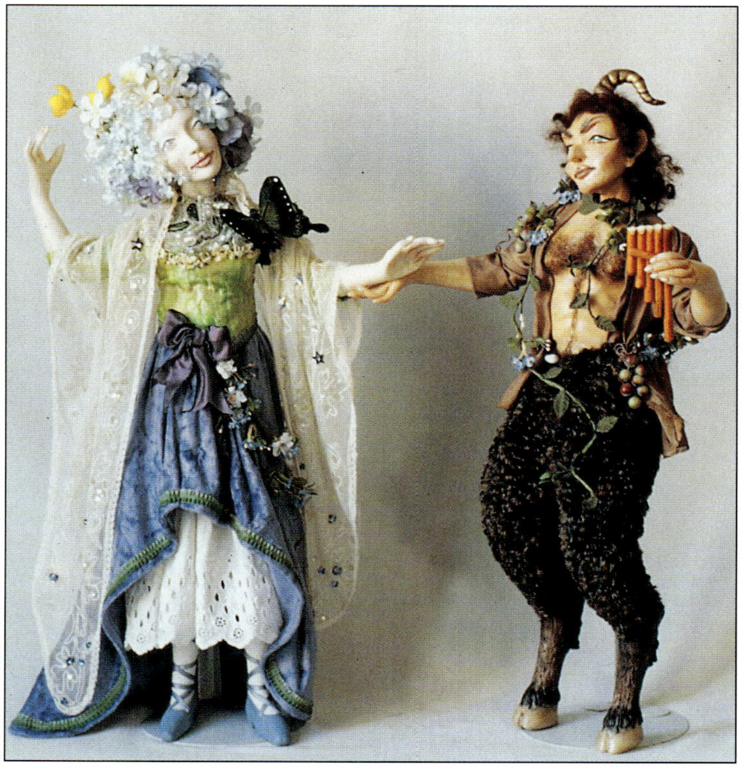

Barock und die Goldenen Zwanziger faszinieren Peter Wolf, daneben läßt er sich von allen Stilrichtungen der Bildenden Kunst, der Literatur und des Theaters (besonders des Broadway), von Film und Mode anregen, auch die antike Mythologie liefert Themen. Den Schmelztiegel New York sieht er als brodelndes »Kochtöpfchen an Ideen«. Peter Wolfs Puppen sind Unikate und 35 bis 50 cm groß.

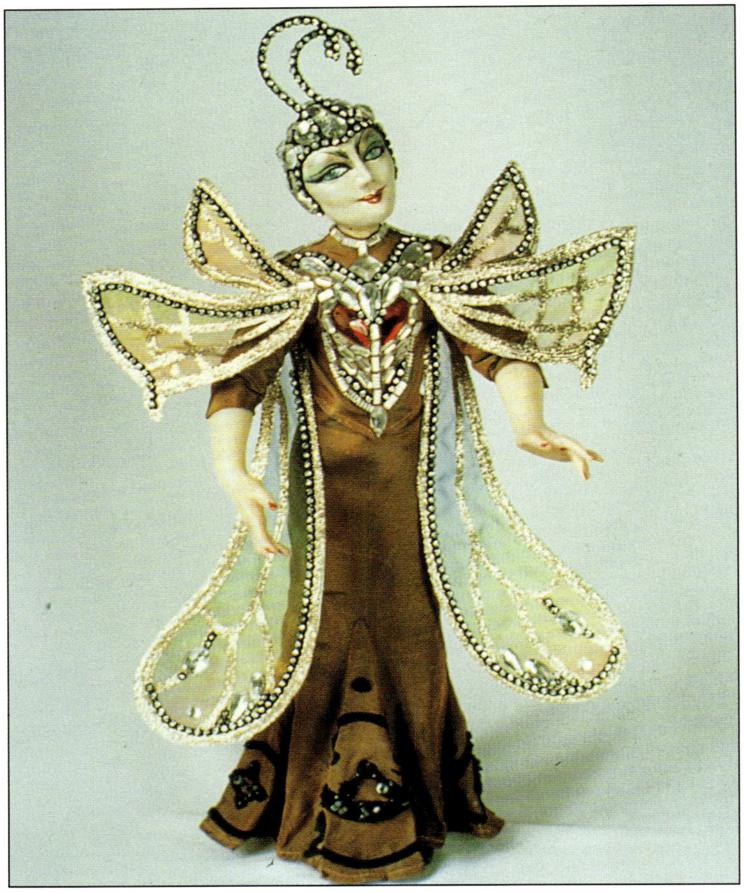

»Die Libelle«, nach einer Brosche des Pariser Jugendstil/Art déco, Modelliermasse, 44 cm

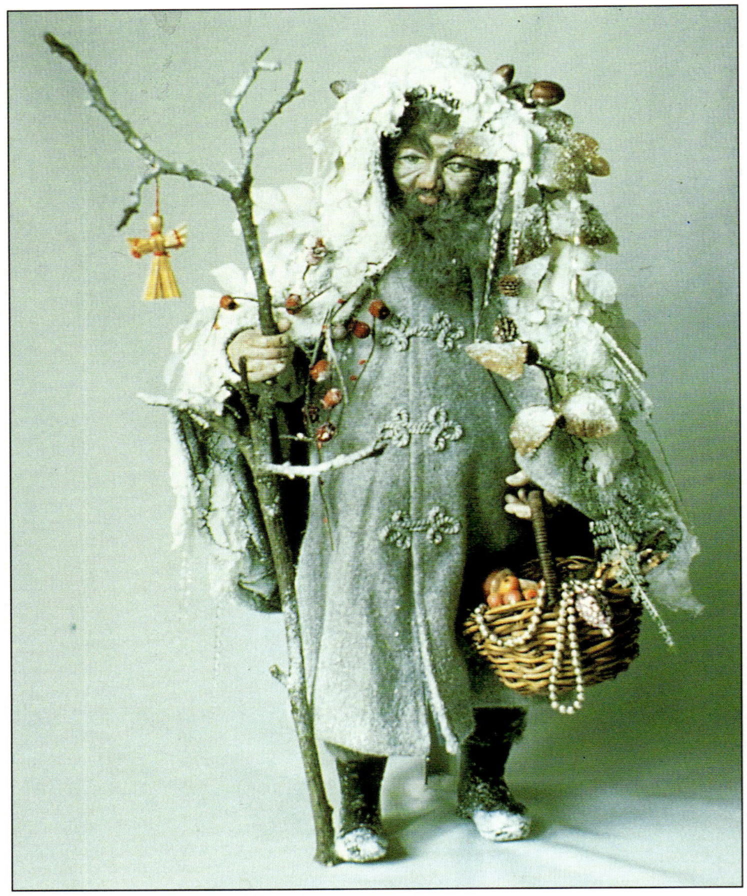

»Väterchen Frost oder Der Winter«, Modelliermasse, 45 cm

Material und Technik
Kopf, Hände und Füße werden aus Kunststoffmassen verschiedener Hersteller modellliert. Das Material spielt für Peter Wolf eine untergeordnete Rolle, da er den modernen oder nostalgischen Charakter seiner Puppen durch Bemalen, Lackieren und Patinieren herausarbeitet. Auch die Augen werden aufgemalt; die Frisuren sind aus Mohair. Die Körper knüpfen an die Tradition alter Krippenfiguren an. Sie werden aus Nessel gearbeitet, mit Polsterwatte gefüllt und durch ein Drahtskelett verstärkt, so daß sie beweglich sind.
Auch Pferde, Eulen und andere Tiere werden inidividuell modellliert.

Ausstattung
Kostüme und Accessoires sind, da sie für die Gesamtaussage eine zentrale Rolle spielen, nach historischen Vorbildern selbst entworfen und geschneidert. Dabei bedient sich Peter Wolf in seinem Fundus antiker Textilien und Zierats. Die Miniaturketten, -broschen und -ringe, oft mit gefaßten Edelsteinen, läßt er von einem Goldschmied anfertigen. Requisiten, beispielsweise Glaszepter oder Miniatur-Stilmöbel, stammen in der Regel aus eigener Werkstatt.

Präsentationen
Auf der »Flights of Fantasy« im Museum of the City of New York präsentierte sich Peter Wolf 1984 erstmals der Öffentlichkeit. 1994 beteiligte er sich unter anderem an der Benefiz-Veranstaltung »Doll Artists Against Aids« in Soho/ New York. Regelmäßig sind seine Figuren in Gertraud Stadlers »Münchner Puppenstube« ausgestellt. Mehrere »Awards of Excellence« zählen zu den Auszeichnungen, die Peter Wolfs Figuren gewannen. Da er sein Schaffen nicht ins klassische Puppenmetier einordnet, nimmt der Künstler nur an wenigen Wettbewerben teil.

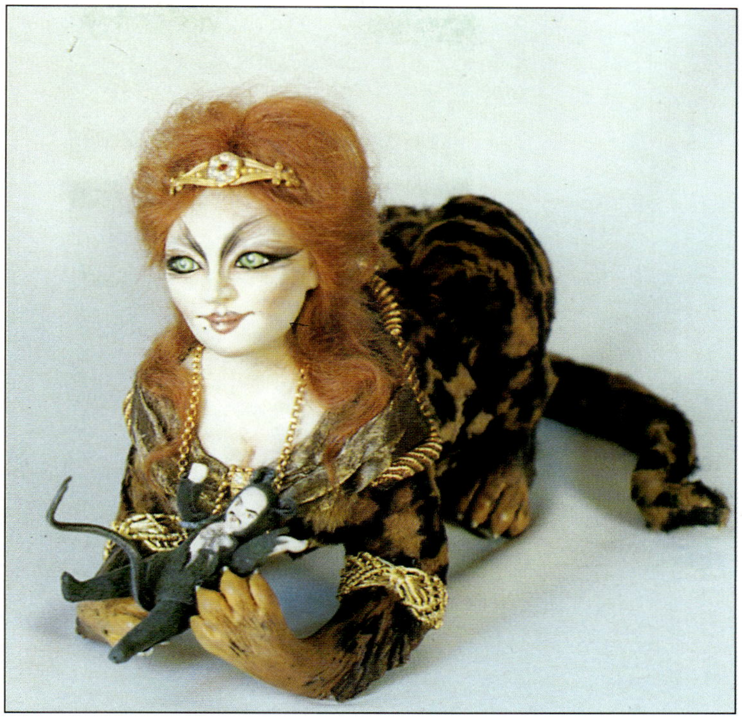

»Katz- und Mausspiel«, Modelliermasse, Sphinx 23 cm hoch, Maus 7 cm

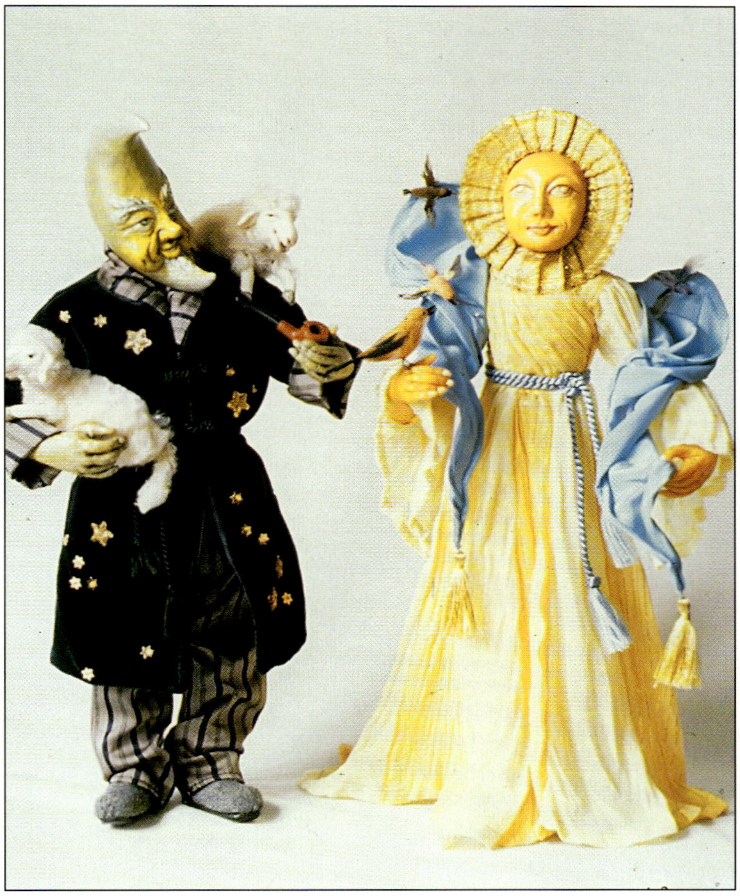

»Sonne und Mond«, Modelliermasse, je 43 cm

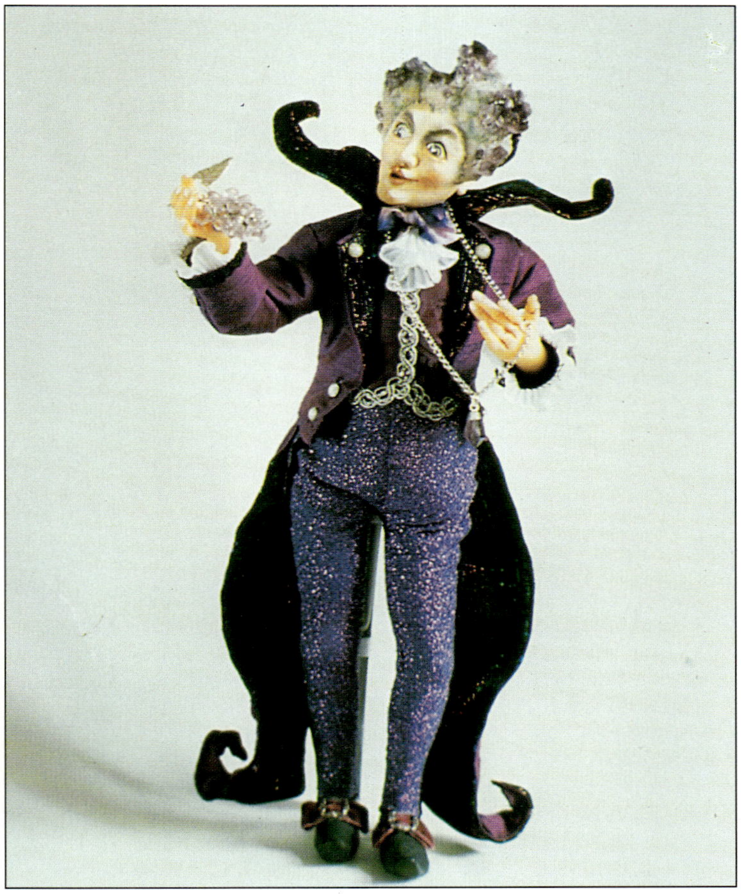

»Der Amethystkönig« aus der Edelsteinpuppen-Serie, Modelliermasse, 42 cm, mit Amethystkristall

Sachregister

Bildnachweis

Pierre Abboud: 107 (unten), Umschlag (Rückseite); Claudia Albisser-Hund: 16f.; Ulrich Bächle: 134 f.; Craig Bakstad: 116 f.; Jörg Beske: 127 (unten), 128 (oben), 146 f.; Studio Blitz: 34 (oben); Franz Brieke: 70–73; Ad van den Brink: Umschlag (links), 152 - 155; Heino Brosenne: 92 f.; Bruno Bruchi: 37 f.; Nick Cave: 30 f.; Sylvestre Chantenay: 8 (unten); W. Dorn: 168 (oben), 169 (oben); Jutta Eckert: 26 f.; Foto Eisele-Malina: 166f., Umschlag (Rückseite); Jens Fischer: 165; Bjarne Geiges: 40 f.; Studio Gilles: 8,9; Rainer Goetz: 52 f.; Sammy Hart: 23; Uwe Haukenfrers/Jürgen Peper: 66 f., 88 (unten), 89; Felix Heiber: 126, 129; Foto Heinlein: 102 f.; Paul Hutten: 162 (oben); André Jung: 150 f.; Bruno Kapahnke: 58 f.; Marion Klahm: 148 f.; Foto Klem: 112 f.; Studio Klump: 126; Evi Künstle: 38 f.; Janie Leduc: 74 (oben); Saturia Linke: 106 (unten), 107 (oben), 108 (oben links), 109, Umschlag (Rückseite); Axel Lukas: 104 f.; Robert McKinley: 4; Lindsay McLeod: 110f.; Foto Meinen: 142 (oben); Gerd Müller: 26 f.; Foto Neher: 11 (links); Coletta Oberhoff: 100 (Mitte, unten), 101 (unten); Hans Oberhoff: 101 (oben); Pierre Poppé: 75, Umschlag (rechts); Jana Podszus: 98 unten, 99; Werner Reichle: 165; Foto Riedl: 10 (oben); Peter Roeder: 172–175; Foto Schäfer: 86 f.; Horst Schreiber: 100 (oben); Manfred Schulze-Alex: 42 (unten links); W. Donald Smith: 46 (unten); Helmut Sonnweber: 118–121; Ulla Spiegel: 90 f.; Pamela Stine-Stechel: 2; Jacques Syllebranque: 74 (unten); Glenn Tang: 48 (unten); Marcel Teuns: 162 f.; Gerrit van Vliet: 114 f.; M. Wachsmann: 18 f.; Rolf K. Wegst: 32 f.; Tom Weigand: 60 f.; Klaus Dietrich Zeutschel: 76 f.

Die übrigen Abbildungen stammen von den Künstlerinnen, Künstlern oder ihren Verwandten.

FACHHÄNDLERVERZEICHNIS

Augsburg	*Puppenmacherschule CREATIV STUDIO*
Leonberg	*Christa KAUFMANN*
München–Ottobrunn	*Ingrid TILMANN, Künstler und Portraitpuppen*
Neustadt/Coburg	*Verband Europäischer Puppenkünstler*
Oberboihingen	*BARBARAS Puppenstube, Inh. Barbara Girsch*
Reutlingen	*Galerie YOUNG CLASSICS*
Rheinfelden	*GLOREX GmbH*

Ausland

Bülach/Schweiz	*E. & P. KAUFMANN AG Puppenhausartikel*

Zeitschriften

Eschwege	Doll*ami / Gabea Verlag GmbH*
Schwäbisch Hall	*Sammler Journal / Journal Verlag Schwend GmbH*

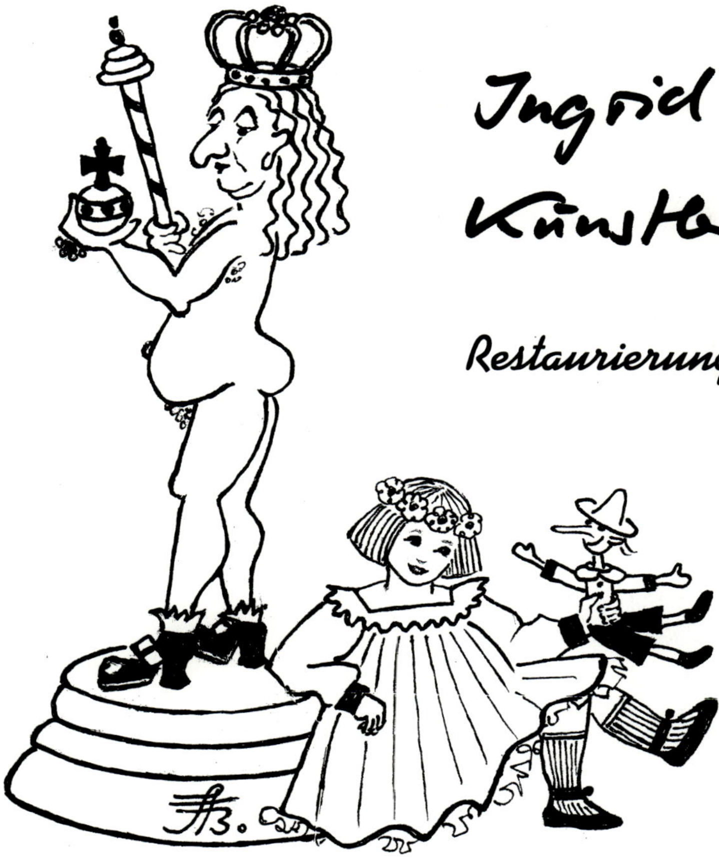

Ingrid Tilmann
Künstler und Portraitpuppen

Restaurierung antiker Puppen aller Materialien
Seit 25 Jahren

Geschäft: 85521 München-Ottobrunn
Hohenbrunner Straße 14, Tel. (089) 6091229
Büro: Tel. (08063) 252 · Fax 1439
Spielwarenmesse Nürnberg
Halle B · Gang 3 · Stand 02A

Barbaras Puppenstube

Inh. Barbara Girsch

Neckarstraße 5 · 72644 Oberboihingen

Telefon 07022/962170 · Fax 07022/962178

Eine der größten Puppenstuben Europas bietet Ihnen in der heimeligen Atmosphäre eines alten Bauernhauses alles rund um die Künstlerpuppe:

- ca. 1000 Puppenkinder von mehr als 50 Künstlern
- eine große Auswahl der Himstedt-Puppenkinder mit passenden Accessoires
- eine ständige Ausstellung aller Himstedt-Puppenkinder und aller sigikid-Esche-Puppen
- Nostalgiepuppenwagen und Puppenmöbel
- ständig wechselnde Ausstellungen und Künstlervernissagen
- und vieles mehr . . .

Lassen Sie sich überraschen!
Besuchen Sie uns!

Fordern Sie kostenlose Infos über unsere Aktivitäten an.

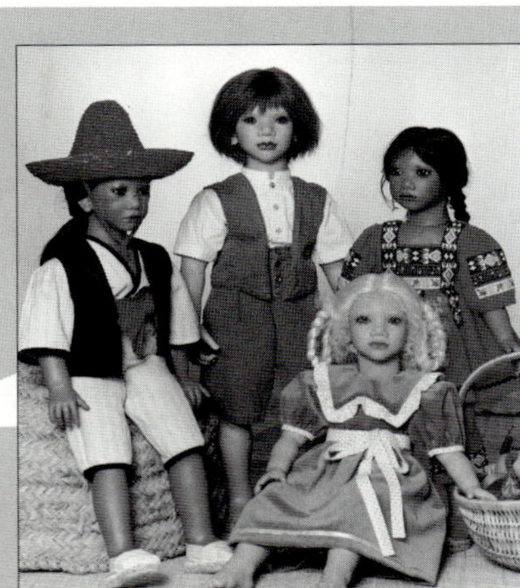

Wir sind für Sie da:
Montag - Freitag
10.00 - 12.30 Uhr
Mo., Di. und Fr.
14.30 - 18.00 Uhr
Donnerstag
14.30 - 20.00 Uhr
Samstag
10.00 - 13.00 Uhr

Alle Puppen auch im Versand!